麻酔・蘇生学講義

愛媛大学医学部麻酔・蘇生学教授
新井達潤 編著

克誠堂出版

執筆者一覧

(五十音順)

足立　尚登	愛媛大学医学部附属病院麻酔科蘇生科
新井　達潤	愛媛大学医学部麻酔・蘇生学
大下　修造	徳島大学医学部麻酔学
北畑　　洋	徳島大学医学部麻酔学
木村　重雄	愛媛大学医学部附属病院麻酔科蘇生科
黒田　泰弘	徳島大学医学部附属病院救急部
首藤　　誠	愛媛大学医学部附属病院麻酔科蘇生科
首藤　聡子	愛媛大学医学部附属病院麻酔科蘇生科
多保　悦夫	愛媛大学医学部附属病院麻酔科蘇生科
津野　恭司	愛媛大学医学部附属病院麻酔科蘇生科
照井　克生	埼玉医科大学総合医療センター麻酔科
土手健太郎	愛媛大学医学部附属病院集中治療部
中西　和雄	愛媛大学医学部附属病院集中治療部
長櫓　　巧	愛媛大学医学部麻酔・蘇生学
難波　　力	愛媛大学医学部麻酔・蘇生学
森田　　潔	岡山大学大学院医歯学総合研究科麻酔・蘇生学
萬家　俊博	愛媛大学医学部附属病院手術部
渡辺謙一郎	愛媛県立今治病院麻酔科
渡辺　敏光	愛媛県立中央病院麻酔科

巻 頭 言

　本書は愛媛大学医学部麻酔・蘇生学講座での過去25年間に行われた学生に対する系統講義，特別講義およびベッドサイドでの小講義をまとめ，手を加えたものである。医学部に勤務する教員にとっては学生に対する講義は最も重要なつとめであり，どの講師も十分に準備を整え，将来医師となるものに必要な，正しい，新しい知識を提供するとともに，学生の医学への探求心を鼓舞するよう最大の努力を払っている。数年前から毎年の講義をより効率的に行うため，また多岐にわたる講義およびその資料が散逸しないよう備忘録的な目的もあってこれらのファイル化を進めていた。しかし，始めてみると講義内容の重複，各講師の講義スタイルの違いなどがあり，そのままファイルしてもそれほど有効に利用できないことが判明してきた。検討の結果，結局これらを再編成し，形を整え，まとめ直して教科書として世に出すことにした。

　本書は誕生の経過が示すとおり全体が講義的になっている。麻酔に関する基礎的事項の理解，全体的概念の把握に重きが置かれ，個々の先端的知識の提供は比重が低い。網羅的というよりは"蘊蓄型"で，知識の記憶よりは"流れの理解"に重きが置かれている。したがって，全くの初歩のものにも，逆にある程度麻酔の知識のあるものが全体的なまとめをするのにもよいと考えている。各著者が書き足りなかったところ，興味深いと思ったところ，参考になると思ったところは"MEMO"として枠で囲った。ここだけ拾い読みしてもおもしろく読めるように工夫をした。肩の凝らない教科書として読んでいただけたら幸いである。

　本書では学術論文誌のように細かく引用論文を掲げることを省略し，各講末に参考文献のみを掲載した。ただし興味深い事実に関する"MEMO"では，その場に文献を挿入した。

　本書には，当教室で特別講義を賜った方々の講義も収載した。お忙しい中講義をまとめ寄稿してしていただいた先生方に深く感謝します。

　また本書編集に力を注いで頂いた教室の荻野桂子氏に厚く御礼申し上げます。

　最後に，このような機会をいただいた克誠堂 今井彰氏に深謝します。

　平成13年10月

新井 達潤

目 次

第1講　麻酔の始まり　1
新井達潤

1 なぜ19世紀半ばなのか 1
- a 人道主義　1
- b 宗　教　2
- c ストイシズム　3
- d 科　学　3

2 どうして歯科医が発見したのか 3

3 どうしてエーテルなのか 4

4 麻酔のその後の発展 5

第2講　麻酔とは　7
新井達潤

1 鎮　痛 7

2 意　識 8

3 有害な自律神経反射 8

4 筋弛緩 9

5 麻酔科医 9

第3講　手術前の患者評価と前投薬　11
木村重雄・首藤　誠

1 患　者 11

2 術前回診でチェックすべき項目 11
- a 既往歴，麻酔歴，家族歴，現病歴　12
- b アレルギーの有無　12
- c 合併疾患と常用薬　12
- d 身体所見　12
- e 各種検査　13

3 問題のある患者 17
- a 中枢神経系の疾患　17
- b 心疾患　18
- c 肺疾患　18
- d 消化器疾患　18
- e ステロイド使用中の患者　19
- f 糖尿病　19

4 麻酔の説明 19

5 前投薬 19
- a 一般的注意　19
- b 目　的　20
- c 前投薬としてよく使用する薬剤　20

第4講　麻酔の機器・ガス供給　23
新井達潤・中西和雄

1 ガス供給 24
- a 中央配管システム　24
- b ボンベの色分け　24
- c ガス配管　25
- d ガスアウトレット　25

2 麻酔器 26
- a 圧調整弁　26
- b ガス流量計　26
- c 気化器　27
- d 麻酔回路　28
- e 二酸化炭素吸収装置　31

3 麻酔用機器・器具 31
- a マスク　31
- b 気管チューブ　32

第5講　吸入麻酔薬は肺から脳へ　37
新井達潤・萬家俊博

1 溶解度と分配係数 37

2 MACと麻酔力と蒸気圧 41

3 麻酔からの覚醒 42

第6講　吸入麻酔薬　43
新井達潤・足立尚登

A．吸入麻酔薬の基礎

1 吸入麻酔薬の条件 43
- a 揮発性の液体　43
- b 吸入麻酔薬はエーテルとクロロホルムから　44

2 ハロゲン化炭化水素 44

3 エーテル構造 45

B．吸入麻酔薬各論

1 ハロタン 46

2 エンフルラン 49

3 イソフルラン 50
4 セボフルラン 51
5 亜酸化窒素 52

第7講　静脈麻酔薬　　55
　　　　　　　　　　　　　　　　足立尚登

1 バルビツール酸誘導体 55
2 ベンゾジアゼピン類 57
3 オピオイド鎮痛薬 59
4 NLA 60
5 ケタミン 62
6 プロポフォール 62
7 TIVA 63
8 術中覚醒 63

第8講　筋弛緩薬　　65
　　　　　　　　　　　　　　　　森田　潔

1 筋弛緩薬の登場 65
　　a アマゾンは遺伝子の宝庫　65
　　b Bernardの実験　65
　　c 麻酔科医との出会い　66
2 なぜ麻酔に筋弛緩薬が有用か 67
　　a 麻酔の3要素　67
　　b target efect と side efect　67
　　c 人工呼吸は不可避　68
　　d 臨床麻酔における筋弛緩薬の適応　68
3 神経筋接合部での刺激伝達 69
　　a 末梢神経　69
　　b 神経筋接合部　69
　　c アセチルコリン　70
　　d アセチルコリンの放出　70
　　e アセチルコリン受容体　70
　　f ニコチン作用受容体とムスカリン作用受容体　71
4 筋弛緩薬の実像 72
　　a 筋弛緩薬ではなく神経筋遮断薬　72
　　b 脱分極性・非脱分極性神経筋遮断薬　72
　　c 作用発現時間・作用持続時間・回復時間　73
　　d 理想的な神経筋遮断薬　73
5 神経筋遮断薬の拮抗 74
　　a 抗コリンエステラーゼ薬　74
　　b 抗コリンエステラーゼ薬のその他　74
　　c 再クラーレ化　74

6 神経筋遮断薬のモニター 75
　　a 安全域　75
　　b 四連刺激　76
　　c ダブルバースト刺激　76

第9講　麻酔の実際　　79
　　　　　　　　　　新井達潤・多保悦夫・長櫓　巧

1 麻酔プラン 79
2 全身麻酔は朝から 80
3 前投薬は十分に 80
4 まずモニターと点滴 80
5 末梢静脈のとり方 80
6 麻酔の導入 82
　　a 麻酔器具の始業前点検　82
　　b 麻酔の導入　83
7 気管挿管 84
8 手術中 90
　　a 皮膚切開の鋭い痛み　90
　　b 麻酔を維持する　90
9 麻酔の終了 91
10 術後管理 91
11 回復室での患者の興奮 92
12 術後痛 93
　　a 術後鎮痛法の基本的な考え　93

第10講　麻酔とモニター　　97
　　　　　　　　　　　　　多保悦夫・北畑　洋*

1 呼吸系モニター 98
　　a 視診，触診，聴診　98
　　b 呼吸数　98
　　c 換気量　98
　　d パルスオキシメータ　99
　　e 呼気終末炭酸ガス濃度　100
　　f 血液ガス分析　100
2 循環系モニター 100
　　a 心電図　100
　　b 血　圧　102
　　c 中心静脈圧　103
　　d スワン・ガンツカテーテル　106
　　e 経食道心エコー法*　108
3 中枢神経系 112
　　a 脳　波　112

- b 誘発電位　112
- c 頭蓋内圧　114
- d 脳血流と脳酸素消費量　114
- e 麻酔深度　114

4 代謝系 114
5 凝固系 115
6 肝臓および腎臓の機能 115
- a 肝　臓　115
- b 腎　臓　116

7 体　温　116

第11講　周術期の輸液・輸血　117
木村重雄・首藤　誠・難波　力

1 体液の基礎 117
- a 溶液の単位　117
- b 体液区分と電解質組成　118
- c 主な電解質　119
- d 1日の水分出納　122

2 術中補液 122
- a 出血と生体反応　122
- b 出血と麻酔　123
- c 術前評価　123
- d いくら補液をするか　124
- e いつ輸血をするか　125

3 輸液製剤 125
- a 生理食塩液　125
- b リンゲル液　125
- c 5％糖液　126
- d 低張液　126
- e 浸透圧輸液　126
- f 代用血漿製剤　127

4 術中輸血 127
- a 血液保存液　127
- b 全血製剤　128
- c 成分輸血　128
- d 輸血適合検査　130

5 輸血の副作用 130
- a 不適合輸血　130
- b GVHD　131
- c ウイルス感染　131

6 大量輸血の問題点 131
7 自己血輸血 132

- a 貯血式自己血輸血　132
- b 希釈式自己血輸血　134
- c 増血剤　135

8 輸血と宗教 135

第12講　循環作用薬　137
足立尚登

1 自律神経系の神経伝達 137
2 コリン作動性伝達とアドレナリン作動性伝達 139
- a コリン作動性伝達　139
- b アドレナリン作動性伝達　140

3 コリン作動性神経関連薬物 140
- a コリン作動薬　140
- b 抗ムスカリン薬　141
- c 神経節遮断薬　141

4 アドレナリン作動性神経関連薬物 142
- a アドレナリン作動薬　142
- b アドレナリン作動性効果遮断薬　145

5 強心配糖体 146
6 ホスホジエステラーゼ阻害薬 148
7 抗不整脈薬 148
8 抗狭心症薬および血管拡張薬 149
- a 有機硝酸および有機亜硝酸化合物　150
- b カルシウム拮抗薬　150

第13講　局所麻酔薬総論　151
長櫓　巧

1 歴　史 151
2 化学構造 151
3 物理化学的特性と薬理学的特徴 153
- a 溶解度および解離　153
- b 作用機序　153
- c 物理化学的特性と麻酔効果　153
- d 分離麻酔　154

4 麻酔効果に影響する因子 154
- a 投与量　154
- b 血管収縮薬添加　155
- c 投与部位　155
- d 組織および局所麻酔薬溶液のpH　155
- e 局所麻酔薬の混合　156

5 吸収，分布，排泄 156
- a 吸　収　156

- **b** 分 布　156
- **c** 代 謝　157

6 局所麻酔の施行時に起こる全身反応 157
- **a** 局所麻酔薬中毒　157
- **b** アナフィラキシー反応　159
- **c** 精神的緊張，痛みに対する反応　160
- **d** 添加エピネフリンによる反応　160

7 組織毒性 160
8 各種局所麻酔薬の特徴 160

第14講　局所麻酔法　163
長櫓　巧・木村重雄

A．局所麻酔を行う前に
1 特　徴 163
2 適　応 163
3 術前の準備 164
- **a** 術前診察および検査　164
- **b** 患者への説明　164
- **c** 前投薬　164
- **d** 術前の経口摂取制限　164
- **e** 合併症に対する準備　164

4 術中管理 164
5 術後管理 164

B．局所麻酔法各論
1 表面麻酔 165
2 皮下浸潤麻酔 165
3 伝達麻酔 165
- **a** 閉鎖神経ブロック　166
- **b** 腕神経叢ブロック　167

4 脊椎麻酔と硬膜外麻酔 172
- **a** 脊椎麻酔　172
- **b** 硬膜外麻酔　180

5 静脈内局所麻酔法 185

第15講　心肺蘇生　187
新井達潤

1 救命治療法 187
- **a** 1次救命処置・2次救命処置　188
- **b** 救命治療の連携　188

2 呼吸・循環停止の診断 189
3 緊急コール 190
4 CPRの体位 191

5 気道確保 191
- **a** 頭部後屈・下顎挙上　191
- **b** 下顎前推　192
- **c** 気道異物の除去　192
- **d** エアウェイによる気道確保　195
- **e** 気管挿管　195
- **f** 気管切開　195

6 人工呼吸 196
- **a** ロ−ロ・ロ−鼻人工呼吸　196
- **b** 用手的人工呼吸　197
- **c** バッグバルブマスクによる人工呼吸　199
- **d** 特殊な人工呼吸法　199

7 心蘇生法 199
- **a** 閉胸式心圧迫法　199
- **b** 閉胸式心圧迫法の血流機序　201
- **c** 同期式心肺蘇生法　203
- **d** ACD-CPR　203
- **e** 人工心肺　207
- **f** 開胸式心肺蘇生法　207

8 除細動法 208
- **a** 前胸部叩打法　208
- **b** 電気的除細動法　208

9 心肺蘇生に用いられる薬剤 211
- **a** 酸　素　211
- **b** 輸　液　211
- **c** 強心昇圧薬　212

10 薬剤の投与ルート 216
11 CPRと感染 217
- **a** マネキン実習　217
- **b** 患者からの感染　218

12 CPRの開始と断念 218
13 脳蘇生 219

第16講　脳蘇生　221
黒田泰弘・大下修造

1 脳虚血の分類 211
2 脳細胞の選択的障害性 222
3 蘇生後脳症 222
- **a** エネルギー障害　222
- **b** 代謝障害　222
- **c** 虚血後循環障害とフリーラジカル　224

4 心肺蘇生後の脳血流の時間的経過 224

- 5 心肺停止患者の脳虚血の特徴 224
- 6 脳蘇生法 225
  - a 蘇生時因子の考慮 　225
  - b 蘇生中における注意点 　225
  - c 蘇生後の神経学的評価と治療方針 　226
  - d 脳　死 　229
  - e 蘇生後の全身管理 　229
  - f 脳低温療法 　231

第17講　虚血性心疾患の麻酔　233
新井達潤

- 1 心筋への酸素供給 233
- 2 心筋の酸素需要 235
- 3 酸素需給バランスの指標 235
- 4 術前評価 237
- 5 心筋梗塞の既往 237
- 6 麻　酔 238
- 7 モニター 239
- 8 血圧のコントロール 240
- 9 術後ケア 242

第18講　冠動脈バイパス術の麻酔　243
萬家俊博

- 1 術前評価 243
  - a 胸部X線像　243
  - b 安静時および運動負荷心電図　243
  - c 冠動脈造影および心室造影　244
  - d 超音波心エコー図　245
  - e タリウム心筋シンチグラフィ　245
- 2 術前使用薬と前投薬 245
- 3 麻酔法 245
  - a 大量オピオイド麻酔　245
  - b 吸入麻酔薬　246
  - c 筋弛緩薬　247
  - d 硬膜外麻酔　247
- 4 モニター 247
- 5 循環作動薬 248
  - a 血管拡張薬　248
  - b カテコラミン　248
  - c その他　248
- 6 術後管理 248
- 7 緊急冠動脈バイパス術の麻酔 249
- 8 低侵襲性冠動脈バイパス術 250

第19講　弁膜疾患の麻酔　253
萬家俊博

- 1 大動脈弁狭窄症 253
- 2 大動脈弁閉鎖不全症 254
- 3 僧帽弁狭窄症 255
- 4 僧帽弁閉鎖不全症 255
- 5 術中管理 256
  - a 動脈圧　256
  - b 心拍数　257
  - c 心室充満圧，前負荷　258
  - d 低心拍出量　258
  - e 血管拡張療法　259
  - f 陽性変力作用薬　259
  - g 麻酔薬　259

第20講　先天性心疾患の麻酔　261
渡辺敏光

- 1 小児，特に新生児，乳児の循環生理の特徴 261
  - a 心機能と解剖　261
  - b 肺血管系の発達　261
  - c 後天性心疾患と先天性心疾患の相違点　262
- 2 麻酔管理の基礎 262
  - a 麻酔に使用する薬剤と心収縮力　262
  - b 体血管抵抗と肺血管抵抗のコントロール　262
  - c シャントの方向と流量を規定する因子　264
- 3 先天性心疾患の病態生理と麻酔上の注意点 265
  - a うっ血性心不全　265
  - b チアノーゼ疾患　267
  - c 混合群　268
- 4 麻酔管理の実際 269
  - a 術前評価　269
  - b 前投薬，術前絶飲食　269
  - c モニター　270
  - d 麻酔方法　270
  - e 体外循環　271
  - f 体外循環からの離脱と術後管理　272

第21講　呼吸器疾患と麻酔　273
津野恭司・中西和雄

- 1 基本的な呼吸生理 273

- a 肺でのガス交換 273
- b ヘモグロビン 275
- c 血中のO_2，CO_2動態 276
- d 換気血流比の不均等，肺内シャントとは 280
2 機能的残気量 281
3 術前肺機能検査 282
4 術前処置 283
5 気管支喘息患者の麻酔 284
6 肺疾患と麻酔 285
7 開胸手術の麻酔 285
8 術後呼吸管理 286

第22講 特殊疾患の麻酔 287
多保悦夫

1 肝障害患者の麻酔 287
- a 術前の肝機能評価 287
- b 麻酔上の注意点 288
- c 低血圧麻酔 289
- d その他 289

2 腎障害患者の麻酔 289
- a 術前評価 289
- b 麻酔上の注意 290

3 神経・筋疾患患者の麻酔 291
- a 重症筋無力症 291
- b 筋ジストロフィー 291
- c 筋萎縮性側索硬化症 292
- d 脊髄外傷 292

4 糖尿病患者の麻酔 292

5 内分泌疾患患者の麻酔 293
- a 甲状腺 293
- b 副腎髄質 293

第23講 脳外科手術の麻酔 295
津野恭司・萬家俊博

1 脳循環の基礎知識 295
- a 脳血流 295
- b 脳圧 296
- c 麻酔薬 296

2 動脈瘤性くも膜下出血 297
- a 重症度 297
- b SAHの合併症 298
- c モニター 298

- d 術中再出血 298
- e 低血圧麻酔・低体温 299
- f 術後合併症 299

3 脳腫瘍 299

4 頭蓋内血流再建術 300
- a モヤモヤ病 300
- b 内頸動脈内膜剥離術 300

5 脳外科手術と空気塞栓症 301

第24講 産科麻酔 303
渡辺謙一郎・首藤聡子・照井克生

1 産科麻酔の特殊性 303

2 妊産婦の特徴と麻酔管理上の問題点 303
- a 心・循環系 303
- b 呼吸器系 303
- c 中枢・末梢神経系 304
- d 消化器 304
- e 肝 臓 304
- f 腎 臓 305
- g 妊娠に伴うその他の注意点 305

3 各種薬物の胎児への影響 305
- a 麻酔薬の胎盤移行に関する原則的事項 305
- b 胎児における薬物代謝 305
- c 催奇形性 306

4 産科麻酔に用いられる薬物 306
- a 吸入および揮発性麻酔薬 306
- b 筋弛緩薬 306
- c 静脈麻酔薬 307
- d 昇圧薬 307
- e 子宮収縮薬 308

5 帝王切開術の麻酔 308
- a 適 応 308
- b 麻酔法の選択 308
- c 術前診察と術前輸液 308
- d 前投薬 309
- e 麻酔の実際 309

6 妊娠中毒症，子癇 310

7 経腟分娩に対する鎮静，和痛 311
- a 麻薬，鎮静薬，精神安定剤 311
- b 亜酸化窒素投与法 311
- c 硬膜外ブロック 311
- d その他 311

8 HIV対策 ... 312

第25講　小児麻酔　313
渡辺敏光・渡辺謙一郎・津野恭司

1 新生児・乳児の生理学的・解剖学的特徴 ... 313
- a 呼吸器系　313
- b 心・循環系　314
- c 体液組成・電解質・腎機能　314
- d 肝機能と血液凝固系　315
- e 体温調節　315

2 新生児・乳児の麻酔薬に対する反応 ... 315
- a 吸入麻酔薬　315
- b 静脈麻酔薬　316
- c 筋弛緩薬　318

3 麻酔前評価・前投薬 ... 319
- a 術前診察　319
- b 予定手術の延期　319
- c 前投薬　320
- d 絶飲食時間　320

4 全身麻酔法 ... 321
- a 麻酔回路とモニター　321
- b 全身麻酔導入法　321
- c 気管挿管　322
- d 麻酔の維持　323
- e 覚醒・抜管　324

5 小児に行われる区域麻酔 ... 325
- a 脊椎麻酔　325
- b 硬膜外麻酔　325

第26講　機械的人工呼吸　327
土手健太郎

1 人工呼吸器の歴史 ... 327
2 基本的な換気モード ... 330
- a 調節呼吸　330
- b 間欠的強制換気　330
- c プレッシャーリポート　331
- d 呼気終末陽圧　331
- e 持続気道陽圧　332

3 人工呼吸中の留意点 ... 332
- a 気道確保・加湿　332
- b 気管内吸引　333
- c モニター　333
- d 鎮静　333
- e 合併症　333
- f ファイティングのチェックポイントと処置　334
- g 人工呼吸からのウィーニング　334

第27講　血液浄化法　337
土手健太郎

1 ブラッドアクセスと抗凝固薬 ... 337
2 血液透析 ... 338
3 持続血液濾過 ... 340
4 持続血液濾過透析 ... 340
5 腹膜透析 ... 341
6 血漿交換 ... 342
7 血液吸着・血漿吸着 ... 343

第28講　酸塩基平衡　345
新井達潤・津野恭司

1 酸と塩基 ... 345
2 pH表記とその問題点 ... 345
3 水素イオンの生物学的意義 ... 346
4 H^+の処理機構 ... 347
5 血液内緩衝系 ... 347
- a 重炭酸緩衝系とリン酸緩衝系　348
- b Henderson-Hasselbalchの式　348
- c 蛋白緩衝系　349

6 炭酸ガスの処理 ... 349
7 腎臓による調節 ... 350
8 重炭酸の再吸収 ... 350
9 H^+とK^+ ... 352
10 酸塩基平衡の測定 ... 353
11 酸塩基障害の診断 ... 354

第29講　痛みとその治療　359
長櫓　巧

A. 痛みに関する基礎的事項

1 痛みの定義 ... 359
2 痛みの神経機構 ... 359
- a 侵害受容性入力の伝達機構　359
- b 痛みの調節機構　362

3 痛みの悪循環 ... 365
4 痛みの分類 ... 365
- a 侵害受容性の痛みと神経因性の痛み　365

- b 急性痛と慢性痛 366
- c 原因部位による分類 366

5 痛みの評価法 367

B. 痛みの診断と治療

1 診察法 369
- a 問 診 369
- b 現 症 369
- c 検 査 369

2 治療法 370
- a 侵害受容性伝導路遮断術 370
- b 刺激鎮痛法 372
- c 薬物治療 373
- d 理学療法 377
- e 精神・心理学的療法 377

3 代表的な疼痛疾患 378
- a 癌性疼痛 378
- b 帯状疱疹性神経痛および帯状疱疹後神経痛 378
- c 顔面痛，頭痛 378
- d CRPS 380
- e 幻痛 381
- f 中心痛 381
- g 筋膜性痛み症候群 381
- h ペインクリニックで取り扱う非疼痛疾患 382

第30講 癌性疼痛の治療とターミナルケア 383

木村重雄・長櫓 巧

A. 癌性疼痛の治療

1 癌性疼痛の特徴 383
2 癌性疼痛の治療法 383

B. ターミナルケア

1 緩和ケア 387
2 緩和ケアの評価 387
3 癌の告知 388
- a 利点と欠点 388
- b 各国の告知率と厚生省の見解 388
- c 告知後の精神状態 389

4 ホスピスと緩和ケア病棟 389
5 精神的ケア 390
6 DNRとリビング・ウィル 390

索 引 393

MEMO ● 一覧

【第1講】
魔女狩り 2
MAC：minimum alveolar concentration 4
William Thomas Green Morton とその時代 5

【第2講】
眠りの神ヒュプノス 10

【第3講】
スパイロメトリー 14

【第4講】
半閉鎖回路と Jackson-Rees 回路 29
死腔 30

【第6講】
悪性高熱症 46
ハロタン肝炎 48
吸入麻酔薬と腎障害 52

【第7講】
ベンゾジアゼピン GABA 受容体複合体のモデル 58
大量モルヒネ麻酔 60
鉛管現象 60
悪性症候群 61
パーキンソン病とドパミン作動性神経 61

【第8講】
極上単一電気刺激 73
神経筋遮断のモニター 77
train-of-four の測定法 77

【第9講】
crash induction 83
麻酔深度 84
口マスク式ファイバー挿管法 86
挿管困難の予見法 87
硬膜外腔への麻薬投与 93
硬膜外およびくも膜下モルヒネ注入による呼吸抑制 93

【第10講】
Lambert-Beer の法則 99
CVP 波形から何が分かるか 104

Frank-Starling の法則 104

【第11講】
Gibbs-Donnan の膜平衡 119
尿量と末梢循環 123
組織浸出液 124
Hagen-Poiseuille の法則 132

【第12講】
受容体 138
抗ムスカリン薬 141
アドレナリンの取り込み 142
アドレナリンと臓器血流 143
子宮平滑筋に対するアドレナリンの作用 145
Frank-Starling の法則と強心配糖体 146
心筋の活動電位とイオンの動き 147
ジギタリス中毒 148
ニトログリセリン 149

【第13講】
アミン 151
テトロドトキシン 154
局所麻酔薬へのエピネフリンの添加 155
ブピバカイン中毒による心室頻拍, 心室細動の治療 158
基準最高用量 159
局所麻酔薬のアナフィラキシー反応の予知, 予防 159
局所麻酔薬の注入による神経傷害 160

【第14講】
電気刺激を用いた腕神経叢ブロック 171
Bezold-Jarisch reflex 174
脊椎麻酔中の心停止 178
脊椎麻酔中の人工呼吸 179
脊椎麻酔後の硬膜下血腫 179
自家血パッチ療法 180
持続脊椎麻酔による馬尾症候群 180
傍正中法 181
硬膜外麻酔施行時の硬膜穿刺 182
テスト投与 183
硬膜外麻酔の麻酔効果の不確実性 185

【第15講】
ILCOR と JRC 188
循環のサイン 190

米田式バッグマスク保持法 199
compression-only CPR 201
せき CPR 203
ACD 法のはじまり 204
ACD-CPR は不必要という論説 206
米国における救急蘇生研究とインフォームドコンセント 206

【第20講】

hypoxic spell 264
肺血管閉塞性病変と Eisenmenger syndrome 267
吸入酸素濃度を制限すべき先天性心疾患 271

【第21講】

肺胞気方程式 274
空気吸入時の P_{AO_2} と $A\text{-}aD_{O_2}$ 274
肺胞換気方程式 274
生理学的死腔量の求め方 275
Hb1g に結合する O_2 量 276
血中 O_2 含量の求め方 277
ホールデン効果の機序 279
肺を通らない血流：シャント 281
シャント率の計算 282
喫煙は百害あって一利なし 283

【第23講】

血栓，空気塞栓と肺塞栓症 301

【第24講】

Mendelson 症候群 304
supine hypotensive syndrome 309

急速導入と cricoid pressure 310

【第26講】

鉄の肺，鎧型人工呼吸器 328
ポリオの大流行 329
PEEP 導入の頃 330
酸素中毒 331

【第27講】

不均衡症候群 339

【第28講】

バルビタール中毒 347
anion gap 355

【第29講】

アロディニア 363
オピオイドペプチド 363
プラセボ鎮痛 365
トリガーポイント 370
交感神経ブロック 371
局所麻酔薬による神経ブロックの鎮痛持続時間 371
神経の破壊による治療 371
麻薬の投与ルートの違いによる力価の違い 373
オピオイド鎮痛薬の鎮痛効果の有効限界 373
オピオイド鎮痛薬に対する身体的依存 374
カプサイシン 377
multidisciplinary approach 377
非定型顔面痛 379

第1講 麻酔の始まり

はじめに

「麻酔はなぜ19世紀半ば歯科医によりエーテルで始められたか。」

私は麻酔・蘇生学の学生に対する臨床講義を毎年このタイトルで始める。現在当然のこととして行われている「麻酔」がどのような時代に，どのような過程を経て世に出てきたかを知るうえで，最も端的なキーワードと考えられるからである。つまりこれは「麻酔」の出自を示し，またその将来を暗示していると考えられるからである。

一般には麻酔は1846年，歯科医WTG Mortonによってエーテルを用いて始められたとされている（史実としては華岡清州が先）。この「19世紀半ば」，「歯科医」および「エーテル」の3者は何の脈絡もなく単なる偶然の産物のように考えられるが，歴史を振り返ってみるとそれぞれに必然性があった。

1 なぜ19世紀半ばなのか

現在行われている麻酔は西欧社会の発見あるいは発明（Mortonの墓碑銘には発明者inventorとなっている）であるが，当時の社会情勢から見て「麻酔」が世に出てくるためにはまず，人道主義，宗教，ストイシズム（stoicism；禁欲主義），科学，の4つのそれぞれの条件がそろう必要がある。これらがそろうのが19世紀に入ってからである。

a 人道主義

麻酔の出現には人道主義が不可欠である。他人を思いやり，人の痛みを分かちあう心が広く育っていなければ他人の苦痛を取り除く「麻酔」というアイディアは出てこない。

歴史の観点から見ると，人は人を救うより傷つける方が多く，19世紀に至るまで一般的には人道主義の考えは育っていなかった。例えばヨーロッパでは16,17世紀が最も盛んに魔女狩り（→MEMO 1）が行われた時期である。この時期は後に合理主義とヒューマニズムが高らかに謳われた時代と言われるルネッサンス期である。魔女狩りはもともとは異端者に対する弾圧であったが，やがては単に私利私欲のために魔女というレッテルを貼り，焼き殺し，その財産を没収する手段となった。しかもこれを煽り立てたのが法皇，国王，学者，文化人であり，哲学者として有名なFrancis Bacon，医学者William Harveyも関連したことを示す文書が残されている。

18世紀の終わりに入ってもそれほど世相は変わっていない。当時のヨーロッパ文化の中心であったフランスにはフランス革命（1789年）が起こり，19世紀に入るまでは血生

臭い殺戮の連続であった。この時代は恐怖政治が支配し，権力を握った者が他方を殲滅するということが革命・内乱のたびに繰り返された。処刑のためにギロチンが考案されたのもこの時期である。人を痛めつけ，人の苦痛のうえに利益を誘導しようとする風潮の時代に人を思いやる心は育ちにくい。

19世紀に入ったイギリスでも1815年に223以上の死刑が記録されているが，その罪状を見ると禁猟区でウサギを撃った，5シリングのものを盗んだ，公園の若木を伐った，などである。イギリスで11歳以下の子供が9時間以上炭坑内で働いてはいけないという革命的な法律ができたのは1833年で，それまでは幼い子が無制限に炭坑で働かされていた。ある意味では文明の進んだヨーロッパでこの状態であるから，ロシア，アジア，アフリカ，南米では推して知るべしで，人が人として扱われることは少なかった。

西洋で人々が少しずつ豊かになり，世相が落ち着き，他人の苦痛に思いやるゆとりができ始めたのは1800年を越えてからで，「麻酔」の出現までにはもう50年間の地ならしが必要であった。

b 宗 教

近世に至るまで西洋においては宗教が「麻酔」に対し足かせとなっていた。痛み pain はラテン語の poena（punishment）に由来し，これはさらにギリシャ語の poine（penalty）に起源をもつ。戦いなどによる外傷以外の病気による痛みは神からの罰であり，人はこれに耐えなければならず，治療によって痛みをとるということは異端と考えられた。このうち出産に伴う痛みは特筆すべきもので，陣痛は神からの原罪（original sin）であると考えられた。例えば旧約聖書には "……disobeying God's commands in the Garden of Eden, we are told by Old Testament that Eve and all women were therefroth condemned to bring forth children in sorrow"（Old Testament：旧約聖書）とある。つまりエデンの園で罪を犯した女性は子供を産むときに苦しむのが当然であるとされた。したがって，この苦痛をとることは異端の行いと考えられた。5世紀に聖 Augustine は「出産という行為は汚い」と言い，1591年には，無痛分娩を試みた婦人がエジンバラで火刑にされた。

麻酔が発明されるためには，このような誤った宗教観が除かれ，痛みは神罰とか精霊のしわざではなく，生体に対する物理化学的刺激を認識するために生じるのであるというように，物事が科学的に判断できるようになることが必要であった。

産科麻酔に関しては麻酔が世に出て7年後の1853年，イギリスの John Snow がビクトリ

MEMO●1　魔女狩り

　魔女狩りは英国では1736年に禁止されたが，他の国ではその後も続いており，1782年にスイスで最後の記録が残されている。Newton がプリンキピアを著したのが1687年であるから，いかに近年まで続いていたかが知られる。当時魔女を見つける職業まであり，ヨーロッパの村々では魔女を処刑するための煙と悲鳴が絶えることがなかった。ホクロの並びかた，あるいは縛って川に放り込み，浮いてくる，浮いてこないなどによって魔女であるか否かを判断した。魔女であると決まった者は湿った薪で時間をかけて火あぶりにした。いまだに南フランスの地方を掘り起こすと，魔女狩りのためと思われる人骨が出てくると言われている。その犠牲者数は報告により異なるが，30万とも900万とも言われている。　（→森島恒雄：魔女狩, 岩波新書, 1995）

ア女王の第8王子Leopoldの分娩にクロロホルム麻酔を行ったことにより徐々に一般化していった。

c ストイシズム（stoicism：禁欲主義）

洋の東西を問わず，我慢強い者が賞賛される。英語でも我慢強い患者に対して"You are a good patient."という。"Patient"そのものが我慢強いという意味である。痛みに耐えることを男性的とし，英雄視する風潮は麻酔の発達を遅らせた原因の一つであり，現在でも医者の怠慢を隠す隠れ蓑として使われている。先進文明国にあって日本は今もって唯一産科麻酔を行わない国であるが，理由のひとつに，お産は痛いのが当然，誰もが我慢するものである，というストイシズムの考えがいまだに残っていることが挙げられる。

d 科 学

麻酔の出現には以上の宗教的，精神的側面の他に，科学技術のレベルも考慮しなければならない。科学技術がそのレベルに到達していなければ麻酔の出現はない。

ヨーロッパでは主に錬金術に端を発した，まやかし的科学が数百年を経て徐々に洗練され分化発展し，17〜18世紀には地道に，また確実に成果をあげていた。麻酔の出現に多大の影響を与えた人々を列挙すると表1-1のようである。このように科学が発達してくるとこれまでに知られた知識を総合し，新しい技術を開発しようという気運が生まれてくる。ヨーロッパではそれまでローマ時代に名をなしたGalenの医学が支配的であり，彼の書いた医術論は医学の聖典として尊ばれ，すべてこのGalenの医学に従った治療法が行われていた。したがって，これを打破するには誰をも十分納得させるだけの科学的知識・技術が集積されている必要があり，またその気運が熟さなければならない。19世紀の初めに科学，医学はようやくそのレベルに到達したのである。

表1-1 "麻酔"に直接・間接に影響を与えた人とその発見

Otto von Guericke（1602-86年）	大気圧の概念を実験的に証明
Robert Boyle（1627-91年）	気体の密度と圧力の関係を証明
Joseph Black（1728-99年）	炭酸ガスを発見
Joseph Priestley（1733-1804年）	酸素の発見
Antone-Laurent Lavoisier（1743-94年）	質量保存の法則
Joseph Louis Gay-Lussac（1788-1829年）	気体の量と温度の関係
Humphry Davy（1778-1829年）	笑気の発見
Richard Lower（1631-1691年）	動物間の輸血
Withering（1775年）	ジギタリスを発見
Genner（1796年）	種痘を実施

2 どうして歯科医が発見したのか

当時の医師にとっては痛みのコントロールは関心事ではなかった。当時は風土病，伝染病などで死亡する患者があまりにも多く，例えば入院患者の1/3が死亡したという報告もあり，患者の苦痛などは二の次であった。もっとも，当時の病院は施療院，収容所色合いが強く，上流社会の人々が入院することはほとんどなかった。また麻酔を必要とする外

科的手術もほとんどなかった。これは逆に言えば麻酔がなかったから手術ができなかったとも言える。麻酔という技術が確立されたため手術が一つの治療分野として発展し、さらにこれに伴い、消毒、滅菌の科学も発展していった。一方、歯科医にとっては痛みは最大の関心事であった。患者が歯科医のところへ来るとき、最大の原因は痛みであり、歯科医は痛みを克服する技術の開発に強い興味を抱いていた。

3 どうしてエーテルなのか

当時の科学水準から考えて吸入麻酔でなければならなかった。局所麻酔、静脈麻酔では細い針が必要であり、より高度の薬学的知識が要求され、また消毒、滅菌の知識・技術も必要で、19世紀半ばの科学ではまだ無理であった。エーテルはドイツのValerius Cordusが1540年に合成に成功しており、エチルアルコールから硫酸を触媒にして割合簡単に作ることができた。しかもエーテルは当時すでによく知られており、特に医師、文化人の間ではエーテル吸入が流行り、現在いうマリファナのような刺激的な遊び剤として使われていた。また、医師はエーテルを種々の治療にも用いていた。この、エーテルが人々にとって馴染みのあるものであった、ということが重要である。まったく新しいものであったなら近寄りにくいが、すでによく知っている物質であったため大きな抵抗もなく、麻酔薬として使用することができた。しかもエーテルは沸点が35〜36℃、20℃での蒸気圧が440 mmHg、1 MAC（最小肺胞濃度）（→MEMO 2）が約2％であり、室温で麻酔を行うに足る十分な蒸気圧が得られる物理的特性があった。このため気化器のような特別な道具は必要なく、ガーゼで口・鼻を覆いオープンドロップを行うことで十分麻酔ができた。さらにエーテルは常温で液体として存在するため、ビンに入れて運ぶことができる利便性があった。

当時笑気もすでにあったが、どちらかというと笑気は見せ物小屋のようなところで使われていた。しかも麻酔力が弱く、ガスボンベが必要であった。エーテルには呼吸および循環系の抑制がなく、組織毒性もなかった。火気にさえ気をつければエーテルは使いやすく安全な麻酔薬で、歴史的にみても最初に使われる必然性があった。

エーテル麻酔を世に紹介したMortonとその時代をMEMO 3に示す。

MEMO 2　MAC：minimum alveolar concentration（最小肺胞濃度）

皮膚切開等の刺激を加えたとき、50％のヒト、実験動物が反応して動くときの最小の肺胞濃度。肺胞濃度が4％のときも3％のときも、50％の動物が反応し、2％に下げると70％が反応するとすれば、3％がMAC（1 MAC）となる（p.41「MACと麻酔力と蒸気圧」参照）。MACが小さいほど麻酔力が強い。MACが2％のエーテルは麻酔力が強い部類に入る。

蒸気圧

蒸気圧が高いということは、それだけ多くの蒸気（気体）が存在することを意味する。蒸気圧は温度に比例する。蒸気圧が440 mmHgということはエーテル濃度が50％を超える濃度になることを示す（440/760）。エーテルは1 MACが2％であるから外科手術に必要な十分な濃度が容易に得られる。

4 麻酔のその後の発展

エーテルは十分麻酔力があり，物理化学的性質が臨床使用に都合がよく，また生体に対して安全性が高く，理想的な麻酔薬と考えられた。実際，燃えるという点を除けば理想に近い麻酔薬であったため，米国では麻酔というものには何の問題も存在しないと考えられ，麻酔に対する学問的好奇心が薄れ，麻酔学の発展が停滞した。そして米国では麻酔は，医師の仕事ではなく，nurse anesthetistの仕事となり第二次世界大戦までほとんど医学として

MEMO 3　William Thomas Green Morton（1819〜1868年）とその時代

　WE Clark（ロチェスター，ニューヨーク）が1842年に抜歯に，CW Long（ジェファーソン，ジョージア）がその2カ月後に頸部腫瘍の除去にエーテルを用いているが，エーテル麻酔の創始者としての第一の栄誉はやはりMortonに輝く。Longが彼のエーテル麻酔の報告をしたとき（1849年）にはMortonの名声はすでに確立していた。

　Mortonはマサチューセッツ州のチャールトンに生まれ，歯科医であった。H Wellsの生徒でもあり，後にハートフォードでパートナーともなった。彼はWellsと別れボストンで医学生となり，Wellsが笑気麻酔を公開実験し失敗したとき聴衆の中にいた。ハーバードでMortonの講師であったCA Jacksonはエーテルは歯科領域で表面鎮痛薬として用い得ることを示唆した。しかしながらMortonは一歩進め，犬でエーテルの蒸気を吸わせる実験を行った。その結果に勇気づけられたMortonはエーテル蒸気を1846年9月30日患者Even Frostの抜歯に用いた。痛みはまったくなかった。さらに経験を積んだ後，そしてまだ医学生でありながらMortonは1846年10月16日マサチューセッツ総合病院で公開実験を行った。このとき外科医JC Warrenは患者Gilbert Abbottの下顎腫瘍をまったく痛みなく摘出することができた。この成功により彼は，高名なWarrenとJ Bigelowの支持を得た。

　その後，MortonとJacksonの間で，麻酔の発見に関してどちらがその栄誉を得るか激しい争いが起こった。Mortonは合衆国国会に3度嘆願書を出し，大統領からインタビューさえ受けたが，生涯正式に麻酔のパイオニアとして認められることはなかった。彼の主張が受け入れられたのは後年になってからである。彼は1868年7月15日ニューヨークのセントラルパークにおいて脳出血で急死した。失意の男であった。

　Bigelowによって作られたボストン・マウントオウバーンのMortonの墓碑銘には "Inventor and Revealer of Inhation Anesthesia: Before Whom, in All Times, Surgery was Agony; By Whom, Pain in Surgery was Averted and Annulled; Since Whom Science has Control of Pain" と書かれている。彼がLetheonという名の下に特許を取ろうとしたエーテルは広く世界的に使われた。ロンドンでもパリでも1846年内に使用されている。記録として残っているのでは，イギリスではListonが1846年12月21日University College HospitalでSquireのインヘイラーを用いて初めてエーテル麻酔下に下肢切断術を行い，フランスではMalgaigneが1847年1月12日に初めてエーテル麻酔を行った。

（→JA Lee: A Synopsis of Anaesthesia, seventh edition）

発展することはなかった。しかし第二次世界大戦における重症・激症患者の治療，その後の開胸手術の発展などを契機に専門分野としての重要性が再認識され，学究的取り組みが再開され，現在の繁栄がもたらされた。一方，イギリスでは，植民地で始まったエーテル麻酔を嫌い，Mortonのエーテル麻酔の実施の翌年にクロロホルムが臨床使用された。クロロホルムは爆発せず，匂いが良いものの，不整脈を起こし，時には心停止に至り，また気道の非刺激性を高め，気道痙攣を起こし，さらに用量依存性に肝障害を生じる。実際クロロホルム麻酔が始められて間もなく麻酔死亡例が報告されている。ここでは麻酔は非常に危険な，難しいものとなった。このためイギリス，ひいてはヨーロッパでは麻酔はチャレンジングな臨床領域として関心を集め，研究がなされ，一大専門分野として発展し現在に至っている。

　わが国においては，近代的麻酔は米国からの人工的輸入の結果といえる。それまでは麻酔の歴史資料にあるように麻酔学に関する散発的な事例はあったが，体系的な麻酔学というにはほど遠かった。第2次世界大戦終了後の昭和25年夏，日本の医学レベルを向上させるために米国の医学教育団が来日し，各科の教育が行われた。その中に麻酔も入っていた。医学教育団の中で麻酔学を担当したのは，Rhode IslandのDr. Sakladで，ガス麻酔薬の薬理，吸入麻酔法，気管内麻酔，腰椎麻酔法などを教育した。これを契機に麻酔学の重要性が，特に外科側から強く認識されるところとなり，日本における近代麻酔が始まった。その後，日本における専門分野としての麻酔学の発展は目覚ましく，関連分野の集中治療医学，救急医学，ペインクリニックなどとともに順調な発展を遂げている。

参考文献

1) Greene NM: A consideration of factors in the discovery of anesthesia and their effects on its development. Anesthesiology 35: 515-522, 1971
2) Thomas EK: The early pneumatic chemists and physicians: Their influence on the development of surgical anesthesia. Anesthesiology 30: 447-462, 1969

（新井達潤）

第2講

麻酔とは

はじめに

「麻酔とは何か」,「どのような状態か」と聞かれれば答えることは難しい。実際にどのような状態かよく分かっていないし,麻酔が生じる機序もまだ闇の中である。麻酔の機序に関して現在多くの説が提唱されているが,定説と言われるものはない。この詳細については他の成書を参照していただきたい。

しかし,現実に麻酔に要求されるものは具体的である。例えば現在,全身麻酔(全麻)の場合には,①鎮痛(除痛),②意識消失,③有害反射の抑制,④筋弛緩が挙げられ,いわゆる麻酔の4要素とされる(無痛,鎮静,不動の3つを挙げることもある)。当然のことながら歴史的に見ても,この中で第1に要求されたのは鎮痛である。全身麻酔であれ局所麻酔(局麻)であれ,麻酔に要求される第1は鎮痛である。全身麻酔が発明(発見)される以前は複雑な広汎な手術は不可能であったであろうが,膿瘍の切開,四肢の切断などは行わざるを得なかった。このとき人々が求めたものは手術の痛みを除くことである。先に述べたように,最初の確立した鎮痛法として歴史は全身麻酔を選択した。全身麻酔は意識の消失を伴い,手術の恐怖を除いた。また,あるレベル以上の深度の全身麻酔下では有害な自律神経反射は抑制され,同時に筋弛緩がもたらされる。この4つがそろえば基本的にはすべての手術が可能である。

この4要素について少し触れてみたい。

1 鎮 痛

鎮痛は痛みの伝達を遮断することによっても,伝達されてきた痛みの認識を抑制することによっても達成できる。麻酔方法別にみれば,前者は局所への局所麻酔薬の浸潤,末梢神経ブロック,硬膜外麻酔,脊椎麻酔などであり,後者は全身麻酔である。各薬剤の作用機序がより詳しく解明されてくると上述の麻酔法は互いにオーバーラップすることが分かる。例えば,静脈内投与されたモルヒネは全身麻酔薬としても働くが,脊髄レベルでの痛みの伝達抑制作用もある。同様に静脈内投与されたリドカインは全身麻酔薬として,また末梢神経伝達遮断薬としても働く。さらに脊椎麻酔で投与された局所麻酔薬が上方に拡がるといわゆる全脊椎麻酔(全脊麻)となり意識の消失を伴う。

2 意識

　全身麻酔は，一般的には，意識消失を伴う麻酔をいう。麻酔に意識消失は必ずしも必要ではないが，最近のように大がかりで長時間を要する手術が行われるようになると，患者のストレス防御のためにも意識を消失させることは重要である。比較的限局された部位の手術は局所麻酔下に行うことが可能であるが，局所麻酔薬による意識下長時間手術は患者に非常な苦痛を強いる。たとえ痛みはなくても外科医あるいは器具の身体への接触，圧迫，医師・看護婦の会話，さらに固定した体位は時には耐えられないものである。この点からみて，局所麻酔下の手術であっても患者の意識の鎮静，精神の保護は必須である。外科医は患者に対して，「局麻の手術ですから簡単ですよ」とよく説明するが，局所麻酔下手術も時には大きな苦痛を伴う。

　一般に吸入麻酔を用いた全身麻酔では，意識と痛みは同時に消失するが，1970年代，麻薬を主体とした浅い麻酔，特にニューロレプト麻酔（neuroleptanesthesia：NLA，神経遮断麻酔）で麻酔中患者に意識があったことが問題となった。意識はあったが痛みはなかったとの報告もあり，意識と痛みは必ずしも連動しないことを示している（術中覚醒の問題は最近再び話題となっている。プロポフォール，麻薬などで浅い麻酔が提供されるためである）。

3 有害な自律神経反射

　特に浅い全身麻酔下に強い刺激を加えると，主に迷走神経由来の有害反射を引き起こし，時に重篤な結果を招くことがある。刺激には腹膜・胸膜・骨膜への刺激（これらは特に痛みに対する感受性が高い），咽頭・喉頭・気管への刺激，括約筋・管腔臓器の伸展・拡大などがある。これらにより徐脈，遅脈性不整脈，喉頭痙攣，時に心停止を引き起こす。

【症例】
　29歳，女性。僧帽弁膜症，心肥大の既往がある。妊娠22週で心不全症状が出現した。妊娠を継続すれば心不全の増悪が避けられないため，経腟的胎児截断，除去が予定された。病棟で子宮収縮による痛みを抑えるために硬膜外カテーテルを挿入した。このカテーテルを利用して硬膜外麻酔を行った。1.5％リドカインを7ml注入後，麻酔の深度，範囲をチェックしたが，麻酔が十分でない感じがした（鎮静のためはっきりしなかった）。ペンタゾシン計20mg，ジアゼパム計9mgで鎮痛，鎮静の補助をして手術を開始した。鉗子を子宮頸部から挿入したとき，患者は刺激に対して反応を示した。胎児截断後，強い力でグッと引き出した瞬間，患者から「ウッ」と声が出，全身が硬く痙攣様にこわばり，呼吸が停止した（Brewer-Luckhardt reflex：腹腔，肛門，子宮頸部からの刺激で喉頭痙攣が生じる）。心電図では多源性の心室性不整脈が連続発生していた。口唇にチアノーゼが見られた。ただちに純酸素でマスク換気を始めたが，胸部，腹部は板状に硬く，換気はできなかった。心電図上，心室細動，心停止には至らなかったが，脈拍は触れず瞳孔は散大した。気管挿管をし，CPR（cardiopulmonary resuscitation）を施行し，また各種強心昇圧薬を投与した。循環は約20分で徐々に回復したが，意識は回復しなかった。虚血性脳障害を疑い，ICUに収容して治療を行った。約3週間後から徐々に意識が

回復し，後遺症を残さず退室できた。
【反省】
　最初に鉗子挿入により反応がみられたとき，手術を中止し，局所麻酔薬の追加あるいは全身麻酔へ変更をしておけば防げた事故であった。患者が若く生命力が強かったことが幸運であった。

4 筋弛緩

　麻酔において"筋弛緩"は重要な要素である。意識がなく，痛みがなくても，筋弛緩がなければ腹腔内の手術は容易ではない。筋肉には自然のトーヌス（γ遠心系を経由）があり，一定の緊張度を保っている。この状態で腹壁を開ければ，腹腔内の腸管が圧出され腹腔外へ出るため，手術を行いにくくなる。手術終了時にはこれらを腹腔内に戻し，腹壁を閉じなければならないが，腹腔内に収めることが難しくなる。また，筋肉の緊張を保っての横隔膜の動き（自発呼吸）は上腹部の腹腔内手術を困難にする。

　全身麻酔薬のみで筋弛緩を得ること，つまり筋弛緩が得られるまで麻酔深度を深めることは可能であり，行われたこともあるが，危険であり，現在は行われない。例えばエーテルのみで麻酔の4要素すべてを得ようとすると，特に筋弛緩に深いレベルの麻酔が必要となり，その時点では循環の抑制が高度となる。現在では複数の薬物あるいは麻酔法を組み合わせて適当な麻酔レベルでバランスのとれた深さの4要素が得られるよう配慮している（バランス麻酔）。筋弛緩薬の投与あるいは脊椎麻酔，硬膜外麻酔により筋への神経支配が遮断されると浅い麻酔状態にあっても手術に必要な筋弛緩が得られる。

5 麻酔科医

　麻酔科医は手術室における麻酔以外に集中治療（ICU），救命救急，疼痛治療などの業務にも従事している。それぞれの分野の専門医として独立し，手術室から離れたものも多い。麻酔科医が手術室以外の重症患者の治療に携わるようになったのには理由がある。麻酔科医は麻酔を実施することで患者の痛みを除き，意識をとり，反射を抑え，筋弛緩を得る。結果的には患者の呼吸を停止させ，循環系を抑制し，生体防御反応を減弱させる。つまり，手術を行いやすい状態にするためには，患者はより死に近づいた状態になる。この状態の患者の呼吸・循環を管理し，手術中，患者の生命を維持しているのが麻酔科医である。一方，外科医は患者の治療のためにメスを入れ，血を流し，臓器を摘出する。つまり外科手術はその途中においては，すでに病をもつ患者の機能をより損ね，患者の状態を悪化させていると言える。これに対して次々と対応がなされなければ患者は手術によって死に至る。麻酔科医は，人工呼吸により患者の呼吸を維持し，輸血，輸液，あるいはその他の必要薬物を投与することにより循環を保持し，患者の生命維持に努めている。つまり麻酔と蘇生は表裏一体であり，麻酔科医は麻酔を実施するたびに蘇生も行っている。この麻酔の知識・技術を生かし麻酔科医は最重症患者の治療，つまり集中治療あるいは救命救急の分野へも進出した。

　慢性疼痛，癌性疼痛などに麻酔科医が主要な位置を占めていることについては多くの説明は不要であろう。痛みの生理，解剖，あるいはその病態，さらに鎮痛技術などにおいて

は当然のことながら他の追随を許さない。

　現在麻酔科医は，人の眠りを自由に操ったギリシャの神ヒュプノス（→MEMO 1）以上の力を得つつある。患者の痛みをとり，不安を除き，意識を消し，眠らせ，また蘇らせる。さらに呼吸・循環を自由に操り，人の生・死の狭間にさえ立つ。

（新井達潤）

MEMO ● 1　眠りの神ヒュプノス（表紙の絵）

　私が眠りの神ヒュプノス（ヒプノス Hypnos）を知ったのは，ニューヨークで麻酔科レジデントをしているときであった。このギリシャ神は Nunn の名著「Applied Respiratory Physiology」に寄せられた Severinghaus の巻頭言の写真（Hypnos and the Flame）にあった。前に置かれたローソクの鈍い炎に照らされて，右側の頭翼を広げた少年のようなヒュプノスの静かで端整な顔が暗く金色に輝いていた。この幻想的な写真に引き寄せられて，炎と生命と，また呼吸生理と麻酔科医について書かれたこの巻頭言を読んだ。この一文は，現在われわれ麻酔科医は科学の炎を手にし，より深い理解のもとに，眠りの神そして麻酔の守護神でもあるヒュプノスよりさらに巧みに人を眠らせることができるようになったと結ばれていた。毎日毎日，昼夜を分かたず麻酔に追い回されて思考能力を失いかけていたころ，これを読んで自分がギリシャ神と同じ神わざをなしていることに気づき，何か胸のつかえがとれ，自分の行く手に光を見い出した気分になった。

　ヒュプノスは夜の女神ニュクスの子で，死の神タナトスの兄弟にあたり，夢の神モルフェウス（Morpheus）は彼の子である。彼は冥界の忘却の川レテが流れる世界の果て，ムノス島に住み，陽を見ない。彼は静かに人を訪れ，木の枝で触れ，あるいは角から液体を注ぎ，人を眠りに誘う。ローマ神話では彼はソムヌス（Somnus）として現れる。この物語が作られた時代に，夜，眠り，死，そして夢が一族であったことはうなずける。当時麻酔というものがあれば，間違いなくこの一族に入れられたであろう。麻酔領域で用いられる言葉に，この一族由来の名が多いことも麻酔が同じ血を受けた一員であることを示している。ヒュプノスを麻酔の守護神としたのは間違いのないところである。

　Severinghaus が言うように，科学の炎を手に入れた現在のわれわれ麻酔科医は，眠りだけではなく人の動・静，生・死をも自由に制御するわざを身につけ始めた。呼吸を自由に操り，心臓を動かし，あるいは止め，血圧を上下し，痛みを抑え，意識を消し，また甦らせる。これは神わざ以外の何ものでもない。われわれは神の意志は分からぬまま，ヒュプノスを越える多くの神わざを手に入れ，科学の炎を頼りにただ前へ前へと歩き始めた。

　身辺がますます慌ただしくなり，机上の空論の構築に明け暮れ，自分が麻酔科医であることを忘れそうな毎日が続いているこのごろ，時に触れ，あのヒュプノスの静かで端整な顔を思い出す。同時に自分自身を省み，麻酔科医の使命を見つめ直す。多くの神わざが入り乱れ，せめぎ合う現代医学の中にあって，われわれの果たすべき役割は何であろうか。私には，あのヒュプノスの安らかな眠りにわれわれの真の使命があるように思えてならない。痛みに苦しみ，病気を憂え，手術を恐れ，死におびえる患者にとっては，静かな平和な眠りこそが真の，そして唯一の休息ではなかろうか。安らかな眠りは神の意志であり，神の手にのみ委ねられている。

（新井達潤: 論説 眠りの神ヒュプノス. 麻酔 41: 181, 1992 より）

第3講 手術前の患者評価と前投薬

はじめに

　小手術はあるが小麻酔はないと言われている。これは麻酔は手術と関係なく常に危険性をはらんでいるという意味である。たとえ短時間の麻酔でも，小手術の麻酔でもその危険性は同じで，十分な準備を怠ってはならない。麻酔科医の仕事は術前診察から始まる。術前診察によって，患者の病態や術式を把握し，麻酔計画を立てることが可能となり，また良好な医師-患者関係を構築し，患者に安心感を与えることができる。術前診察は原則として手術の2日以上前に行う。これは，必要に応じて追加検査を指示したり異常値の再検査をする時間的余裕を得るためである。

　手術対象が特殊な疾患の場合，その病態生理や術式について術前回診時に主治医と十分話し合う。ややもすると主治医との話し合いがなおざりになる傾向があるが，患者，手術について最もよく知っているのは主治医であることを忘れてはならない。

1 患　者

　術前回診においては，手術を目前に控えた患者の心境を理解する必要がある。「医師は良性と言ったが本当は悪性ではないか」，「手術は寝ている間に簡単に済むと言ったが，途中で眼がさめて痛み，苦しむのではないか」など，患者の不安は手術が近づくにつれて強くなる。すでにすべてのこだわりに整理を付け，落ちついた心境で手術を待っている患者もいるが，逆に自分ではどうすることもできない不安を胸に，いらだちを抑えている患者も多い。多くの患者の枕元に見られる神社仏閣のお札がこの辺の状況を伺わせる。

　術前回診で麻酔科医は初めて患者に会うが，患者も初めて麻酔科医に会う。患者は期待と不安を抱いて術前回診に来た麻酔科医を見ているはずである。患者は麻酔，手術という特別な経験を目前にひかえ，聞きたいこともあり，疑問も多い。どのような麻酔を受けるのか，どんな順序で行うのか，術後の痛みはどうなのか，これらについて十分説明し理解をしてもらう必要がある。ただし，外科側が担当する部分まで手を伸ばして説明してはならない。説明の食い違いがあると患者に不安を与えてしまう。

2 術前回診でチェックすべき項目

　　a) 既往歴，麻酔歴，家族歴，現病歴
　　b) アレルギーの有無

c）合併疾患と常用薬
d）身体所見
e）検査所見

a 既往歴，麻酔歴，家族歴，現病歴

　患者が過去にどのような疾病を経験し，どのような治療を受けたかを知ることは重要である．さらに，完治しているかどうかを確認しておく．麻酔を受けたことがあれば，どのような麻酔でどんな手術を受けたか，麻酔によって異常がなかったかを詳しく聞く．もし，家族に麻酔経験があれば，麻酔中の高熱の有無（悪性高熱とのかかわり，p.46「MEMO 1」参照）も聞いておく．現病歴として，現在の症状や治療経過，体重減少や食欲不振などの身体の変化を聞く．

b アレルギーの有無

　アレルギーの既往がある患者には詳細な問診が重要である．薬物により，そう痒を伴う皮疹や潮紅などの皮膚症状，顔面の腫脹，呼吸困難，喘鳴，循環虚脱などの症状が発現したことがないかを問診する．特に，麻酔に関連して投与された薬物に対してそのような症状を生じた場合は，皮内反応によって薬物の特定をするか（皮内テスト量でもアナフィラキシーを引き起こすことがある），疑わしい薬物の使用は避けるなどの対応が必要となる．

c 合併疾患と常用薬

　原疾患や合併疾患に対して薬物治療を受けている場合がある．その投薬内容，期間について把握しておかなければならない．降圧薬，抗不整脈薬，抗狭心症薬，抗痙攣薬，内分泌療法薬などが特に重要である．詳細は各講に譲るが，麻酔科医は，投薬を周術期に継続するか，中止するか，他の薬剤に変更するかを判断しなければならない．

d 身体所見

　身長，体重は薬物投与量を決定するうえで重要である．全身状態を観察するなかで，特に気道，心臓，肺，神経学的所見については，より注意深く評価する．
　患者の診察，検査結果から患者の全身状態，予備力を把握する．これに客観性を持たせるため，各種のphysical status（PS）分類が行われているが，米国麻酔学会（ASA）のphysical statusのクラス分けが有名で，世界的に用いられている．
　＜PS 1＞手術をする疾患はあるが患者の一般状態に影響なく，正常人とかわりないと考えられるもの．例：鼠径ヘルニアの手術を受ける若い健康な男性．
　＜PS 2＞中等度の系統的疾患のあるもの．例：臓器障害やケトアシドーシスを起こしたことはないが経口糖尿病薬を服用している．
　＜PS 3＞重篤な系統的疾患があり活動に制限があるもの．例：昨年心筋梗塞があり，現在狭心症があるが内服薬で治まる．
　＜PS 4＞生命に危険を及ぼす恐れのある系統的疾患をもつもの．例：うっ血性心不全があり，20〜30 m以上歩けない．
　＜PS 5＞瀕死の患者で生存の可能性が少ない絶望的な手術を受けるもので，麻酔より蘇生を必要する場合．例：手術をしてもしなくても24時間以内に50％は死亡するような場合；腸梗塞により無尿で昏睡に陥り，ドパミンの点滴で血圧は70/40である．

＜PS 6＞ドナーとして臓器摘出術中の脳死と判定された患者。

緊急手術を受ける患者の場合は後にemergencyの頭文字のEを付ける（例：PS3E）。

その他に，麻酔を施行するために診ておくべき項目がある。①静脈路（点滴）を確保する場所，②開口障害，③頸部伸展の範囲，④脊椎の異常，⑤上気道感染，などで，また，観血的動脈圧モニターのために"Allenのテスト"（p.103参照）も行っておく。

静脈路の確保は麻酔を行ううえで必須であり，麻酔開始時に困らないように診察時によい静脈を探しておく。気道確保や気管挿管を考慮して，マスクの顔面への適合性，頸部伸展の可否，開口障害の有無，開口時のMallampati分類（p.87「MEMO 4」参照），扁桃腺肥大の有無，首の太さ・長さをみる。また，子供には病床にマスクを持参して慣れさせ，恐怖心を少なくするような配慮も必要である。入れ歯や不安定な歯，ブリッジなどは，挿管操作で折れたり気道内へ落ち込む危険性もあるので，必ず口腔内も観察しておく必要がある。

上気道感染や発熱のチェックは重要である。急性のかぜ症状がある場合や発熱が38℃以上ある場合は麻酔を延期した方がよい。ワクチン接種後3週間は免疫力の低下を伴うので，全身麻酔をしない方がよい。

タバコに関しては，手術予定が決まった時点から禁煙指導を外科医に依頼する。喫煙は，気道の過敏性を上げる。喫煙による気道過敏性を下げるためには長期間（10日以上）の禁煙が必要である。喫煙は一酸化炭素ヘモグロビンを増加させるが，一酸化炭素ヘモグロビンは半減期が4時間と短いため，短期間の禁煙でも効果が得られる。

e 各種検査

術前のスクリーニング検査は，血液検査（血算），尿検査，生化学検査，止血凝固機能検査，胸部X線写真，心電図，呼吸機能検査などである。全身状態に問題のない小児症例では，手術2週間前にスクリーニング検査を行い，手術前日に入院することもある。

1）循環系

循環系の評価として，胸部X線写真では心胸郭比や肺野の異常，大動脈周囲の石灰化の有無を見る。心電図では，不整脈，房室伝導系の異常，心室肥大，ST-Tの変化などを見る。不整脈自体は必ずしも麻酔の禁忌ではないが，ホルター心電図などの精査や薬物治療が必要な不整脈かを判断する必要がある。完全右脚ブロックに左軸偏位がある場合やMobitz II型の房室ブロック，洞不全症候群などでは，ペーシング（経皮的を含む）の用意をしておく。高血圧症では，血圧のコントロールが十分行われているかどうかが大切で，使用薬剤もチェックしておく。狭心症では病型と有効薬剤をチェックする。循環系に異常を認める場合は，心エコーで心室壁や弁の動きなどの心機能を評価する。

2）呼吸器系

日常生活での活動度を詳細に聴取しておくことが重要である。胸部X線写真では，肺野の異常（肺炎像，無気肺，気胸など）のほかに気管の偏位をみる。

スパイロメトリー（→MEMO 1）（肺活量，努力呼気曲線，フローボリューム曲線）により，閉塞性換気障害（1秒率が70％以下），拘束性換気障害（％肺活量が80％以下），混合性換気障害を評価する。閉塞性換気障害の症例では閉塞部位を診断する。

重症の肺疾患症例では肺活量，1秒率のほかに1秒量を考慮に入れた評価が重要となる

（表3-1）。例えば，1秒量1.0 l，努力肺活量2.0 l の症例と1秒量2.0 l，努力肺活量4.0 l の症例では，1秒率は両方とも50％になるが，両者の病態ならびに重症度は明らかに異なる。重症例では，1秒量（分子）とともに努力肺活量（分母）が低下するため，1秒率（1秒量

表3-1　各種換気障害での努力性肺活量，1秒量，1秒率の関係

	努力性肺活量	1秒量	1秒率
閉塞性障害	正常	減少	減少
拘束性障害	減少	減少	正常
呼吸筋障害	減少	減少	正常

MEMO ● 1　スパイロメトリー（肺容量測定）

1) 肺活量（VC：vital capacity），％肺活量（％VC），努力性肺活量（FVC：forced vital capacity）

　肺活量とは最大吸気位から最大呼気位まで，ゆっくり呼出させたときの肺気量である。％肺活量とは年齢や身長から算出された予測肺活量に対する肺活量の百分率をいう。努力性肺活量とは最大吸気位から最大呼気位まで，最大努力で呼出させたときの肺気量をいう。

2) 1秒量（$FEV_{1.0}$：forced expiratory volume），1秒率（$FEV_{1.0}$％）

　1秒量とは最大努力呼出時の初めの1秒間の肺気量で，この1秒量と実測された努力肺活量の比を1秒率（$FEV_{1.0}/FVC$）という。1秒率は努力呼気曲線（下図）の形状を表し末梢気道閉塞の指標となる。一方，1秒量は肺活量の因子を含んでおり，閉塞性と拘束性の両因子を含んだ指標といえる。気道狭窄，気道虚脱，呼吸筋力の低下，肺活量の低下している患者では，1秒量は必然的に小さくなる。

3) 最大呼気中間流量（MMF：maximal mid-expiratory flow，$FEF_{25〜75\%}$：forced expiratory flow $_{25〜75\%}$）

　最大呼気中間流量は呼出された努力肺活量の初めと終わりの1/4を除去し，中間の1/2の呼出された量を呼出された時間で除した平均流速で，末梢気道病変の早期診断に有用である。

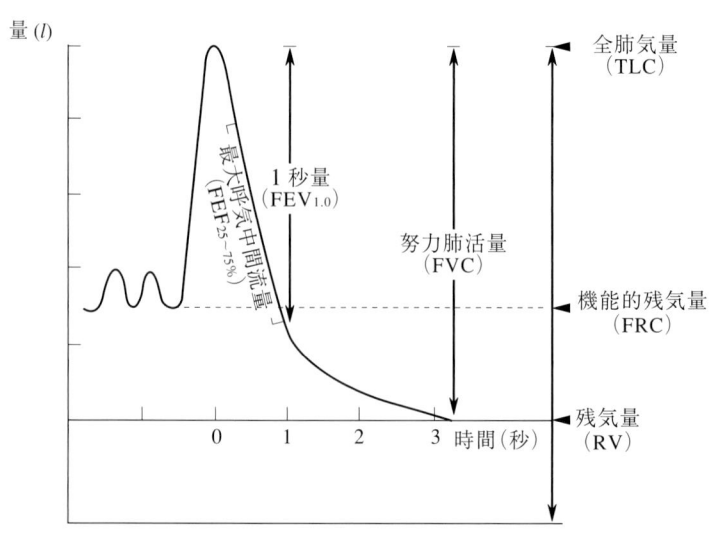

/努力肺活量）の低下は頭打ちになり，1秒率よりも1秒量の方が閉塞性障害の重症度を正確に反映することになる。

1秒量が1.0〜0.7lに減少すると手術後に呼吸不全が発生する頻度が高くなり，0.7l以下になると手術後の人工呼吸管理を考慮する必要がある。

3）肝機能

肝機能検査では，逸脱酵素の上昇があれば薬剤性肝障害か慢性肝炎の活動期などの疑いがあり，内科医に評価を依頼する。肝硬変ではICG（indocyanine green）テストが肝予備能の判定に役立つ。

4）腎機能

腎機能検査では，1日尿量やBUNやクレアチニン値，クレアチニンクリアランスをチェックする。クレアチニンクリアランスが50 ml/min以下なら術後人工透析が必要になる可能性がある。慢性透析患者では，手術前日に血液透析を行い，普段の透析後の状態にしておく。

5）内分泌系

代謝性の疾患のうち，糖尿病では血糖値の日内変動および1日尿糖の測定が必要である。1日尿糖が10 gを超える場合，糖尿病のコントロールが不十分である（p.292「糖尿病患者の麻酔」参照）。甲状腺疾患では内分泌系の検査を見て，euthyroid（甲状腺機能正常）かhypothyroid（甲状腺機能低下）かhyperthyroid（甲状腺機能亢進）かをチェックする。できるだけeuthyroidにしてから麻酔を行う。

6）貧血

貧血に対しては，以前はヘモグロビン（Hb）濃度が10 g/dl以上あることが一応の目安であったが，最近ではできるだけ輸血を避けるため，8 g/dlあれば可とする意見が多い。慢性透析患者ではヘマトクリット（Ht）濃度が8 g/dlより低くなっていても，2,3-DPG（diphosphoglycerate）が増えているため組織への酸素供給量は代償される（組織でヘモグロビンが酸素を離しやすくなる）ので，無理に輸血する必要はない。ちなみに酸素運搬能（Hb×血流量に比例）からみればHt 28〜29％（Hb 9〜10 g）が最も良い。Htが下がれば血液単位体積当たりの酸素運搬能は低下するが，血液粘稠度が減少するため血流量が増加し，結果的には酸素運搬能は増加する。しかし，Htがこれより低下すると酸素運搬能は急激に減少する（図3-1）。

7）止血，凝固系

歯磨き後に血が止まりにくい，鼻出血をする，軽く打ち身をした所に出血斑が出現するなどの身体所見が現れている場合，血液凝固系に異常を来していることが多い。凝固系に異常のみられる患者に対しては，硬膜外麻酔，脊椎麻酔，ブロックなどが禁忌になることもあり，麻酔方法も十分考慮する必要がある。

止血凝固系検査のうちスクリーニングとしては出血時間と血小板数，プロトロンビン時間（PT），活性化部分トロンボプラスチン時間（APTT）が最も大切である。ヘパリン等を用いた凝固時間の調節の目安として活性化凝固時間（ACT）がよく用いられる。出血傾向が

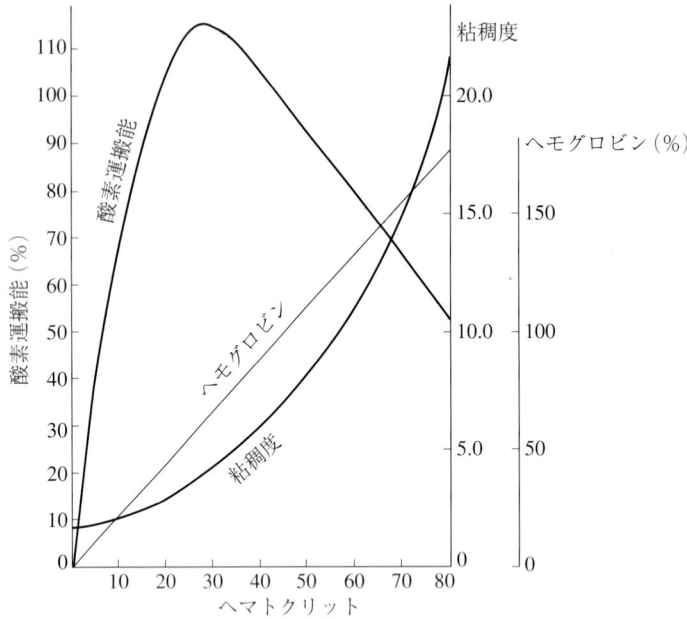

図3-1 ヘマトクリットと有効酸素運搬能との関係

ある場合，アスピリンなど血液凝固に影響する薬物の服用の有無も確認する必要がある。

a) 出血時間（bleeding time：BT）

出血時間は血液凝固系の総合的な指標で，血小板数，血小板機能，血管の脆弱性などの多くの因子の影響を受ける。正常値は1〜3分であり，5〜10分は中等度の延長，10分以上は高度の延長である。

血小板数が15万/μl以下を血小板減少症というが，10万/μl以下になると出血時間が延長し始める。血小板数が減少する原因として，

①再生不良性貧血，悪性貧血，白血病などの骨髄での生成障害
②肝硬変による脾機能亢進，特発性血小板減少性紫斑病などによる血小板破壊亢進
③播種性血管内凝固症候群（DIC）などによる血小板消費

などが挙げられる。まず，血小板数減少の原因を明らかにすることが重要であるが，血小板数が5万/μl以下のときは，術後出血予防のため血小板輸血の準備が必要である。

血小板数が正常で出血時間が延長している場合は，血小板無力症，von Willebrand病，アスピリンやパナルジンなどの血小板凝集抑制薬の内服，などが考えられる。アスピリンはアラキドン酸からトロンボキサンA_2への変換を促すcyclo-oxygenaseを阻害することで，血小板凝集抑制作用を発揮する。また，パナルジンは血小板とフィブリノーゲンの結合を促すグリコプロテインⅡb/Ⅲaに作用し，血小板凝集機能を抑制すると考えられている。両者とも効果は1週間くらい続くので手術1週間前に中止する。

b) プロトロンビン時間（prothrombin time：PT）

外因系凝固経路に異常があると延長する。正常は11〜15秒である。先天性凝固因子欠乏症，ワーファリン投与中の患者，DIC，高度肝機能障害患者などでは延長する。

c) 活性化部分トロンボプラスチン時間（activated partial thromboplastin time：APTT）

内因系凝固経路と共通経路に異常があると延長する。正常値は32〜46秒である。先天性凝固因子欠乏症，ワーファリン投与中の患者，DIC，高度肝機能障害患者などで延長する。

d）活性化凝固時間（activated coagulation time：ACT）

内因系凝固経路の異常の有無をみる検査である。正常値は90〜120秒である。大動脈弁あるいは僧帽弁置換後は，ワーファリンを内服しているためACTの軽度延長が認められる。このような患者では，手術数日前にワーファリンから調節性に富むヘパリンに変更しておく。ワーファリンの作用はビタミンKにより拮抗されるが，効果発現に時間がかかる。緊急時には新鮮凍結血漿の投与が必要である。一方，ヘパリンはプロタミンで速やかに拮抗されるため，必要に応じて凝固時間を正常にすることができる。

3 問題のある患者

全身状態に問題がある場合は，早い時期（手術の1〜2週間前）に十分時間をとって麻酔科外来で術前評価を行う。このとき麻酔科の立場から必要な検査，治療，他科への診察依頼の指示を出しておく。手術2日前にも病棟で術前診察を行うことで患者は二重のチェックを受け，麻酔科医はその間の変化を知ることもできる。また，症例によっては合同カンファレンスを開くことも検討する。

a 中枢神経系の疾患

中枢神経系の疾患では，意識レベル，麻痺，脳圧などの評価が大切である（p.295「脳外科手術の麻酔」参照）。

意識障害の客観的評価として，日本では「Ⅲ-3方式」がよく使われている。これは，数字が大きくなるほど意識状態が悪いことを表す（表3-2）。また，対光反射や瞳孔左右差も調べておく。脳卒中後の患者の麻酔では，一過性高血圧や脳卒中の再発作の危険性があり，血圧管理に厳重な注意が必要になる。

麻痺がある場合は，脱神経性過敏（denervation supersensitivity）に注意が必要である。これは，麻痺があることにより筋肉のアセチルコリン受容体が増加するため（インパルスの到着回数が減るため，少ないインパルスをつかむべく受容体が増加すると考えられる），脱分極性筋弛緩薬のスキサメトニウムが投与されると麻痺部の筋肉が過剰に反応し，血清カリウム濃度が上昇して，時に不整脈，心停止を起こすことがある。

T_7以上の脊髄損傷時には自律神経反射亢進（autonomic hyperreflexia）に対する注意が必

表3-2 意識障害レベルの分類法（Ⅲ-3方式）

Ⅲ	刺激をしても覚醒しない状態（3桁の点数で表現）
	3．痛み刺激にまったく反応しない。（300）
	2．痛み刺激で少し手を動かしたり，顔をしかめる。（200）
	1．痛み刺激に対し，払いのけるような動作をする。（100）
Ⅱ	刺激をすると覚醒する状態（2桁の点数で表現）
	3．痛み刺激を加えつつ呼び掛けをくり返すと辛うじて開眼する。（30）
	2．大きな声または体をゆさぶることにより開眼する。（20）
	1．普通の呼び掛けで容易に開眼する。（10）
Ⅰ	刺激をしないでも覚醒している状態（1桁の点数で表現）
	3．自分の名前，生年月日がいえない。（3）
	2．見当識障害がある。（2）
	1．意識清明とはいえない。（1）

要である。脊髄損傷では損傷部以下の痛みは上行しないため脳では痛みと認識しないが，脊髄レベルでは痛みを感じており上位からの抑制のない分，刺激に対する交感神経系の反応が高まり，

　①高血圧，激しい頭痛，意識消失，痙攣，脳出血
　②頻脈，心室性期外収縮，時に反射性徐脈
　③顔面・頸部紅潮，粘膜充血
　④損傷部以下に発汗，立毛
　⑤悪心，不安

などの症状が出ることがある。したがって無痛部位の手術でも麻酔が必要であるし，尿道カテーテル交換時や排便時に高度に血圧が上昇する例では麻酔を必要とすることがある。

b 心疾患

　心機能の評価としては，New York Heart Association（NYHA）の心疾患の機能的分類が有名である。心臓弁膜症を有する患者の非開心術後の死亡率はNYHAのClassが上がるにつれて増加する。NYHA Class 4の非開心術では，強心薬や利尿薬などで心不全状態から脱却させ，Class 3以下に改善してから手術を行う。

　急性心筋梗塞では，3カ月以内に麻酔をすると再梗塞を起こして死亡する可能性が増すとされていたが，現在では安全性が大幅に増している。しかし，悪性疾患などで梗塞後早い時期にやむを得ず手術を施行する場合には，十分なモニターによる監視下に心機能抑制作用の少ない麻酔薬を使用し，麻酔管理を行う（p.233「虚血性心疾患の麻酔」参照）。

c 肺疾患

　慢性呼吸器疾患ではHugh-Jonesの分類が広く用いられている（表3-3）。Ⅰ度（正常），Ⅱ度（軽度の息切れ），Ⅲ度（中等度の息切れ），Ⅳ度（高度の息切れ），Ⅴ度（極めて高度の息切れ），である。胸腔内以外の手術ではHugh-Jonesの分類のⅠ・Ⅱ度は安全に行えるが，肺切除術ではⅡ度でも危険性が高くなり，術後に人工呼吸を要する可能性が高くなる。

　気管支喘息がある場合は，発作の起こりやすい時期，発作時の程度，有効な薬品名などについて詳しく問診を行い，急ぐ手術でない場合は，発作の起こりにくい時期で症状が落ち着いているときに行うようにする（p.273「呼吸器疾患と麻酔」参照）。

表3-3　Hugh-Jonesの呼吸困難度分類

Ⅰ度：同年齢の健康者と同様の労作ができ，歩行，階段の昇降も健康者なみにできる。
Ⅱ度：同年齢の健康者と同様に歩行できるが，坂，階段は健康者なみにできない。
Ⅲ度：平地でも健康者なみには歩けないが，自分のペースでなら1.6 km以上歩ける。
Ⅳ度：休みながらでなければ50 m以上歩けない。
Ⅴ度：会話，着物の着脱にも息切れがする。息切れのため外出ができない。

d 消化器疾患

　幽門狭窄などで嘔吐している場合は，低クロール性アルカローシスや脱水状態にある。程度によっては補正が必要である。麻酔導入時の嘔吐に注意する。イレウスでは脱水状態が強いので，十分な輸液が必要になる。

e ステロイド使用中の患者

ヒトでは1日に約20 mgのコルチゾルが産生されている。麻酔や手術などの侵襲時にはステロイドホルモンの分泌がさらに亢進するが，外因性のステロイドを投与されていると，侵襲時のステロイド分泌が不十分となり，ショックに陥ることがある。副腎皮質機能低下の予知として，ACTH（コートロシン0.25 mg筋注）テストがある。

術中または術後にステロイドカバーを要する場合として，
① ACTHテストで正常以下の反応を示した者
② 最近1週間以上のステロイド療法を受けた者
③ 最近6カ月以内に1カ月以上にわたってステロイド療法を受けた者
④ 副腎または下垂体摘除術予定者
⑤ アジソン氏病

が挙げられる。

ステロイドカバーは，手術侵襲により異なるが，通常，麻酔導入前に水溶性ステロイド薬（hydrocortizone）を50 mg静注，残り50 mgを点滴静注とする。侵襲が大きい手術では，1日計200 mg必要な場合もある。

f 糖尿病

糖尿病患者では，抗糖尿病薬や食事療法で空腹時血糖が150 mg/dl以下，1日尿糖が10 g以下にコントロールされている必要がある。

最近では血糖，尿糖のコントロールが不良のために周術期にトラブルを起こす症例はほとんどない。しかし，糖尿病患者は，微小循環障害に起因する臓器（心，脳，腎など）障害を合併していること，自律神経障害のため循環機能が不安定である点に注意が必要である。また，抗糖尿病薬により術中に低血糖となる場合がある（p.292「糖尿病患者の麻酔」参照）。

4 麻酔の説明

麻酔計画を立てたら，麻酔法に応じた麻酔説明書を持参し，患者に見せながら内容を説明し，質問を受ける。麻酔前8時間の絶飲食期間についてはその意味も説明しておく。乳児では，麻酔導入の6時間前まで授乳をさせ，3時間前まで4 ml/kg以下のclear fluidは許可する。また，前投薬についても説明する。全身麻酔と硬膜外麻酔を併用する場合や術後鎮痛対策として硬膜外麻酔を行う場合には，その効果や副作用についても説明をし，術後にICU（intensive care unit）に入室する予定の患者には，その旨も説明をする。

5 前投薬

a 一般的注意

前投薬はpremedication，あるいはpreanesthetic medicationと呼ばれている。理想的なプレメディケーションとはsedation without depressionと言われている。つまり，患者はほどよく鎮静される必要があるが，血圧が下がったり呼吸が抑制されてはいけない。前投薬投

与後は安静を保つように指導する。前投薬投与後は末梢血管が拡張し，体位変換により血圧低下を引き起こすことがある。

鎮静薬や鎮痛薬の薬効は個人差があり，病態によっても薬効が異なる。したがって，固定した用量ではなく，患者の病態や心理状態に応じた用量設定が必要である。

b 目 的

1）不安の除去と鎮静

不安の除去により自律神経機能亢進が抑制され，麻酔の導入が安全かつ容易になる。この目的には鎮静薬，抗不安薬などが使用される。鎮静・抗不安という点では麻酔科医による術前診察は重要で，十分な説明により良好な医師-患者関係を形成することで患者の不安は著しく減少する。これは，適正に鎮静された患者の率が，ペントバルビタール2 mg/kg筋注のみでは48％，医師の術前訪問のみでは65％，両者を行うと71％になることからも示される。

2）唾液および気道分泌物の分泌抑制

唾液および気道分泌物の分泌抑制は，エーテル（現在ではほとんど使用していない），バルビタール，ケタミンを使用する場合，また口腔内手術や腹臥位手術では必要になる。唾液や気道の分泌過多で喉頭痙攣も起こりやすくなる。しかし，アトロピン等の投与による口腔，気道粘膜の乾きは患者に強い不快感を生じさせる。

3）迷走神経反射の抑制

迷走神経反射や，眼球心臓反射（oculocardiac reflex），頸動脈洞反射などは通常徐脈を生じる。アトロピンはこれを防止すると言われたが，前投与ではその効果は否定的である。この点からも，一般の麻酔においてアトロピンの前投与は絶対に必要なものではない。

4）除痛（術前の疼痛，麻酔手技に伴う疼痛の緩和）

術前より疼痛がある場合（骨折など），局所麻酔，伝達麻酔，腰椎麻酔，硬膜外麻酔などの手技に伴い痛みを生じる可能性があるときは，鎮痛薬の投与を行うとよい。これには麻薬（モルヒネ）または拮抗性鎮痛薬（ペンタゾシン，ブトルファノール，ブプレノルフィン）が使用される。

5）誤嚥性肺炎の予防

誤嚥性肺炎の危険性は，胃液量（＞0.4 ml/kg）と酸性度（pH＜2.5）に関係する。そのため，患者が麻酔により胃内容物を誤嚥する可能性がある場合（妊婦，腸閉塞，肥満など），予防的にH_2ブロッカーや制酸剤，メトクロプラミドなどを投与する。

c 前投薬としてよく使用する薬剤

1）鎮静薬

鎮静薬として，短時間型（4〜8時間）のペントバルビタールが挙げられる。通常，50〜100 mgを眠前内服する。催眠作用や抗痙攣作用，副交感神経刺激作用があり，大量使

用時には，循環抑制や呼吸抑制が起こる。使用禁忌として，喘息，急性間欠性ポルフィリアが挙げられる。

弱精神安定薬は，鎮静・静穏化作用や抗ヒスタミン作用を有するが，循環抑制作用はバルビタール製剤より少ない。代表薬はベンゾジアゼピン系のジアゼパムで，小児用にシロップもある。これらは，抗不安作用，抗痙攣作用，中枢性筋弛緩作用もあり，脊髄反射を抑制し，催眠作用も有する。大量使用時には呼吸抑制（特に老人や小児で著明）や，循環抑制が起こる。使用禁忌は狭隅角緑内障，重症筋無力症，ショックなどである。半減期は20〜40時間と長い。ベンゾジアゼピンの拮抗薬としてフルマゼニルがある。フルマゼニルの効果時間の方がジアゼパムの効果時間より短いので，一時的に拮抗できても，またジアゼパムの効果が出てくることがある。ジアゼパムは麻酔導入2時間前に5〜10 mgの錠剤か小児では0.3〜0.5 mg/kgのシロップを内服させる。

ミダゾラムは，注射薬で0.08〜0.1 mg/kgを麻酔導入30〜60分前に筋注する。ジアゼパムより呼吸抑制が強いので注意する。

ヒドロキシジン塩酸塩は抗ヒスタミン作用や制吐作用があり，注射薬，内服薬，シロップがある。

2）副交感神経遮断薬（抗コリン作用薬）

アトロピンがよく使用されるが（成人0.5 mg筋注，小児0.01 mg/kg筋注），心疾患などで頻脈が好ましくない症例では心拍増加作用のないスコポラミンを使用する。また狭隅角緑内障では禁忌である。

アトロピンとスコポラミンを比較すると，
①心臓における副交感神経抑制作用はアトロピンが強い。
②分泌抑制作用と散瞳作用はスコポラミンが強い。
③鎮静効果はスコポラミンで強く，アトロピンでは軽度である。
などの点が挙げられる。

また，スコポラミンを使用すると中枢性抗コリン作用性症候群といわれる覚醒遅延や術後せん妄（scopolamine reaction）を呈することがある。この際の特異的治療薬はフィゾスチグミンの静注であるが，現在，日本では使用できない。中枢性抗コリン作用性症候群を起こしやすい小さな子供や老人にはスコポラミンの使用は禁忌と考えるべきである。

表3-4にアトロピン，スコポラミン，および，日本では使用できないが中枢神経作用のないグリコピロレイト（glycopyrrolate：4級アミンのため血液脳関門を通らない）の作用の比較を示す。

表3-4　アトロピン，スコポラミン，グリコピロレイトの比較

	鎮静	分泌抑制	心拍促進	筋弛緩	散瞳	胃のpH低下
アトロピン	＋	＋	＋＋＋	＋＋	＋	±
スコポラミン	＋＋＋	＋＋＋	＋	＋	＋＋＋	±
グリコピロレイト	0	＋＋	＋＋	＋＋	0	±

（0：作用なし，＋：軽度，＋＋：中等度，＋＋＋：著明）

3) 鎮痛薬

　鎮痛薬の代表は麻薬である。塩酸モルヒネにはヒスタミン遊離作用があるので気管支喘息では禁忌である。麻薬は麻薬取締法に基づいた使用手続きが必要なので，一般的には非麻薬性拮抗性鎮痛薬が頻用される。ペンタゾシンはOddi氏筋（Oddi括約筋）収縮作用や肺血管抵抗上昇作用がある。ブトルファノールは，ペンタゾシンより作用時間が長めである。ブプレノルフィンは，長時間作用性なので，短時間の手術前の使用は差し控える。これらのうちの適切な1剤を選択して，麻酔前に筋注の指示を出す。

4) H_2ブロッカー

　H_2ブロッカーは用量依存的に胃酸の分泌を抑制する。麻酔導入時に嘔吐した際の安全性を増す。シメチジン，ラニチジン，ファモチジンなどのH_2遮断薬を，眠前に経口投与するか，麻酔導入1時間前に静脈投与する。

（木村重雄・首藤　誠）

第4講

麻酔の機器・ガス供給

はじめに

　現在，ガス麻酔を行うとき最も多く使われるガスは酸素と亜酸化窒素（笑気）である。これらは麻酔器に携帯されるボンベ（Bombe独，gas cylinder英）から供給されることもあるが，病院全体で大量に使われることから，多くの場合，中央配管システム（central piping system）をとり，中央の貯蔵所から配管を通って手術室あるいは病室に供給される。手術室では壁面あるいは天井に取り付けられたガスアウトレットからホースを介して麻酔器に入る。酸素と亜酸化窒素は麻酔器の流量計で流量を調節され，気化器の中を通るときに吸入麻酔薬を気化させ，これと混合し，この混合ガスが麻酔回路を通ってマスクあるいは気管チューブを介して患者に到達する（図4-1）。酸素と亜酸化窒素は吸入麻酔薬を患者につれて行くcarrier gasでもある。

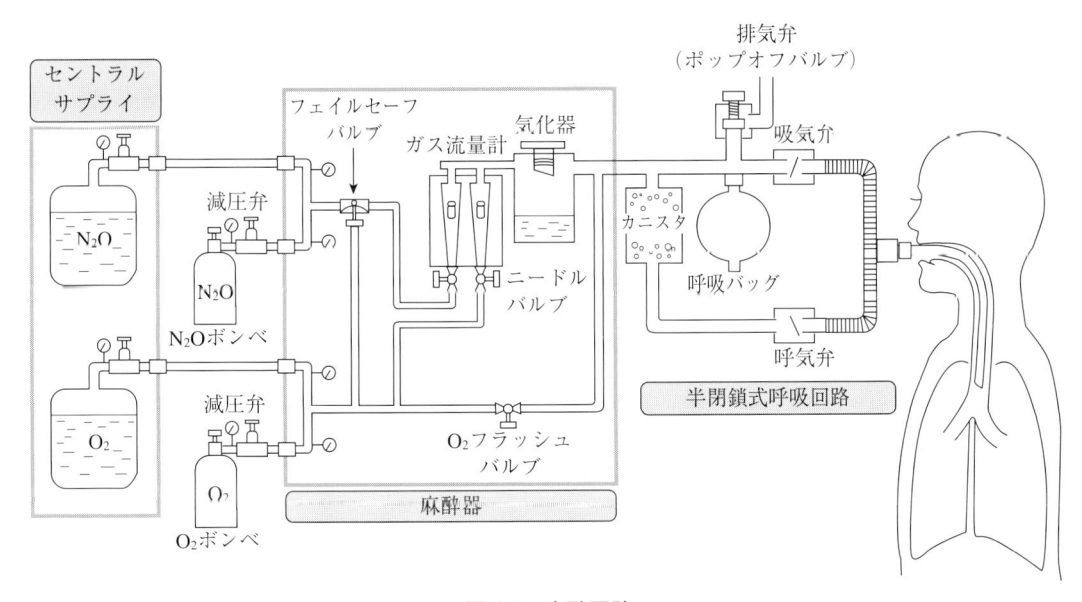

図4-1　麻酔回路

1 ガス供給

a 中央配管システム（central piping system）

　手術室，病室へのガス供給は，ほとんどの場合，中央配管システムになっている。全病院で使う酸素と亜酸化窒素を1カ所にまとめて貯蔵し，そこから病院の各部署へ配管を通して送られる。貯蔵方法は，酸素は液体酸素あるいはガスとして，亜酸化窒素は液体としてボンベに蓄えられる。大規模病院ではガスの使用量が多いため酸素は液体酸素として貯蔵することが多い。

　ガスをボンベを用いて中央配管（セントラルサプライ）にする場合，マニフォールド方式で行う。ボンベ群を2系統に分け，まず1系統のみを使い，この1系統が終わったら第2の系統に切り替え，第2の系統を使っているうちに第1系統のボンベ群を新しいのに替える方式である。1系統のみで空になったボンベから順に取り替えることも可能である。

　酸素は酸素ボンベに約150 kg/cm²の圧で蓄えられている。大気圧が約1 kg/cm²であるから1/150に圧縮されている。したがって，10 l の大きさのボンベに酸素を規定通り充填すれば酸素量は平圧では1,500 l となる。一方，亜酸化窒素ボンベの圧は約50 kg/cm²で，1/50に圧縮されている。したがって，平圧では50倍になる。ボンベ内の酸素は気体状態で存在するので圧力と内容量が一致する。ボンベ内圧が1/2になれば中の酸素量は1/2になっている。亜酸化窒素は50 kg/cm²では液化しており，最後の一滴が気化するまでボンベの内圧は変わらない。したがって，次第に消費され最後の一滴が気化すると，その後は急速に圧が低下していき空になる。このため亜酸化窒素では重量を計り内容量を確認する必要がある。また，亜酸化窒素ボンベは液体で充填されているので，必ず立てて使用しなければならない。反対に，気体で充填されている酸素ボンベは横に倒して使用できる。

　酸素は1気圧，−183℃で液化し，1気圧，0℃では約800倍の気体になるため液体酸素は貯蔵効率がよい。このため大規模病院では酸素は液体酸素として貯蔵される。液体酸素の場合はエバポレータ方式がとられる。魔法瓶構造の液化ガス貯蔵槽と保圧蒸発器を組み合わせ，安定した圧の酸素を供給することができる。

b ボンベの色分け

　各ガスのボンベをその塗色により識別できると便利である。しかし，現段階では混乱もある。高圧ガスの種類によるボンベ塗色（**表4-1**）は，日本では，酸素＝黒色，二酸化炭

表4-1　ボンベ塗装色

ガスの種類	日本	国際規格	アメリカ
酸素	黒	白	緑
亜酸化窒素	灰	青	青
二酸化炭素	緑	灰	灰
空気	灰	黒／白	黄
サイクロプロパン	灰	橙	橙
ヘリウム	灰	褐	褐
窒素	灰	黒	黒

素＝緑色，亜酸化窒素＝灰色（高圧ガス取締法）である。一方，JIS規格では酸素のカラーコードは緑色で，手術室内の酸素の配管チューブ，麻酔器の酸素流量計のノブなどは緑色（亜酸化窒素は青色，圧縮空気は黄色）である。医師を含め手術室で働くものは酸素＝安全の色＝緑色が知らぬ間にインプットされ，間違えて二酸化炭素（ボンベは緑色）を酸素配管につなぐことがあり，事故も報告されている。

c ガス配管

パイプラインは貯蔵場所から各部署へガスを運ぶ動脈である。一般に，見えない天井裏などを通るため，頑丈で，腐食に強い材質でなければならない。リン脱酸銅管が用いられる。酸素や亜酸化窒素の配管に銅管を用いる場合はステンレス鋼管以外は用いない。

d ガスアウトレット

酸素および亜酸化窒素の配管の先端（出口：アウトレット）は，手術室では壁，天井に設置され，セントラルサプライと麻酔器をつなぐ接点である。ここに麻酔器（あるいは人工呼吸器など）からのホースを差し込みガスを供給する。アウトレットはカプラー方式とピンインデックス方式で安全が図られている。カプラー方式ではホースのアダプタプラグを差し込むとガスが流れ，抜くとガス流が遮断される（自動閉止型）。ピンインデックス方式ではアダプタプラグにガスによって異なる位置にピンが付いており，アウトレットの対応するピン穴に合わないと差し込みができないようになっている（図4-2）。つまりfail-safe system（間違っても安全，あるいは間違えられないシステム）である。このシステムのおかげで手術室内での麻酔ガスに関する安全度は大幅に上がった。しかし，中央配管シ

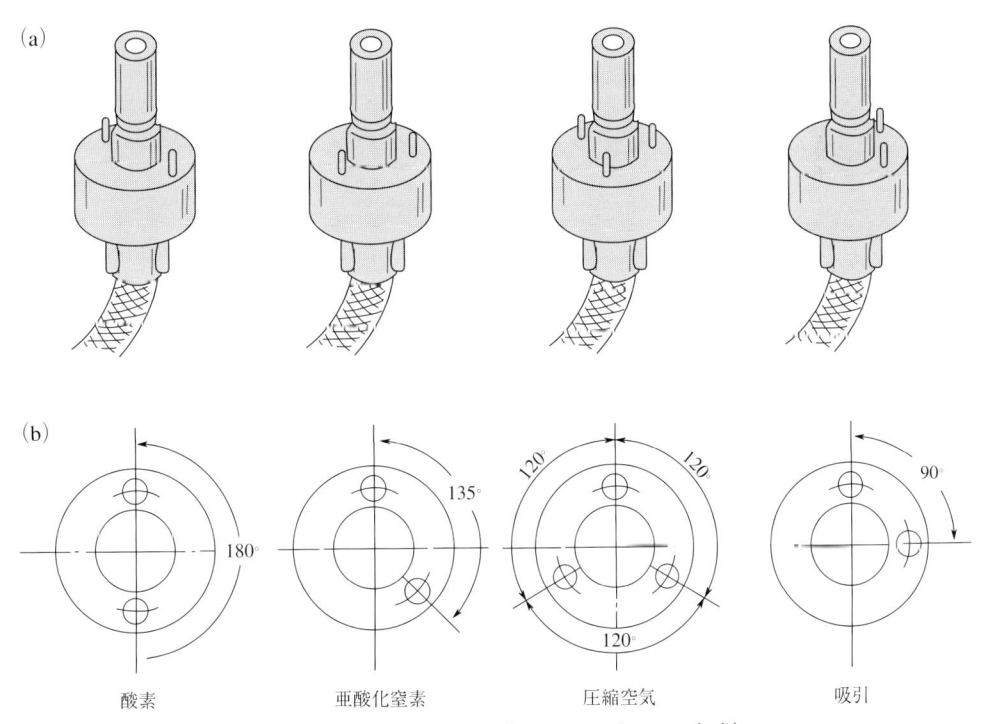

図4-2 ガス配管接続部（ピンインデックス方式）
(a) ホースのアダプタプラグ，(b) 配管端末部アウトレット

ステムからの配管の途中で工事ミスにより酸素と亜酸化窒素の配管を間違えたケースもあり，新設や点検，改修後には注意が必要である。

2 麻酔器

　麻酔器は麻酔ガスのみならず，すべての医用ガス（酸素，亜酸化窒素，空気）の投与に用いられる。陽圧呼吸によりガス投与ができるため，自発呼吸のない患者にも使用できる。つまり麻酔器は呼吸をコントロールできる最良の蘇生器（人工呼吸器）でもある。陽圧式ガス投与装置としての麻酔器がない時代には，麻酔中に呼吸異常が発生してもこれをコントロールする方法がなかった。例えばエーテル麻酔はシンメルブッシュ（図4-3）のような単純な器具を用いて自発呼吸下に行われたが，麻酔中に患者の呼吸に異常が発生しても手の施しようがない。この時代の麻酔の危険性は改めて言うまでもない。
　麻酔器の中でキーポイントとなる重要な構造を以下に挙げる。

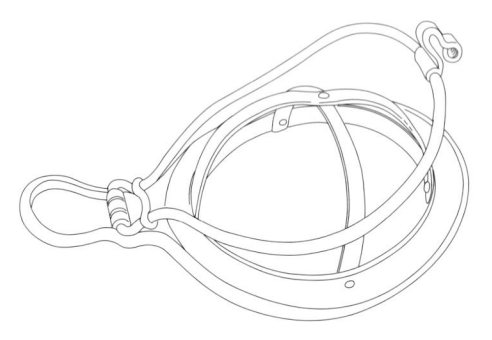

図4-3　シンメルブッシュ型マスク
　このマスクにガーゼを覆い，患者の顔にかぶせ，点滴ビンよりエーテルまたはクロロホルムを滴下させ蒸気を吸入させた。

a 圧調整弁（減圧弁）

　高圧ガスを使用するとき，なくてはならない安全装置である。ボンベ内のガス圧は50〜150 kg/cm²の高圧であるから，安全のため配管に入る前に減圧して3〜5 kg/cm²にする。麻酔器内の回路の中もこの圧力のガスが通ることになるが，流量計を通るとき流量が規制されることでさらに調整される。ただし，酸素フラッシュ（呼吸バッグが空になり次の呼吸のため急いでバッグを酸素で満たしたいとき用いる：図4-1）を行うと流量計を通らず，3〜5 kg/cm²の圧の酸素がそのまま患者回路へ流れ込む。排気弁（ポップオフバルブ）を閉じたまま数秒以上流し続けると，呼吸バッグあるいは肺胞が破裂する危険性がある。

b ガス流量計

　現在使われているのはほとんどconstant pressure typeである。わずかに上部を太くしたガラス管（上部に行くほど断面積が大きい）の中の浮子（ローター）が，ガス流量に応じ浮き上がることで流量を知る。浮子より下のガラス管内のガスには浮子が上部にいても下の方にいても同じ圧がかかっている（なぜなら浮子の重さはどこにいても同じだからである）。流体にかかる圧力が一定であれば流量は通過する管の断面積に比例する。この原理を用いて流量を計る方法である。一方でガスの流れはガスの粘性の影響を大きく受ける。したがって粘性のほぼ等しい酸素とヘリウムは同じ流量計を使うことができる。
　麻酔器の酸素流量計のノブと亜酸化窒素のノブを間違えて亜酸化窒素のみを流し，時に

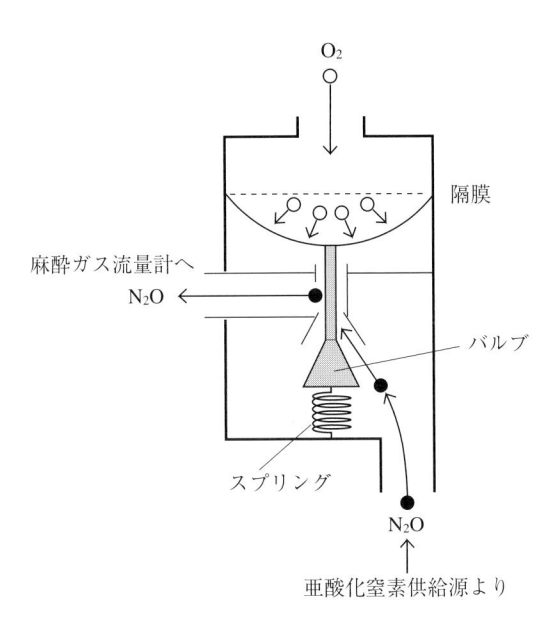

図4-4　fail-safe system
　O_2供給が少なくなると，スプリングがバルブを押しあげてN_2O供給ができなくなる構造になっている。O_2供給があると，隔膜がバルブを押しあげてN_2O供給ができる。

重大事故を起こした。最近の麻酔器では減圧弁の原理を用いて酸素が流れていない限り亜酸化窒素が流れないfail-safe system（図4-4）が組み込まれている。

C　気化器

　エーテルは飽和蒸気圧が高く（20℃で約440 mmHg）また安全域が広いためシンメルブッシュ（図4-3）のような比較的簡単な道具を用いて麻酔を行うことができたが，近年用いられている吸入麻酔薬は蒸気圧がより低く麻酔力が強いため精密な気化器が必要となる。
　気化器の機構は原理的に2つに分けられる。灯心型（wick type）と気泡型（bubble type）である。灯心型は吸入麻酔薬をたっぷり含んだ（吸収した）灯心の周囲を通り抜けるガスが麻酔薬の蒸気を運んでくる機構（図4-5a）で，気泡型は多孔性の金属あるいは素焼きの底からガスを通し気泡を作り，麻酔薬の蒸発を促進させる方法である（図4-5b）。現在はそれぞれの麻酔薬に応じた気化器（agent specific vaporizer）があり，これらはすべて灯心型である。灯心型の気化器では流量計を通ったガス（酸素，亜酸化窒素）はすべてこの中を通る（直列）。気化器の濃度ダイアル調節により，気化器内の気化室へ入っていくガス流量とバイパス通路を通り過ぎていく流量の割合が決められる。この割合を定めることにより，気化室内からつれてくる吸入麻酔薬の蒸気量とそれを希釈するバイパス量が定まり，吸入麻酔濃度が決まる。気泡型は主にエーテルの気化器として使われ，亜酸化窒素，酸素のメイン回路とは並列に配置され，酸素の通気によって蒸発を促し，ここで得られた蒸気量とメイン回路の流量から麻酔の濃度を計算する。この麻酔蒸気量は温度依存性であり，その温度における飽和蒸気圧から計算できる。
　液体が気体になるとき気化熱を奪い，気化効率が落ちてくる。このため気化器には種々の工夫がされている。まず，気化器の外壁は熱伝導の良い金属（砲金）を用いて作られており，周囲の温度（室温）を取り込み低温化を防いでいる。また，気化器内の温度に反比例して気化室内のガス流量が変わる温度補正装置（バイメタルなどを用い気化室へのガス流入孔の大きさを変える）を取り入れている。気化器は設置する位置により回路内気化器と回路外気化器に分かれる。

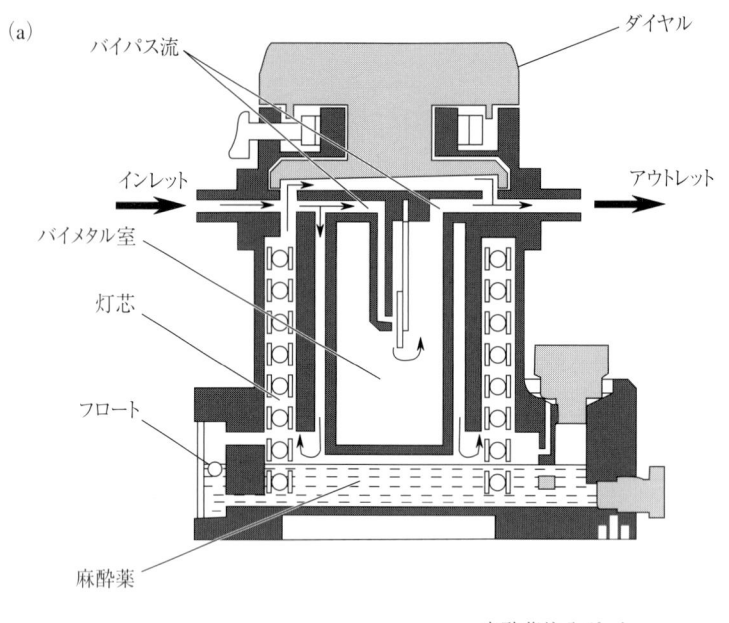

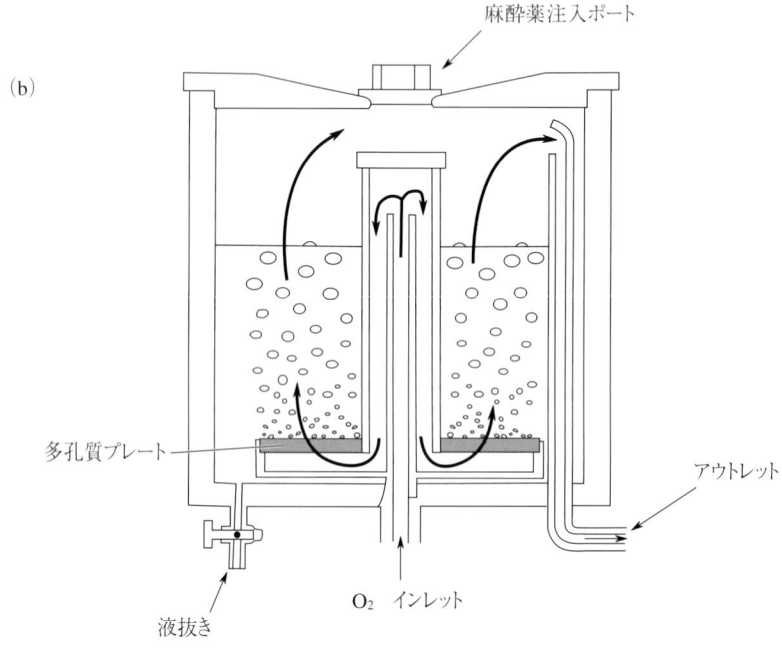

図4-5 気化器の機構
(a) 灯心型, (b) 気泡型

d 麻酔回路

　麻酔器からの酸素, 亜酸化窒素などは吸入麻酔薬の蒸気と混合し, 混合ガスとなり, 患者に直結する麻酔回路に入る. 小児以外で最も良く使用される回路は半閉鎖回路 (semi-closed circuit)(→MEMO 1) である. この麻酔回路には二酸化炭素 (炭酸ガス) 吸収装置 (カニスタ), 排気弁 (ポップオフバルブ), 呼吸バッグ (リザーバーバッグ: reservoir bag, あるいは加圧バッグ), および吸気側, 呼気側に一対の一方向弁が組み込まれている (図

4-6)。麻酔器からは常に一定量のガスが流れてくるため，患者が消費，あるいは吸収しきれないガスは排気弁から回路外へ排出する。呼吸バッグは患者の自発呼吸が十分でない，あるいは呼吸をしていないときに補助呼吸，あるいは強制呼吸をさせるのに用いられる。一対の一方向弁は回路内をガスが常に一定方向に流れるようにするために不可欠である。ガスが一定方向に流れなかったら患者は回路内の自身の呼気ガスを再呼吸することになり，さらにこの呼気ガスが効率よくカニスタ内を流れて行かないため回路内からの炭酸ガスの排除が不十分となり二酸化炭素の蓄積を来す。つまり麻酔回路が死腔（→MEMO 2）

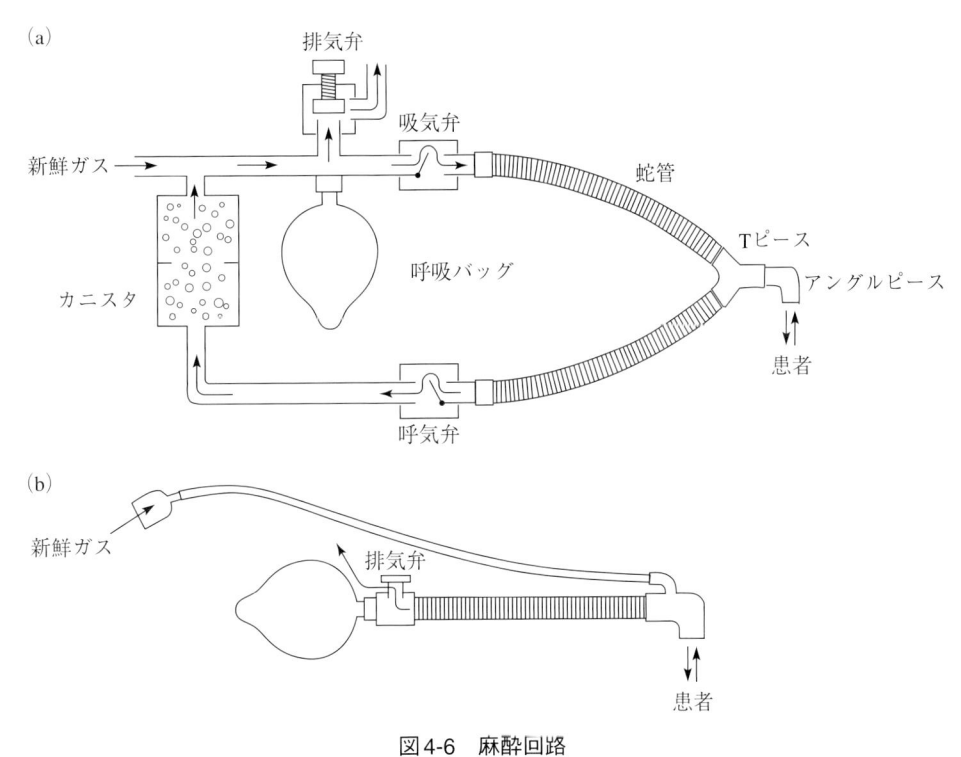

図4-6 麻酔回路
(a) 半閉鎖回路，(b) Jackson-Rees回路

MEMO ● 1　半閉鎖回路（semiclosed circuit）とJackson-Rees回路（Mapleson F circuit）

半閉鎖回路は循環回路であり，患者は新鮮ガスと二酸化炭素（炭酸ガス）吸収装置（カニスタ）で炭酸ガスを除去した呼気ガスの混合ガスを吸入する。余剰ガスはポップオフバルブ（排気弁）から排出する。患者の酸素消費量（安静時250 ml/min）を供給し，炭酸ガスや水蒸気産生（排泄）量を吸着除去すれば，排気弁を閉じて閉鎖回路として使用できる。回路の容量や呼吸抵抗が大きいので患者の呼吸や肺コンプライアンスを感じにくく，体重10 kg以下の小児には不向きである。

Jackson-Rees回路は部分再呼吸式回路とも呼ばれ，二酸化炭素吸収装置がなく呼気の一部を再呼吸する。そのため分時換気量以上の新鮮ガスを供給しないと高炭酸ガス血症を起こす。呼吸抵抗が小さいので体重10 kg以下の小児に適している。

となる。

　ポップオフバルブから排出されるガスは少量であっても手術室汚染の原因となる。ポップオフバルブに接続した排気管から室外へ出す方法，手術室内の天井→床→排気孔への空気の一方流にまかせて室外へ放出する方法が採られているが，患者が消費できる以上にガスを流さない低流量麻酔も試みられている。

　呼吸バッグは元来リザーバーバッグと呼ばれた。患者が自発呼吸を行うとき，大きく息を吸い込むと流量は20～30l/minにもなる。通常，麻酔器からのガス流量は酸素＋亜酸化窒素で5l/min程度であるから，吸気流量が最大のとき患者は吸気抵抗を感じる。しかし，呼吸バッグ内に予備ガスがためられていると不足分はここから流れてくるため，患者は抵抗なくガスを吸うことができる。呼吸バッグをreservoir bag：予備バッグと呼ぶ所以である。成人に対しては3～5lのものが用いられる。この呼吸バッグは麻酔器の酸素・亜酸化窒素流量の合計を5l/minとすると1分で一杯になる。加圧回数が多い場合，あるいはポップオフバルブからの排出が多い場合，バッグが空になることがある。そうすると次にバッグを加圧できるようになるまでに1分近く待たなくてはならない。このような場合に緊急

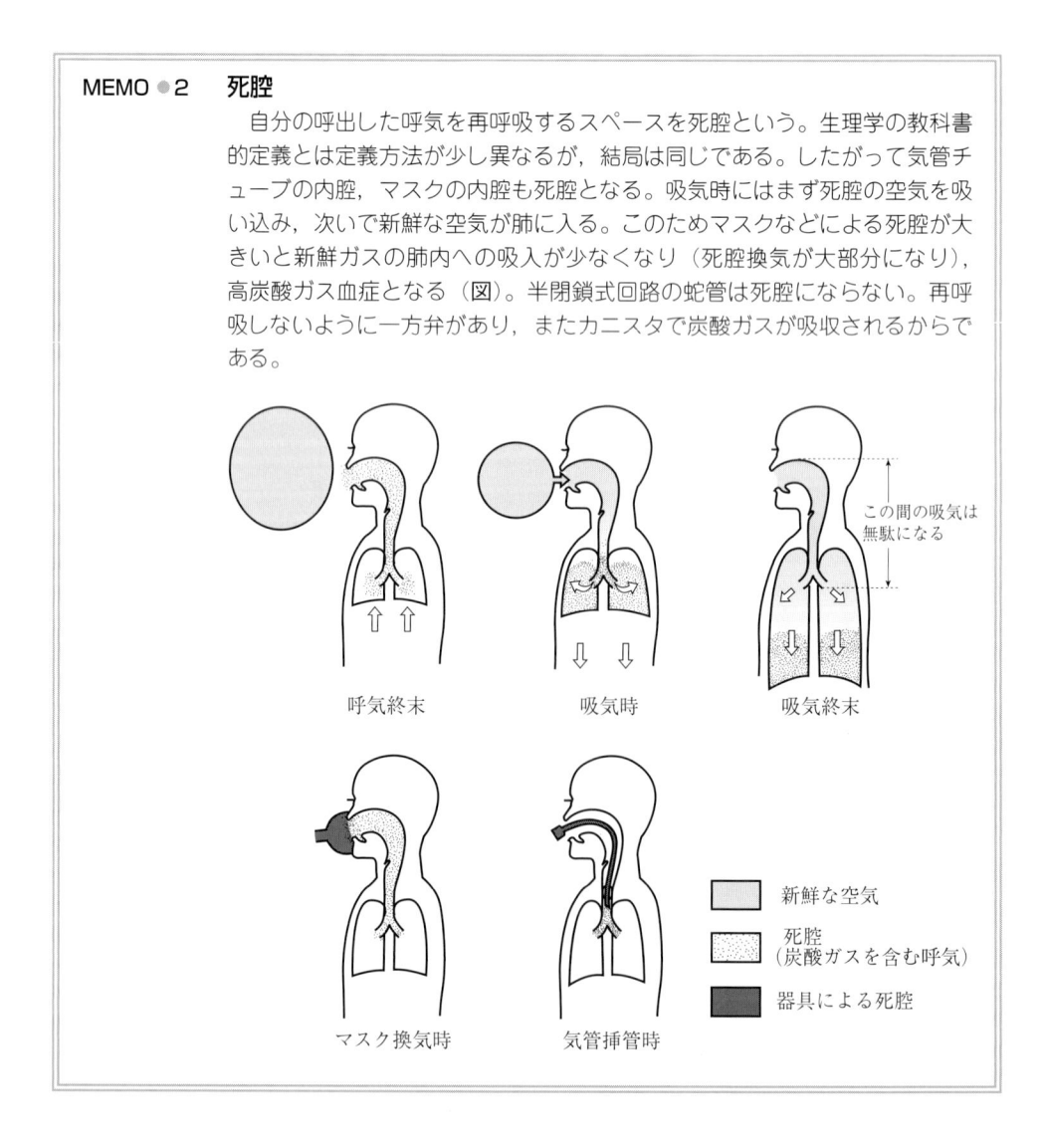

MEMO ● 2　死腔

　自分の呼出した呼気を再呼吸するスペースを死腔という。生理学の教科書的定義とは定義方法が少し異なるが，結局は同じである。したがって気管チューブの内腔，マスクの内腔も死腔となる。吸気時にはまず死腔の空気を吸い込み，次いで新鮮な空気が肺に入る。このためマスクなどによる死腔が大きいと新鮮ガスの肺内への吸入が少なくなり（死腔換気が大部分になり），高炭酸ガス血症となる（図）。半閉鎖式回路の蛇管は死腔にならない。再呼吸しないように一方弁があり，またカニスタで炭酸ガスが吸収されるからである。

呼気終末　　吸気時　　吸気終末

この間の吸気は無駄になる

マスク換気時　　気管挿管時

新鮮な空気
死腔（炭酸ガスを含む呼気）
器具による死腔

にバッグを酸素で満たすために酸素フラッシュシステムがある。

e 二酸化炭素（炭酸ガス）吸収装置（カニスタ）

カニスタは炭酸ガス吸着剤を入れる透明な筒である。気体には壁効果（管壁際は抵抗が少なくガスが流れやすい）があり，バッフルリングを挟んだ二段構造でそれを防いでいる。

炭酸ガス吸着剤にはソーダライムとバラライムがある。いずれも4～8メッシュの白色粒状で，カニスタに充填して用いる。充填した状態で粒子間間隙47％と粒子内間隙8％，合計55％の空隙ができ，呼吸抵抗をなくし炭酸ガス吸収効率を良くしている。カニスタに充填するときはふるいにかけて粉末を除去し均等にならす。均等に充填していないとチャネリング（抵抗の少ないところのみガスが流れる）により効率が悪くなる。

炭酸ガス吸着剤は呼気ガス中の炭酸ガスを最大で100gあたり26 l 吸収する。化学反応に伴い，熱と水が産生され麻酔ガスを保湿保温する効果もある。また，セボフルランと反応してコンパウンドAを生じる。コンパウンドAは腎障害を起こすともいわれている。

炭酸ガス吸着剤の交換は，白色から青色への変色，または有効時間＝18×炭酸ガス吸着剤重量（kg）－5.6を目安に行う。炭酸ガス吸着剤の変色は添加されたpH指示薬（ソーダライム：エチール紫，バラライム：ミモザZ＋エチール紫）によるが，変色後も放置すれば白色に戻るので注意が必要である。

ソーダライムは吸収剤$Ca(OH)_2$ 80％，反応促進剤NaOHまたはKOH 5％，H_2O 15％，硬化剤シリカ少量からなり，以下の反応式に従う。

$CO_2 + H_2O \rightarrow H_2CO_3$

$H_2CO_3 + 2 NaOH \rightarrow Na_2CO_3 + 2 H_2O$

$Na_2CO_3 + Ca(OH)_2 \rightarrow CaCO_3 + 2 NaOH$

バラライムは吸収剤$Ca(OH)_2$ 17％＋$Ba(OH)_2$ 68％，反応促進剤KOH少量，H_2O 15％からなり，以下の反応式に従う。

$Ba(OH)_2 \cdot 8 H_2O + CO_2 \rightarrow BaCO_3 + 9 H_2O$

$9 H_2O + 9 CO_2 \rightarrow 9 H_2CO_3$

$2 KOH + H_2CO_3 \rightarrow K_2CO_3 + 2 H_2O$

$8 Ca(OH)_2 + 8 H_2CO_3 \rightarrow 8 CaCO_3 + 16 H_2O$

$Ca(OH)_2 + K_2CO_3 \rightarrow CaCO_3 + 2 KOH$

3 麻酔用機器・器具

a マスク（face mask）

口と鼻を覆い，顔に密着して麻酔ガス吸入を促す。密着する（air tight）から呼吸バッグを用いての陽圧呼吸が可能で，患者の呼吸が停止しても麻酔科医が呼吸をさせることができる。従来はゴムでできていたが，最近では非常に柔らかいプラスチック性のものがあり，密着性，透視性の点からより優れている。小児には顔の凹凸に合わせ，できるだけマスク内の死腔を小さくするマスクがある（Rendell-Baker-Soucek mask，図4-7）。

Rendell-Baker-Soucek mask　　　Ohio anatomic mask　　　disposable plastic mask

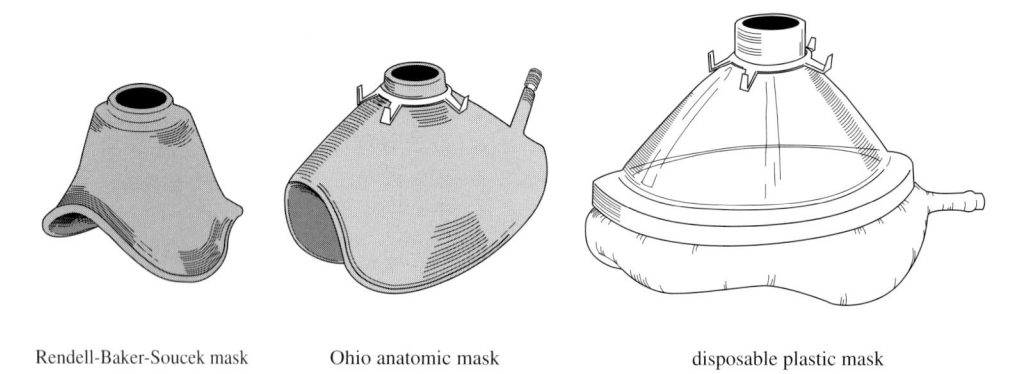

図4-7　各種フェイスマスク

b　気管チューブ（tracheal tube）

　気管チューブは経口的または経鼻的に喉頭を越えて，もしくは気管切開孔から，気管内に挿入留置して気道を確保する管である．最も確実な気道確保ができる．材質は組織刺激性の低さや難燃性，柔軟性からポリ塩化ビニルまたはシリコンが用いられている．マギル型気管チューブ（Magill type tube）が基本形状である（JIS規格：図4-8a）．患者側端はベベル（bevel）と呼び，38±11度の角度で左向きにカットされ，多少深く挿入しても左肺の換気ができる（気管分岐部の角度から気管チューブは深く入ると右主気管支に入りやすい）．またベベルが気管壁に接したり分泌物などで閉塞しても換気できるようにチューブ先端に楕円形の側孔（マーフィ孔：Murphy eye）の付いたマーフィ型気管チューブ（Murphy type tube）もある（図4-8b）．機器側端には気管チューブコネクタが付いている．コネクタの呼吸回路との接合端直径は15 mmと規定されている．チューブ壁にはX線不透過のラインが入っていて，X線透視や単純胸部X線写真で先端位置の確認ができるようになっている．

　カフに空気を入れて膨らませると気管チューブと気管の隙間がなくなり，効率的な陽圧呼吸が可能になる．また，気道と消化管を完全に分離でき，誤嚥性肺炎の危険性がなくなる．カフには楕円体状に膨らむhigh-pressure cuffと俵状に膨らむlow-pressure cuffがある．カフに注入する空気の量は5 ml程度が最適である．カフ内圧が気管粘膜毛細血管圧25 mmHg以上になると気管粘膜の虚血や壊死を生じることがある．low-pressure cuffは気管粘膜に接する面積が大きいので大容量の空気を注入しても気管粘膜にかかる圧は低くなるようになっている．気道内圧が20～25 mmHgで空気の漏れがない程度，もしくはパイロットバルーン（pilot balloon）の膨らみ具合が耳たぶくらいの堅さがよい．カフ内圧測定器を用いればより正確にカフ内圧を調節できる．

　気管チューブは内径/外径（ID/OD）でサイズを表記してあるが，通常はIDでサイズを表示し，単位はmmである．ID 2.0～10.0 mmまで0.5 mmごとにサイズがある．サイズの選択は年齢や体格，性別に応じて決定する（表4-2）．

　標準的な日本人成人男性ではID 8.0～8.5 mm，女性ではID 7.0～7.5 mmの気管チューブを選択する．小児では，簡単な指標として，小指がチューブサイズとほぼ一致する．10歳台では，体格が成人並でも，1サイズ細い気管チューブを選択する方が良い．

(a) マギル型気管チューブ（JIS規格）

(b) マーフィ型気管チューブ

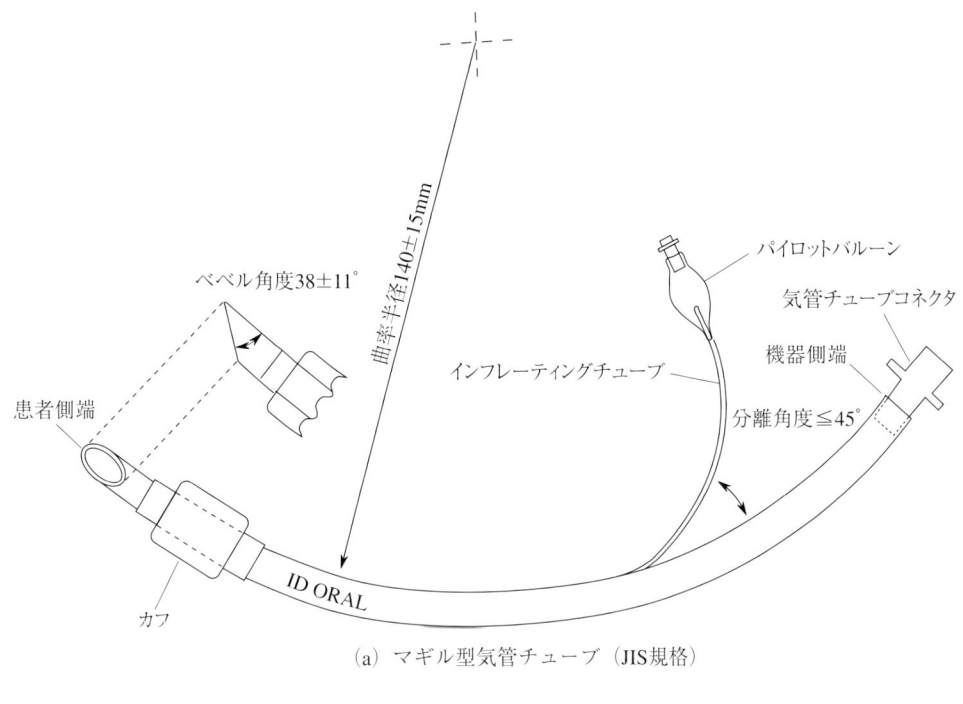

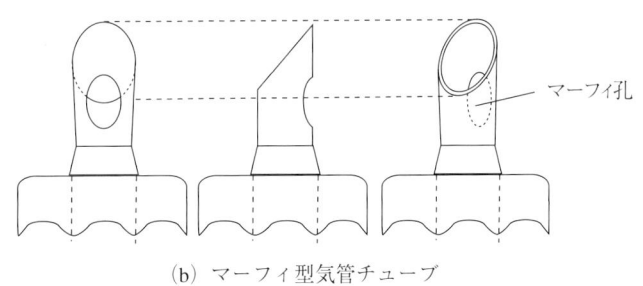

図4-8　気管チューブ

表4-2　気管チューブサイズの選択

年齢	体重 (kg)	チューブサイズ (ID, mm)	簡易式
未熟児	〜2.5	1.5〜3.0	妊娠週数÷10＋0.5
新生児	〜3.6	2.0〜3.0	
1〜4カ月	4〜6	2.5〜3.5	
4〜12カ月	6〜9	3.0〜4.0	
1〜2歳	9〜12	3.5〜4.5	
2〜3歳	12〜13	4.0〜5.0	
3〜6歳	13〜20	4.5〜6.0	
6〜10歳	20〜30	5.5〜6.5	（年齢＋16〜18）÷4
10〜12歳	30〜35	6.0〜7.0	
12歳〜	35〜	6.5〜7.5	
成年男性		8.0〜8.5	
成年女性		7.0〜7.5	

気管チューブには年齢や用途に応じて工夫された特殊なものが各種ある（図4-9）。
（a） カフ無しチューブ
（b） コール型気管チューブ（Cole tube）
（c） 螺旋入り（スパイラル）チューブ（spiral enbedded tube）
（d） RAEプレフォームドチューブ（RAE preformed tube）
（e） モンタンドンチューブ（Montandon tube）
（f） 螺旋入り喉頭切除用チューブ（reinforced laryngectomy tube，Rar-a-ject tube）
（g） ユニベントチューブ（univent tube）
（h） ダブルルーメン気管支チューブ（double lumen bronchial tube）
（i） エンドトロールチューブ（endotrol tube）
（j） レーザー耐性気管チューブ（laser-shield tracheal tube）
（k） 気管切開チューブ（tracheostomy tube）

などである。

気管チューブの破損があると確実な陽圧呼吸が保証されず患者の生命に関わる。チューブ壁の欠損や内腔の隔壁形成，カフの破裂や変形，パイロットバルーンの異常，気管チューブコネクタの破損などを使用前に確認する必要がある。また，カフが破損するためチューブを再滅菌して使用してはならない。

（a） カフ無しチューブ

主に小児に用い，ID 2.0〜5.5 mmのサイズがある。小児は気道径が小さいのでカフを除き少しでも太いチューブを挿管する。小児では一回換気量が少ないためにカフがなくても（空気漏れがあっても）十分な換気ができる。ただしID 4.0 mm以上にはカフの付いたチューブもある。

（b） コール型気管チューブ

患者側端（喉頭気管部）が機器側端より一段階細くなった新生児・未熟児用の経口用カフ無しチューブである。患者側端ID 1.5〜2.5 mmで0.25 mmごとにサイズがある。

（c） スパイラルチューブ

金属ワイヤーやナイロン繊維が螺旋状にチューブ壁に入っていて曲げても折れにくく，気道閉塞が起きないように工夫されている。頭頸部手術や腹臥位手術で気管チューブに無理な屈曲が加わると予測されるときに使用する。

（d） プレフォームドチューブ

前もって屈曲を形成したチューブである。経口用RAEチューブは内周に向かって屈曲し，挿入すると下顎にフィットする。経鼻用RAEチューブは外周に向かって屈曲し，挿入すると鼻梁から前額にフィットする。経口用RAEチューブは顔面や上顎の手術に，経鼻用RAEチューブは上・下顎および頸部の手術に用いる。これらは通常屈曲部まで挿入すれば先端がちょうど気管分岐部直上に届く程度になっている。しかし，時に気管支挿管になることがあり注意が必要である。

（e） モンタンドンチューブ

J字型に形成されたチューブで，気管切開孔から挿入して使用する。

（f） 螺旋入り喉頭切除用チューブ

モンタンドンチューブを改良したもので，金属螺旋が組み込まれて屈曲しにくく，low pressure cuffが付いている。挿管部が長く片肺挿管になることがあり注意が必要である。

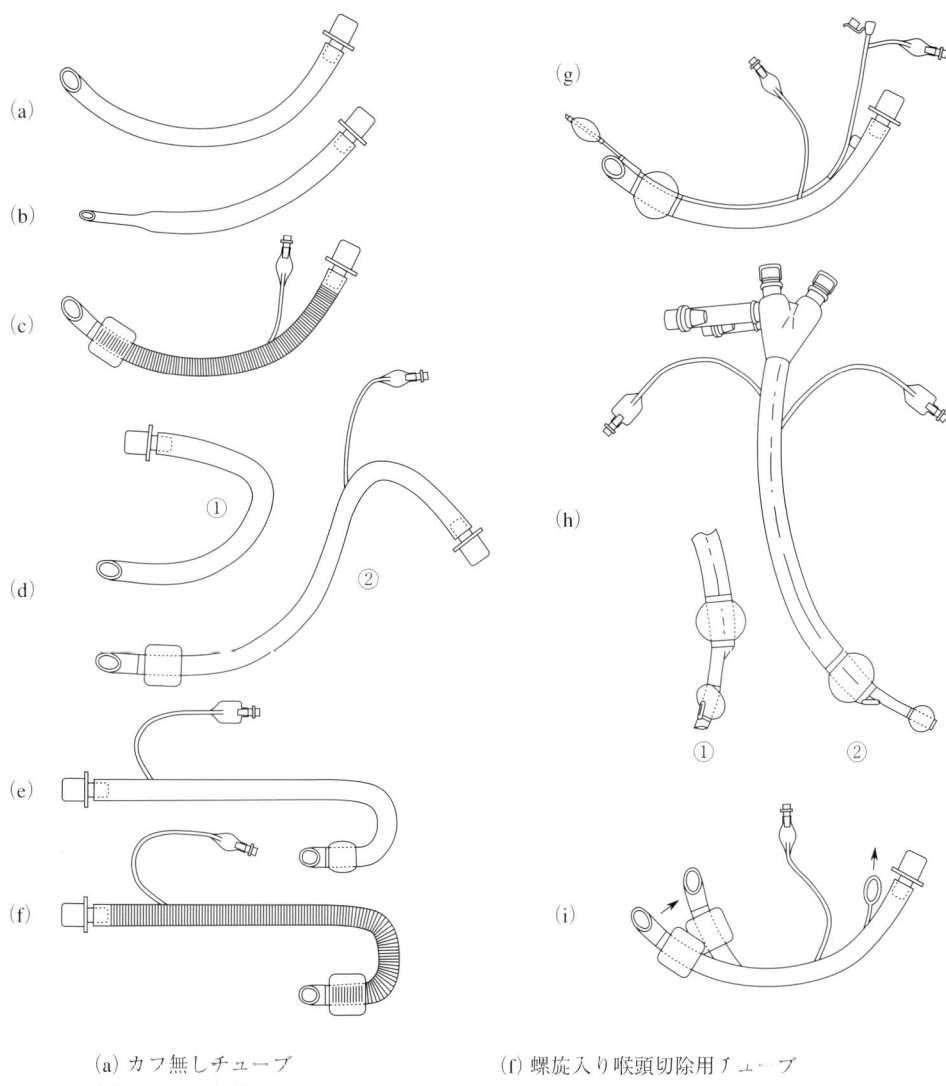

(a) カフ無しチューブ
(b) コール型気管チューブ
(c) 螺旋入り（スパイラル）チューブ
(d) RAEチューブ（①経口用，②経鼻用）
(e) モンタンドンチューブ
(f) 螺旋入り喉頭切除用チューブ
(g) ユニベントチューブ
(h) ダブルルーメン気管支内チューブ
　　（①右主気管支用，②左主気管支用）
(i) エンドトロールチューブ

図4-9　各種気管チューブ

(g) ユニベントチューブ

片側肺換気のためのチューブで，手術側肺を虚脱したり，手術側からの空気漏れを防いだり，分泌物が健側肺に流れ込むのを防止するために気管支閉塞用ブロッカーが組み込まれている。しかし，患側肺の分泌物吸引がしにくいという欠点がある。

(h) ダブルルーメン気管支チューブ

分離肺換気用のチューブで，二重内腔になっている。先端部が入る側によって左気管支挿管用と右気管支挿管用があり，分岐角やカフの形状が異なる。解剖学的な理由（右主気管支が短いために右気管支挿管では右上葉の換気不全になることが多い）から，左気管支挿管用を用いることが多い。ダブルルーメン気管支チューブのサイズはまだフレンチ（Fr）

で表記している。Frは3×IDである。28 Fr〜37 Frのサイズがある。ユニベントチューブとダブルルーメン気管支チューブは気管支ファイバーを用いて位置を確認する必要がある。

(i) エンドトロールチューブ

機器側端のリングを引くと患者側端が屈曲するチューブである。これで先端の屈曲度を調節し，盲目的経鼻挿管をしやすくする。

(j) レーザー耐性気管チューブ

シリコン製のチューブで，レーザーを受けても発火しない。喉頭のレーザー手術時に用いる。

(k) 気管切開チューブ

気管切開孔から挿入する短いチューブである。頸部に紐で固定できるようになっている。

（新井達潤・中西和雄）

第5講

吸入麻酔薬は肺から脳へ

1 溶解度と分配係数

　麻酔を導入し始めてから麻酔が深まり安定期に入るまでは、呼吸・循環系の反射が亢進し、思わぬ事故が起こることがあるので、円滑で速い導入が望ましい。

　吸入麻酔薬による麻酔の導入速度には麻酔薬の血液への溶解度（solubility）と麻酔力（potency）が密接に関係する。溶解度は標準状態で単位体積の溶液の中に何mlのガスが溶けるかということであるが、麻酔導入に関しては分配係数を使う方がより合理的で分かりやすい。血液溶解度は分配係数でいうと血液/ガス分配係数に匹敵する。図5-1に示すように吸入麻酔薬を血液とガス相が接する同体積のスペースに入れ、両相への麻酔ガス分子の出入（分子運動を常に行っているため）が平衡に達したとき、どちらの相にどれだけ存在するかを比で表す。例えば、図5-1aでは血液/ガス分配係数は2/1、つまり2であり、図5-1bでは10/1、つまり10となる。

　生体内でのガス移動は圧力差に従い、圧力の高い方から低い方へ動く。圧力には分圧と全圧があり、分圧は異なったガスが混在するときの各々のガスの圧力をいい、全圧はそれら全体を合わせたものをいう。個々のガスはその分圧差に従って、高い方から低い方に流

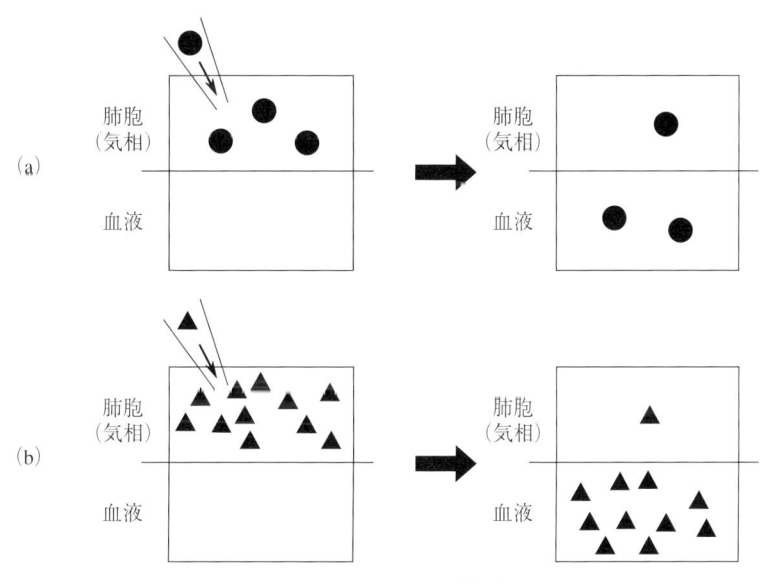

図5-1　血液/ガス分配係数
（a）では2、（b）では10となる。

れる。麻酔の導入の場合を考えてみると，口・鼻から吸入された麻酔ガスは気道を通り，肺胞に達し，血流に乗り脳へ運ばれ，麻酔作用を現す。この際，口・鼻から肺胞までは換気で，肺胞から脳までは血流を介し，効率的に運ばれるが，分圧は口・鼻＞肺胞＞血液＞脳の順であり，この圧差に逆らってガス移動は起こらない。したがって他の条件が同じであれば，口・鼻での分圧が高いほど脳へより多くのガス分子が移行する（図5-2）。ここで重要なのはガスの血液への溶解度（あるいは分配係数）とその分圧は逆相関の関係にあり，溶解度の大きいガスほど分圧は上昇しにくく，溶解度が低いほど圧力が上昇しやすいことである。血液に対して溶解度の高い場合を例にとると，図5-1bで示されるように血液内に10溶解してガス相にある1と釣り合う。つまり血液内に10入って初めて1の圧力をもつことになる。一方，あまり溶けない吸入麻酔薬を考えると，図5-1aのように血液内に2溶ければガス相の1の圧力をもつことになる。図5-1bのガスは血液内へ2溶けた時点では1/5の圧力にしか相当しない。つまり，よく溶けるものは圧力が上昇しにくく，圧力が高くなければ他の部位（組織）へ移行しにくいため，当然脳への移行も少なく，麻酔の導入が遅くなる。

　上述のように吸入麻酔薬は口・鼻から気管に入り肺胞に達し，ここで血流に乗り，脳へ運ばれて作用を現す。口・鼻から肺胞へのガス運搬は換気による。麻酔科医は換気を調節することにより，肺胞でのガス分圧を調節することが可能である。このため吸入麻酔薬による麻酔の導入については肺胞ガス分圧を中心に考えると便利である。肺胞分圧の観点から血液/ガス分配係数の高低の意味を見直してみると，分配係数が小さいもの（血液に溶けにくいもの）は，少し血液に溶ければ血液内の分圧が上昇し，それと釣り合う肺胞圧が上昇する（もし血液内の分圧が低ければ肺胞からガスが血液内へどんどん移行し，肺胞内の圧力は上昇しない）。つまり肺胞内分圧が上昇するということは血液内での分圧が上昇していることを意味し，これは脳へ移行するガス分圧が上昇しているということを示す。一方，分配係数が大きいものでは血液にたくさん溶けないと血液内分圧が上昇せず，それと釣り合う肺胞圧が上昇しない。したがって，肺胞内圧が上昇しないということは血液内圧が上昇しておらず脳へも移行が少ないことを意味する。結局，同じ麻酔力（potency）であれば，よく溶けるものは肺胞分圧の上昇が遅く，麻酔の導入も遅くなり，逆によく溶けないものは肺胞分圧の上昇が早く，麻酔の導入も早い。

　しかし，よく溶けないものでは血液内へ移行するガス分子の絶対数が少なくなり，脳へ到達する麻酔薬が少なく，麻酔状態を作り出すことができないのではないかという危惧が

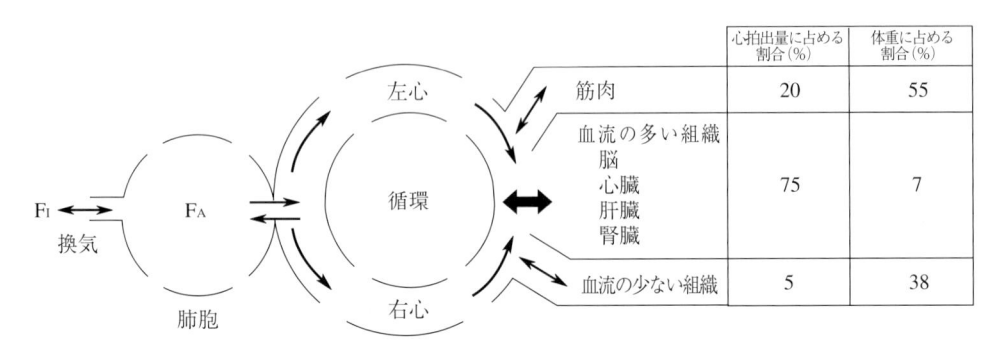

	心拍出量に占める割合(%)	体重に占める割合(%)
筋肉	20	55
血流の多い組織 脳 心臓 肝臓 腎臓	75	7
血流の少ない組織	5	38

図5-2　麻酔ガスの組織への移動
（FI：fraction of inspired gas　吸入ガス濃度，FA：fraction of alveolar gas　肺胞ガス濃度）

生じる。しかしその心配はない。吸入麻酔薬のよく溶ける，溶けないは比較の問題であり，最も溶けにくいとされる亜酸化窒素（笑気：血液分配係数0.47）でも窒素の30倍の血液溶解度をもつ。つまり，よく溶けない吸入麻酔薬といっても麻酔作用を現すのに十分な数の分子が脳へ運ばれるのである。

さて，肺胞ガス分圧に影響する因子として換気，溶解度，心拍出量，肺胞・静脈ガス分圧差が挙げられる（表5-1）。このうち心拍出量が大きいと運び去る量が多いため肺胞ガス分圧が上がりにくく，麻酔の導入が遅いとすることには矛盾を感じる向きもあろう。たくさん運ぶということは脳へも多量に運ぶことになり，導入を早めるのではないかと考えられるからである。しかし，実際には脳にのみ運ばれるわけではなく他の組織へ運ばれる量も多く，また，初めに述べたように血液内分圧が上昇しないため，脳への移行が少なくなる。ショックのときなど心拍出量が落ちることにより肺胞ガス分圧の上昇が早まり，麻酔導入が促進されることはこの辺の機序を如実に示している（図5-3）。

表5-1　肺胞ガス分圧上昇を促進する因子

- ●供給の増加
    - 麻酔薬の吸入濃度の増加
    - 分時換気量の増加
- ●搬出の減少
    - 心拍出量の減少
    - 肺胞・静脈ガス分圧差の減少
    - 麻酔薬の溶解度の減少

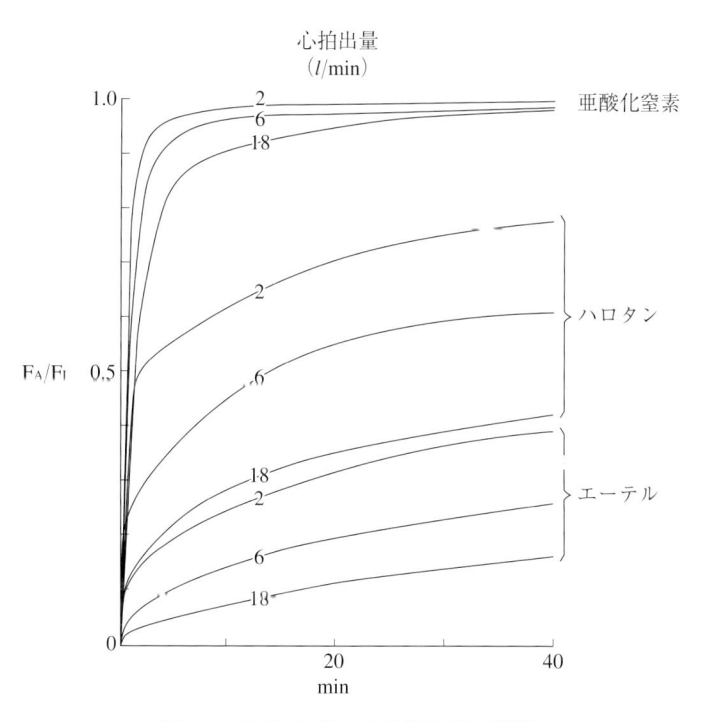

図5-3　F_A/F_Iに対する心拍出量の影響

換気量が一定のとき，心拍出量が2，6，18(l/min)と増加すると，いずれの吸入麻酔薬でも心拍出量が少ないときほど速く$F_A/F_I = 1$に達する。

吸入麻酔ガス濃度（F_I）と肺胞ガス濃度（F_A）の関係をF_A/F_Iで表す（図5-4）（ここで"F"はfractionのことで，全体を1としたときの部分を示す。"I"はinspiredの，"A"はalveolarの略）。これが1の場合，肺胞濃度が吸入麻酔ガス濃度と等しくなったことを意味する。したがって麻酔導入の際，この比が1に早く近づけば近づくほど導入が速くなる。このF_A/F_I上昇速度に関連するのは前述の換気，溶解度，心拍出量，肺胞・静脈ガス分圧差などの要素で，ほかにconcentration effect（濃度効果，図5-5），second gas effect（セカンドガス効果，図5-5）などがある。

濃度効果とは，吸入麻酔ガス濃度（F_I）が高いほど肺胞ガス濃度（F_A）がF_Iに等しくなる（$F_A/F_I=1$）のが早くなる現象をいう。すなわち，50％濃度のものを吸入させ肺胞ガス濃

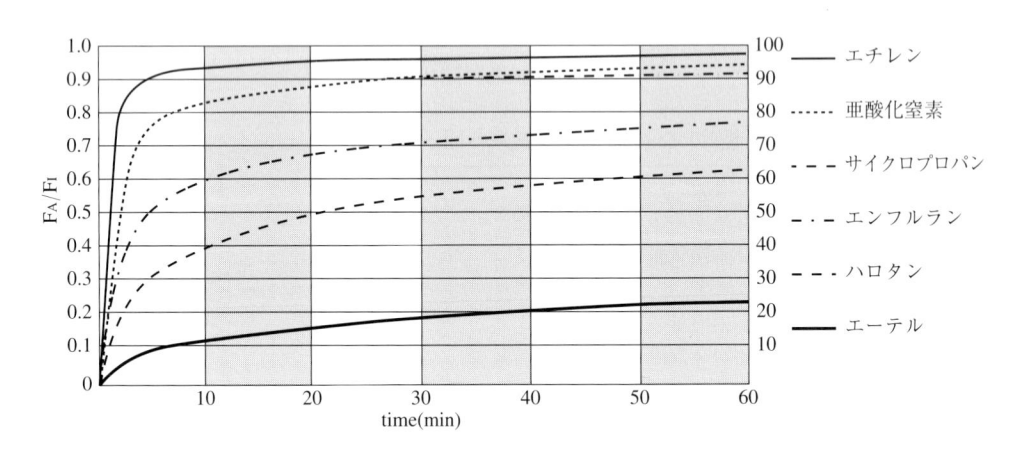

図5-4 各種麻酔ガスのF_A/F_Iの上昇速度
よく溶けるエーテルでは上昇が遅く，溶けにくい亜酸化窒素では速い。

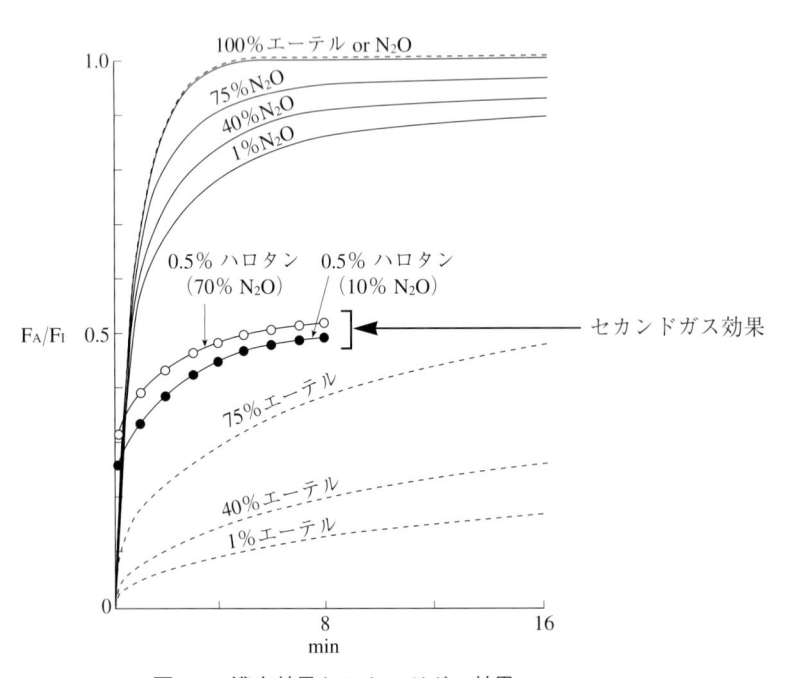

図5-5 濃度効果とセカンドガス効果

度が50％に上昇するまでの時間は，30％濃度のものを吸入し，肺胞ガス濃度が30％に上昇するまでの時間より短い。

セカンドガス効果とは，高濃度と低濃度の2種類の麻酔ガスを同時に吸入させた場合，高濃度のガス（first gas：通常，亜酸化窒素）が大量に血中へ移行，吸収されるのに伴い，低濃度のガス（second gas）の肺胞ガス濃度が速く上昇し，麻酔効果が早く現れる現象をいう。

2 MACと麻酔力と蒸気圧

麻酔力（potency）はMAC（minimum alveolar concentration：最小肺胞濃度）で表される。これは皮切などの刺激を加えたとき，50％のヒト，動物が動かないときの最小肺胞濃度（％）である。実際には例えば10％濃度の麻酔で眠らせておき，徐々に濃度を下げていく。5％まで下げたとき，半数の動物が動いたとする。これでMACが5％かというとそうではない。次に4％に下げてみる。このときも50％の動物が動いた。続いて3％にしたとき，75％の動物が動いたとすると，このときはじめて4％をMACとするのである。

MACが低いほど麻酔力が強いことを意味する（表5-2）。MACの1/2の濃度を1/2 MAC，2倍を2 MACと呼び慣わしている。1/2 MACの吸入麻酔薬と1.5 MACのものを併用して吸入させると，加算されておよそ2 MACの強さとなる。

MACと関連してMAC awakeも臨床研究で用いられる。これは50％の患者が目を覚ます麻酔薬の肺胞濃度である。

吸入麻酔薬の脂肪組織（オリーブ油）への溶解度と麻酔力（MAC）がほぼ相関するため，麻酔作用は脂肪組織との関連において発現されると考えたこともあったが，現在は他の多くの説が提唱されている。しかし，吸入麻酔薬のpotencyと脂肪組織への溶解度の関係からこの領域の仕事が始まったのは事実である。

現在用いられている吸入麻酔薬は亜酸化窒素を除いて，すべて室温（20℃）では液体である。吸入麻酔薬が作用を現すためには，液体成分が蒸発して気体となり，肺から吸収されることが必要である。沸点が低いということは室温で気化しやすいことを示す。大量の蒸気が産生されれば，麻酔薬の濃度が上昇し，強い麻酔力が得られる。また，麻酔回路内への取り込みを絞る（気化器により）ことにより低濃度にすることも可能である。つまり，沸点が低く，大量の蒸気が得られる吸入麻酔薬では濃度調節を行いやすく，安全域が広がる。

表5-2　吸入麻酔薬のMAC，血液/ガス分配係数，沸点

麻酔薬	MAC	血液/ガス分配係数	沸点（℃）
エーテル	1.92	12.1	35
ハロタン	0.76	2.3	50.2
エンフルラン	1.68	1.8	56.5
イソフルラン	1.12	1.4	48.5
セボフルラン	1.71	0.63	58.5
亜酸化窒素	105.0	0.47	－89

3 麻酔からの覚醒

　麻酔からの覚醒も導入時と同様に肺胞のガス分圧がキーポイントとなる。すなわち肺胞ガス分圧が速やかに低下するものでは覚醒が早く，低下が遅いものでは覚醒が遅れる。

　手術が終了すると麻酔から覚醒させるため，麻酔ガスの吸入を中止して酸素を吸入させる。このとき通常の換気があれば肺胞内麻酔ガスは速やかに除去される。一方，体内のガスは血液を介して肺胞に排出され，肺胞圧を上昇させる。血液を介しての肺胞へのガス排出が換気に比して多ければ肺胞圧が上昇し，覚醒は遅くなる。またその逆も成り立つ。肺胞へのガスの排出は吸入のときと同じ3つの要素，すなわち溶解度，心拍出量，肺胞・静脈ガス分圧差で規定される。このいずれの上昇も肺胞への排出を増加し，換気による肺胞圧低下に抗う。血液/ガス分配係数が大きく，血液によく溶けるガスは血液内に大量に含まれるため，長時間にわたり肺胞へ排出し続けるので肺胞圧は低下せず，覚醒は遅くなる。逆に溶けない亜酸化窒素などでは一気に排出され，換気で肺外へ出ていってしまうため覚醒が速い。心拍出量が増加すれば肺胞へのガス排出が増加し，肺胞圧は下がりにくい。肺胞・静脈ガス分圧差が小さければ血液から肺胞へ少しずつしか排出されないため早く肺胞圧が低下する。換気で肺胞圧が下がると肺胞・静脈ガス分圧差が大きくなり，肺胞内へ排出されやすくなり肺胞圧が上昇する。

　麻酔からの覚醒においてdiffusion hypoxia（拡散性低酸素症）が問題とされたことがある。diffusion hypoxiaは麻酔終了時に吸入麻酔薬を切ったときに生じる現象である。麻酔中，高濃度の亜酸化窒素を使用しており，また亜酸化窒素は血液/ガス分配係数が小さいため，亜酸化窒素の供給が止まると同時に大量の亜酸化窒素が血液から肺胞へ移動し，肺胞内の亜酸化窒素分圧が上昇する。このため肺胞内の酸素分圧が低下し，これを呼吸することによりハイポキシア（低酸素症）となる。もう一つの理由は肺胞内の亜酸化窒素分圧が上昇するため肺胞内の炭酸ガスも亜酸化窒素で薄められることである。これを呼吸すると動脈血中の炭酸ガス分圧が低下するため，呼吸刺激が減少し，呼吸抑制状態となりハイポキシアとなる。予防策は麻酔終了後は十分高濃度の酸素を吸入させること，呼吸が弱ければ補助呼吸を行うことである。

（新井達潤・萬家俊博）

第6講 吸入麻酔薬

A. 吸入麻酔薬の基礎

1 吸入麻酔薬の条件

a 揮発性の液体

　吸入麻酔薬は全身麻酔薬の代表的存在である。亜酸化窒素（笑気：N_2O）を除き常温（室温）で液体であり、これを揮発させ、その蒸気を吸入することで麻酔を行う。室温で気体であればボンベに封入しておく必要があり、使用時に各種の配管、器具が必要で、取り扱いが複雑になる。常温で液体であればウイスキーのように瓶に入れて持ち運びができ、貯蔵、使用が容易である。このため室温で液体の、揮発性の高い（沸点が低い）吸入麻酔薬が開発されてきた。エーテルが最初の全身麻酔薬となったのは室温で液体で、かつ蒸発しやすく、麻酔力の強い液体であったからである。エーテルがこのような特徴をもつため、シンメルブッシュ（Schimmelbusch）マスク（p.26「麻酔器」参照）のような単純な器具を用いて簡単に麻酔を行うことができた。

　吸入麻酔薬として臨床に用いられるためには、
　①必要十分な麻酔力があり、導入、覚醒が快適で早い。
　②生体に対して安全である（障害作用がない）。
　③燃焼性、爆発性がない。
　④環境破壊、汚染を起こさない。
などの条件を満たす必要がある。

　麻酔薬を開発するとき、まず、麻酔薬として臨床で使用できるだけの十分な麻酔力があるかどうかが問題になる。この問題をクリアすると、つぎに生体に対して安全かどうかを検討する。臓器障害性、発癌性、催奇性、痙攣誘発性などについて動物実験で詳細な検討が行われる。生体内での代謝率は重要な問題である。元の物質に生体への毒性がなくとも、その代謝産物が有毒なこともある。例えばハロタンの肝に対する作用、メトキシフルランの腎への作用がそれである（腎毒性のためメトキシフルランは現在ほとんど使われない）。燃焼性、爆発性がないということの必要性は自明である。エーテルによる爆発事故では炎が挿管チューブを通って肺内にまで及ぶため予後は悲惨である。また、生体への直接的影響がなくても環境破壊、汚染を起こす物質は除かれるべきである。ただし臨床で使用されている吸入麻酔薬の量は、工業的に使用されている化学薬品と比べればごくわずかである。

しかし逆にそのために，この辺の取り組みは必ずしも十分とはいえない。

b 吸入麻酔薬はエーテルとクロロホルムから

　世界で最初の麻酔は前述のように1846年10月16日Mortonによりエーテルで行われた。翌1847年1月，Simpsonはイギリスでクロロホルムを用いて麻酔を行った。これらの麻酔薬はもうほとんど使われることはないが，それぞれに長所短所があり，以後の麻酔薬開発の基礎的な情報を提供した。

　要約するとエーテルは，心循環系の抑制がなく，呼吸抑制がなく，心筋のアドレナリン感受性を亢進しない。20℃での飽和蒸気圧が442 mmHg，血液／ガス分配係数12，MAC 1.92％であるので麻酔力が強く，また十分な蒸気圧が得られるため吸入濃度の調節をしやすい。しかも体内での代謝率が低い。しかし欠点として刺激臭があり，術後に嘔気・嘔吐が起こる。最大の短所は燃焼性，爆発性である。

　クロロホルムはどちらかというと短所の方が多い。20℃での飽和蒸気圧が160 mmHg，血液／ガス分配係数8.0，MAC 0.8％の甘い香りのする液体で，吸入がしやすいため患者には受け入れやすい。しかし，麻酔導入には4％が必要であるが2％以上を長く吸入すると呼吸が停止し，また徐々に血圧が低下する。浅麻酔では迷走神経反射（vagal reflex）によると考えられる突然の心停止（心室細動）が起きることがある。心筋のアドレナリンに対する感受性が高く，不整脈を起こしやすいためアドレナリンは禁忌である。術後1～3日目に遅発性の肝障害を起こし，繰り返し麻酔を行うと発生率は明らかに高くなる。つまりクロロホルムと肝障害の間には明らかに因果関係が認められる。

　亜酸化窒素を除く，現在使用されているすべての吸入麻酔薬はエーテルおよびクロロホルムの長所を取り入れ短所を除くように作られており，ハロタンはクロロホルムの，その他のエトレン，イソフルラン，セボフルランなどはエーテルの延長線上にある。

2 ハロゲン化炭化水素

　常温で気体の，あるいは十分の蒸気を発生する液体の脂肪族炭化水素（CH_4，C_2H_6，C_nH_{2n+2}）は，吸入すると多かれ少なかれ麻酔～中枢神経作用を示す。現在用いられている吸入麻酔薬は亜酸化窒素を除き，すべて脂肪族炭化水素の水素をハロゲンで置換した構造をしている。脂肪族炭化水素を麻酔薬ガスとして吸入するためには沸点が低く，室温で十分なガス（蒸気）を発生するものでなくてはならず，そのためには脂肪族炭化水素の炭素原子は3個以下，エーテル類（骨格の中に-O-の構造をもつ）なら4個以下でなくてはならない（Cの数が増えればだんだん粘稠になり固体になる）。

　脂肪族炭化水素にハロゲンを加えると麻酔作用が増強し，燃焼性が低下する。この炭化水素にハロゲンを加える技術は第二次世界大戦中，米国において原子爆弾の製造に際して開発されたフッ化ウラン製造の技術が利用されている。炭化水素の水素を置換するハロゲンの種類・数・位置によってハロゲン化炭化水素の性質，麻酔作用，安定性などは異なってくる。ハロゲンは分子量の小さい方からF（フッ素），Cl（塩素），Br（臭素），I（ヨウ素），となる。これらの中で麻酔薬という立場から見るとFの意義が最も大きい。Fは炭化水素との結合力が強く，離れにくい。炭化水素とハロゲンの結合距離はハロゲンの分子量と比例して，長くなり，離れやすくなり，したがって毒性が高くなる。Clが付いた炭化水素は肝毒性が高い。Fの数が増えると結合力がより増加し，C-Fの距離が短くなり，分

子の安定性は増加し，燃焼性が低下し，肝毒性は減少する。Fを1つ付けるごとに沸点は20℃低下する。他のハロゲン，例えばClでは1つ付くごとに20℃，Brは40℃上昇する。これは常温で蒸気の発生が少なくなることを意味し，吸入麻酔薬としては不適当になる。炭素にFが3つ付いたCF_3は自身のC骨格への結合が強くなる以外に隣接のC-ハロゲン結合をも強固にし，分解されにくくする。つまり生体への毒性が低下する。

　フッ素は他のハロゲンに比べて少ないが，炭化水素の麻酔作用を増強する。しかし，炭化水素の水素をすべてFで置き換えると麻酔作用がなくなるため水素を1つは残しておく。結論的にいうと，麻酔作用に影響が出ずに燃焼性がなくなるまで水素をFで置換する。こうしてできあがったものの多くは麻酔力が弱いのでFの代わりにBrあるいはClを付ける。

3 エーテル構造

　以上のようにして作られたハロゲン化炭化水素（代表：ハロタン）には，それまでの麻酔薬と比較して多くの長所が認められるものの，まだいくつかの問題が残っていた。循環系への強い抑制作用，エピネフリン併用による不整脈，肝毒性などである。これらを改善したのがハロゲン化エーテルである。現在臨床で多用されている吸入麻酔薬は，ハロタンを除きすべてエーテル結合(-C-O-C-)を備えたハロゲン化エーテルである。これらはジエチルエーテルの利点を受けつぎ，短所である燃焼性を除いている。心循環系および呼吸機能の抑制が少なく，鎮痛作用が強く，筋弛緩がよく，エピネフリンで不整脈が起きにくく，肝毒性が少なく，子宮への影響が少ない。しかし，一方で脳波上痙攣波を示すものが多い（一般的に言って炭素が4個のエーテル類よりも3個のものにこの傾向が強い）。

　エーテルのこのような利点が明らかになるにつれて，吸入麻酔薬の開発はハロゲン化炭化水素からハロゲン化エーテルに移り，現在ハロゲン化炭化水素で使用されているのはハロタンのみである。しかし，エーテル構造をもつものでもジメチルエーテル類は合成が困難で安定性が悪く，結局メチルエチルエーテル類が最も良いことが分かった。現在臨床使用されている吸入麻酔薬はすべてハロゲン化メチルエチルエーテルの構造を持っている。

　先に述べたように，ガスとして吸入させるためには沸点が低くなければならず，そのためには炭素原子は3〜4個以下に限られる。このことを考慮に入れると現在用いられている麻酔薬の他に新たなハロゲン化麻酔薬が作られる可能性は極めて少ない。

B. 吸入麻酔薬各論

1 ハロタン（halothane）

　現在使用されている吸入麻酔薬はハロタンから始まったと言ってよい。ハロタンは1956年に臨床使用が始まり，世界的に最もポピュラーな吸入麻酔薬として1960年，70年，80年代の30年にわたって一世を風靡した。安全域は広くはなく，心循環系の抑制も強かったが，匂いが良く導入も比較的スムーズで，しかも燃焼性，爆発性がないため頻用された。血圧低下は欠点であったが，麻酔深度とほぼ平行するため，逆に麻酔深度が分かりやすい利点ともなった。しかし，1960年代後半に入ってハロタン肝炎の発生が問題となり，また他のより安全な吸入麻酔薬が出現してきたため，その臨床使用は徐々に減少していき，現在では特殊な場合以外ほとんど使用することがなくなった（表6-1）。

　ハロタンは非爆発性で，MAC 0.77％，血液/ガス分配係数（B/G）2.3である。油/ガス分配係数（oil/gas）224で脂肪組織によく溶ける。クロロホルム系の甘い臭いがあり，導入が円滑で意識の消失も速い。

1）循環

　おおよそ使用濃度と平行して血圧が低下する。心筋に対する直接の抑制作用と，血管拡張のためである。外科手術に用いられる濃度（0.8～1.2％）の吸入により心拍出量は20～50％抑制される。導入時に使用した濃度は麻酔維持中は，血圧低下などを避けるために下げる必要がある。心拍数の低下は交感神経遮断による迷走神経優位による。刺激に対する交感神経反射は保たれる。心筋細胞の自動能を亢進させる。この作用はアドレナリンによって増強され異所性興奮を引き起こし，不整脈を発生しやすい。

2）呼吸

　濃度依存性に呼吸抑制が起こり，自発呼吸では動脈血炭酸ガス分圧は約50 mmHgに達

MEMO ● 1　悪性高熱症

　麻酔薬，麻酔補助薬によって誘発される高熱を主症状とする症候群である。発生率は統計によって異なるが，70,000～110,000に1例とする報告もある。原因は不明であるが，骨格筋のカルシウム代謝異常に起因する筋強直を指摘するものもある。吸入麻酔薬のハロタンと筋弛緩薬のスキサメトニウムの併用時に発生が多い。これら薬剤の使用の減少とともに発生率も低下した。診断基準として麻酔中，体温が40℃以上に上昇すること，15分間に0.5℃以上，または1時間に2℃以上の急速な体温の上昇などが挙げられている。頻脈，不整脈，ミオグロビン尿は高頻度に認められ，代謝亢進によるpHの低下，体温上昇によるカニスタ温度の上昇も認められる。劇症型の場合，適切な治療を行わないと死亡率は50％を超える。治療は麻酔の中止，100％酸素吸入，生命維持治療に加え，冷却およびダントロレンの投与が必須である。

表6-1 吸入麻酔（吸収・排泄、MAC、代謝と毒性）

	エーテル diethyl ether	ハロタン halothane	メトキシフルラン methoxyflurane	エンフルラン enflurane	イソフルラン isoflurane	セボフルラン sevoflurane	亜酸化窒素 nitrous oxide
構造式	H-C-C-O-C-C-H (H H H H / H H H H)	F-C-C-Br F Cl	Cl-C-C-O-C-H (H F H / Cl F H)	F-C-C-O-C-F (Cl F F / H F H)	F-C-C-O-C-F (F Cl F / F H H)	(F-C)₂CH-O-CH₂F	N=N=O
分子量	74.1	197.4	165.0	184.5	184.5	200.0	44.0
液体の比重	0.7 (20℃)	1.36 (20℃)	1.43 (20℃)	1.52 (25℃)	1.50 (25℃)	1.51 (25℃)	—
沸点 (℃)	35	50.2	104.7	56.5	48.5	58.5	−88.0
蒸気圧 (mmHg) (20℃)	442	241	22.5	175	238	160	ガス
安定剤	不要	要	要	不要	不要	不要	不要
可燃性	あり	なし	臨床用量ではなし	なし	なし	臨床用量ではなし	なし（ただし支燃性あり）
血液/ガス	12	2.3	13	1.9	1.4	0.6	0.47
脳/血液	2.0	2.9	2.0	1.4	2.6	1.7	1.1
脂肪/血液	5	60	49	36	45	48	2.3
ゴム/ガス		190	742	74	49	29	1.2
体内代謝率	5%	10〜20%	50%	2〜10%	0.2%	3%	0%
MAC（酸素）	1.92	0.77	0.16	1.7	1.15	1.71	104
MAC（亜酸化窒素）		0.29 (70%)	0.07 (56%)	0.60 (70%)	0.50 (70%)	0.66 (64%)	—

する。呼吸は速く浅くなり分時換気量は低下する。ガス交換能も低下し，肺胞酸素分圧と動脈血酸素分圧が解離してくる。これらを代償するために換気を補助し，吸入酸素濃度を増す必要がある。

3）中枢神経

脳血管が拡張するために脳血流が増し，脳脊髄液圧は上昇する。したがって，脳外科の麻酔，特に脳圧が高い場合にはハロタンは禁忌である。

4）筋肉

中枢抑制による筋弛緩作用がある。非脱分極性神経筋遮断薬の作用を増強・延長させる。子宮平滑筋を弛緩する。14,000例に1例の頻度で悪性高熱症（→MEMO 1）の発生をみる。これは急速な体温の上昇，酸素消費の増加，炭酸ガスの増加を特徴とする。麻酔の中止とダントロレンの適切な投与，その他の治療を行わないと死に至ることがある。

5）腎

尿量が減少する。循環抑制の結果と糸球体濾過量の低下による。術前輸液や低血圧の防止で改善できる。

6）肝

肝血流量を減少する。肝細胞機能も抑制し，肝ミクロゾーム酵素の薬物代謝作用も抑制する。麻酔後にハロタン肝炎（→MEMO 2）の発生をみることがある。この原因は明らかではないが，ハロタンの体内代謝によって生じる物質による免疫反応ではないかと考えられている。小児ではハロタン肝炎の頻度は少ない。

MEMO ● 2　ハロタン肝炎

ハロタン麻酔の数日後，突然高熱を生じ，悪心，嘔吐，傾眠が出現し，時に右上腹部痛も生じる。肝脾腫も認められ乏尿や無尿も現れてくるが，黄疸は必発ではない。肝の組織検査所見は肝葉の中心性壊死と周囲の変性があり，ウイルス肝炎との区別が困難である。

この方面で最も大がかりな研究として，1969年米国のNational Research Councilで行った調査（National Halothane Study）がある。これは1959年～62年の4年間の手術865,515例を対象とし，レトロスペクティブに行ったものである。これによるとハロタン麻酔の死亡率は1.87％，他の全麻酔症例の死亡率は1.93％で，ハロタンの安全性は確認された。肝炎に関しては1回のハロタン暴露で劇症肝壊死を起こした症例は1/35,250で，2カ月以内に2回以上のハロタン麻酔を受けた80,600例では7.1/10,000で，他の薬剤による場合の3倍であった。ハロタン麻酔後6週間以内の肝壊死は1.02％であり，これはサイクロプロパンの1.7％，エーテルの0.49％，亜酸化窒素バルビタールの1.71％に比べて特に高いということはなかった。しかし，この逆の報告もある。1974年の英国の医薬品安全対策委員会での報告では，2回以上ハロタン麻酔を受けた患者で黄疸発生率が増すことなどから，短期間にハロタン麻酔を繰り返し行うことに警告を発している。

7）体内代謝

投与されたハロタンの60～80％が24時間以内に呼気中に排泄される。呼気中に排泄されなかったもののうちの50％が体内代謝を受け，残りは他の経路から排泄される。ハロタンは体内代謝率が高く（表6-1），この中間代謝産物が肝炎の原因であるとする意見もある。油/ガス分配係数が大きく脂肪組織に長く留まるため分解を受けやすいとする報告もある（図6-1）。

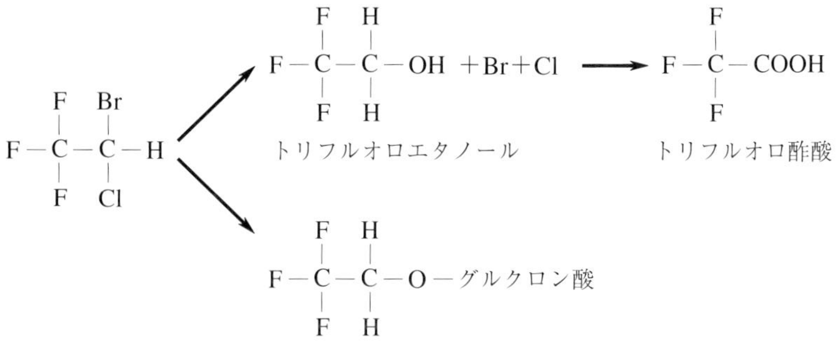

図6-1　ハロタンの代謝

ハロタンの毒性に関しては用量依存性の関係が見られず，また肝障害が散発的に起こることから，その本態に関して不明なことが多い。

ハロタンの一部は体内で代謝を受け非揮発性のトリフルオロ酢酸になる。これが蛋白，脂質に結合して免疫反応を起こす可能性がある。

2 エンフルラン（enflurane）

不燃性の無色透明の化学的に安定な液体で，MAC 1.7％，血液/ガス分配係数1.9である。麻酔の導入，麻酔作用の発現，麻酔深度の調節が円滑で速い。これらの性質はハロタンと似ている。しかし強い刺激臭（エーテル臭）があり，このためエンフルランの使用を避ける者もある。麻酔導入には静脈麻酔薬を併用することが多い。ハロタン同様に麻酔深度の有用な徴候は血圧，心拍数，外科的刺激による体動・反応である。

1）循環

血圧が低下する。エンフルラン麻酔では徐脈はあまり起こらない。また，1.5 MAC以下ならば心拍出量もハロタンほど下がらない。血圧低下は末梢血管の拡張にもよる。カテコラミンに対する心臓の被刺激性もハロタンのように亢進させない。したがって，高炭酸ガス血症やエピネフリン局所使用による不整脈の誘発を促進させない。

2）呼吸

呼吸を抑制する。1 MACで，低酸素，高炭酸ガス血症に対する反応の抑制はハロタンよりも大きい。陽圧換気による呼吸の補助を行うことが多いが，P_{CO_2}の低下により痙攣を誘発する可能性があることから過換気は避けなくてはならない。一般的に吸入麻酔薬で肺胞ガス交換能は低下する（特に老人）ので，吸入酸素濃度は35％以上にしなくてはならない。

3）神経

高濃度のエンフルランが投与されたり，低炭酸ガス血症が合併すると，脳波にスパイクがみられる。下顎，顔面，頸部，四肢に筋肉の痙攣がみられる。麻酔深度を浅くしたり過換気を避けると，この症状を抑制できる。エンフルランでてんかん患者の痙攣が増悪はしないが，安全のためにエンフルランの使用は避けた方がよい。他の中枢神経作用はハロタンと同様である。

4）筋肉

骨格筋は弛緩する。非脱分極性神経筋遮断薬の作用を増強させる。したがって，エンフルラン麻酔下では神経筋遮断薬を減量できる。エンフルラン麻酔でも悪性高熱の発生が報告されている。

5）腎

腎血流，糸球体濾過量，尿量に対する効果はハロタンと同様と考えてよい。代謝により遊離した血中フッ素イオン濃度が $40~\mu M$ を超えると腎毒性が生じるといわれている。エンフルラン麻酔により血中フッ素イオン濃度が $20~\mu M$ 以上に達することがある。この濃度はハロタン麻酔時の血中フッ素濃度よりも高いが，エンフルランは高濃度で使用しない限り腎不全患者にも安全であると考えられる。

6）肝

エンフルラン麻酔による手術後の肝機能障害の報告例はあるが，ボランティアによる麻酔後の肝機能障害は報告されていない。

7）体内代謝

投与したエンフルランの80％は呼気中に排泄される。2〜10％が肝で代謝される。

3 イソフルラン（isoflurane）

イソフルランはエンフルランの異性体で化学的物理的性質はエンフルランに似ている。不燃性。MAC 1.2％，血液/ガス分配係数1.4。導入覚醒がエンフルランより速い。導入には普通，超短時間作用性バルビタール（チアミラール，チオペンタール）などを併用する。他の麻酔薬（オピオイド，亜酸化窒素）や神経筋遮断薬を併用して吸入麻酔薬の使用濃度を下げることができる。

1）体内代謝

体内に入ったイソフルランの0.2％が体内で代謝される。この割合はハロタンやエンフルランに比べて少なく，その結果生じる代謝物による細胞毒性も少ないと考えられる。

2）循環

血圧が低下する。しかし他の吸入麻酔薬と違い，心拍出量は保たれている。血圧低下は主に皮膚や筋肉の血管拡張による。心抑制作用もハロタンに比べて少ない。冠動脈拡張作

用があり，心筋酸素消費量は低下しているが冠血流は保たれている。しかし，冠動脈に狭窄があり，側副血行路が発達した部位に対しては，正常領域の血流を増すためにスティール（盗血）現象が起こる可能性がある。イソフルランは心拍数を増すが不整脈は誘発しない。また，心筋のカテコラミン感受性も増さない。

3）呼吸

抑制する。他の吸入麻酔薬同様に肺胞ガス交換能を低下させる。気道反射を亢進，分泌亢進，咳，喉頭痙攣を引き起こす。この頻度はハロタン，エンフルランよりも多い。このため導入にはチオペンタールや他の静脈麻酔薬を併用する。

4）神経

脳血流は少し増す。脳代謝抑制作用はハロタンより少ない。血液炭酸ガス分圧に対する脳循環の反応は保たれる。また脳圧亢進は過換気による低炭酸ガス血症によって抑制できる。エンフルランのような痙攣誘発作用はない。これらの理由からイソフルランは脳外科麻酔に好んで用いられる。

5）筋肉

脱分極性，非脱分極性神経筋遮断薬の作用を増強する。この作用はハロタンよりも強い。悪性高熱の報告がある。子宮筋弛緩作用がある。

6）腎

腎血流，糸球体濾過量，尿量に対する作用は他の吸入麻酔薬と同様である。イソフルランの代謝により産生するフッ素イオンは微量であり腎障害はない。

7）肝

麻酔の深度にしたがって肝血流は低下するが，これは灌流圧の低下による。イソフルラン麻酔による肝不全の報告はない。

4 セボフルラン（sevoflurane）

不燃性で，エーテル類の中では刺激性が少ない。MAC 1.7，血液/ガス分配係数0.6。この小さな血液/ガス分配係数のために導入・覚醒が極めて速い。また，強力な麻酔作用のために麻酔深度の調節が容易である。投与されたセボフルランの3％が代謝される。血中フッ素イオン濃度は上昇するが，肝・腎障害はまれである。日本で臨床使用が始まり，その導入・覚醒の速さから世界的に使用が拡大している。

1）腎

血性フッ素濃度は1〜2MACのセボフルランを1時間吸入（1〜2MAC·hr）すると10〜20 μM，2〜7 MAC·hrで20〜40 μMといわれる。さらに高濃度のセボフルランを吸入するともっと高い濃度になる可能性がある。しかし，現在発表されている臨床研究からはセボフルランにフッ素と関連した腎毒性があるという証拠は示されていない。少ない症例数であるが，術前に軽度から中等度の腎機能異常が存在する患者においてもセボフルランは

術後の腎機能に影響を及ぼしていない（→MEMO 3）。

2）肝

セボフルランは代謝された場合にハロタンの場合のようにトリフルオロ酢酸ができず，また現在のところ肝炎も報告されていない。

5 亜酸化窒素（笑気：nitrous oxide）

亜酸化窒素は無色，無味無臭のガスである。亜酸化窒素自体は不燃性であるが，可燃性の物質があると温度が460℃以上では酸素同様その燃焼を助ける助燃性がある。MACは104％（1MACにするのに周囲の環境を高圧にする必要がある）である。血液/ガス分配係数は0.47である。

亜酸化窒素は単独で麻酔を行うためには濃度を高くしなくてはならないので低酸素症になる危険性がある。そのため他の吸入麻酔薬やオピオイドを併用する。逆に亜酸化窒素を70％加えることで他の吸入麻酔薬のMACはハロタンで0.77％から0.29％へ，エンフルランで1.7％から0.6％へ，イソフルランで1.15％から0.5％に下がる。このようにハロゲン化麻酔薬の濃度を下げることができるため，呼吸循環抑制を少なくし，覚醒を早めることができる。

MEMO ● 3　吸入麻酔薬と腎障害

　吸入麻酔薬は腎機能を抑制するが，これには2つの異なった意味がある。まず第一に吸入麻酔薬が循環抑制，交感神経抑制，内分泌機能の抑制を起こし，その2次的な結果として腎機能障害が生じる場合である。これらは普通，麻酔の終了後，ただちに回復してくる。しかし，フッ素による腎障害は直接腎を障害し，吸入麻酔薬の腎毒性ともいえるものである。

　メトキシフルランによる長時間麻酔を受けた患者が多尿性腎不全になったことが1966年に最初に報告されて後，メトキシフルランが腎障害を引き起こすことが明らかになり，無機フッ素イオン（F^-）がその原因であることが示された。メトキシフルランを投与されたヒトの血清フッ素イオンと腎障害との間に正の相関があることや，フィッシャー344ラットにメトキシフルランを長時間吸入させるとヒトの場合と同様の腎障害が生じることなどが示された。フッ素イオンが抗利尿ホルモンを含む多くの酵素を強力に抑制することも一つの原因と考えられる。腎毒性はメトキシフルランの投与量と関連しており，投与濃度（MAC）と時間（hr）をかけ合わせたMAC・hrが2.5～3.0MAC・hr以上で腎毒性が生じてくると考えられている。このときの血清フッ素濃度は約50～80μMになる。投与量が5MAC・hrになると血清フッ素濃度は90～120μMになり，多尿，低ナトリウム血漿，高浸透圧を伴った腎障害が生じる。さらに7～9MAC・hrだと血清フッ素濃度は175μMにも達し，腎毒性はより著明になる。

　以上のように，投与量や血清フッ素濃度と腎障害とは全体的に見ると関連があるが，個人差が大きい。遺伝的要因，他の薬物との相互作用，また腎障害がもともとあったかどうかなど，さまざまな要因で腎毒性の程度は異なる。特に薬物相互作用ではアミノグリコシド系抗菌薬との併用で腎障害が悪化することが知られている。

亜酸化窒素は他の麻酔薬と比較すると高濃度で使用されるため，肺から急速に吸収されるので濃度効果やセカンドガス効果が生じる（p.41参照）。この2つの効果は有用で，併用されるハロゲン化麻酔薬の吸収を早め，また導入時の肺胞酸素濃度を高め低酸素を防止する。しかし，亜酸化窒素の投与を中止したときには，逆のことが生じる。急に空気吸入に変えると亜酸化窒素が組織や血液中から肺胞に排泄されて肺胞酸素濃度を低下させ低酸素血症を生じる。これはdiffusion hypoxia（拡散性低酸素症，p.42参照）と呼ばれる。麻酔からの覚醒時に十分酸素を投与することで防ぐことができる。

亜酸化窒素は体内にガスが入っている閉鎖空間（腸閉塞による腸内のガス，気胸，脳室内の空気など）がある場合，問題を生じる。この空間内に窒素のような血液にあまり溶解しないガスがあり，亜酸化窒素のような比較的溶解度の大きいガスを吸入すると空間は増大する。それは血液が窒素のようなガスをスペースから運び出す速度より亜酸化窒素を肺から空間へ運ぶ速度が速いからである。空気塞栓が起こったときも亜酸化窒素はこれを大きくするから危険である。

1）循環

亜酸化窒素単独では，正常の人に対して心筋収縮力も低下させず，血圧にもほとんど影響しない。ハロタンと併用して用いた場合，使用するハロタン濃度を下げることができ，ハロタンによる血圧低下作用を少なくできる。オピオイドと併用すると亜酸化窒素は循環抑制を起こすことがある。

2）呼吸

50％亜酸化窒素吸入下では炭酸ガスによる呼吸刺激は抑制されないか，わずかである。しかし亜酸化窒素を他の吸入麻酔薬と併用すると抑制される。

3）他の臓器

中枢神経系に対する副作用はなく，炭酸ガスに対する脳血流の反応も保たれ，血圧に対する自己調節機構（autoregulation）も保たれる。骨格筋弛緩作用はなく悪性高熱も起こさない。肝・腎に対して特別な作用も毒性もない。3～4日以上の連続吸入では白血球減少，血小板減少などの骨髄抑制が起こる。

4）体内代謝

亜酸化窒素は呼気中に急速に排泄される。

参考文献

1）内藤裕史: 吸入麻酔薬の薬理. 新臨床麻酔学全書, 金原出版, 東京, 1984

（新井達潤・足立尚登）

第7講 静脈麻酔薬

はじめに

　静脈麻酔薬の厳密な定義は難しいが，ここでは静脈内に投与して麻酔作用を現すもの，あるいは麻酔の補助的作用を目的に静脈内に投与される薬剤を紹介する。これらの範疇にはバルビツール酸，ベンゾジアゼピン，麻薬，ケタミン，プロポフォールなどが入る（表7-1）。

1 バルビツール酸誘導体

　バルビツール酸には多くの種類があり，それぞれ多様な臨床目的に使用されている。現在麻酔に使用されているのは超短時間作用性に分類されているチオペンタール（thiopental）とチアミラール（thiamylal）である。これらは作用発現が早く，適量使用では作用時間が短いため，全身麻酔の導入薬として用いられる。

　2.5％チオペンタール溶液（25 mg/ml）を4 mg/kg静脈内に投与すると10〜20秒で急速に意識が消失する。この時間は薬物が静脈に投与されてから脳に達するまでの時間であり，血流の多い脳ではチオペンタールの作用発現が早い。麻酔の深度は約40秒後に最も深くなる。以後，徐々に浅くなり始め，20〜30分で意識が回復する。血漿中濃度の半減期は約3分である。麻酔深度はチオペンタールの脳での濃度を反映し，意識が回復するときの血漿中濃度はピーク値の約10％になっている。チオペンタールは肝で代謝されるが，その速度は遅い。したがって，チオペンタールからの覚醒はその代謝のみによるのではなく，他の組織へ再分布され脳内および血中濃度が下がることが主であると考えられている。このため，すべての組織に十分チオペンタールが分布した後は，つまり十分量のチオペンタールが使用された後では，血漿中の濃度が下がりにくくなり作用時間は遷延する。

　この他に血漿蛋白との結合，pH変化による非イオン化物の比率によっても麻酔深度，持続時間，回復時間に影響する。血漿アルブミンが少ないと蛋白非結合型（いわゆるフリーの薬剤）が多くなり薬物の作用は強くなる。またpHの低下により非イオン化物の比率が増加し，細胞内への移動が促進され，体内停滞時間が長くなる。

1）麻酔作用

　麻酔徴候に特徴的なものはなく，瞳孔は小さくなるか正常で，眼球は正中で固定する。腱反射は減弱または消失する呼吸・循環は抑制される。チオペンタールや他のバルビツール酸の鎮痛作用は弱く，痛み刺激で頻脈，血圧上昇，散瞳，頻呼吸などの交感神経反応が生じる。

表7-1 静脈麻酔薬の化学構造式および麻酔導入に必要な投与量

麻酔薬	投与量	構造式
チオペンタール（thiopental）	4 mg/kg	
チアミラール（thiamylal）	4 mg/kg	
ジアゼパム（diazepam）	0.2-0.4 mg/kg	
ミダゾラム（midazolam）	0.1-0.2 mg/kg	
ケタミン（ketamine）	0.5-2 mg/kg（iv） 4-6 mg/kg（im）	
プロポフォール（propofol）	1-2.5 mg/kg	
ドロペリドール（droperidol）	150 μg/kg	
フェンタニル（fentanyl）	3 μg/kg	

（投与量は循環血液量低下や高齢等のリスクにより減少させる必要がある）

2）呼吸

吸入麻酔薬とは異なり，チオペンタールに気道刺激作用はない。しかし，咳，喉頭痙攣，さらには気管支痙攣もまれに起こる。これらの気道系の合併症は浅麻酔で気道刺激（エアウェイの挿入，分泌物の貯留）が加わった場合に起きやすい。チオペンタール麻酔が深くなるにつれて呼吸抑制が起こる。炭酸ガスに対する呼吸反応も，低酸素に対する呼吸反応も抑制される。入眠量のチオペンタールにより一回換気量は減少し，呼吸数は少し増加する。分時換気量の減少により，動脈血炭酸ガス分圧は増す。大量投与で呼吸は腹式呼吸になる。痛み刺激で呼吸は刺激されるが限界がある。

3）循環

チオペンタール投与で成人では血圧は一過性に低下する。心筋収縮力が抑制されて心拍出量は普通抑制される。末梢血管抵抗は変わらないか増す。皮膚や脳の血流は減少するが，他の臓器血流は変わらない。出血などによる循環血液量の低下があると通常の投与量で低血圧，ショック，心停止になることがある。循環血液量が低下している患者に本薬を投与する場合には十分な注意が必要である。血中カテコラミン濃度は変化せず，心臓のエピネフリン感受性も増さない。

チオペンタールは脳代謝を抑え，脳血流，脳圧を減少させる。この作用は脳外科麻酔に適する。脳波が平坦化する量のチオペンタールは脳を虚血から保護する作用があるが，すでに虚血になっている脳に対しては保護作用はない。

4）臨床使用

成人ではチオペンタール50 mgをまず投与して反応をみる。さらに100〜200 mgを20秒かけて投与する。強い作用をもつ薬剤を投与する場合，titration方式（患者の反応を見つつ，少量ずつ投与する方法）がよい。一般に麻酔導入のためにチオペンタールを250 mg以上投与する必要はない。入眠後，他の麻酔薬（主に吸入麻酔薬）の投与を開始する。合計1 g以上投与すると覚醒遅延が起こる可能性がある。麻酔からの覚醒は円滑で，急に意識が回復する。最近ではバルビツール酸は麻酔導入のみに用いられ，維持に用いられることはない。

チオペンタールを動脈内に投与してはいけない。血管内皮やその深部組織の損傷が起こり動脈炎，血栓症が起こる。急性間欠性ポルフィリン症の患者には絶対禁忌である。この患者にバルビツール酸を投与すると，末梢神経および脳神経に広範囲の脱髄が起こる。さらに中枢神経障害も起こる。その結果，疼痛，神経麻痺などが起こり死に至ることもある。

2 ベンゾジアゼピン類

ベンゾジアゼピン類は不安治療薬として使用が始まり，鎮静作用，抗痙攣作用，筋弛緩作用などの作用が見いだされた（→MEMO 1）。投与量が増すと睡眠や意識の消失が起こる。ジアゼパムとミダゾラムは麻酔前投薬，麻酔の導入や維持目的に使用される。ジアゼパム0.1〜0.4 mg/kgを静脈内投与すると急速に脳に分布するが，バルビツール酸と違い効果の発現には数分を要する。血漿中の濃度は再分布により急速に低下する。血中半減期は

10～15分程度であり，作用時間は1～2時間である。6～8時間後に再び作用が発現することがある。これはおそらく胆汁中に排泄された薬物が消化管より再び吸収されるために，血漿中濃度が増大するためと考えられている。ミダゾラムでは効果の発現はより速い。

1）呼吸および循環

ミダゾラムでは呼吸の抑制は弱いが，舌根沈下がしばしば認められる。循環の抑制も弱く，大量投与で血圧と血管抵抗は15～20％減少する。心血管系の抑制が少ないことから，循環系に障害のある患者にも使用される。ベンゾジアゼピンは鎮痛薬ではないので単独で麻酔に使用されることはなく，オピオイドなどの鎮痛薬と併用される。オピオイドと併用すると呼吸および循環抑制が生じることがある。

ベンゾジアゼピンの作用はベンゾジアゼピン拮抗薬であるフルマゼニルで拮抗される。

MEMO●1　ベンゾジアゼピンGABA受容体複合体のモデル

ベンゾジアゼピン結合部位にベンゾジアゼピンが結合するとGABA受容体のGABAに対する感受性が亢進し，Cl⁻ ionophoreを通じてCl⁻が細胞内へ流入する。Cl⁻の細胞流入により細胞膜は過分極し（脱分極しにくくなり），細胞は安定する。その結果，鎮静作用，抗痙攣作用，抗不安作用が現れる。バルビツレートがCl⁻チャネルに結合し，その開口時間を延長させてCl⁻の流入を増やすのに対して，ベンゾジアゼピンはGABA受容体の感受性の亢進を介して作用を現すため，GABAが存在しないときにはCl⁻の透過性を変えることはできない。

ピクロトキシンはGABA拮抗薬である。ピクロトキシンがその結合部位に結合するとGABAのGABA結合部位への結合には影響せず，GABAによるCl⁻の透過性亢進を抑制する。ピククリンもGABA拮抗薬であるが，これはGABA結合部位に競合的に結合して拮抗する。これらの薬剤の臨床応用はないが，例えばピククリンによって作用が抑制されれば神経伝達物質がGABAであることが分かる。

ベンゾジアゼピンと同じ結合部位に同じ結合様式で結合するが反対の作用を示す薬剤がある。βカルボリンもその一つで，GABAによるCl⁻流入を抑制して痙攣や不安を誘発する。このような薬剤のことをインバースアゴニストと呼ぶ。臨床で用いられるベンゾジアゼピンの拮抗薬フルマゼニルはアゴニストの作用にもインバースアゴニストの作用にも拮抗する。しかし，フルマゼニルは単独では何の作用も示さない。

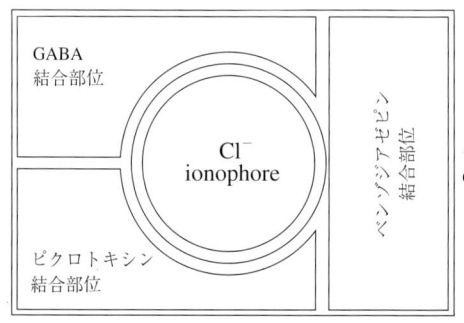

```
┌─────────────────────────────┐
│  GABA                       │
│  結合部位                   │  ベンゾジアゼピン
│         ┌─────┐  ベ         │  GABA受容体複合体
│         │ Cl⁻ │  ン ベ       │
│         │iono-│  ゾ ン       │
│         │phore│  ジ 結       │
│         └─────┘  ア 合       │
│                  ゼ 部       │
│  ピクロトキシン  ピ 位       │
│  結合部位           ン       │
│                              │
│              （ionophore：イオン透過担体）│
└─────────────────────────────┘
```

2）中枢神経

麻酔の導入や，その補助目的に用いられる場合，ベンゾジアゼピンでは半数以上の患者に鎮静，不安の減少，健忘が認められる。健忘は約6時間持続し前向性（薬剤投与後のことを忘れる）であり，逆行性（薬剤投与より前のことを忘れる）は少ないかほとんどない。

3）他の臓器

ジアゼパムの筋弛緩作用は中枢性であり，神経筋接合部には影響を及ぼさない。また，神経筋遮断薬の作用にも影響しない。胎盤を容易に通過するために胎児に対して抑制作用がある。

4）臨床使用

鎮痛を必要としない鎮静（内視鏡検査，カテーテル検査）に使用される。麻酔前投薬や麻酔の導入にも良い。ミダゾラムもジアゼパムとほぼ同様に使用するが，投与量はジアゼパムの約半量でよい。ミダゾラムの効果の発現は速く，代謝物の排泄も速い。これらベンゾジアゼピンは抗痙攣作用があり，局所麻酔薬によって引き起こされた痙攣の治療にも有効である。

3 オピオイド鎮痛薬

かつてオピエイトという語はモルヒネ，コデインのように天然のオピウムから得られるもの，あるいはヘロインのようにモルヒネから合成されたものを指していた。しかし，間もなく合成品の中にもモルヒネ様作用のある物質が見つかり，またエンドルフィンやエンケファリンなど内因性の物質も見つかったためオピエイトという語は使用せず，天然，合成にかかわらずオピオイド受容体作動薬をオピオイドということになった。

1）呼吸および循環

モルヒネやフェンタニルが麻酔薬として，あるいは吸入麻酔薬や静脈麻酔薬による麻酔の補助に用いられる。呼吸抑制，軽度の血圧低下，覚醒遅延，術後の悪心・嘔吐が起こることがある。

2）臨床使用

麻酔状態を得るためには大量のオピオイドが必要である。1～3 mg/kgのモルヒネを15～20分かけて投与すると，鎮痛作用だけでなく意識の消失が起こる。呼吸抑制のため人工呼吸を行う必要があるが，心血管系の抑制が少なく臓器血流も保たれるため，心臓外科の手術に用いられている（大量モルヒネ麻酔→MEMO 2）。

大量のモルヒネ投与にもかかわらず一部の患者で麻酔中の記憶が残ることがあるので必ず他の麻酔薬を併用する（p.63「術中覚醒」参照）。

フェンタニルはモルヒネよりも50～100倍強力で，50～100 μg/kgという大量静脈内投与で強い鎮痛作用と意識の消失が生じる。大量モルヒネ麻酔よりも麻酔中覚醒の頻度が少なく，血圧の変動も少ない。フェンタニルは本質的には短時間作用性であるので調節性が

よく，呼吸抑制の回復もモルヒネより速い。これらの理由から大量モルヒネ麻酔は，現在では大量フェンタニル麻酔に置き変わった。オピオイドを麻酔の導入時に使用すると呼吸筋の強直（鉛管現象→MEMO 3）が起こり，換気困難になることがあるが，神経筋遮断薬で対処できる。

フェンタニルを静脈内に投与してから効果の発現までの時間は脳に達するまでの時間であり，その後急速に再分布が起こる。作用時間は約30分である。頻回，大量に投与すると作用が遷延する。フェンタニルは肝で代謝され，半減期は3.5時間である。

ナロキソンは麻薬の作用を拮抗するが，ナロキソンの作用時間は60～90分なので，呼吸抑制の再出現に注意しなくてはならない。

4 NLA（neuroleptanesthesia：ニューロレプト麻酔）

ブチロフェノン誘導体のドロペリドールは強力な鎮静作用，自発運動の低下，不安の減少作用があり，周囲に対して無関心となる。意識の消失は必ずしも伴わず患者は指示に従うことができる。さらに，アドレナリン受容体遮断作用，制吐作用，抗痙攣作用があり，また他の中枢抑制薬の作用を増強させる。この薬剤にフェンタニルのような強力なオピオイド鎮痛薬を併用して，小さな外科処置ならば可能なニューロレプト鎮痛（neuroleptanalgesia）の状態にすることができる。65％亜酸化窒素の吸入を加えると意識がなくなり，ニューロレプト麻酔（neuroleptanesthesia：NLA）となる。NLAはいわゆる浅い麻酔で，状態の悪い患者や高齢者によく用いられる。

NLAにおいてはドロペリドールのα遮断作用によって血圧が低下する。フェンタニルの副交感神経刺激作用で徐脈が生じる。これはアトロピンで対処できる。脳血流や脳代謝は変わらず，脳圧は呼吸抑制によるPa_{CO_2}の上昇がない限り下がる。急な体位変換による

MEMO●2　大量モルヒネ麻酔

大量モルヒネ麻酔について，その創始者Edward Lowensteinハーバード大学教授は以下のように語っている。

「1960年代の終りのある朝，日本から来た麻酔科医にモルヒネの麻酔における使用法を説明していた。注射器に12ml（10mg/ml，総量で120mg）のモルヒネを用意し，まず5mg＋10mgと与え，レジデントに『あと10足せ』と指示した。彼は10mgのつもりであった。ところがレジデントはこれを10ml（100mg）と解釈して，残りのほとんど全量を注入してしまった。驚いたことに患者の血圧はほとんど変化せず，良好な麻酔状態が得られたのである。こうして特に状態の悪い患者を対象として心臓麻酔に対するモルヒネ投与を中心とした麻酔が始まったのである。」

MEMO●3　鉛管現象（lead pipe phenomenon）

麻薬鎮痛薬の静脈内投与により時に呼吸数が1分間に数回にまで減少する。このとき補助呼吸を行おうとすると頸胸腹部の筋肉が硬くなっており，まったく換気ができないことがある。これを鉛管現象と呼ぶ。この現象は神経筋遮断薬で寛解する。

低血圧には注意する必要がある。心臓のエピネフリン感受性は増さない。循環系の抑制が少ないわりには呼吸抑制が強く、補助ないし強制換気が必要となる。

ドロペリドールや他の鎮静薬で悪性症候群（→MEMO 4）が起きることがまれにある。ドロペリドールの作用は3〜6時間と長いが、フェンタニルの作用時間は30〜60分なので、ドロペリドールは麻酔開始時に投与すれば追加する必要はなく、フェンタニルのみ1μg/kg程度20〜60分ごとに投与して維持する。

NLAでは亜酸化窒素の投与を中止すると急速に意識が回復する。患者は痛みをあまり感じず、静穏状態である。呼吸抑制は麻酔覚醒後も3〜4時間続くが、必要ならばナロキソンで拮抗できる。ドロペリドールの副作用は錐体外路症状であり、不随意運動が起こることがあるが、運動は自制内でありアトロピンで拮抗できる。この麻酔をパーキンソン病患者に用いてはいけない（→MEMO 5）。

MEMO●4　悪性症候群

メジャートランキライザー投与などによりドパミン神経系の作用が抑制されると、まれに悪性症候群が発生する。死亡率は20〜30％と高い。
【症状】高熱、筋緊張亢進、意識レベルの低下、自律神経失調（発汗、血圧変動、不整脈）が生じ、筋壊死、急性肝壊死の所見が認められる。
【合併症】呼吸不全、心血管虚脱、腎不全、不整脈、塞栓が生じる。

MEMO●5　パーキンソン病とドパミン作動性神経

ドパミン作動性神経が黒質から尾状核へ（①）、GABA作動性神経が尾状核から黒質へ（②）線維を送っている。また尾状核にはコリン作動性神経の入力があり（③）、これに対する受容体はアセチルコリン（ムスカリン）作動性である。

スムーズな筋運動には尾状核へのドパミン入力（①）とコリン入力（③）のバランスが必要である。パーキンソン病は黒質線条体系のドパミン作動性ニューロン（①）の変性によって起こる。このため運動の調節が障害される。このようにパーキンソン病は大脳基底核のドパミン作動性神経の機能低下によってアセチルコリンの機能が相対的に増大している状態であり、治療の原理はドパミン神経の機能を上げるかコリン作動性神経の機能を下げるかである。ドロペリドールはドパミン遮断作用があるのでパーキンソン病患者に与えてはならない。一方、GABA作動性神経は黒質のドパミン作動性神経に対して抑制効果を与えているので、この抑制効果が衰えるとドパミン作動性神経の活動が過剰になりコリン作動性神経よりも活動が高まってハンチントン舞踏病が現れる。

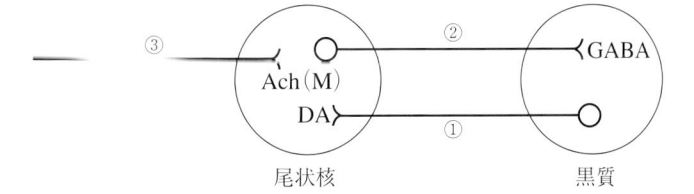

DA：ドパミン、GABA：γ-aminobutyric acid,
Ach(M)：アセチルコリン（ムスカリニック）

5 ケタミン (ketamine)

　ケタミンには鎮静，無動，健忘，強い鎮痛作用がある。ケタミン麻酔には解離性麻酔という言葉が使われるが，これはケタミン投与を受けた者が経験する周囲の環境からの強い解離の感覚を感じることをいう。この感覚はニューロレプト鎮痛に似ているが，ケタミン単独でこの状態となる。脳波についてはケタミンを投与すると最初は新皮質で徐波と低振幅速波の混在がみられるが，海馬では覚醒パターンが認められる。さらに時間が経過すると，新皮質と視床では徐波がみられ，海馬のような大脳辺縁系は賦活されるという解離がみられる。この脳波の部位による解離から解離性麻酔薬の名前がついたという説明が日本の教科書には多い。

　麻酔の導入には静脈内または筋肉内に投与する。解離の感覚が15秒以内に感じられ，次の30秒で意識が消失する。1回の投与で10〜15分間意識が消失し，鎮痛作用は約40分間持続する。健忘は1〜2時間続く。筋緊張は増し，無意味な運動が生じることがある。刺激に対して体動が生じることもあり，この麻酔中には静かな環境が必要となる。

1) 呼吸および循環

　通常の使用量で呼吸抑制はない。咽頭喉頭反射は保たれており気道の閉塞は起こらない。気道抵抗は下がり，気管支痙攣は起こらない。血圧，心拍出量，心拍数は増す。これらは交感神経刺激による。

2) 中枢神経

　脳血流，脳代謝，脳圧は増加する。したがって脳外科の麻酔には一般に適さない。バルビツール酸と異なりケタミンは脳幹網様賦活系に作用せず，大脳皮質や辺縁系の受容体に作用すると考えられている。覚醒にはしばしば数時間かかり，覚醒期によく悪夢や幻覚をみる。30歳以上の成人の約半数にせん妄や興奮，視覚障害が生じる。このためケタミン麻酔を嫌う者は多い。これら精神的な副作用は15歳以下の小児でははるかに少ない。ベンゾジアゼピン誘導体やドロペリドールをあらかじめ投与しておくとこの頻度は減少する。

6 プロポフォール (propofol)

　プロポフォールは化学的に他の静脈麻酔薬とは異なった構造をしており，室温で油性であるため1％懸濁液として使用する。

　プロポフォール2mg/kgを静脈内に投与するとチオペンタールと同様に速やかに麻酔導入される。プロポフォール持続投与後の麻酔からの覚醒はチオペンタールの場合に比べてはるかに速い。このためプロポフォールは，他の麻酔薬（オピオイド，亜酸化窒素など）と併用で維持麻酔薬（次項「TIVA」参照）として，あるいは日帰り麻酔薬として用いることが可能である。プロポフォールには静脈痛があるが静脈炎や血栓症にはならない。

1) 呼吸

　麻酔の導入時に呼吸は強く抑制されて，無呼吸が30秒くらい続くことがある。一回換

気量，分時換気量が減少する。また，低酸素血症や高炭酸ガス血症に対する反応性も低下する。

2）循環

プロポフォールは血圧を下げるが，この作用は心拍出量の減少によるのではなく末梢血管の拡張による。プロポフォールは不整脈や心筋虚血を誘発しないが，エピネフリンに対する不整脈誘発性を増す可能性がある。

3）他の臓器

肝腎機能に障害を与えない。脳血流，脳代謝，脳圧は低下傾向を示す。神経筋遮断薬との相互作用は明らかでない。

7 TIVA

"total intravenous anesthesia"の略で，"完全静脈麻酔"とも呼ばれている。"完全"という言葉を使うとまったく短所がないというふうに受け取られるが，本来の意味は，「すべての麻酔関連薬を静脈から投与する」という意味であり，"全静脈麻酔"という方が正しい。NLAあるいはバランス麻酔から発展したと考えてよい。最大の利点は，ガス麻酔薬による手術室を含めた環境汚染がないという点である。逆に短所は，一度静脈内に投与した薬剤の作用は，代謝されるか拮抗薬を使用するかしない限り除くことができないことで，薬剤の選択が難しくなり，また麻酔レベルを適正に保つために精密な輸注ポンプが必要となることである。

TIVAに用いられる薬剤の組合せはいくつかあるが，ドロペリドール＋フェンタニル＋ケタミン，プロポフォール＋フェンタニルなどが代表的である。それぞれに筋弛緩薬が組み合わされる。わが国においてプロポフォールが使用できるようになってからは，TIVAの主たる麻酔薬としてプロポフォールを用いることが好まれる。これはプロポフォールが長時間連続使用後においても蓄積作用が非常に少なく覚醒がよいためである。ただしプロポフォールのみでは鎮痛作用が不十分であるため，麻薬鎮痛薬が併用される。

8 術中覚醒

TIVAあるいは静脈麻酔を主とした麻酔で注意すべきは，麻酔が浅くなりがちであるという点である。静脈内への薬剤の過量投与を恐れ，どうしても浅麻酔に傾く。これは術中覚醒という問題をはらんでいる。術中覚醒は，もちろん吸入麻酔でも起こるが，静脈麻酔でより起こりやすい。誘因として神経筋遮断薬，短時間作用性麻酔薬，降圧薬の使用などが挙げられる。神経筋遮断薬を用いると麻酔が浅くなっていても効いているように見える。短時間作用性麻酔薬は効果が切れやすく，降圧薬使用時は血圧低下を恐れて浅麻酔にしがちである。前投薬が不十分な場合や，術中に亜酸化窒素の吸入を中断したときも浅麻酔になりやすい。緊急手術などで患者の状態が悪く意図的に浅麻酔にすることもある。

米国では術中覚醒を2つの型に大別している。"awake paralysis"と"recall during general anesthesia"である。前者は「術中覚醒していたが筋弛緩薬で麻痺して動けなかった」と訴えるもので，後者は「麻酔中のことを覚えている」と訴えるタイプである。これらは時

に精神に大きな障害を残し，医療訴訟に発展する。術中覚醒を防ぐためには，0.6 MAC以上の吸入麻酔薬の併用が奨められる。

（足立尚登）

第8講

筋弛緩薬

はじめに

　筋弛緩薬は吸入麻酔薬をはじめとする他の麻酔薬と同様，全身麻酔においてはなくてはならない薬剤である。しかし逆に言えば，この領域のみで使用される薬剤である。この薬剤を臨床で使用するのはほとんど麻酔科医に限られており，本薬の進歩には麻酔科医が大きな役割を果たしてきた。また，筋弛緩薬の理解には神経筋接合部の知識は必須であり，その研究が重症筋無力症をはじめとする多くの神経筋疾患の病態の解明，治療の進歩に寄与してきた。

　筋弛緩薬はその正確な知識なくしては使用してはならない薬剤（毒薬に分類される）であるが，この薬剤の使用により麻酔の安全性は高まり，手術を受ける患者に寄与した功績は計り知れない。

1　筋弛緩薬の登場

a　アマゾンは遺伝子の宝庫

　アマゾン河流域にはいまだに広大な熱帯雨林が残っており，ここにはわれわれの知らない多くの遺伝子が眠っていると言われている。この未知の遺伝子から新たな治療薬開発を求めて欧米の企業がアマゾンに入り，その資金力をもって研究開発を行っている。これに対して，ブラジル政府はいっさいのアマゾンの動植物を国外に持ち出すことを禁止し，その"遺伝子"の所有権を主張したのは1990年代後半のことである。

　筋弛緩薬もアマゾンの遺伝子より生まれた薬剤である。アマゾンの先住民族達は狩猟に矢を使用し，その矢先に特殊な植物より抽出した毒を塗ることにより，容易に動物を殺傷していた。このことはすでに16世紀のヨーロッパの探検家達がその旅行記に記載しており，その先住民族の言葉からその矢毒をクラーレと呼ぶようになった。

b　Bernardの実験

　この矢毒が化学的に研究されたのは19世紀に入ってからである。1856年フランスの科学者Bernardは，このクラーレの作用部位が神経でも筋肉でもなく，その間であることをカエルの実験で示し，神経筋接合部の存在を初めて示唆した。Bernardの実験は非常に単純ではあるが，特筆すべき巧みな実験であった（図8-1）。

　まず，カエルの一側下肢の血流を遮断した後にクラーレを全身投与すると，血流遮断側

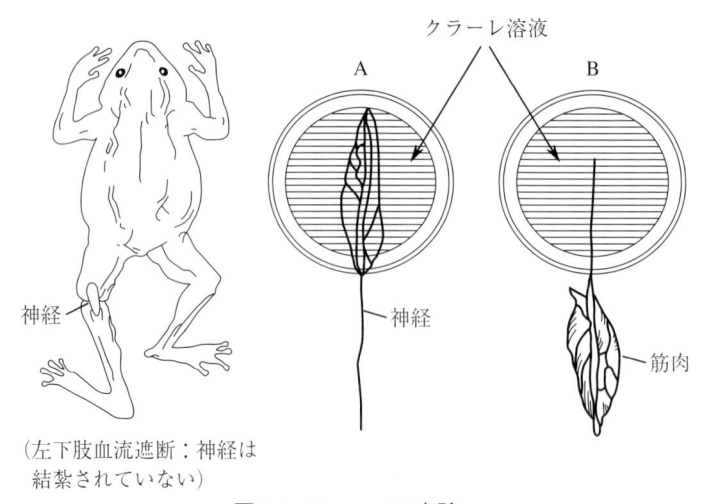

図8-1 Bernardの実験
(Bernard C: Compt Rend Acad Sc43: 824-829, 1856より)

以外の筋肉は弛緩するが，血流遮断側は弛緩しないことを観察し，この薬剤が中枢性ではなく末梢に作用することを確認した。さらに弛緩した側の下肢（図8-1の右下肢）の皮膚を刺激すると，反対側の血流遮断した下肢のみが反射的に動くことを観察し，この薬剤が運動神経に作用し，知覚神経には作用しないことを確認した。さらに，カエルの坐骨神経・筋標本を作製し，神経のみをクラーレに浸した標本（図8-1B）では神経刺激で筋肉は収縮するが，筋肉のみを浸した標本（図8-1A）では神経刺激で筋肉は収縮せず，しかしここで筋肉を直接刺激すると筋肉は収縮することを示した。これによりBernardは筋弛緩薬は神経にも筋肉にも作用せず，神経と筋肉の接合部に作用することを示した。

ちなみに"麻酔の夜明け"とされた，米国マサチューセッツジェネラルホスピタル（MGH）でのMortonによるエーテルの臨床公開実験は1846年のことであり，これから麻酔科医と筋弛緩薬との出会いまでには100年近くを要することになる。

C 麻酔科医との出会い

Bernardの実験から100年近くの間，クラーレの筋弛緩作用を臨床に応用できないか模索が続いた。その後，クラーレを臨床に最初に使用したのは精神科医であり，今でも行われている電撃療法に対してであった。電撃療法は，その際に発生する衝撃的な筋収縮のため多くの患者が骨折を起こしていた。この衝撃を抑える目的で，1939年米国のBennettにより初めてクラーレが臨床使用された。しかし，筋弛緩薬の使用により当然発生する呼吸停止に対し，精神科医は人工呼吸の手段を持たなかったため広まることはなかった。この筋弛緩作用の情報は同じく米国アイオワ大学の麻酔科医 S. Cullenにもたらされた。彼は麻酔中に発生する喉頭痙攣や体動の予防にクラーレを使用できないかと動物実験を重ねたが，良い結果は得られず，このため臨床使用をちゅうちょしていた。1942年，研究室を持たないカナダの臨床医Griffithはクラーレを臨床使用し，それを誌上に発表した。麻酔科医が筋弛緩薬を臨床使用した最初である。研究室を持ったCullenではなく，研究室を持たないGriffithにその栄誉が与えられたのは皮肉である。

それ以後現在まで約50年間で，筋弛緩薬は麻酔科医にとって必要不可欠の薬剤となった。理想的な筋弛緩薬を求めて数多くの筋弛緩薬が生みだされ，また神経筋接合部の研究

を通して多くの情報が他の神経筋疾患群に提供されることとなった。

2 なぜ麻酔に筋弛緩薬が有用か

a 麻酔の3要素

　麻酔科医は手術室，ICUおよび救命救急において患者の苦痛の除去，生体侵襲に対する防御と生命の維持を最大の仕事としている。そのための手段である"麻酔"は3つの要素，①無痛，②鎮静，③不動，から成り立っている（図8-2）。有史以来，人類はこの3要素を得るために努力を重ねてきた（p.7「麻酔とは」参照）。近代麻酔学の夜明けとされる，Mortonの"エーテル麻酔"はこの3要素を同時に得ることができた画期的な出来事であった。しかし，エーテル麻酔によっても，あるいはそれ以後100年間に開発された多くの吸入麻酔薬によっても，麻酔が浅くなると喉頭痙攣や体動が起こり，逆に体動が起こらないほど麻酔を深くすると血圧低下や心停止を招くことになり，手術刺激により体を動かさない"不動"を得ることにはずいぶん悩まされてきた。

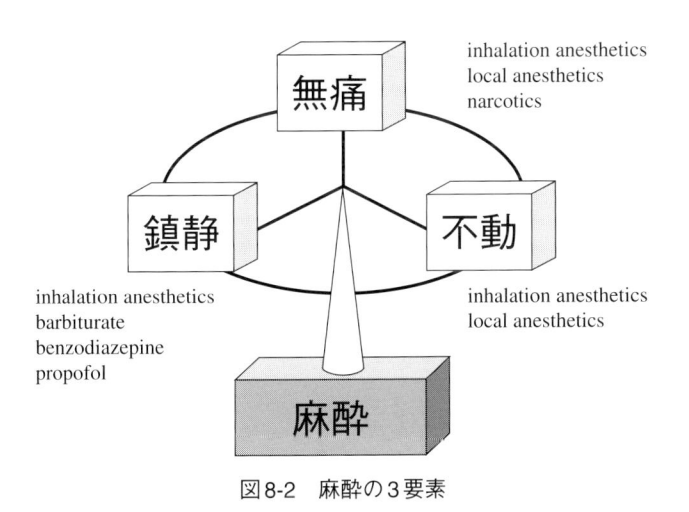

```
              無痛
              ／｜＼        inhalation anesthetics
             ／ ｜ ＼       local anesthetics
            ／  ｜  ＼      narcotics
         鎮静―――不動
inhalation                  inhalation anesthetics
anesthetics                 local anesthetics
barbiturate
benzodiazepine
propofol
            麻酔
```

図8-2　麻酔の3要素

b target efectとside efect

　すべての薬剤は，使用目的とする薬理作用（target effect）と同時に有害な副作用（side effect）を持っている。薬理作用と副作用の薬剤用量の差が大きければ大きいほど安全な薬剤といえる。吸入麻酔薬の薬理作用は麻酔の3要素"無痛・鎮静・不動"であり，このうち"無痛"と"鎮静"は比較的容易に得ることができる。一方"不動"を得るためには麻酔深度を深める必要があり，吸入麻酔薬のみで"不動"を得るためには副作用を覚悟する必要があった（図8-3）。逆に筋弛緩薬は"不動"のみを得る薬剤である。したがって，筋弛緩薬を併用することによって吸入麻酔薬で"不動"を得ることを放棄し，吸入麻酔薬では"無痛"と"鎮静"を，筋弛緩薬で"不動"を得ることに目的を限定することにより麻酔がより安全に行えるようになった。現在では，"無痛"は麻薬や局所麻酔，"鎮静"は各種の催眠薬，鎮静薬，"不動"は筋弛緩薬，というように目的をさらに限定した薬剤を用いることにより，それぞれの薬剤の副作用を最小限に抑える考え方が定着している。

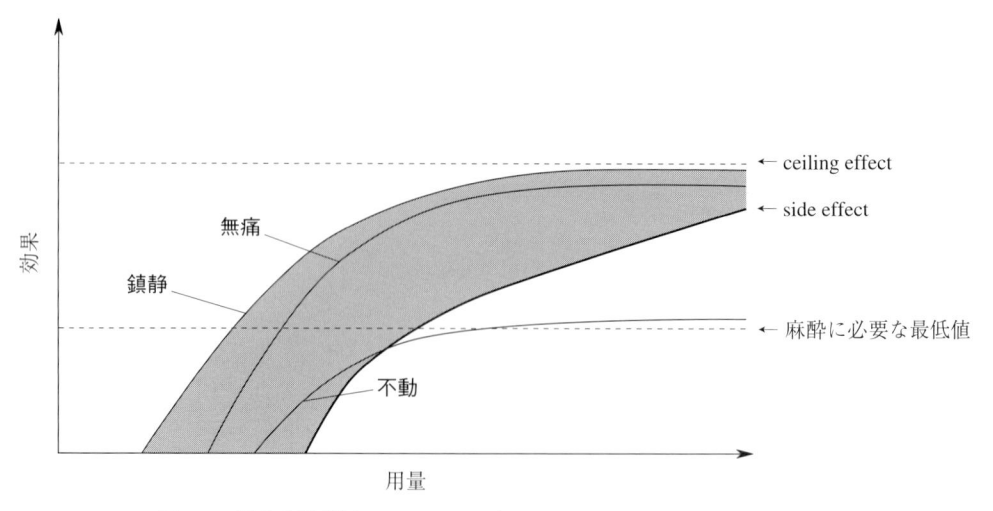

図8-3 吸入麻酔薬のtarget effectとside effect
吸入麻酔薬により無痛と鎮静は比較的低用量で得られるが，不動は高用量でも麻酔に必要な最低効果が得られず，必要な不動が得られた時点では副作用が発生している。

c 人工呼吸は不可避

　筋弛緩薬の作用は，1つの神経・筋単位に対する効果で考えると，効くか効かないかの"all or none"の世界である。したがって，筋弛緩薬の使用においては，50％の効果を期待するという発想は存在しない。投与すれば呼吸筋も含めて全身の随意筋が収縮不可能となり筋肉は弛緩する。したがって筋弛緩薬を使用すれば人工呼吸が不可避である。麻酔科医の人工呼吸に対する技術の進歩が筋弛緩薬を手に入れたとも言える。

d 臨床麻酔における筋弛緩薬の適応

1）気管挿管時の使用

　気管が本来持っている異物に対する排出反射，つまり咳反射は生体防御の必要性から非常に強力である。しかし，一方で手術中に気管内にチューブを挿入して気道の確保を行うこと（気管挿管）は患者の安全のため不可欠である。気管挿管を安全にスムースに行うためには，体動を抑制し喉頭展開を容易にし咳反射を抑える筋弛緩薬の使用は必須である。

2）手術操作を容易にするための使用

　胃・腸・肝臓などの腹腔内臓器は，その全周を腹筋，背筋で囲まれているため，開腹手術を行うとそれらの筋肉の緊張状態によっては臓器が外に押し出されて十分な手術視野を得ることが困難となることがある。また手術が終わり腹壁を閉じるとき，筋緊張が残っていると腹壁が中央によってこず，縫合が難しくなる。したがって，すべての腹腔内手術では手術中を通して筋弛緩薬が必要となる。また，心臓・肺などの胸腔内の手術では胸郭が開放されるため自発呼吸はできず，筋弛緩薬使用のもとに規則正しい人工呼吸を行う必要がある。その他，骨折や脱臼の整復も四肢の筋肉は弛緩している方が手術操作は容易であ

る。このように，手術操作を容易にすることも筋弛緩薬使用の適応の一つである。

3）手術中の体動防止のための使用

脳脊髄の手術，眼の手術など顕微鏡を使用する微細な手術では，わずかな患者の体動が，必要以外の部位に傷をつけ大きな障害を残すことになりかねない。したがって，このような手術ではまったくの不動が必要で，筋弛緩薬が大きな助けとなる。

4）人工呼吸管理

ICUや手術場において，機械的な人工呼吸を施行するとき，患者の自発呼吸が人工呼吸器の設定と合わずにfighting（抵抗）を起こすことがある。筋弛緩薬はこのようなときに重要な働きをする。ここで忘れてはならないのは筋弛緩薬は患者の不動はもたらすが麻酔薬ではないことである。使用する場合には麻酔薬・鎮静薬を用いて意識状態を低下させる必要がある。

3 神経筋接合部での刺激伝達

a 末梢神経

すべての随意筋は脊髄前角に存在する運動神経細胞に支配されている。脊髄前角から出た運動神経細胞の軸索は，知覚神経および交感神経線維と合流して末梢神経を構成し，全身にくまなく配置されている。

末梢神経線維は解剖学的にその太さからA，B，C線維に分類され，Aはさらに4つに細かく分類される。運動神経は最も太い有髄のAα線維に属しており，神経伝達速度が最も速い末梢神経である。これは，運動神経の生理学的な目的，"all or none"にかなった性質であり，また，アセチルコリンを唯一の神経伝達物質としていることから，知覚神経（複数の伝達物質をもつ）とは異なり，他の要素に干渉されることなく確実に指令が伝達される。この運動神経1本が数本の筋線維に到達し，支配している。一方，痛みを伝える知覚神経は最も細い無髄のC線維であり伝導速度も最も遅い。すべての痛み刺激が正確に確実に伝達されることは動物にとっては必ずしも利点ではなく，また必要もない。痛覚を伝える神経はその伝達機構のなかで多くの干渉，つまり他の知覚神経（触覚，温冷覚など）や中枢からの抑制因子などの影響を受け，痛みを強くしたり弱くしたり"ファジーな世界"で働いている。

b 神経筋接合部

末梢運動神経の終末は支配する筋線維に付着し，終板を形成する。終板では神経線維末端と筋線維細胞が基底膜を介して相対しており，その間隙をシナプス間隙という。シナプス間隙の筋線維側は多くのくびれを持っており，一次間隙，二次間隙を形成する。この一次間隙，二次間隙の移行部に多くのアセチルコリン受容体が存在し，またその部分に相対した神経終末部にはアセチルコリンを放出するシナプス小胞が多く集まりアクティブゾーンを形成している。この一連の機構を神経筋接合部（図8-4）と呼ぶ。

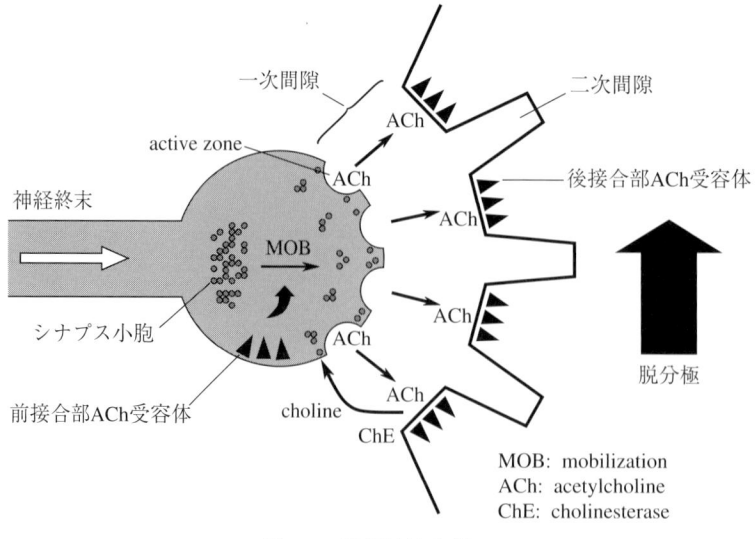

図8-4　神経筋接合部

c アセチルコリン（acetylcholine：ACh）

　神経線維は活動電位として電気的な信号を伝播するが，神経から神経へとシナプスを介して信号を伝える場合や，神経から最終の受容臓器にその信号を伝えるときには，神経の電気的信号を各種の化学伝達物質に置き換えて行われる。この化学伝達物質には数多くの種類が存在し，それぞれの神経支配で異なっている。神経筋接合部，つまり運動神経終末における化学伝達物質はアセチルコリンただ1種類である。脊髄後角における知覚神経シナプスの化学伝達物質がグアニジン，サブスタンスP，ニューロキニン，ノルアドレナリン，セロトニンなど多岐にわたり，非常に複雑であるのと対照的である。

d アセチルコリンの放出

　末梢運動神経を伝播してきた電気的な信号，活動電位が神経終末のカルシウムチャネルを開いてカルシウムイオンの流入を促す。このカルシウムイオンがアクティブゾーンに密集するシナプス小胞の中のアセチルコリンをシナプス間隙に向かって放出させる。シナプス間隙に放出されたアセチルコリンは，筋線維側シナプス後膜のアセチルコリン受容体に結合して脱分極を引き起こし，筋収縮を起こす。放出されたアセチルコリンは，シナプス間隙に存在するコリンエステラーゼによってすべて分解され，シナプス後膜は再分極して元の状態に戻る。分解されてできたコリンは神経終末に取り込まれ，シナプス小胞のなかで再びアセチルコリンに合成され蓄えられる。アセチルコリンを蓄えたシナプス小胞は，次の放出に備えてアクティブゾーンに向かってモブライゼーション（移動）していく。この一連の動作を生理的に繰り返すわけである（図8-4）。

e アセチルコリン受容体

　アセチルコリンが特異的に結合するアセチルコリン受容体は，シナプス間隙の筋線維側のシナプス後膜に存在する。一次間隙と二次間隙の移行部に多く存在し，シナプス前膜のアクティブゾーンに相対している。二次間隙に受容体は少なく，逆にコリンエステラーゼ

が多く存在しており，放出されたアセチルコリンを無駄なく補足し分解してコリンを生成し，再び神経終末に戻す袋小路のような構造になっている。シナプス後膜上に存在する受容体の蛋白構造も解析されており，$α$（2個），$β$，$δ$，$ε$の5つのサブユニットからなり，この2つの$α$ユニットがアセチルコリンと結合することも分かっている。この2つの$α$ユニットに神経終末から放出されたアセチルコリンが結合すると受容体に構造的変化が起き，そのチャネルを開く。チャネルが開いている間に細胞内にナトリウムイオンが流入してシナプス後膜を脱分極させる。この脱分極が閾値まで到達すると活動電位となり周囲に伝搬して筋収縮を起こす。

アセチルコリン受容体は神経終末側のシナプス前膜にも存在し，アセチルコリンはこの受容体（pre-junctional receptor）をも刺激し，シナプス小胞のアクティブゾーンへのモビライゼーションを促して次の放出に備える正のフィードバック機構を形成している。

f ニコチン作用受容体とムスカリン作用受容体

神経終末からアセチルコリンを放出し，化学伝達物質として利用している神経は運動神経のみではない。交感神経節前線維，副交感神経終末なども化学伝達物質としてアセチルコリンを利用している。しかし，同じアセチルコリンと結合する受容体もそれぞれ臓器によりわずかに構造が異なり，他の作動物質，つまりニコチンやムスカリンで作用を起こしたり起こさなかったりする。これらは大きく2つに分類され，ニコチンが作動物質となりうる受容体をニコチン作用受容体，ムスカリンが作動物質となりうる受容体をムスカリン受容体と分類している。（図8-5）

運動神経終末はニコチン作用受容体であり，各種の筋弛緩薬でその作用はブロックされる（ただし節前・節後間のニコチン作用受容体は筋弛緩薬ではブロックされない）。心臓終末，腸管平滑筋，その他の副交感神経終末はムスカリン作用受容体で，これらはアトロピンでブロックされる。逆にニコチン作用受容体はアトロピンではブロックされないし，ムスカリン受容体は筋弛緩薬でブロックされない。ニコチンおよびムスカリン作用受容体はさらに多くのサブタイプに分類され，それぞれ特異的な作動薬，拮抗薬を持っている。

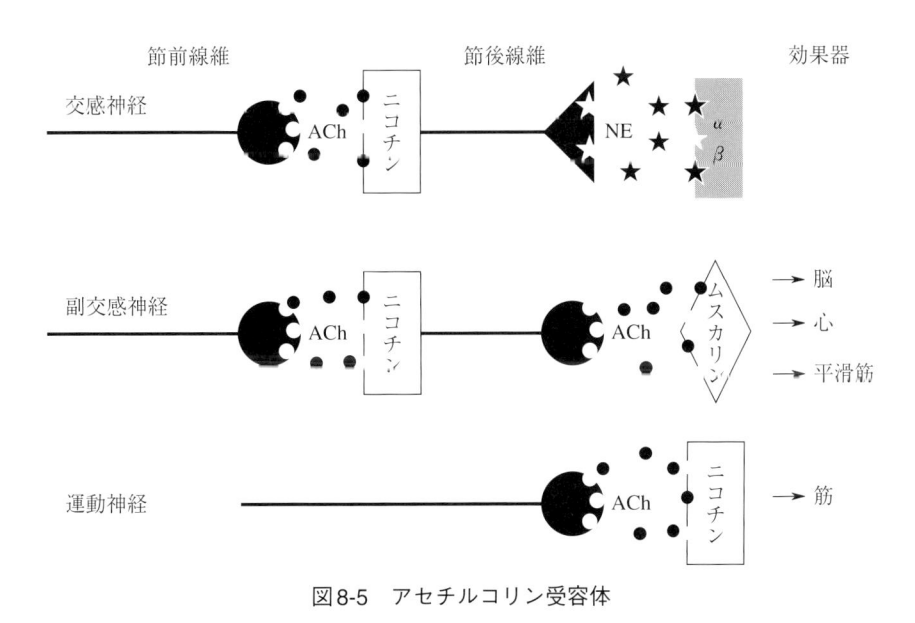

図8-5 アセチルコリン受容体

4 筋弛緩薬の実像

a 筋弛緩薬ではなく神経筋遮断薬

　筋弛緩薬という言葉は総じて"筋肉を弛緩させる薬剤"ということである。筋肉を随意的に収縮できなくするには，中枢神経から脊髄，末梢運動神経，筋肉に至る経路のどこを遮断しても可能である。実際，中枢に作用する吸入麻酔薬や鎮静薬，また局所麻酔薬による脊椎麻酔，末梢神経ブロックによっても筋弛緩は可能であり，筋肉に直接作用する薬剤も存在する。これらはすべて広義の筋弛緩薬といえる。実際，肩こりや頭痛などの筋緊張性疾患，リハビリテーション領域での中枢神経障害後の筋緊張性麻痺など，筋弛緩を必要とする疾患も存在する。これらの筋弛緩薬と"麻酔科の筋弛緩薬"とはまったく異なる。
　麻酔科領域で述べる筋弛緩薬とは，神経筋接合部のシナプス後膜に存在するアセチルコリン受容体と特異的に結合し，神経終末から放出される化学伝達物質アセチルコリンの作用を遮断することで筋弛緩を得る薬剤である。したがって，この薬剤は"神経筋遮断薬"と呼ばれ，科学論文などにはこの言葉を使用するのが通常である。麻酔科医が筋弛緩薬と通称する場合，それはすべて神経筋遮断薬のことで，必ず人工呼吸を必要とし，他のいわゆる筋弛緩薬とはまったくおもむきを異にする。

b 脱分極性・非脱分極性神経筋遮断薬

　神経筋遮断薬は，まず"脱分極性"と"非脱分極性"とに分類される。脱分極性神経筋遮断薬は，アセチルコリンのように受容体と結合するとシナプス後膜を脱分極し，筋を収縮させる。アセチルコリンの場合は速やかに分解され再分極されるが，脱分極性神経筋遮断薬はこの脱分極が持続するためにナトリウムチャネルの不活化が継続し，活動電位を生じ得なくなり筋肉は弛緩する。これを"第1相遮断（phase I block）"と呼んでいる。繰り返し脱分極性神経筋遮断薬を使用すると，シナプス後膜は再分極するが受容体は脱感作された状態で非脱分極性に似た筋弛緩状態になる。これを"第2相遮断（phase II block）"と

表8-1　神経筋遮断薬の分類

●脱分極性
　　suxamethonium
　　decamethonium
●非脱分極性
　・長時間作用性
　　d-tubocurarine
　　gallamine
　　pancuronium
　　pipecuronium
　・中間型作用性
　　atracurium
　　vecuronium
　　rocuronium

呼んでいる。第2相遮断はいまだ解明されていない部分が多く複雑である。

一方，非脱分極性神経筋遮断薬は競合性遮断薬ともよばれ，アセチルコリンと競合してシナプス後膜の受容体に結合し，アセチルコリンの作用を遮断する。受容体と結合しても脱分極を起こさない。また，シナプス前に存在する受容体とも結合してシナプス小胞のモビライゼーションを抑制し，神経終末からのアセチルコリンの放出を抑制するとみられている（表8-1）。

c 作用発現時間・作用持続時間・回復時間

臨床的に神経筋遮断薬の薬力学を評価するには，前腕部の尺骨神経を経皮的に極上単一電気刺激（→MEMO 1）し，母指内転筋の等尺性収縮力を測定する。作用発現時間は薬剤投与から最大作用までの時間，作用持続時間は75％ブロックを起こしてから最大ブロックとなり再び75％ブロックにまで回復する時間，回復時間は75％ブロックから25％ブロックまでの回復に要する時間をもって評価する。

d 理想的な神経筋遮断薬

臨床使用するうえで理想的な神経筋遮断薬とは，
①非脱分極性であること
②遮断作用が強力であること
③作用発現時間が短いこと
④作用持続時間が短いこと
⑤蓄積作用がないこと
⑥臨床使用量で副作用がないこと
⑦体内で分解され，分解産物が遮断作用をもたないこと
⑧拮抗薬に反応すること

などが考えられている。①に関しては，脱分極性では高カリウム血症，胃内圧・眼内圧の上昇を来すこと，筋ジストロフィー患者では筋強直など予期せぬ症状がみられること，第2相遮断へ移行することがあること，悪性高熱症を発生させる可能性があること，などの副作用が知られている。いまだにすべてを満たした理想的な神経筋遮断薬は現れていない。

MEMO 1　極上単一電気刺激

極上単一電気刺激とは，尺骨神経のように神経束を形成するすべての神経線維が同時に1回脱分極を起こす強さ以上の容量，時間で通電する電気刺激のことを指す。したがって，極上単一刺激を行うと，その神経が支配している筋肉すべてが同時に1回収縮することになる。神経筋遮断薬の評価を筋肉の収縮力で評価するとき，極上刺激で神経を刺激しないと，神経の段階で収縮力の変化が加味されてしまい正確でなくなる。

5 神経筋遮断薬の拮抗

　非脱分極性の神経筋遮断薬はアセチルコリンと競合的に作用しているものであり，神経終末から放出されたアセチルコリンの量と受容体との親和性により神経筋遮断作用は変化する。したがってシナプス間隙で圧倒的にアセチルコリンの量を増やせばアセチルコリンが受容体に結合する機会は増え，神経筋遮断薬の作用を拮抗させることが可能である。これを神経筋遮断薬の拮抗（リバース）と呼んでいる。

a 抗コリンエステラーゼ薬

　シナプス間隙でアセチルコリンの量を増加させるには，神経終末からの放出量を増加させるか，アセチルコリンの分解を抑えるかのどちらかである。アセチルコリンの放出を促す最も簡単な方法はカルシウム投与である。その他のアセチルコリンの放出を促す薬剤も試みられてはいるが，副作用が強く現在実用化されている薬剤はない。一方，アセチルコリンの分解を抑えるには，分解酵素であるコリンエステラーゼを抑制することで可能になる。つまり抗コリンエステラーゼ薬で，選択的にコリンエステラーゼと結合してその作用を不活化させる。不活化されたコリンエステラーゼはシナプス間隙でアセチルコリンを分解することができず，神経終末から放出されたアセチルコリンは量的に神経筋遮断薬に勝り，作用を表わすことになる。

　臨床的には手術が終了し，筋弛緩作用が必要でなくなった段階でリバースを行う。抗コリンエステラーゼ薬を投与すると，増加したアセチルコリンはムスカリン受容体にも作用し，不必要な徐脈，分泌亢進などが発生する。したがって，アトロピンでムスカリン受容体をブロックした後に抗コリンエステラーゼ薬でリバースを行う。

b 抗コリンエステラーゼ薬のその他

　抗コリンエステラーゼ薬は，重症筋無力症の治療薬でもある。重症筋無力症は神経筋接合部のアセチルコリン受容体に対する自己抗体が産生されるために，自分自身の受容体が破壊され，ちょうど神経筋遮断薬が受容体を占拠したと同じような状態になっている。重症筋無力症の患者に抗コリンエステラーゼ薬を投与すると，一時的にアセチルコリンが増加して筋力が回復する。根本的な治療薬ではないが，一時的な症状改善薬として，また確定診断薬として使用される。

　農薬（有機リン），殺虫剤，サリンなどの化学兵器薬の多くはこの抗コリンエステラーゼ薬に属する薬剤であり，これらの薬は不可逆的にコリンエステラーゼと結合し，不活化する。その毒物作用は結局アセチルコリンの作用といえる。ニコチン作用による痙攣，呼吸困難，ムスカリン作用による徐脈，心停止，縮瞳，分泌亢進などがその症状である。

c 再クラーレ化（recurarization）

　臨床で用いられる抗コリンエステラーゼ薬であるエドロフォニウム，ワゴスチグミンは，長時間作用性の神経筋遮断薬であるクラーレやパンクロニウムに比べて作用時間が短い。したがって，ある程度神経筋遮断薬の作用が切れた段階でリバースを行わないと，再び筋弛緩作用が発現する場合がある。これをrecurarization（p.91「術後管理」参照）と呼んでいる。実際，手術室で十分筋弛緩作用が回復していたにも関わらず，回復室で再び呼吸停

止を発生するといったことが起こりうる。

6 神経筋遮断薬（筋弛緩薬）のモニター

臨床的に神経筋遮断薬を使用するとき，神経筋遮断薬がどの程度作用しているのかを評価，モニターすることは患者の安全面から重要なことである。なぜならすべての薬剤は個人により感受性の差があり，さらに神経筋遮断薬は手術終了時にその作用を完全に失っている必要があるからである。従来臨床的には，患者に各部の筋肉の動きをさせることにより評価を行ってきた。つまり，呼吸ができるかどうか，深呼吸ができるかどうか，手を握ることができるかどうか，頭を持ち上げることができるかどうかなどである。しかし，それらができない場合，麻酔薬が原因なのか神経筋遮断薬が原因なのか判別は困難である。したがって非侵襲的，客観的でしかも定量的な神経筋遮断効果の評価，モニターが必要である。つまり，神経筋遮断薬のアセチルコリン受容体占拠率の評価が必要である。

a 安全域（safety margin）

神経筋遮断薬のアセチルコリン受容体占拠率を評価することは非常に困難である。なぜなら，われわれの受容体は全体の約75％が占拠されるまで単一刺激による収縮ではまったく影響を受けない（安全域）からである。残りの25％の占拠率範囲で用量反応曲線を現しているのである（図8-6）。したがって，われわれが神経の電気刺激により評価できるのはわずか75％から100％の占拠率の範囲であり，氷山の一角をみているにすぎない（図8-7）。

生理的には単収縮はあり得ない筋収縮形態である。そこで，神経刺激のパターンを変え，

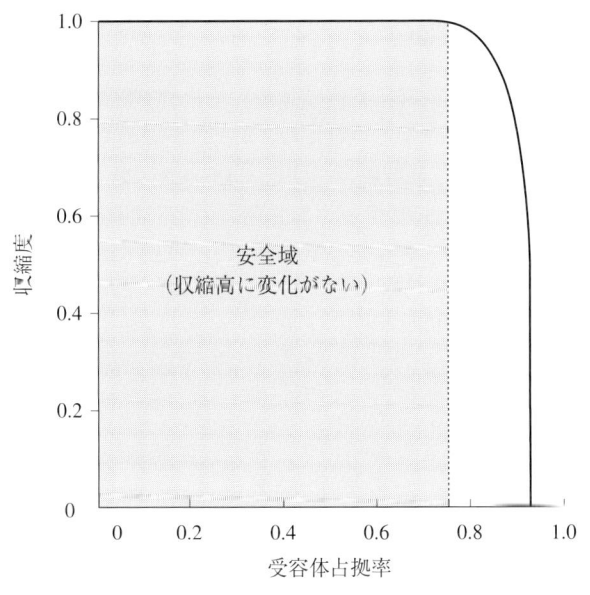

図8-6 神経筋遮断薬の受容体占拠率と単収縮高の関係
神経筋遮断薬によりアセチルコリン受容体が75％以上占拠されてはじめて筋弛緩効果が現れる。

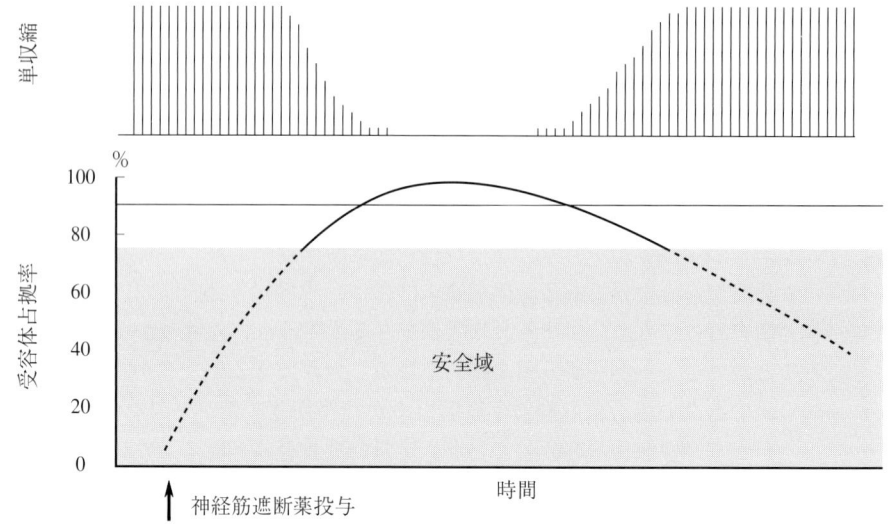

図8-7 "氷山"：筋の単収縮力で見ている神経筋遮断薬の受容体占拠
（Waud BE: Muscle Relaxants, Excepta Medica, Amsterdam, 1975 より）

より生理的な筋収縮を評価し、氷山の水面下をみようと試みられてきた。基本的にはこれらの刺激モードは、短時間に連続刺激を加えて、神経終末でのアセチルコリンの放出が持続できるか、減ったアセチルコリンが筋収縮を維持できるかを評価するものであり、実際には筋収縮力のフェード（fade：減衰現象）をみている。神経筋遮断薬モニターの神経刺激モードには四連刺激（train-of-four：TOF）、テタヌス刺激（tetanic stimulation）、ダブルバースト刺激（double burst stimulation）などがある（→MEMO 2）。

b 四連刺激（train-of-four：TOF）

神経刺激装置を用い、その電極を前腕尺骨側に装着して尺骨神経を刺激し、母指内転筋の収縮を観察して筋弛緩のモニターとする。TOFは、4個の連続刺激を0.5秒間隔（0.2Hz）で与え、それに対する反応（twitch：筋収縮）の個数（4〜0個）および筋収縮力のフェード（減衰現象）の程度でブロックを判断する（触知法）。神経筋遮断の程度に応じ、4回のtwitch反応がだんだん小さくなる。完全にブロックされれば1番目のtwitchもでなくなる（→MEMO 2）。筋弛緩薬投与前のコントロールが必要なく、麻酔中いつでもモニターできる。開腹術では4個目が出現する頃に筋弛緩薬の追加投与を行い、手術中の筋弛緩を維持する。通常、収縮力がコントロール値の25％にまで低下すると4個目が消失するといわれている。

また、筋の等長収縮力あるいは筋電図を用いることで、四連刺激の第1と第4刺激の収縮力を比較してTOF比を求め、より正確な判断が可能である。TOF比0.7〜0.75以上が筋弛緩からの十分な回復の指標となる。触知法では、実際TOF比が0.4以上で十分な評価が不可能となるため、臨床的な筋弛緩からの回復は判断できない。

c ダブルバースト刺激（double burst stimulation）

20 msec間隔（50 Hz）の3連続の刺激を750 msecあけて2回与え、それにより起こる最初の収縮と2番目の収縮の減弱程度を触知法により評価する。TOFの触知法では判定不可

能なTOF比0.5〜0.7の浅い筋弛緩状態でもフェードが触知可能であり，記録機器を必要とするTOF比と異なり触知による方法で筋弛緩薬効果残存の判定が可能である。

MEMO 2

①神経筋遮断のモニター

神経刺激装置を用いて尺骨神経を刺激し，母指内転筋の収縮を見る。神経筋遮断薬を用いていない正常状態では単一刺激によるtwitch height（収縮の大きさ）の減衰はなく，テタヌス刺激（50Hzの速い連続した刺激）によるフェード（fade：減衰）現象もない。脱分極性筋弛緩薬を投与された場合は，筋弛緩薬の影響でtwitch heightそのものは小さくなっているが，単一刺激によるtwitch heightの減衰，テタヌス刺激によるフェードはない。一方，非脱分極性筋弛緩薬の場合は，筋弛緩薬により小さくなったtwitch heightが単一刺激により減衰し，テタヌス刺激でフェード現象を起こす。またpost-tetanic facilitationが見られる。これらのモニターでは筋弛緩があることは分かるが，筋弛緩薬を用いる前のコントロールのtwitch heightを測定していない限り，現在の筋弛緩の程度が分からない。このため，コントロールがいらない，train-of-fourのようなモニター法が開発された。

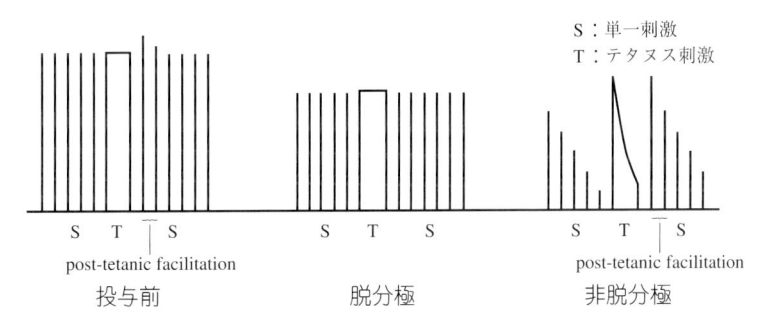

S：単一刺激
T：テタヌス刺激

　　S　T　S　　　　S　T　S　　　　S　T　S
　post-tetanic facilitation　　　　　　　　post-tetanic facilitation
　　　投与前　　　　　　脱分極　　　　　　非脱分極

② train-of-fourの測定法

神経筋遮断薬が投与されていないときは四連刺激によるtwitch（筋収縮）の高さは変わらない（control）が，投与されているときはブロックが強いほど1番目のtwitchに比較してその後のtwitch高が低くなる（curarized）。ブロックの程度がより強くなると4番目が出なくなり，さらに強くなると3番目，2番目と消失し，最後には1番目も出なくなる。train-of-fourによるブロックの評価は，このフェード現象を利用し，

$$\text{TOF比} = \frac{4\text{番目のtwitch高}}{1\text{番目のtwitch高}}$$

を計る。TOF比を用いるとcontrolを前もってとっておかなくてもブロックの評価が可能になる。

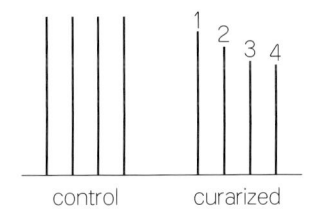

　　　　　　　　　　　1
　　　　　　　　　　　　2
　　　　　　　　　　　　　3　4

　　　control　　curarized

おわりに

　神経筋遮断薬は麻酔科領域でのみ使用される非常に特殊な薬剤である。神経筋接合部の生理および薬理学的な作用は理路整然としており，また使用法を間違うと必ず患者は死に至るという点は，非常に麻酔科的である。この安全とは裏腹な薬剤が麻酔，ICUおよび救急医療の領域で逆に患者の安全を高めてきたことは，その知識，技術の進歩の所産である。知識および技術の習得を怠れば"すべての薬は毒である"のことわざどおりになることを胆に銘じておいていただきたい。

参考文献

1) 鈴木太: 筋弛緩薬の臨床, 克誠堂出版, 東京 1994
2) 釘宮豊城, 花岡一雄: 筋弛緩薬, 真興交易医書出版部, 東京, 1992
3) 岩月賢一: 筋弛緩薬の基礎と臨床, 克誠堂出版, 東京, 1980
4) Bowman WC: Pharmacology of Neuromuscular Function, 2nd Edn. Butterworth & Co Ltd, London, 1990

（森田　潔）

第9講 麻酔の実際

はじめに

麻酔には全身麻酔をはじめとして，いろいろの麻酔法があるが，ここでは代表的麻酔法として全身麻酔の実際の行い方，流れ，留意点を述べる。

1 麻酔プラン

麻酔科医としての業務は臨床各科からの依頼（申込）から始まる。申込書から患者の概要を知り，担当者から必要情報を得，知識を整え，術前回診をする（p.11「手術前の患者評価と前投薬」参照）。そして，術前回診の結果から具体的な麻酔計画を作る。

例えば，局所麻酔か，全身麻酔か。全身麻酔なら，吸入麻酔を主とするか，静脈麻酔を主とするか。さらに，静脈麻酔なら，ケタミンを使うか，プロポフォールを用いるか，麻薬を主とするか。あるいは一人の麻酔科医でできるか，複数の麻酔科医でチームを組んで担当するか。その他，患者の年齢，病態，手術部位，手術方法，体位などを勘案して計画する。また，術後ICUに収容するか，ただちに病棟へ帰すか，術後痛にどのように対処するかなどについても計画を立て，例えば，必要ならば硬膜外麻酔を準備する。

【症例】
57歳男性。身長168 cm，体重45 kg。肝腫瘍の摘除術が予定された。血圧165／95 mmHg，Ht 31％，ECG軽度ST低下，喫煙歴25年（20本/day），X線写真で慢性気管支炎像があり，痰が多い。急いで歩くと息が切れる。手術決定までに検査が多く，時間がかかったこと，また腫瘍の性質をはっきり知らせていないこともあり，非常にイライラし，医師に対して反抗的である。輸血はしてほしくないと訴えた。

【解説】
この患者の問題点を挙げると，高血圧，貧血，呼吸機能障害，輸血拒否，精神的不安定などである。高血圧患者では術中の血圧の上下が激しい。また正常者に比べて血圧低下で障害を受けやすい。したがって，術中の血圧安定を図るためにどのような麻酔薬を用いるか，血圧変動に対してどのような薬剤を用意しておくか。輸血はするのか，しないのか。しないのであれば出血を少なくするよう低血圧麻酔にするか，自己血輸血の準備をしておくか。さらに，この患者のようにイライラし，医師に懐疑的になり，手術に恐怖を持っている場合，麻酔に伴う各手技に対するインフォームドコンセントはどのように取るのか。問題は多い。最近のように高齢あるいは複雑・広範手術が増えてくると

重篤な合併症をいくつも持つ患者は決して珍しいことではない。これらの患者ではすべてのファクターを総合して，患者に安全で，優しく，かつ医療者側に行いやすい実際的な麻酔プランを立てる必要がある。

2 全身麻酔は朝から

　全身麻酔は朝から行うのがよい。なぜならば患者は麻酔中の誤嚥を防ぐため，多くの場合，前日夕食以後は何も食べず，夜12時以降は水分も摂取しない，NPO（nothing per os：絶食）の状態にあるからである。水分・電解質バランスの障害，不快感を最小にするためにも手術は朝からすべきである。この点は小児においては特に重要で，小児の手術・麻酔は必ず朝からすべきである。インスリンなど抗糖尿病薬を使用している糖尿病患者ではNPOの時間が長くなればなるほど，血糖のコントロールも難しくなる。
　NPOが必要なのは全身麻酔の場合のみではない。局所麻酔においても手術の拡大，麻酔効果の減少などで途中から全身麻酔に変わることがあるからである。

3 前投薬は十分に

　手術当日，患者は病室で麻酔科医の指示に従って前投薬の注射を受け，あるいは服用をする。これは患者の不安，緊張を除きリラックスさせ，麻酔の導入をスムーズにする。患者の安全にもつながる。例えば，泣き叫ぶ小児を押さえつけてマスクをかぶせ麻酔を導入することは非人道的であり，有害反射を誘発する危険性もある。冠不全の患者では興奮し頻脈になると酸素消費量が増加して狭心発作を起こす。神経質な女性では過換気症候群からテタニーを起こすことも経験される。前投薬は，一般に少な目になりがちであるので，十分量を与える。患者が手術室へ搬送されてきたとき，周囲に無関心で目を閉じ，うとうとしているが，呼びかけると目を開ける状態がよい。
　しかし逆に前投薬をほとんど与えない場合もある。日帰り手術，呼吸・循環機能低下，脳圧亢進（前投薬で呼吸が抑制されれば脳圧がさらに上昇する）などの場合である。

4 まずモニターと点滴

　手術室ではまず基本的な非侵襲的（皮膚切開などを伴わない）モニター（血圧測定用カフ，心電計など）を付け，麻酔導入前の基準値を確認する。このデータを病棟での値と比較することで手術室へ来たことによる状態の変化を知ることができる。より複雑な，侵襲を伴うモニター（観血的動脈圧測定，中心静脈圧測定など）は麻酔導入後に行うのがよい。次に十分太い静脈路を確保する。これは輸液，輸血などのルートとしても必要であるが，麻酔においては静脈路は麻酔中の患者の命綱である。原則として輸液ルートを確保せずに，全身麻酔を行ってはならない。

5 末梢静脈のとり方

　麻酔中の輸液路は麻酔科医と患者をつなぐ命綱であり，小児の特殊な場合を除いて麻酔

導入前に確保すべきである。熱傷の手術などでやむを得ない場合は下肢の静脈を確保するが，できる限り上肢の血管を用いる。理由は，下肢では薬剤を投与してから患者の体内に届くまでに時間がかかること，点滴漏れ（薬液の血管外漏出）が起こってもシーツなどで隠され早期に発見できないこと，麻酔科医の定位置（患者の頭側）から遠いこと，などが挙げられる。また，腹部外傷や腹部腫瘍（妊婦の子宮を含む）の手術では，術前，術中を通じて下大静脈を損傷する危険性があり，投与した薬剤や輸液が血管内に留まらず，心臓へ還流しないことがある。このような場合は必ず上肢に血管を確保しなければならない。反対に，縦隔腫瘍などで上大静脈を損傷する危険性がある場合は，下肢に血管を確保する。

　上肢に点滴を確保する場合，できれば利き腕でない腕を使用する。利き腕にわずかであっても障害が起きては困ること，また術後に利き腕を自由に動かすことができるからである。留置針の太さの決定は術中の出血量によって左右されるが，麻酔導入前は患者の緊張度が高く，血管があまり浮き出てないことがあり，目的とする太さの留置針が刺入できないことがある。この場合，麻酔導入前には細い留置針を刺入しておき，麻酔導入後に太い留置針をもう1本挿入するのがよい（吸入麻酔薬は静脈を怒張させる）。

　輸液路に適する静脈を図9-1に示す。もし中枢側で血管が破れた場合，下部の静脈は血

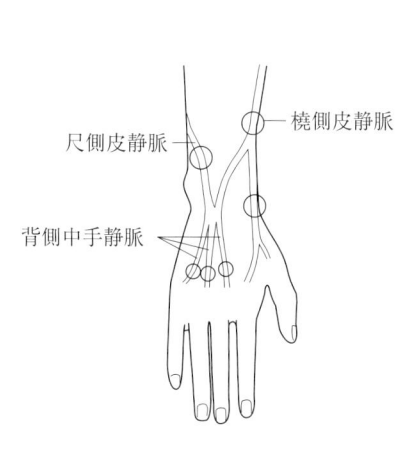

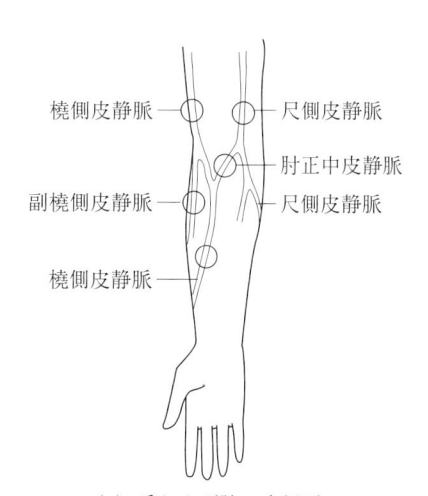

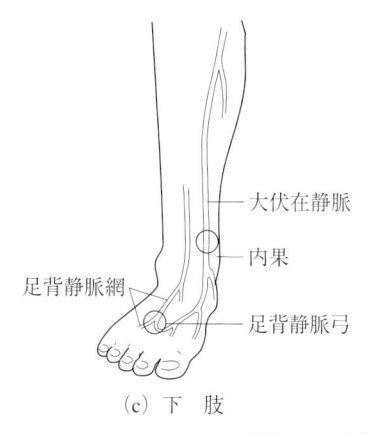

図9-1　末梢点滴の好適部位

腫のため使用不可能となるため，まず末梢側の血管から試みる。肘部の血管（肘正中皮静脈）は太いので穿刺しやすいが，術後に肘関節を曲げることができず腕を動かすときの妨げとなるため使用しない方がよい。静脈の合流している分岐部は，血管が移動しにくいため穿刺しやすい。

静脈穿刺の方法（上肢の場合）は，まず目的とする血管の中枢側にゴムバンドを巻き，静脈を怒張させる。静脈が細くて見えにくいときは，
　①患者自身に手を握ったり開いたりしてもらう。
　②腕を水平位より下にさげる。
　③穿刺部の静脈を軽くたたく。
　④暖めたタオルで温湿布する。
などで徐々に怒張してくる。

次に穿刺部位をよく消毒した後，留置針を刺入する。留置針を利き腕でもち，他方の腕で刺入部の皮膚を引っ張って緊張させ刺入する。留置針に関しては，現在は，ほとんどの場合エラスター針を用いている。エラスター針は内筒が金属で外筒がポリウレタンなどの柔らかい材質でできている。留置針が血管に入ると内筒内に血液が逆流するので，逆流確認後，血管の走行に沿って1～2mm留置針をすすめる。その後，留置針の外筒部分のみを血管内にすすめ，完全に外筒が血管内に留置されたことを血液の逆流で確かめ，内筒を抜き去り，点滴に接続する。点滴の良好な滴下を確認した後に留置針と点滴の接続部を透明ドレープで皮膚に固定する。術中に輸血の必要のない症例では20ゲージ針で十分であるが，輸血を必要とする手術では18ゲージ針以上の太い留置針を挿入する。

6 麻酔の導入

a 麻酔器具の始業前点検

麻酔を行う前に麻酔器および器具の始業前点検を必ず行う。

麻酔器の故障はほとんどない。特に毎日使用している麻酔器では異常があればまず内部故障ではなく，人為的なミスである。

●チェック項目
　①酸素流量計が作動するか。
　②亜酸化窒素（笑気）流量計が作動するか。
　③亜酸化窒素ノブを回したときfail-safe機構が働いて酸素が自動的に出てくるか。
　④ボンベ内圧は十分か（ボンベを用いる場合）。
　⑤回路はエアータイトか（陽圧をかけても空気の漏れがないか）。
　⑥麻酔回路に一方弁が入っているか。
　⑦酸素フラッシュは作動するか。
　⑧気化器に麻酔薬は入っているか。
　⑨吸引の準備ができているか。
　⑩麻酔カートに必要な薬剤，器具が用意されているか。
　　・喉頭鏡のライトがつくか。
　　・適当なサイズのマスク，気管チューブ，スタイレット，エアウェイ（経口，経鼻）があるか。

・その日に麻酔薬として使用する薬剤，どの麻酔にも必要な昇圧薬などが準備されているか。

b 麻酔の導入

　患者とコミュニケーションをとりつつ顔にマスクを当て100％酸素を吸入させる。100％酸素を吸入することにより数分で肺内の大部分の窒素が酸素と置き換わり，麻酔導入中に換気にトラブルが起きても2〜3分の時間稼ぎができる。前投薬の効果が不十分な場合，マスクを顔に当てられると患者は時に恐怖感，窒息感を感じる。これを避けるため著者は，マスクを当てる前にジアゼパム5〜10 mgを時間をかけ，反応を見つつ静注し，その後，麻酔薬の投与を開始する。

　麻酔導入法は，①酸素の吸入に引き続き吸入麻酔薬で麻酔レベルを深める方法（slow induction），②静脈麻酔薬で導入する方法（急速導入法：rapid induction），の2つに分かれる。rapid inductionは，吸入麻酔薬のみで導入するときに見られる興奮期がないためスムーズではあるが，一気に麻酔レベルが深まることもあるので慎重に行う必要がある（より急速なcrash inductionと呼ばれる麻酔導入・挿管法に関してはMEMO 1を参照）。しかし，患者にとっては吸入麻酔薬の臭いによる不快感，恐怖感がなく，一気に意識がなくなる点でより受け入れやすい。

　麻酔の導入は急速すぎても，ゆっくりすぎてもいけない。チオペンタールなどにより急速に導入すると血圧が急速に低下し，時に呼吸も停止する。患者の身体の調節機構が急激な変化についていくことができなくなり，血圧低下から心停止に至ることさえある。また麻酔科医も十分な心の準備ができていないため，事態の進行についていけない。逆にゆっくりすぎるのもよくない。麻酔の導入中に最もトラブルの多い第Ⅱ期（second stage）を通り過ぎるのに時間がかかり，患者が暴れ，時に点滴ラインが抜けたりすることがある。この時期，反射も亢進しているので重篤なトラブルもある（→MEMO 2）。

　吸入麻酔薬による導入ではスムーズな換気が必要である。換気がうまくいかなければ麻酔が深まらず，患者の興奮が長く続くことになる。覚醒のときも同様で換気がスムーズにいかなければ吸入麻酔薬の排出が遅れ，覚醒に手間どる。

MEMO●1　crash induction（rapid-sequence induction）
　　full stomach患者の気管挿管時に，輪状軟骨で食道を圧迫することにより胃内容の逆流を防ぐ方法で，一連の操作のスピードからcrash inductionと呼ばれる。まず100％酸素を吸入させ十分に脱窒素を行う。少量の非脱分極性筋弛緩薬の投与（スキサメトニウムによるfasciculationを防ぐ）後，超短時間作用性のバルビツレートを投与し，ただちに十分量のスキサメトニウムを投与する。介助者は患者の意識が消失すると同時に母指と示指で患者の輪状軟骨を3〜4 kgの力で頸椎へ圧迫する。筋弛緩が得られたら素早く気管挿管をし，ただちにカフをふくらます。挿管が終了するまで陽圧換気はまったく行わない。
　　輪状軟骨の圧迫（cricoid pressure：Sellick's maneuver）は，背側，頭側，右側（backward, upward, rightward pressure：BURP）へ圧迫すると挿管がしやすい。

7 気管挿管

　麻酔導入後，麻酔が適当な深度になったら気管挿管を行う。気管挿管は最も優れた気道確保法であり，長時間麻酔，胸部・腹部手術，顔面・頭部手術など多くの手術で，患者の安全のため，また麻酔科医の作業効率をあげるため（両手が自由になる）頻用される。もちろんマスク麻酔のみでカバーできる全身麻酔症例も多い。気管挿管は救急救命・蘇生においても欠かせない基本的手技で，全医師が習熟すべき技術である。

　気管挿管は生体にとっては非常な刺激であり，浅麻酔のもとで行うと各種有害反射を誘発する。したがって，通常十分深い麻酔が必要である（意識下に局所麻酔を用いて行うことも可能である：意識下挿管）。気管挿管は一般に筋弛緩薬を用いて行う。筋弛緩薬を用いると喉頭部の筋肉が弛緩するため喉頭鏡の挿入がしやすく，喉頭展開が容易になり，声門が見やすい。また，浅麻酔での気管挿管の刺激による喉頭痙攣も防止できる。しかし，筋弛緩薬はあくまでも筋弛緩を目的としたもので，浅い麻酔をカバーするために使用すべきではない。

　挿管に先立って数度の十分な換気を行い挿管操作に入る。仰臥した患者の頭側に立ち，右手のたなごころを額に載せ，中指で下顎を下方に押すと口が開く。右手を頸の下に入れ，軽く持ち上げても筋弛緩が十分であれば口は開く。左手に持った喉頭鏡のブレードを開口部から挿入し，舌を左側に押しやるように持ち上げ，ブレードが奥に入るのに伴い頸を伸展させ，咽頭，喉頭から声門を直視できる位置にまで挿入していく。ブレードが彎曲しているマッキントッシュブレードを用いる場合には舌根部と喉頭蓋の間（喉頭蓋谷：vallecula epiglottica）にまで先端が到達すると喉頭蓋が自然に持ち上がり，その前方に声帯が見える（図9-2）。細い直（straight）のミラーブレードを用いる場合には先端を喉頭蓋の腹（内）側にまで挿入して喉頭蓋を持ち上げ，声帯を直視する（図9-3，図9-4）。

　ブレードの口腔内への挿入を容易にするため，右手の親指を下顎門歯（切歯）に当て，示指を上顎門歯に当て（指交叉法），大きく開口させることが教えられていたが，指の汚

MEMO●2　麻酔深度

　麻酔深度を正確に知ることは難しい。いろいろな方法，器械が開発されているが，まだ正確に深度測定ができているとはいえない。古くはエーテル麻酔時の呼吸・循環パラメータの変化，各種反射の消失などから麻酔の深度を4 stage（stage 3はさらに4相に細分）に分けたGuedelの"clinical signs of anesthesia"が有名で，今でも麻酔深度判定の基本となっている。ハロタンが吸入麻酔薬の主流であった頃は，この吸入麻酔薬の強い呼吸・循環抑制作用から，その抑制度により深度判定ができた。現在用いられているエーテル構造を持つハロゲン化炭化水素では循環系の抑制が少なく，むしろ刺激するため，血圧，心拍数から深度を判定することは難しい。このため現在bispectral analysis法によるBispectral Index（BIS）を用いる方法も利用されている。しかし，臨床的には麻酔深度は外科的刺激に対する生体反応の抑制度と並行すると考えてよい。麻酔が浅ければ外科的刺激が加わったとき頻脈となり血圧が上昇するなど，各種の反射，反応が起きる。麻酔が深まればこれらの反応は並行して少なくなる。

図9-2　喉頭鏡の視野

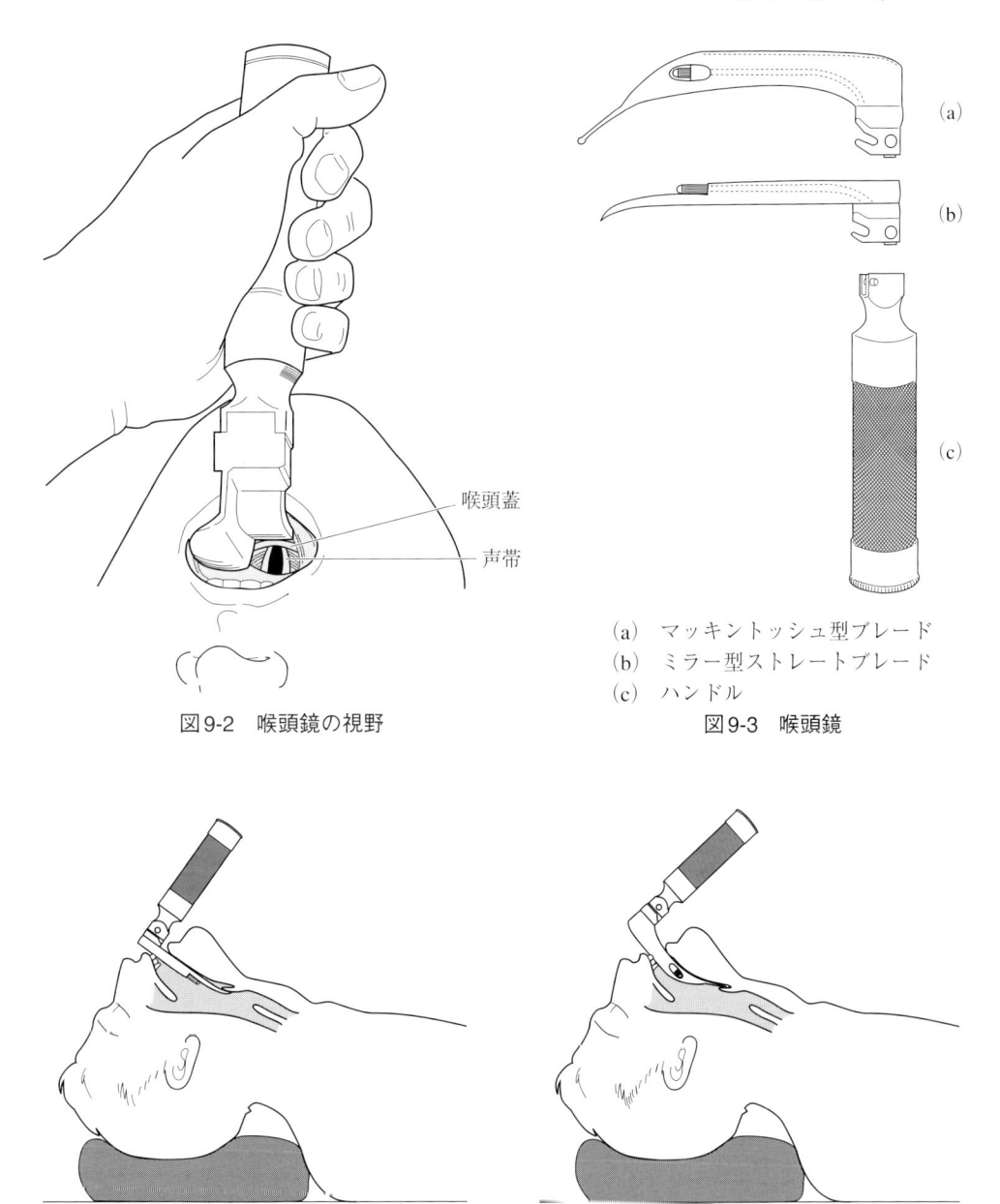

(a) マッキントッシュ型ブレード
(b) ミラー型ストレートブレード
(c) ハンドル

図9-3　喉頭鏡

図9-4　ミラー型およびマッキントッシュ型ブレードの先端の位置

染，逆に指からの汚染もあり，特殊な場合を除いて行う必要はない。筋弛緩下，深麻酔下では下顎を中指で押すか，あるいは顎を持ち上げることにより，ブレードを挿入するのに十分な開口は得られる。

　気管挿管中に留意すべき点は，上顎門歯および気道粘膜の損傷である。声帯が見づらいとき，ブレードの先端を持ち上げようとして上顎門歯をてこの支点にすることがある。これで力を入れると門歯は簡単に折れる（図9-5）。

　マッキントッシュブレードはブレードの厚さ（高さ），幅が大きいため視野が広く，一般的な挿管，初心者の挿管には良い。しかし挿管困難症には不向きである。一方，ミラー

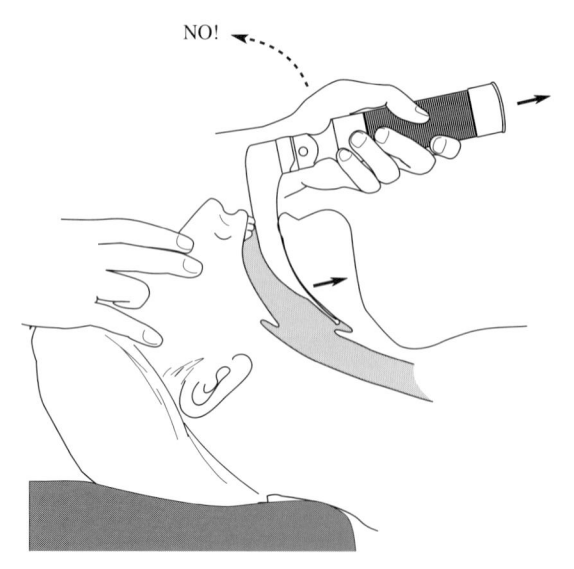

図9-5 視野を広げるための喉頭鏡の持ち上げ方

MEMO●3　口マスク式ファイバー挿管法

　挿管操作に2人必要である。1人が口マスクで換気し，他の1人が経鼻的ファイバー挿管を行う。ジアゼパムなどで入眠させ，従来式のマスクおよび口のみを覆う口マスクで換気ができることを確認し，麻酔を導入する。口マスクで換気が難しいときには経口エアウェイを用いる。口マスクは可塑性に富む幼児用のSeal Mask™ (Gibeck Respiration) が良い。鼻孔からのガス漏れは綿栓で防止する。口マスクによる換気が確認されれば筋弛緩薬を投与し，一方の鼻孔からファイバー挿管操作に入る。先端に十分キシロカインゼリーを塗布し，他端に空気漏れ防止のrubber diaphragm付きコネクターを装着した気管チューブを咽頭まで挿入し，この内腔からファイバーを通し，喉頭から気管分岐部まで到達させ，次いでこのファイバーをスタイレットとして気管チューブを挿管する。

（→Nagaro T, et al: Anesthesiology 78: 603-604, 1993）

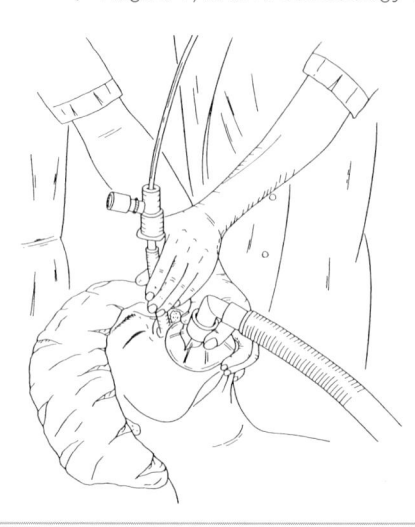

ブレードは薄いため視野は狭く挿管操作はより難しいが，喉頭深く直視できるため挿管困難症には良い。その他，挿管困難症に対処するための各種のブレードが考案・開発されているが，いずれのブレードも適応に限度があり，さらに高度の挿管困難症ではラリンジアルマスクの使用，ファイバー挿管などを考慮すべきである（次項「気道確保の方法」参照）。慢性関節リウマチ（RA）などにより，高度の挿管困難症がある場合，著者らは口マスク法（→MEMO 3）を用いている。

　筋弛緩薬を投与すると呼吸筋も含めたすべての骨格筋（自分の意志により動かせる筋肉）が弛緩する。これは患者が呼吸をしない（できない）ことを意味する。したがって，筋弛緩薬には毒薬のマークがついている。麻酔のトラブルは患者の生死にかかわることが多いが，気管挿管時のトラブルは特に致命的である。挿管操作中に挿管困難が分かった場合，すぐにマスク換気に戻り換気を続行する。無理な挿管操作を繰り返すと出血，咽頭・喉頭粘膜の腫れなどでマスク換気も難しくなる（cannot ventilate, cannot intubate：CVCI）。物理的刺激による咽頭・喉頭粘膜の腫れの発生は予想外に早く，挿管チューブでつついたり，こすったりすると数十秒の単位で出現する。挿管困難が予見（→MEMO 4）できたときには十分な準備と，技術を持った人員の確保をしておく必要がある。挿管操作にはいってから挿管困難が初めて分かったときは絶対に無理をしてはいけない。上級者を呼ぶ，器具の準備をする，手術を延期するなど患者の安全を第一とした対策を講じるべきである。

MEMO 4　挿管困難の予見法

　Mallampatiの分類でもCormackらの分類でもⅢ度以上では挿管は困難となる。

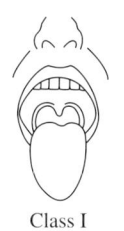

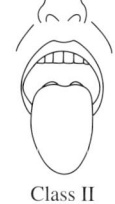

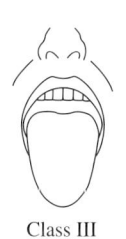

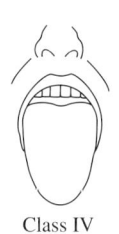

Class Ⅰ　Class Ⅱ　Class Ⅲ　Class Ⅳ

Mallampati 分類

ClassⅠ：口蓋垂，咽頭柱，軟口蓋が視認できる。
ClassⅡ：喉頭柱，軟口蓋が視認できる。
ClassⅢ：軟口蓋のみ視認できる。
ClassⅣ：硬口蓋しか視認できない。

Grade Ⅰ　Grade Ⅱ　Grade Ⅲ　Grade Ⅳ

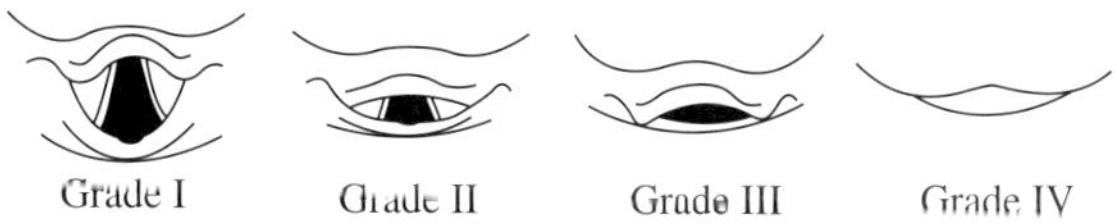

Cormackらの喉頭鏡所見の分類

GradeⅠ：喉頭全体を視認できる。
GradeⅡ：喉頭の下部のみ視認できる。
GradeⅢ：喉頭蓋のみ視認できる。
GradeⅣ：軟口蓋しか視認できない。

【気道確保の方法】＜古賀義久 近畿大学麻酔科教授の特別講演要旨より＞

麻酔科学において気道確保は、臨床のみならず教育的にも重要な課題である。

気管切開の施行は気管挿管よりはるかに古く、紀元前1500年頃にまで遡る。気管挿管の記録として定かなのは1800年代半ば以降であり、今日でいう経口的気管挿管を施行して呼吸困難の患者を救命したのはMacEwen（1878年）で、彼が歴史的に気管挿管の創始者と称され、わが国における気道確保の歴史（気管挿管）はこれに遅れること70年、1950年の林、綿貫による全身麻酔の記録が最初である。

1. 気道確保の臨床

図9-6は経口気管挿管による気道確保の解剖を示す。挿管困難な症例にはしばしば遭遇するが、その程度はまちまちであり、施行する人の技量や用いる器具によっても異なる。日常の麻酔臨床では誰が施行しようとも円滑に、いかに無駄なく気道を確保できるかが課題である。この点、挿管困難症を客観的に予測することのできる評価法（Evans and Cormack）もあるが、顔面・頸部側面のX線単純撮影による計測が必要となる。1981年にラリンジアルマスクが登場してからは、気道確保対策の概念が変わってきた。

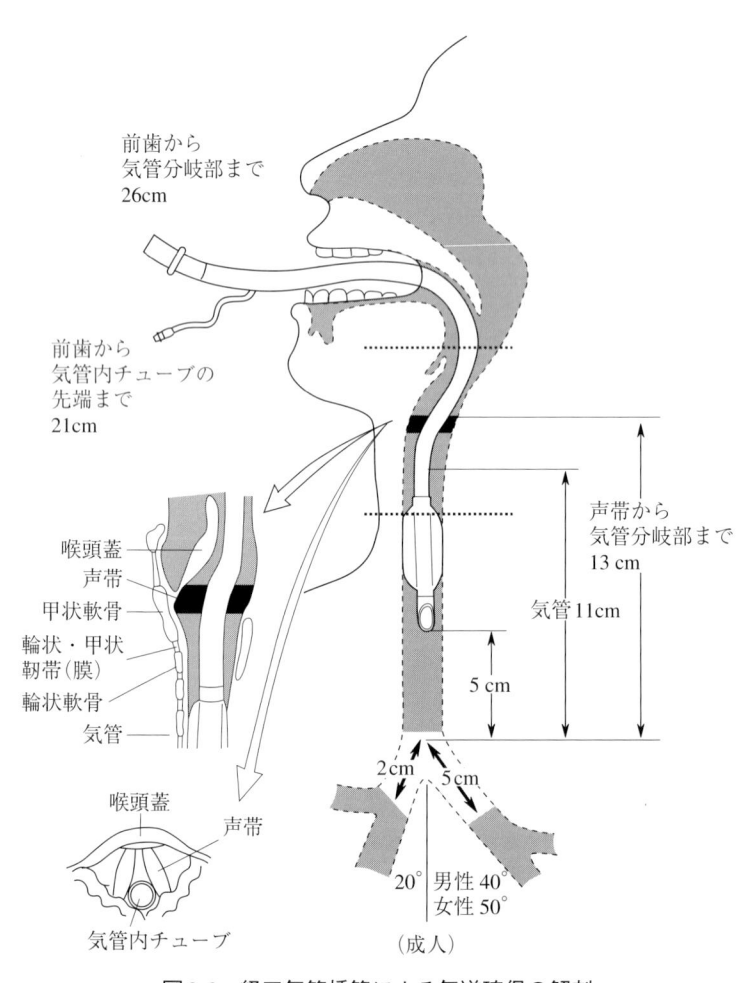

図9-6 経口気管挿管による気道確保の解剖

麻酔の実践では時に予測できない挿管困難症や予想以上に容易なケースも多い。このため著者は挿管困難症に遭遇したら，迷わずラリンジアルマスクを試みることを勧める。手術や麻酔管理上どうしても気管挿管が必要な場合は，ファーストラック，気管支ファイバースコープを用いて対処する。日頃から各種挿管補助器具や特殊喉頭鏡を用意しておくのみならず，挿管困難症例に遭遇する心の準備が大切である。そして，自分なりに最も得意とする手法と選択順位を心掛けておくことである。

2．気道確保の教育

挿管手技をダミーやマネキン人形を用いて指導する場合，指導者が如何に模範的手法を見せても，受修者は喉頭展開の視野を直に見ることができず，逆に受修者がどのようにアプローチしているのか，なぜ喉頭展開できないのか指導者は直接覗くことができない。そこで，われわれは指導者と受修者が同時に目標の視野を見ることのできる挿管器具であるラリンゴファイバースコープを開発した。

1）近大式ラリンゴファイバースコープ

本器具の仕様は通常のマッキントッシュ型喉頭鏡のライト部を抜き，真鍮のパイプを貫き，4mm径の気管支ファイバースコープを通したものである（図9-7）。これによっ

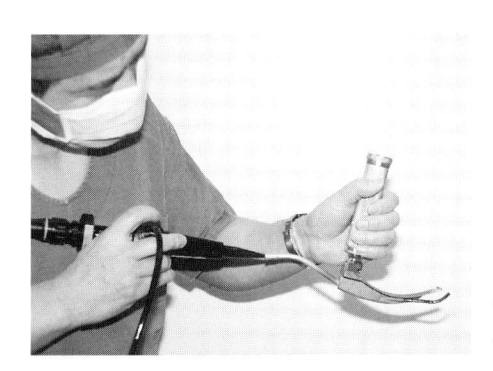

図9-7　近大式ラリンゴ・ファイバースコープの仕様
マッキントッシュ型喉頭鏡のレンズ部を抜き，真鍮性パイプを貫き固定，その管腔に気管支ファイバースコープ（φ4mm以下）を通す。

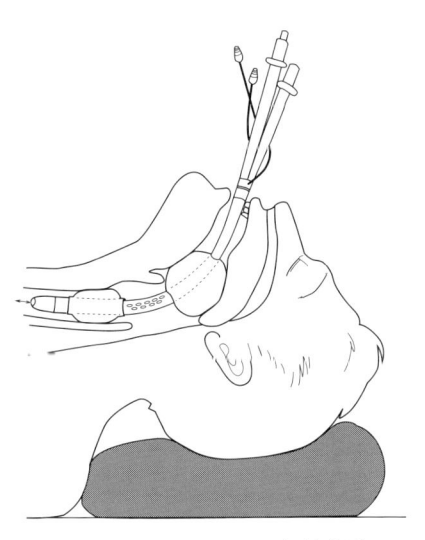

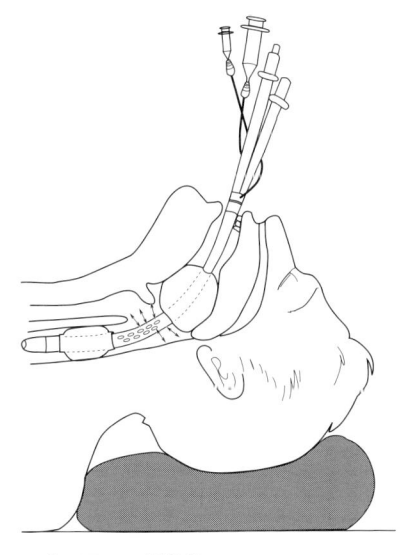

図9-8　気管食道コンビチューブを用いた挿管法
2つのカフによって気管挿管でも食道挿管でも換気が可能になる。

て施行者はファイバースコープの光で通常の喉頭鏡と同様な視野が得られ，第三者はビデオ画面に映し出された同じ映像を見ることができるのである。第三者が大勢でもビデオを観察することができ，学生や初心者の教育にも最適である。また，ファイバースコープの先端を数cm突出させて視野（喉頭蓋と声門）を探索すれば挿管困難症対策としても有用な武器となる（図9-7）。この際，気管チューブにはファイバースコープを通していないので通常の挿管時と同じアプローチとなるため，喉頭鏡を保持する手とチューブを持つ手に加え，ファイバーを操作する第3の手が必要となる。さらに短所としてはファイバースコープの光源とビデオ装置の準備やファイバー径のサイズに制約がある点などである。

2）誰にでも可能な気道確保

挿管技術を学ぶことは気道確保の基本である。しかし，誰にでも習得できるような簡便な気道確保があれば，これも臨床教育に重要と思われる。ラリンジアルマスクは喉頭部にきちんとフィットしないと換気のできないことがあり，初心者にはある意味で危険な器具でもある。しかし，カフ付き口腔咽頭エアウェイ（COPA™）と気管食道コンビチューブ（図9-8）は気道確保の成功率が極めて高いので推奨される。特にコンビチューブは心肺蘇生時の気道確保のみに留まることなく，誤嚥の可能性のある緊急帝王切開術をはじめ，挿管困難で短時間の麻酔症例などにも最適といえる。

8 手術中

a 皮膚切開の鋭い痛み

麻酔の導入が済み，挿管し，モニターの装着，皮膚の消毒が済むと手術が始まる。手術は皮膚切開から始まるが，生体に対する刺激はこのときが最も強いため，深い麻酔が必要である。浅麻酔下に皮切が行われると強い痛みのために交感神経系が賦活され血圧の上昇，頻脈，瞳孔の開大などが見られる（しかし，その前に迷走神経の賦活により，あるいは副交感神経系がより強く刺激されるため，20～30秒間遅脈になり，次いで頻脈となることもある）。循環系の安定のため，皮切の前にある程度深い麻酔にする必要があるが，このとき注意が必要である。この時点では手術刺激はまだまったくないため，高齢者，循環予備力の少ない患者では血圧の著明な低下を見ることがあるからである。このため気管挿管終了から皮切までは麻酔をいったん浅くし，皮切の2～3分前から深くすると良い。

b 麻酔を維持する

皮膚切開など手術の最初の時期を過ぎると生体も次第に刺激に慣れるため，それほど深い麻酔は必要なく，維持麻酔になる。ただし，手術の要所要所で刺激が強くなることに留意する必要がある。吸入麻酔を主にした維持麻酔も，静脈麻酔を主にした麻酔も可能である。術中の筋弛緩薬の投与は必要に応じて適宜行う（p.65「筋弛緩薬」参照）。

麻酔科医の術中の仕事は多い。血圧の変動に対する麻酔深度の調節，必要薬剤の投与，輸液・輸血，また呼吸のコントロール，電解質の調整，酸塩基平衡の補正など，生命の維持に必要な各ファクターの調節，是正を常に行わなくてはならない。麻酔・手術中の呼吸循環系の変動，異常は常に見られるもので，これらは手術に直接起因するもの，麻酔によ

るもの，患者が原因であるものなど多種多様で，しかも多くの要素が絡み合っているため教科書的に割り切り，診断することは困難である．血圧上昇，頻脈は，浅麻酔時の刺激，麻酔薬の影響（ケタミン，エーテル型吸入麻酔薬）が，逆に血圧低下は出血，深麻酔などが考えられる．しかし，例えば換気障害によりPo_2が低下した場合，交感神経系の興奮により血圧が上昇することも，心筋の酸素不足により血圧が低下することもある．1つの異常を見たとき，瞬時に正確な診断を下すためには，呼吸循環系の病態生理をよく知り，麻酔薬との相互作用を理解し，これらを総合する豊富な経験が必要である．

9 麻酔の終了

　麻酔終了時，特に抜管時には麻酔導入時以上に適切な判断，および技術が要求される．手術が終わりに近づくと麻酔を徐々に浅くする．使用している薬剤の効果時間やそれまでの麻酔時間にもよるが，麻薬，筋弛緩薬は終了の30分前からは新たに投与する必要はなく，また多くの吸入麻酔薬は15～20分前から濃度を下げていく．手術中に筋弛緩薬を使用した症例では呼吸機能を元に戻すため筋弛緩薬に対する拮抗薬を投与する．筋弛緩に対する拮抗（リバース）は筋弛緩モニターでチェックすると正確である．リバースについては，自発呼吸が発現してからでないと拮抗薬を投与してはいけないと言われるが，著者は必ずしもその必要はないと考えている．筋弛緩薬の投与量，持続時間などから効果の切れるタイミングは推察される．このタイミングに合わせれば自発呼吸を認める前にリバースを行っても無理な拮抗にはならない．拮抗にはネオスチグミンとその副作用（ムスカリン作用）防止のためにアトロピンが使われる．ネオスチグミンはアセチルコリンを増加させるため口腔および気道分泌を増やすので，抜管前にていねいに吸引を行い気道の通過性をよくする．

10 術後管理

　手術後患者は手術室の続きにある回復室（重症者ではICU）に搬送される．手術・麻酔直後の呼吸・循環機能の不安定な時期を十分な人手とモニターのある場所で観察する．ここでは手術室と同様に5分ごとあるいは10分ごとに意識状態，血圧，脈拍，呼吸数などが測定され，心電図，Spo_2をモニターし，異常を早期に発見する．

　術後の低血圧は後出血あるいは麻酔の残存によることが多い．著明な低酸素症も低血圧をもたらす．不整脈は，呼吸障害（高炭酸ガス血症），電解質異常，麻酔薬，痛みなど種々の要因で誘発される．筋弛緩薬，麻酔薬の残存による呼吸不全も珍しくはない．抜管時に十分呼吸をしていたにもかかわらず回復室で呼吸が著しく抑制されることがある．時に呼吸が完全に停止することもある．抜管前には気管チューブの刺激で大きな呼吸をしていても抜管後は刺激がなくなり呼吸が小さくなることもあり，また術中に使われた筋弛緩薬の影響（リキュラリゼーション：recurarization）によることもある．抜管時，筋弛緩薬を拮抗薬で拮抗する．このとき拮抗薬の効果時間の方が長ければ問題はないが，もし筋弛緩薬の残存効果時間がより長いと，拮抗薬の作用が切れた後，再び筋弛緩作用が現れることになる．これをリキュラリゼーションと呼ぶ．この場合，残存筋弛緩薬がわずかで通常では筋弛緩効果が出ない程度であっても，気道分泌物による気道障害や麻酔薬の残存があると効果が相加され，呼吸抑制が起こりやすくなる．

ある種の抗生物質，特にアミノグリコシド系の抗生物質（ネオマイシン，ストレプトマイシン，カナマイシンなど）もリキュラリゼーションの発生を促進し，強くする。これらの腹腔内，胸腔内への投与で呼吸停止の報告がなされている。これらは神経筋接合部の神経終末からのアセチルコリンの放出を抑制し，筋弛緩薬の作用を増強する。治療としては抗コリンエステラーゼ薬やカルシウムが投与される場合もあるが，効果は一定しない。筋力が回復するまで人工呼吸をするのが最良の方法である。

【症例】

22歳，男性。身長175 cm，体重57 kg。既往歴，現病歴に特記すべきことはなかった。急性虫垂炎の診断のもとに，本人の強い希望により全身麻酔下に虫垂切除が行われた。チアミラール150 mgで入眠後，亜酸化窒素，酸素，エンフルランで導入し，ベクロニウム6 mgを静注し，挿管した。50分間で手術が終了した。純酸素にし，自発呼吸が認められ，意識が回復したことを確認した後にアトロピン1.0 mg，ワゴスチグミン2.0 mgを静注後に抜管し，病室に帰室した。帰室後少し意識が低下し，口腔内分泌物が多かったので口腔内吸引を行い，様子を観察していたが，明らかな呼吸抑制はなく，深呼吸，握手ができ，意識もはっきりしていたので麻酔担当医は帰室30分後に病室を離れた。それから1時間後に看護婦が訪室した際に心肺停止の状態でみつかった。母親が付き添っていたが，異常に気がつかなかった。この症例は一般小病院での出来事で病室で心電図の監視は行っていなかった。

【考察】

この症例の心肺停止の原因に2つのことが考えられた。1つは筋弛緩薬の残存，いわゆるリキュラリゼーションと，もう1つは後に分かったカナマイシンによる腹腔洗浄である。患者の若さ，身体の大きさ，麻酔終了直後の覚醒度，呼吸状態，十分な筋弛緩薬の拮抗，手術終了からの時間などから考えてリキュラリゼーションは考えにくい。残された可能性は腹腔洗浄に用いたカナマイシンの作用である。わずかに残った筋弛緩薬の作用にカナマイシンの作用が相加され，あるいはカナマイシン単独で呼吸停止を起こしたものと推察した。

11 回復室での患者の興奮

回復室で時に患者が興奮することがある。この興奮は3つの原因によることが多い。痛み，呼吸困難，膀胱の充満である。欧米ではこのほかに前投薬として用いられるスコポラミンによる（scopolamine reaction）こともあるが，日本ではスコポラミンを用いることはほとんどない（p.21「副交感神経遮断薬」参照）。これら3者のうち最も注意すべきは呼吸困難である。耳鼻科，口腔外科の手術では気道内の手術が多いため，外から観察する以上に通気障害による呼吸困難が多い。最近ではパルスオキシメータの普及により低酸素血症を見過ごすことは少なくなった。痛みによる興奮は当然であるが，見過ごしやすいのが膀胱の充満である。他に興奮の原因が分からないときはカテーテルによる導尿を試してみるのも1つの方法である。

12 術後痛

術後の適切な鎮痛は，患者の苦痛を取除くばかりではなく，心・循環および呼吸器系の合併症を予防し，術後経過を順調にする．最近では術後痛除去の重要性が広く認識され，術後痛対策が積極的に行われている．

術後痛の強さは手術の種類により異なる．胸部，上腹部，骨・関節の手術や神経損傷を伴う手術で強く，老人では比較的弱い．術後痛は術直後に最も強く，術後1〜3日以内に大半の例で軽快する．ただ神経損傷による痛みでは長く続く場合が多い．術後痛が遷延し，慢性痛に移行する例もある．

a 術後鎮痛法の基本的な考え

1) 症例にあわせた鎮痛策を行う

一般に小手術では，非ステロイド性消炎鎮痛薬（NSAIDs）で十分な鎮痛が得られる．広範囲の深部組織に及ぶ手術や神経損傷を伴う場合には，NSAIDsのみでは不十分で麻薬性鎮痛薬や神経ブロックなどが必要である．鎮痛法を選択する場合には患者の全身状態を考慮して決定する必要がある．

MEMO●5　硬膜外腔への麻薬投与

硬膜外腔へ投与された麻薬は，中枢神経，主に脊髄にあるオピオイド受容体に結合して鎮痛効果を発揮する．局所麻酔薬と併用すると相乗的な鎮痛効果がある．モルヒネおよびフェンタニルがよく用いられている．全身投与と同様な副作用が起こりうるが，少量の投与量でよいため副作用は少ない．モルヒネ1〜2 mgの投与で6〜12時間鎮痛効果が持続する．フェンタニルは作用時間が短いので局所麻酔薬に混じて（1〜2 μg/ml）持続投与される．モルヒネは脂溶性が低く，脊髄への吸収が遅いので髄液中を拡がり，広範囲の鎮痛効果が得られ，また呼吸中枢に作用して呼吸抑制を起こす（MEMO 6参照）．他方，フェンタニルは脂溶性が高く脊髄への吸収が良く，髄液中を拡がらない．そのため注入部位を中心にして分節的に鎮痛効果があり，呼吸抑制作用は少ない．

MEMO●6　硬膜外およびくも膜下モルヒネ注入による呼吸抑制

硬膜外およびくも膜下腔へのモルヒネ注入の最も重篤な合併症は，呼吸抑制である．硬膜外およびくも膜下腔モルヒネ注入では投与後3時間から12時間の間，呼吸抑制が認められる．通常臨床的に問題にならないが，高齢者，全身状態の悪い患者や呼吸器疾患をもつ患者では呼吸不全に発展する場合がある．これらの経路でのモルヒネ投与では，少なくとも投与12時間後までは呼吸の監視が必要である．また呼吸が著しく抑制される前に必ず意識障害が起こるので，意識状態の観察が必要である．呼吸抑制にはナロキソンの投与または人工呼吸を行う．

2) pre-emptive analgesia（先行鎮痛）を行う

　手術中および手術後の術創からの侵害性入力は中枢神経を感作する。中枢神経の感作が起こると，続いて起こる侵害性入力を強く感じたり，侵害性入力がなくても痛みを感じるようになる。前もって侵害性入力を遮断し，中枢神経の感作を予防し，鎮痛を図るのが pre-emptive analgesia（先行鎮痛）である。吸入麻酔薬には中枢神経の感作を予防する作用はないが，各種神経ブロックおよび麻薬系鎮痛薬にはその作用がある。執刀前から手術中および術後数日間にわたって鎮痛薬の投与および神経ブロックを施行する。

3) 神経ブロックを併用する

　神経ブロック法は，術後痛に対して優れた鎮痛効果および pre-emptive analgesia 効果を持ち，術後痛の予防および治療に有効である。術創が小さい場合には，手術部位に執刀前に局所浸潤麻酔をする。手術創が大きい場合には，その領域が麻酔されるように神経ブロックを施行する。この目的で持続硬膜外ブロックが広く使用されている。硬膜外ブロックには，局所麻酔薬（一般に麻酔効果を得る量より少ない量で鎮痛効果が得られる），少量の麻薬（モルヒネ 2～4 mg/day），または局所麻酔薬と少量の麻薬を加えた溶液を注入する。下腹部以下の手術の腰椎麻酔施行例ではくも膜下腔への微量のモルヒネ（0.1～0.2 mg/day）注入で長時間の鎮痛が得られる（→MEMO 5，MEMO 6）。

4) 作用機序の異なる鎮痛法を併用する

　局所麻酔薬による神経ブロックでは神経興奮の伝達抑制により鎮痛効果を発揮する。麻薬性鎮痛薬は後角ニューロンおよび他の侵害受容性伝導路でのシナプス伝達を抑制し，また NSAIDs は損傷部位での発痛物質ないし発痛増感物質プロスタグランジンの生成を抑制する。作用機序の異なるこれらの方法を併用することにより鎮痛効果を向上させ，合併症，副作用を減少させることができる。

【症例1】局所浸潤麻酔による術後鎮痛法

　32歳，男性。慢性扁桃腺炎で全身麻酔下に扁桃摘出術を行った。麻酔導入後にフェンタニル 200 μg を静注した。執刀前に扁桃腺の基部に，一側あたり 0.25％ブピバカイン 7 ml を浸潤した。手術は45分で終了した。術終了直前にジクロフェナク（ボルタレン™）坐剤 50 mg を挿入した。覚醒はスムーズで，痛みの訴えはなかった。手術後7日間はロキソプロフェン（ロキソニン™）50 mg 3錠を1日3回使用したが，軽い嚥下痛があるのみであった。

【解説】

　この例では，浸潤麻酔および NSAIDs により術後痛はほとんどなかった。浸潤麻酔は，手技が容易で，合併症も少なく応用範囲が広い。

【症例2】硬膜外ブロックを用いた鎮痛法

　65歳，男性。右肺癌に対して，肺部分切除術を行った。T_{7-8} より硬膜外カテーテルを挿入し，1/20万エピネフリン入りの 1.5％リドカイン 3 ml のテスト投与後に麻酔を導入した。導入後 1.5％リドカイン 5 ml と塩酸モルヒネ 2 mg を，術中は 1.5％リドカインを

3 ml/hrで硬膜外注入した。またフェンタニルを麻酔導入後に100 μg，術中に100 μg静注した。手術は3時間で終了した。麻酔の覚醒はスムーズで強い痛みはなかった。術後は1.5％リドカイン4 ml/hr，モルヒネ2 mg/dayを翌日まで，その後3日目までは1.5％リドカイン3 ml/hr，モルヒネ2 mg/dayを投与した。その間，痛みの増強時に，ジクロフェナク坐剤25 mg（1～2回/day）を使用した。咳，体動時には痛みがあるが，安静時および深呼吸時には痛みがなかった。術後2週間はジクロフェナク25 mgの経口投与（2～3回/day）により，痛みのコントロールができた。

【解説】
　開胸術などの強い術後痛が予想される場合には，硬膜外ブロックに加えて，麻薬およびNSAIDsの投与が奨められる。

【症例3】小児の鎮痛
　5歳11カ月，女児。体重17 kg。漏斗胸で胸肋挙上術を行った。麻酔導入後に第4～5腰椎間より硬膜外カテーテルを挿入し，カテーテル先端を中位胸椎に置いた。20万分の1のエピネフリン入り0.75％リドカイン1.7 mlテスト投与後，フェンタニル2 μg/mlおよびエピネフリン入り0.75％リドカインを8.5 ml注入し，術中は同液を3.4 ml/hrで注入した。手術は2時間15分で終了した。翌日朝まで同量の硬膜外注入を施行し，その後1.5 ml/hrに減らし，術後2日目にカテーテルを抜去した。その間痛みはほとんどなく，カテーテル抜去後も体動時に創部痛を訴える程度であった。

【考察】
　小児は神経が未発達で侵害刺激に対して感受性が低く，術後鎮痛は重要でないと考えられていた。しかし，近年の研究により，未熟児，新生児を含め小児は成人と同様に侵害刺激に反応し，さらに小児では侵害刺激は精神神経発達に悪影響を及ぼすことが明らかになり，小児に対する術後鎮痛が積極的に行われるようになっている。

参考文献

1) Nagaro T, Hamami G, Takasaki Y, Arai T: Ventilation via a mouth mask facilitates fiberoptic nasal tracheal intubation in anesthetized patients. Anesthesiology 78: 603-604, 1993

（新井達潤・多保悦夫・長櫓　巧）

第10講

麻酔とモニター

はじめに

　なぜ，麻酔中にモニタリングが必要なのか？　それは，麻酔によって患者を手術侵襲から守るために人為的に深い昏睡状態へと持っていくとき，患者の呼吸・循環・代謝の正しい評価（モニタリング）が生死に直結する重要なファクターとなるからである。

　このように，近代医学におけるモニターあるいはモニター学の重要性は言うまでもなく，特に麻酔科学のような急性医学（acute medicine）においては重要な一分野を形成し，電子工学，機械工学の進歩と相まって今後も飛躍的な発展が期待される。

　40年前には麻酔中の唯一のモニター機器は手動の血圧計で，心電図モニターさえなく，患者の動脈拍動を触知しながら術野を観察し，五感をフルに働かせつつ麻酔を施行していた。その後，観血的血圧測定，パルスオキシメータ，呼気炭酸ガスモニター，麻酔ガスモニター，自動血圧計，筋弛緩モニター，経食道心エコーなど，多数のモニターが開発され，現在では麻酔科医はこれらのモニターからの生体情報を統合しながら麻酔管理を行っている。これらのモニターは，もとより患者の安全のために行っているものであるが，麻酔科医の安心のために行っている部分もある。確かに患者の状態や手術の種類によっては多くのモニターを必要とする場合があるが，必要以上のモニターを患者に装着し，患者の顔色や術野を見ず，モニターのみを頼りにすることは本末転倒であり，慎むべきである。

【安全な麻酔のためのモニター指針（日本麻酔学会，1997年）】
〔前文〕
　麻酔中の患者の安全を維持確保するために，日本麻酔学会は下記の指針が採用されることを勧告する。この指針は全身麻酔，硬膜外麻酔及び脊椎麻酔を行う時に適用される。
〔麻酔中モニター指針〕
①現場に麻酔を担当する医師が居て，絶え間なく看視すること。
②酸素化のチェックについて
　　皮膚，粘膜，血液の色などを看視すること。
　　パルスオキシメータを装着すること。
③換気のチェックについて
　　胸郭や呼吸バッグの動き及び呼吸音を監視すること。
　　全身麻酔ではカプノメータを装着すること。
　　換気量モニターを適宜使用することが望ましい。

④循環のチェックについて
　心音，動脈の触診，動脈波形または脈波の何れか一つを監視すること。
　心電図モニターを用いること。
　血圧測定を行うこと。
　　原則として5分間隔で測定し，必要ならば頻回に測定すること。観血的血圧測定は必要に応じて行う。
⑤体温のチェックについて
　体温測定を行うこと。
⑥筋弛緩のチェックについて
　筋弛緩モニターは必要に応じて行う。

1 呼吸系モニター

　呼吸系のモニターは，①呼吸数や換気量のモニター，②肺でのガス交換のモニター，の2つに分類することができる。いずれのモニターも，生体にとって最も重要な体内への酸素の取り込み，あるいは体外への二酸化炭素の排出を監視する。

a 視診，触診，聴診

　胸郭および腹部の呼吸運動や気道内圧計の目盛りを眼でチェックする視診，患者の口元に手掌をかざして呼気ガスをチェックしたりバックの硬さを感じたりする触診，片耳聴診器を胸にあて肺胞呼吸音を聴取する聴診などは特別な装置がなくても可能であり，基礎的な情報を提供してくれる。

b 呼吸数

　分時換気量＝一回換気量×呼吸数で示されるように，呼吸数の測定は重要である。麻薬では呼吸数が著明に減少し，脊椎麻酔や硬膜外麻酔などでは呼吸筋の麻痺により一回換気量が減少する。これを呼吸回数でカバーすることもある。自発呼吸下では視診，気管挿管下では気道内圧計や換気量計などにより呼吸数が測定できる。最近の心電図モニターは心電図電極により呼吸運動に伴う胸郭の電気的インピーダンスの変化をとらえ，呼吸数を画面上に表示するものが多い。

c 換気量

　分時換気量が低下すると，体内の二酸化炭素濃度は上昇する。全身麻酔後，筋弛緩薬の効果遷延や麻薬使用による換気量の減少によりPa_{CO_2}（動脈血二酸化炭素分圧）が上昇し，覚醒が遅延する（CO_2ナルコーシス）こともある。換気量モニターには一回換気量を表示する機器と分時換気量を表示する機器がある。換気量は気管挿管下では，挿管チューブと蛇管の間に換気量計のセンサーを入れることで正確に測定できるが，マスク下では，マスクと顔が密着されないと正確な換気量の測定ができない。小児ではカフのついていない気管チューブを用いることが多く，ほとんどの場合，吸気時にエアリークがある。したがって，吸気一回換気量よりも呼気一回換気量をモニタリングする方がよい。吸気一回換気量は機械が設定した換気量であり，呼気一回換気量は患者から実際に出てくる呼気の量だか

らである。

d パルスオキシメータ

　パルスオキシメータは，指先に装着するだけで動脈血酸素飽和度（Sp_{O_2}）を測定する装置である。その原理はLambert-Beerの法則（→MEMO 1）に基づき，酸化ヘモグロビンに強く吸光される赤外光（940 nm波長）と還元ヘモグロビンに強く吸光される赤色光（660 nm波長）を用いて両者の透過光量を測定し，その比から酸素飽和度を計算する（図10-1）。パルスオキシメータの値はほぼ動脈血酸素飽和度と一致するが，一酸化炭素中毒のようなカルボキシヘモグロビンが増加する場合には，カルボキシヘモグロビンも酸化ヘモグロビンとして測定するため，実際の酸化ヘモグロビン値よりも高く表示される。ある種の局所麻酔薬（prilocaine, benzocaine）などの大量投与によりメトヘモグロビンが一定以上増加する場合には，実際の動脈血酸素飽和度がいくらであっても85％を示すことがあるため注意が必要である。新生児にみられる胎児ヘモグロビンやビリルビンはパルスオキシメータに影響しない。一方，メチレンブルー，インジゴカルミン，インドシアニングリーンのような色素を投与した場合，実際よりも低く表示されることが多い。また，体動や電気メス，電気毛布，赤外線ランプなどのノイズ，マニキュアなどでも正常値を示さないことがある。

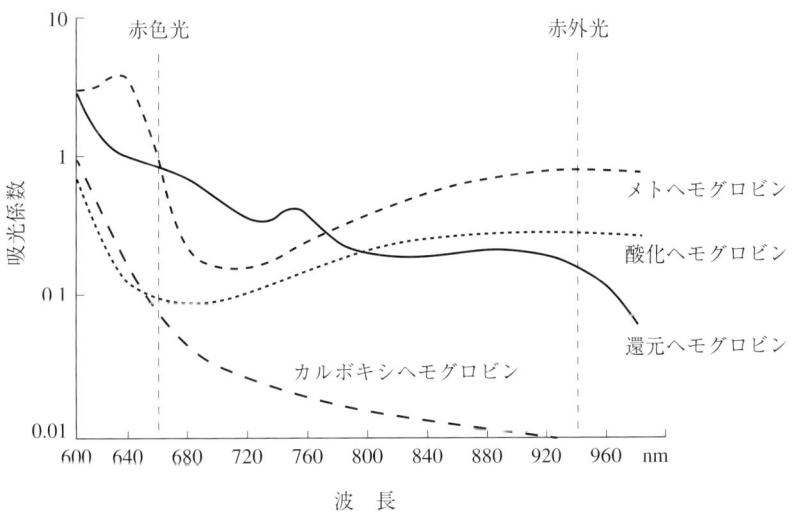

図10-1　ヘモグロビンの吸光曲線

MEMO ● 1　Lambert-Beerの法則
　水に溶解した色素（ヘモグロビンなど）は光を吸収し，吸光量は溶解色素濃度に比例する。また，溶存物質が2つ以上あっても，その吸光スペクトルが異なるなら，物質が2種なら2波長で，3種あれば3波長の光を当ててその吸光度を測定すれば，その物質の相対濃度が測定できる。

e 呼気終末炭酸ガス濃度（endtidal-CO_2：Et_{CO_2}）

炭酸ガスは呼気中にのみ含まれる。循環系が安定していればEt_{CO_2}は肺胞炭酸ガス濃度と近似し，また動脈血炭酸ガス分圧とも近似する。呼気炭酸ガス濃度曲線（図10-2）は患者の換気状態についてさまざまな情報を与えてくれる（図10-3）。多量の空気，脂肪，血栓，骨セメントなどによる肺梗塞は，呼気炭酸ガス濃度の急激な低下を来すため，脳外科座位手術や整形外科下肢手術では必須のモニターである。同様に肺の血流が低下する低血圧，ショック，心肺蘇生中もEt_{CO_2}は低下する。炭酸ガスを用いた気腹手術などでは血中の炭酸ガス濃度が上昇するため，呼気炭酸ガス濃度の監視およびその正確な評価が重要である。最近では，術中のモニターとしてだけでなく，救急現場において心マッサージが効率よく行われているかどうかの指標に用いられるようになった（心マッサージがうまく行われると，末梢からの炭酸ガスを肺まで運んでくるため，呼気炭酸ガス濃度が高くなる）。

f 血液ガス分析

動脈血の血液ガス分析は，肺でのガス交換の状態を的確に反映する。留置動脈ラインから動脈血をガス分析装置に注入すれば自動的に測定される。最近，動脈カニューレの先端部のセンサーで直接ガス分析を行い，Po_2やPco_2の変動をリアルタイムに表示する装置が開発され，分離肺換気時のモニタリングとして有用である。

2 循環系モニター

a 心電図（electrocardiography：ECG）

手術中の心電図変化はさまざまな情報をもたらしてくれる。心電図モニターのおかげで麻酔の安全性は大幅に向上し，また麻酔科医の能力も上昇した。

通常胸壁に3枚の電極を貼り，II誘導に近い波形をモニタリングしているが，狭心症などで胸部誘導に虚血変化が表れている症例では5枚の電極で胸部誘導も同時に監視する。術中心電図モニターで最も重要なことは基本状態からの変化を読みとることである。頻脈（浅麻酔，疼痛刺激，血圧低下，換気障害などにより起こる），徐脈（迷走神経反射，低酸素血症，血圧上昇など），不整脈（麻酔薬，エピネフリンなど），ST-Tの変化（狭心症，心筋梗塞，電解質異常など）などが認められた場合は，その原因を分析，評価し迅速に対応する必要がある。

頻脈，徐脈および伝導異常の診断に重要なP波の評価にはII誘導が適している。

心筋虚血はSTの0.1mV以上の低下，あるいはJ点を過ぎてから60〜80msecの間0.2mVの上昇で診断される。上記のような心電図変化は冠動脈障害患者の非心臓手術で18〜74％に認められるといわれる。ほとんどの場合はSTの低下で，90％以上はV_4あるいはV_5でみられる。II誘導，V_4，V_5を組み合わせると心筋虚血の96％を見出すことができる。

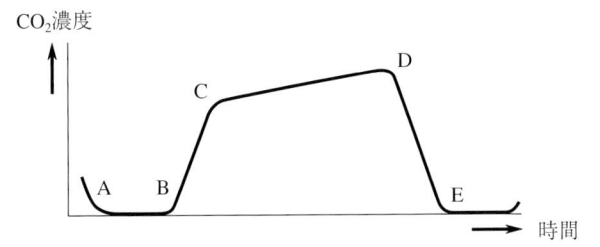

A-B：呼気が始まったばかりで気道の死腔部分の気体が呼出されており，CO_2値はゼロである。
B-C：CO_2濃度が急激に上昇する部分は，肺胞内に貯留していたCO_2が気道を通過して口腔外に排出しはじめたところを表す。
C-D：徐々に最高点に近づく肺胞プラトーと呼ばれる緩やかな上昇部分で，気道に存在した他の気体がほぼ排出され，肺胞中のCO_2濃度に近づく。Dの部分が呼気終末炭酸ガス濃度（Et_{CO_2}）である。
D-E：CO_2濃度が急激に下降する部分は，吸気相を表す。

図10-2　呼気炭酸ガス濃度曲線（capnography）

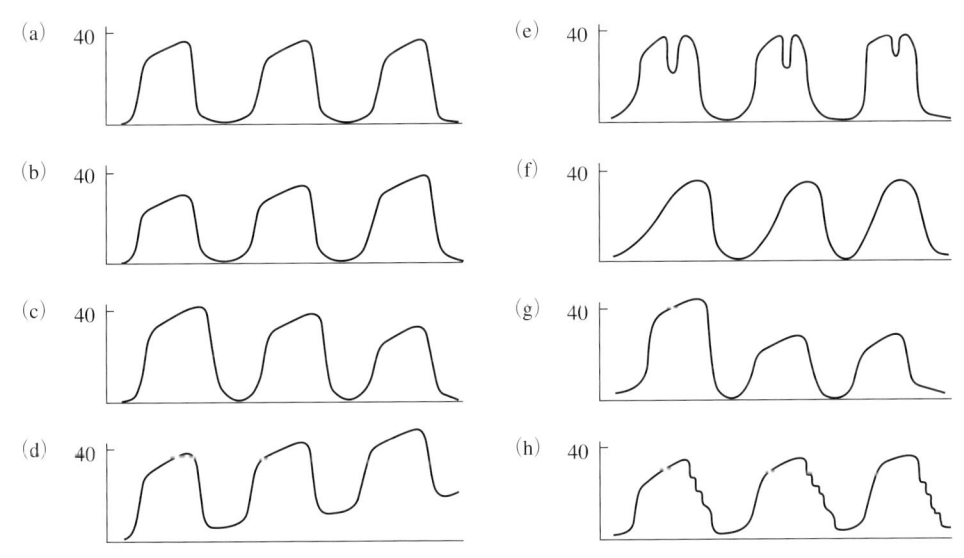

(a) 正常：Et_{CO_2}は約40mmHg
(b) Et_{CO_2}が徐々に上昇：低換気，体温上昇，炭酸ガスによる気腹中
(c) Et_{CO_2}が徐々に低下：過換気，低体温，肺への血液量の低下
(d) Et_{CO_2}がベースラインごと徐々に上昇：呼気の再吸収，麻酔器のCO_2の吸収剤の消耗
(e) 肺胞プラトーにノッチが出現：人工換気中の自発呼吸の再開
(f) Et_{CO_2}が緩やかに上昇し肺胞プラトーが消失：気管支喘息等による気管攣縮
(g) Et_{CO_2}が突然減少：空気塞栓などによる肺梗塞，急激な循環血液量の減少
(h) 肺胞プラトーと急峻な下降がなく階段状に下がるもの：cardiogenic oscillations（心原性による付近の臓器の振動）

図10-3　特殊状態と呼気炭酸ガス濃度曲線

b 血圧（blood pressure：BP）

1）間接血圧

通常行われる血圧測定は上腕にマンシェット（Riva-Rocciの閉塞用カフ）を巻き，このマンシェットに空気を入れて圧をかけ，その圧に打ち勝って流れる動脈血流の摩擦音（コロトコフ音）を聴診する。このとき測定しているのは動脈圧ではなく，マンシェット内の空気圧である。このため間接血圧測定という。この方法では，例えばマンシェットの幅が小さい場合は，動脈血流遮断のためにより高い圧が必要となり，幅が大きい場合に比べ測定血圧が高くなる。また，マンシェットをゆるく装着すると，動脈を圧迫するために余分な圧を必要とするため，血圧を高く測定してしまう。

小児などで聴診器でコロトコフ音がはっきり聴取できないときには橈骨動脈を触知しながら，あるいは橈骨動脈上の皮膚に超音波ドップラー計を装着して最高血圧のみを測定する。最近は，設定した時間ごとに自動的にマンシェットのカフを膨らまし，oscillation（振動）の原理を用いて動脈圧を測定する自動血圧計や橈骨動脈上に圧センサーを取り付け，連続的に動脈波形を測定する機器も開発されている（図10-4）。

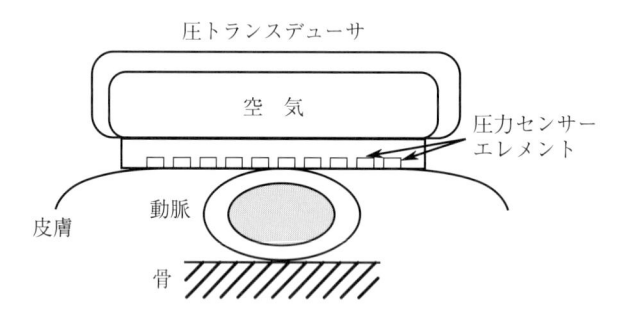

図10-4 圧センサーによる非観血的動脈圧測定
下部が骨で支えられている表在性の動脈を上部から圧を加えて血管壁を平坦にすると，血管内の圧力を血管壁の外から測定できる。圧トランスデューサには圧力センサーエレメントが数十個取り付けられており，圧波形の振幅が最大のものを自動的に選択する。

2）直接血圧

大量出血が予想される手術，心臓手術，あるいは肺手術など血行動態が変動しやすい手術，外傷（出血）によりプレショックの状態，術前から心臓や呼吸器に異常がある場合，熱傷などでマンシェットの巻けない症例，あるいは低血圧麻酔を施行する場合などでは，直接動脈内にカテーテルを留置し，血圧を持続的に正確にモニタリングする必要がある。また，動脈内にカテーテルを留置しておくと，動脈血ガス分析が容易にできる。

観血的動脈圧測定に最もよく使用される動脈は橈骨動脈である。橈骨動脈が選ばれる理由は，
①皮膚から動脈までの距離が短いためカテーテルが挿入しやすい。
②万が一動脈閉塞を起こしても尺骨動脈からの副血行がある。

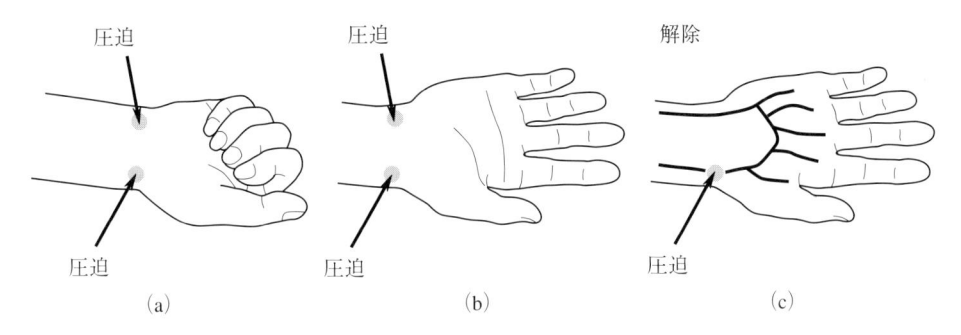

図10-5　Allenのテスト

患者に強く拳を握らせた（手掌の血液を圧排させる）後，検者は（a）両手の母指で橈骨動脈および尺骨動脈を強く圧迫し，（b）そのまま拳を開けさせる（手掌は白い）．（c）次いで尺骨側の拇指の圧迫をゆるめ尺骨動脈を開通させ，手掌が赤くなるまでの時間を測定する．5秒以内が正常で，10秒以上は異常である．

などである．②については，Allenのテスト（図10-5）を行い，尺骨動脈からの血行をチェックしなければならない．

3）カテーテル挿入方法

まず手首を，丸めたスポンジなどの上で背屈し，穿刺部位をよく伸展させる．皮膚消毒後，動脈の真上を皮膚との角度を30度以下に保ちながら，22ゲージあるいは20ゲージのエラスター針を穿刺する．動脈内に針が入ると内筒内に血液が逆流するので，逆流確認後，血管の走行に沿って1〜2mm留置針をすすめ，その後，留置針の外筒部分のみを血管内にすすめ，完全に外筒が血管内に留置されたことを血液の逆流で確かめた後，圧トランスデューサに接続する．カテーテル挿入後は手首の背屈を解除する．背屈位を長く続けると正中神経が伸展され障害される．動脈ラインは，ヘパリン加生理食塩水を微量持続注入することで閉塞を予防する．

橈骨動脈以外でよく用いられる動脈に足背動脈がある．足背動脈は前脛骨動脈から続き，後脛骨動脈からの外側足底動脈と足底動脈弓を形成する．したがって，足背動脈にカニュレーションをする場合，外側足底動脈の開通を確認しなければならない．末梢動脈では動脈のコンプライアンスが低くなり，先行波の反射や共鳴が加わり収縮期圧は高めに，拡張期圧は低めに出る（足背動脈では橈骨動脈に比べ収縮期は10〜20mmHg高く，拡張期は15〜20mmHg低い）．

大腿動脈も心臓手術術後に短期間使用する場合もあるが，重篤な血栓症を起こすこともある．

C　中心静脈圧（central venous pressure：CVP）

中心静脈圧とは胸腔内の上あるいは下大静脈圧をさす．外頸静脈，内頸静脈，鎖骨下静脈，大腿静脈などを穿刺後，カテーテルを挿入して測定する．基準点は仰臥位で右房の高さにおき，測定は呼気終末に，あるいは正確には人工呼吸器を外して行う（人工呼吸中は胸腔内圧が陽圧で上昇するため）．正常値は6〜12cmH$_2$Oであるが，心臓の収縮に合わせて変動し，その波形の各波にa波，c波，x波，v波，y波と命名されている（図10-6）．一部の循環器疾患ではCVP波形をみるだけで病名を診断できる（→MEMO 2）．

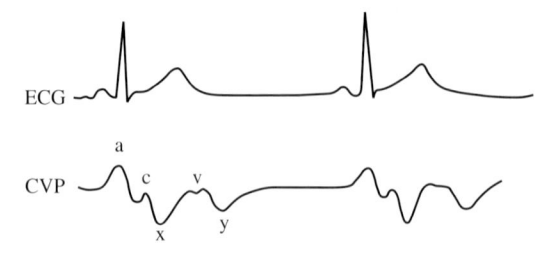

a波：右房収縮
c波：右室収縮による三尖弁の右房内への膨隆
x波：右房の弛緩
v波：右房の血液充満
y波：三尖弁が開き右室への血液流入

図10-6　CVP波形と各波の名称とその起源

MEMO●2　CVP波形から何が分かるか

①a波の消失：心房細動
②a波の増高：三尖弁狭窄などの右房流出路障害，肺高血圧症，房室ブロックなどで三尖弁が閉じている状態での右房収縮
③v波の増高：三尖弁閉鎖不全症

MEMO●3　Frank-Starlingの法則

　1895年Frankはカエルの心筋の収縮の強さが，その直前の心腔内容積および心腔内圧によって決められることを証明し，次いで1914年にStarlingは心筋収縮によって生じるエネルギーは収縮開始直前の心筋線維の長さによって決定され，心筋線維が強く伸展されるほど強い収縮が起こることを証明した。

　心機能の評価には縦軸に心拍出量（cardiac output：CO）を，横軸に肺動脈楔入圧をとり，両者の関係を曲線で表したFrank-Starlingの心機能曲線（図）が役立つ。

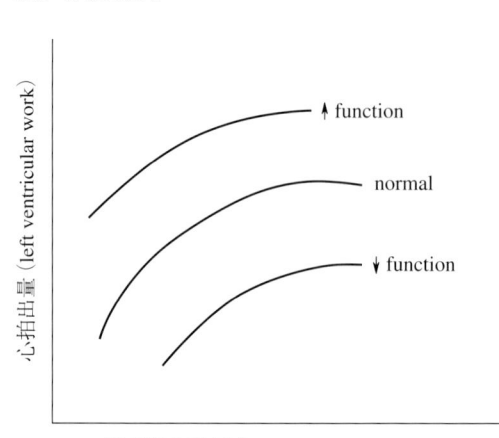

中央：正常曲線
上：機能亢進時の曲線
下：機能低下時の曲線

縦軸：心拍出量（left ventricular work）
横軸：肺動脈楔入圧（left ventricular filling pressure）

術中の中心静脈圧のモニタリングは循環血液量の推定と，右心系への血液の還流圧（右心室の前負荷）の測定という2つの意義をもつ。前者に関しては右心機能障害がない場合には中心静脈圧と循環血液量は相関すると考えてよい。後者は心機能を評価する上で重要な意味をもつ。心筋は引き伸ばされれば伸ばされるほど収縮力が高まる（Frank-Starlingの法則→MEMO 3）。つまり還流圧（あるいは量）が大きいほど心拍出量が増加する。

　さて，臨床で一般に用いられる血圧，脈拍，心拍出量など各パラメータは左心機能を対象にしている。したがって，循環動態の評価には左心機能を知る必要があり，そのためには左心への還流圧（肺静脈圧）の測定が必要になる。スワン・ガンツカテーテルで肺動脈楔入圧（次項）が測定できるようになる前は，この左心前負荷の測定は容易ではなかった。中心静脈圧は左房圧（肺静脈圧）とよく相関するという理由で左房圧の代用として用いられた。しかし実際には間に右心機能，肺コンプライアンスが介在するため両者は必ずしも一致しない。しかし，中心静脈圧測定は，術中の体液バランスを推定する指標として重要であることに違いはない。特に尿路系の長時間手術（例えば膀胱全摘術で尿量の測定が困難な場合）や，中等量の出血の場合などでは輸液量を決定する重要な目安となる。

　中心静脈カテーテルは中心静脈圧のモニターだけでなく，術後の高カロリー輸液の投与ルートや循環系作動薬の投与ルートとしても用いられ，術後ICUでの管理が必要な手術では必須のものとなってきた。

　中心静脈カニュレーションで最もよく用いられるのは右内頸静脈である（図10-7）。右内頸静脈がよく用いられる理由として，

①鎖骨下静脈を使用する場合に比べて気胸を起こす可能性が低い。
②解剖学的に動脈と静脈の位置が分かりやすい。
③右房までの距離が短く直線的であるためカテーテルを容易に上大静脈へ挿入できる。
④手術台の頭側からアプローチできる。

などが挙げられる。

　まず手術台の頭側を15度低くし，内頸静脈を怒張させる。次に，頸部の下に薄い枕を

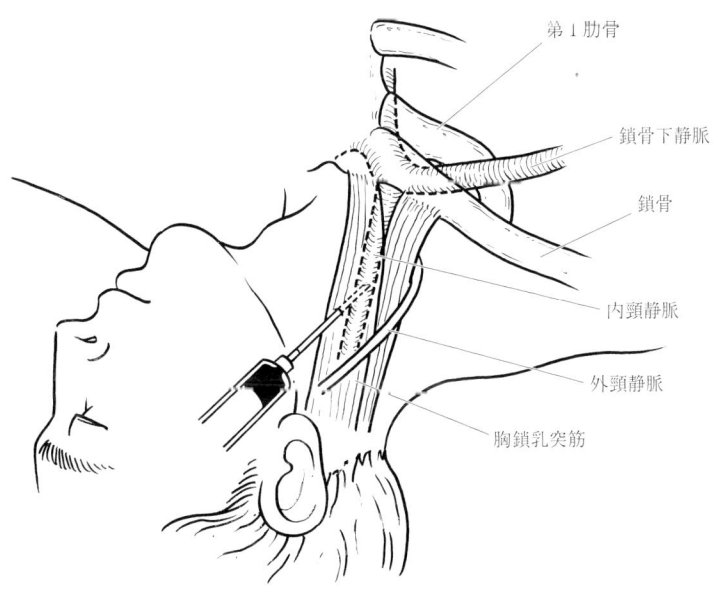

図10-7　右内頸静脈カニュレーションの方法

入れ，頸部を伸展させ，かつ患者の顔を左側に向ける。皮膚消毒の前に，胸鎖乳突筋，鎖骨，頸動脈の位置をマジックで書き，刺入部にマークしておくと，シーツをかけた後も解剖学的位置がよく分かる。刺入位置は鎖骨から2～3横指頭側，頸動脈のすぐ外側で，皮膚に対して約30度の角度でやや外側に向かって針を進める。最初に23ゲージ針で皮膚から静脈までの方向と深さを確認後，カテーテル挿入のための針（16～18ゲージ）を刺入する。これにより動脈穿刺や気胸などの合併症を少なくすることができる。通常，皮膚から3cm以内に内頸静脈を穿刺する。内頸静脈を用いた中心静脈カニュレーションでは，10cm以上カテーテルを進めるとほぼ全例で上大静脈に進入するが，カテーテル先端を最適位置（上大静脈と右房の接合部）に留置するには透視あるいはX線写真を利用する。

　合併症として最も多いのは頸動脈穿刺である。頸動脈穿刺後の血腫による気道圧迫や，仮性動脈瘤あるいは動静脈瘻の形成，動脈血栓による脳梗塞などの報告もある。まれには，気胸や腕神経叢の損傷，胸管の損傷（左内頸静脈穿刺の場合）なども起こる。

　内頸静脈以外では外頸静脈，尺側皮静脈，橈側皮静脈などを用いることがあるが，カテーテルを目的部位まで挿入することが難しい。鎖骨下静脈からのアプローチは気胸を起こす可能性がある。麻酔中陽圧呼吸を行うと緊張性気胸を起こす可能性があり，術中のカニュレーションとしては好ましくない。

　中心静脈カニュレーションを行う場合，いずれの静脈を用いても刺入部からの感染，カテーテルからの感染，カテーテルの切断，神経損傷などの合併症発生の可能性があり，十分に皮膚を消毒した後，無菌的に，かつていねいに操作しなければならない。

d　スワン・ガンツカテーテル（Swan-Ganz flow-directed pulmonary artery catheter）

　心疾患患者の循環動態の評価や循環血液量の推察に用い，最も優れた循環機能モニターの1つである。スワン・ガンツカテーテルの挿入は通常右内頸静脈から行い，透視下あるいはカテーテルの先端圧を計測しながら右房→右室→肺動脈へとカテーテル挿入し，先端部のバルーンを膨らまし，肺動脈が楔入することを確認する（図10-8，図10-9）。スワン・ガンツカテーテルは先端部と先端から約30cmの所に側孔が開いており，おのおのの肺動脈圧（pulmonary artery：PA）と中心静脈圧を測定できる。また，先端部のバルーンを膨らませることで右心系の圧（肺動脈圧）から隔離されたカテーテル先端より前方の圧，つまり肺血管床の静水圧を測定できる。バルーンを膨らませるとカテーテルが肺動脈の先の方にくさびが刺さるような形になるので，この状態を楔入（せつにゅう）と呼び，このとき先端で測る圧を肺動脈楔入圧（pulmonary capillary wedge pressure：PCWP）という。肺動脈楔入圧は肺血管床の静水圧を反映し，またその前方にある肺静脈圧を反映する。左心機能をみるとき左室への還流圧を知ることは必須であるが，臨床的にこれを測定することはできない。しかし，僧帽弁や大動脈弁に特別の異常を認めない患者では，左室拡張終期圧≒左房圧（LAP）≒肺静脈圧≒肺動脈楔入圧の関係式が成り立つため，結果的に肺動脈楔入圧を左室前負荷の指標としている（→MEMO 3）。

　スワン・ガンツカテーテルによる心拍出量の測定は熱希釈法によって行われる。最近ではカテーテル自体に巻かれた熱線を数十秒ごとに熱することで持続的に心拍出量を測定表示する機種が広く使用されている。また，先端に混合静脈血酸素飽和度（$S\bar{v}_{O_2}$）を持続的に測定するファイバーを内蔵したものが多く，酸素需給バランスの指標となる（図10-10）。

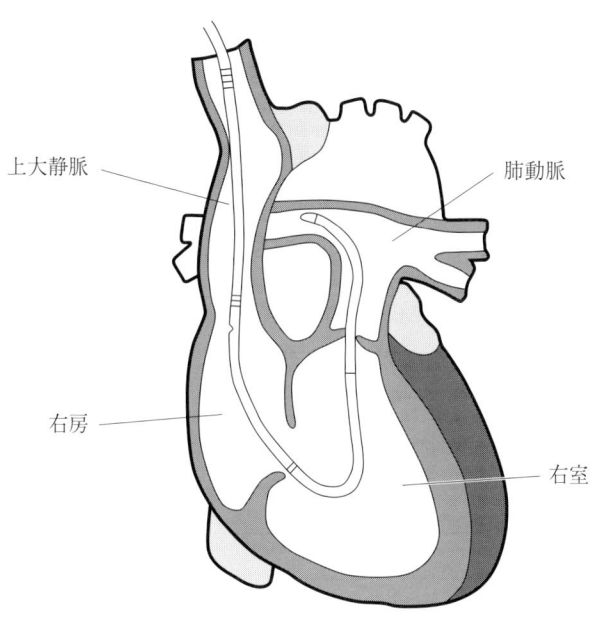

図10-8 スワン・ガンツカテーテルの走行

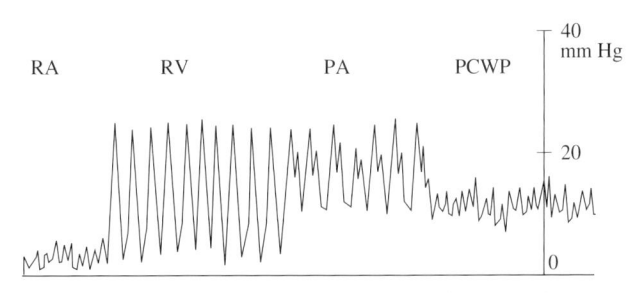

図10-9 スワン・ガンツカテーテルの位置と圧波形
カテーテルを右房（RA），右室（RV），肺動脈（PA），肺毛細血管（PCWP）へと挿入したときの圧波形

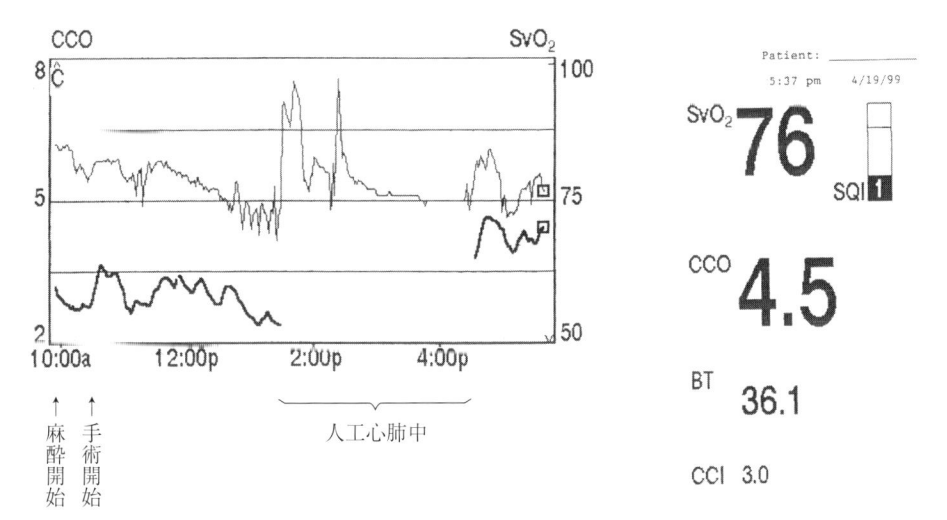

図10-10 開心術中に持続的に測定した心拍出量と混合静脈血酸素飽和度の画面表示
SvO_2 76，CO 4.5 はグラフ右端の□を示す。CI：cardiac index（心係数）

混合静脈血酸素飽和度は$S\bar{v}_{O_2} = Sa_{O_2} - \dot{V}_{O_2}/CO \times Hb \times 1.38$の式が示すように，動脈血酸素分圧の低下や心拍出量の低下，血中ヘモグロビン値の低下などで減少し，また発熱など組織での酸素消費量（$\dot{V}_{O_2}$）が増大したときなどにも減少する。低体温など酸素消費量が少ないときや敗血症のように心拍出量が多いときは混合静脈血酸素飽和度は増加する。

e 経食道心エコー法（transesophageal echocardiography：TEE）

経食道心エコー法（TEE）は食道内にプローブを挿入し，心臓の断面図を超音波を用い連続的に表示する方法で，心臓の動きそのものが画像として得られる（図10-11）。心臓手術時や重篤な心疾患患者の麻酔には欠くことのできないモニターとなっている。坐位手術時あるいは気腹手術時の空気塞栓の検出や整形外科手術時の脂肪塞栓や骨セメントの遊離などの検出にも非常に有用である。

TEEは体表からの経胸壁心エコーで良好な画像が得られにくい慢性閉塞性肺疾患患者や肥満患者において，胃内視鏡を改造したプローブを用いて心臓を反対側から観察するために開発された。近年，超音波素子を回転することのできるマルチプレーンプローブを用いてさまざまな画像が得られるようになった。特に術前診断の確認，手術結果のチェック，術中の心筋虚血を含めた心機能の評価などが大きな目的となる。TEEの長所としてプローブが左房のすぐ後ろに位置し，その間に障害物がないため高周波数の焦点距離の短いプローブを使用することができる。その結果ノイズの少ない高画質を得ることができ，その位置関係から左房や僧帽弁の観察に優れている。また開心術時に術野から直接行う心エコー法などと比較し，手術操作を妨げない，プローブが固定しやすく同一の画像が得やすい，術野を汚染しないなどの利点がある。TEEの短所としては半侵襲的である，プローブの動きに制限がある，気管によるブラインドゾーンが存在することなどである。

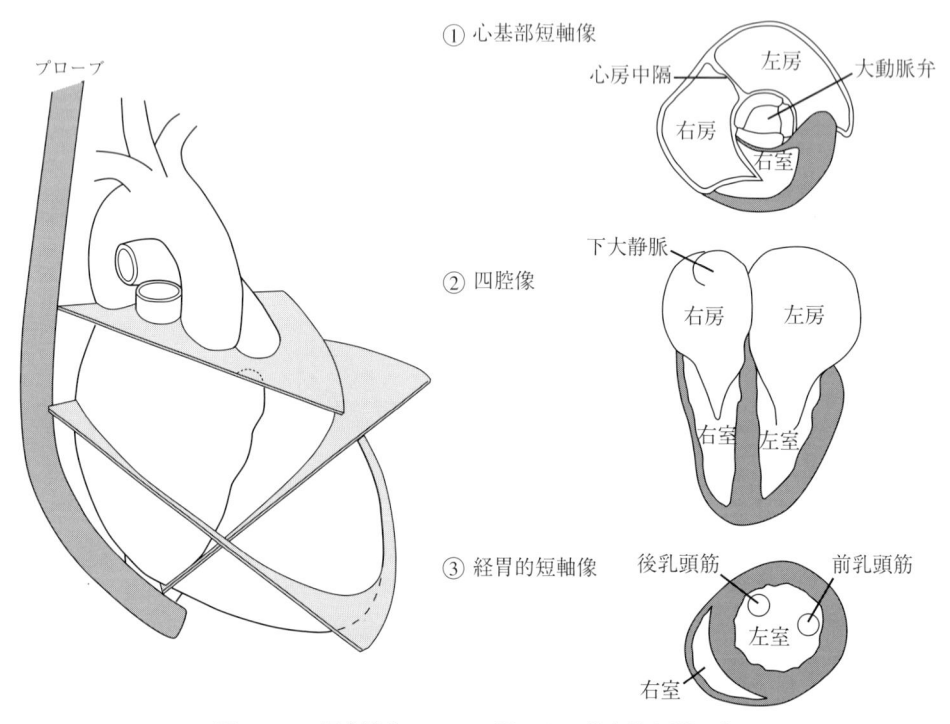

図10-11 経食道心エコーで得られる代表的な断面像

1）TEEの測定モード

a）プローブより投射した超音波が音響インピーダンスの異なる境界面から反射してプローブに戻ってくる時間を組織内標準音速から計算して距離に変換し，その反射波の強さを輝度変調し表示するモードで，Mモード法と断層法に分けられる。

①Mモード

1本の超音波走査線上の経時的変化を表し，縦軸は距離，横軸を時間で表示する。時相解析に有用である。

②断層心エコー

電子的に短時間で超音波を扇形に発射して画面を合成する。二次元的に心臓の形態を観察することができる。最も基本となるモードである。

b）反射してくる超音波の周波数は，その物体がプローブに向かってくるときは発信周波数よりも高く，遠ざかるときは低くなる。このドプラー効果を利用して物体の移動速度を計測するのがドプラーモードであり，パルスドプラー法，連続波ドプラー法，カラードプラー法に分けられる。

①パルスドプラー法

任意の部位での血流速度を測定することができる。折り返し現象のため測定可能な最大速度に制限がある。左室流入血流，右室流入血流，肺静脈血流，肺動脈血流，肝静脈血流など比較的遅い血流速度を測定する。

②連続波ドプラー法

超音波の送信と受信を別々に行うため測定可能な血流速度に制限がないが，走査線上のすべての血流を測定しているため，どの部位の血流速度を測定しているか分からない。狭窄弁や逆流弁などの高速な血流速度測定に適している。

③カラードプラー法

断層心エコー上の各部位の血流速度をカラー表示することにより，二次元的な血流情報を得ることができる。通常，トランスデューサに向かう血流を赤色系で遠ざかる血流を青色系で表し，また血流速度が速いほど明るい色で表示する。弁狭窄や逆流があり乱流が存在するとモザイク状に表示する。

2）TEE施行の手技

a）プローブの挿入

TEEを術中モニターとして用いる場合，プローブの挿入は通常，麻酔導入・気管挿管後に仰臥位で行う。プローブが自由に動く状態でリドカインゼリーなどを十分塗り，ラリンジアルマスク挿入時と同じようにsniffing position（嗅ぐ姿勢）で下顎を挙上し，患者の正中線に沿ってゆっくりと挿入する。プローブが喉頭蓋側方の梨状窩に進むときはプローブの左右方向の動きをハンドルでロックしたり，患者の頭部を左右から圧迫してプローブを正中に進むように介助してもらう。他の原因などで挿入が困難な場合は喉頭鏡を用いて挿入する。

b）プローブの操作

TEEプローブは胃内視鏡や気管支ファイバーなどと同様にハンドル操作により屈曲したり（前方，後方，左方，右方），深さを変えたり（前進，後退），回転させる（時計方向，反時計方向）ことにより操作する。日本人の場合，門歯から約30 cm挿入すると心臓が描

出される。

c) 基本画像

TEEを施行する上では断層心エコーの基本画像の理解が重要となる。標準断面として横断像（患者の体軸に対して垂直な断面），縦断像（患者の体軸に対して平行な断面），短軸像（心臓軸に対して垂直な断面），長軸像（心臓軸に対して平行な断面）があり，シングルプレーンプローブで得られる横断像が基本となる。マルチプレーンプローブでは超音波素子を回転させることによりさまざまな走査面を得ることができる。

3) TEEの術中応用

麻酔科医が術中にTEEを使用する理由として，TEEが心臓の動きをそのまま画像として映しだすため，心室腔の拡大あるいは縮小，心室壁運動の低下などを，視覚（物を理解するときに五感の中で最も有用）により理解することができるからである。したがって，術中のTEEは狭心症あるいは心筋梗塞の既往がある患者の左室壁の運動異常を早期に発見するのに最適である。また，心ポンプ機能の評価や心容量の評価，心臓手術中の空気塞栓の診断や心臓手術後の心機能の評価にも非常に有用である。以下にそれぞれの項目について詳しく述べる。

a) 術中心筋虚血の早期診断

心筋虚血が発生した場合，心電図のST-T変化や肺動脈楔入圧の変化よりも早期に局所壁運動異常が起こる。多くの研究によって局所壁運動異常が心筋虚血の鋭敏な指標であることが証明され，術中心筋虚血の早期診断のために新たな局所壁運動異常発生を連続モニターする目的でTEEが用いられる。経胃的に描出される乳頭筋レベルの短軸像は右冠動脈，左冠動脈前下行枝，左冠動脈回旋枝の冠動脈主要3枝の灌流域を含んでいるため，心筋虚血による局所壁運動異常のモニターに適している（図10-12）。左室内径短縮率（％FS：％ fractional shortening）や収縮期壁厚増加率（％SWT：％ systolic wall thickening）などから壁運動を

①正常
　　％FS＝30〜50％　　　％SWT＝30〜50％
②軽度収縮低下（心室壁の内方運動は障害されているが壁厚増加は保たれている）
　　％FS＝10〜30％　　　％SWT＝30〜50％

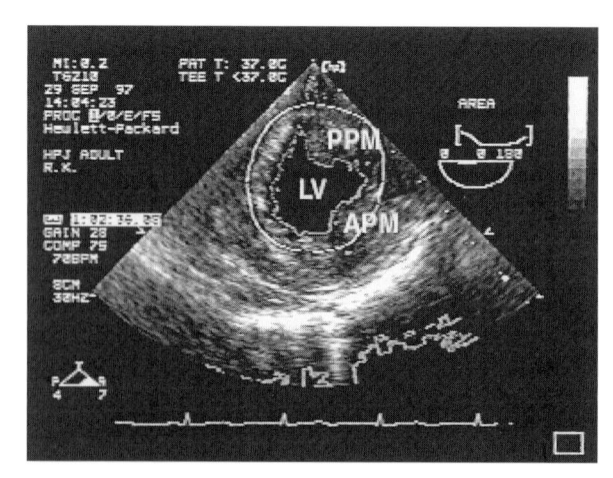

図10-12　乳頭筋レベルの左室短軸像による術中心筋虚血のモニター
心内膜自動認識機能を用いている。
（LV：左室，APM：前外側乳頭筋，PPM：後内側乳頭筋）

③重度収縮低下（心室壁の内方運動だけでなく壁厚増加も重度障害されている）
　　　　％FS＜10％　　　　　％SWT＜30％
　　④無収縮（心室壁がまったく動かない）
　　⑤奇異収縮（収縮期に心室壁が逆に外側に突出する）
に半定量的に評価しスコア化する方法が一般的である。また心内膜自動検出機能を用いて面積駆出率などの連続的な定量評価も可能である。

b）心ポンプ機能の評価
　●左室収縮機能
　①左室内径短縮率（％ fractional shortening）
　　　［（左室拡張終期径－左室収縮終期径）/左室拡張終期径］×100
　　　正常値：30～50％
　　　　腱索レベルの左室短軸像のMモードから算出する。
　②左室駆出率（ejection fraction）
　　　［（左室拡張終期容量－左室収縮終期容量）/左室拡張終期容量］（×100）
　　　正常値：0.5～0.8（50～80％）
　　　　①と同様にMモードからTeichholz法などを用いて計算する。心の収縮能を見る最も良いモニターの1つである。断層心エコーからarea-length法やSimpson法などを用いてより正確に左室内容量を計算できるが，TEEではあまり用いられない。
　③面積駆出率（％ fractional area change）
　　　［（左室拡張終期面積－左室収縮終期面積）/左室拡張終期面積］×100
　　　正常値：40（僧帽弁レベル）～50（乳頭筋レベル）～60％（心尖部）
　　　　生理的に心基部から心尖部に向かって収縮率は増大する。
　　　　心内膜自動認識装置を有する機械では連続モニターが可能である。
　④壁厚増加率（％ systolic wall thickening）
　　　［（左室収縮終期壁厚－左室拡張終期壁厚）/左室拡張終期壁厚］×100
　　　正常値：30～50％
　●左室拡張機能
　　左室拡張機能は左室収縮機能に先行して障害され，左室収縮機能の正常な患者における心不全発生にも重要な役割をもっている。左室流入血流や肺静脈血流速波形から評価する。
　●心拍出量測定
　　Mモード（Teichholz法など），断層心エコー（area-length法やSimpson法など），ドプラー法（肺動脈，僧房弁口，左室流出路）により測定する。ドプラー法では以下の式で計算するが，断面積の測定が誤差を生じることが多い。
　　心拍出量＝時間速度積分値（血流速波形下の面積）×断面積×心拍数

c）心容量の評価
　　肺動脈カテーテルなどによる左室前負荷の推定は，
　　肺動脈拡張期圧≒肺動脈楔入圧（肺血管抵抗）≒左房圧（肺胞内圧）≒左室拡張終期圧（僧房弁機能）∝左室拡張終期容量（左室コンプライアンス）
という多くの仮定をもとに成り立っているが，TEEでは左室拡張終期容量そのものを測定して左室前負荷を直接評価できる。

d）心臓手術結果の評価
　　TEEはプローブが左房のすぐ後にあるため，特に僧帽弁の観察に優れ，僧帽弁形成術後

の残存逆流の評価や経胸壁心エコーでは人工弁の音響陰影によって観察することのできない僧帽弁位の人工弁周囲からの逆流を含めた人工弁の機能評価に用いられる。手術中にTEEを用いて手術結果を評価することにより再手術を予防できる。

4）TEEの禁忌

①食道狭窄のある患者
②食道憩室など解剖学的異常がある患者
③最近，上部消化管手術を受けた患者

小児ではプローブによる気道閉塞や左房の圧迫による血圧低下などに注意しなければならない。

3 中枢神経系

a 脳波（electroencephalogram：EEG）

脳波は大脳皮質の神経細胞の自発的電気的活動を描記したものである。正常で50 ml/100 g/minの脳血流が20 ml/100 g/minまで低下すると徐波化し，15 ml/100 g/minで平坦化する。12 ml/100 g/min以下になると大脳は不可逆的な障害を来すため，内頸動脈内膜剥離術や大動脈弓部動脈瘤手術時の分離脳循環など脳血流の低下するような手術では脳波の連続モニタリングが必要である。

脳波は麻酔薬や鎮静薬などによっても変化するため，判読には注意が必要である。

b 誘発電位（evoked potentials：EP）

末梢神経あるいは中枢神経に何らかの刺激を与え，大脳，脳幹，脊髄などで電気的な反応をみる方法である。刺激は視覚，聴覚，体性感覚，脊髄，大脳皮質運動神経野などで行い，それぞれ目的とする部位をモニタリングすることが可能である。

1）視覚誘発電位（visual evoked potentials：VEP）

眼にゴーグルをつけ，閃光を見させることで視覚を刺激し，後頭部で導出する。視神経，視神経交叉から視覚野に至る経路内に手術操作が入るときに用いる。

2）聴覚誘発電位（brainstem auditory evoked potentials：BAEP）

耳にイヤホンをつけ，クリック音（カチカチ音）を聞かせることで聴覚を刺激し，頭頂部で導出する。蝸牛神経，下丘から聴覚野に至る経路内に手術操作が入るときに用いる。具体的には，小脳橋角部腫瘍の摘出時に脳幹部の損傷を避けるために用いる。また，脳死判定の際の脳幹機能喪失の補助診断としても用いられている。次項に述べる体性感覚誘発電位に比べ，体温や麻酔薬の影響は受けにくい。

3）体性感覚誘発電位（somatosensory evoked potentials：SEP）

末梢神経（主に手関節部の正中神経か足関節部の後脛骨神経）を電気的に刺激し，反対側の側頭部で導出する。末梢神経，脊髄，脳幹，大脳皮質感覚野に至る経路内に手術操作が入るときに用いる。特に，脊髄腫瘍や側彎症の手術のように脊髄に機械的な圧迫が加わ

る手術や胸部大動脈瘤手術のように脊髄の血行が一時的に遮断される手術では有用である。しかし，電位の振幅が小さく，電気的なノイズの入りやすいため手術中のモニタリングとしてはやや難点がある。

4）脊髄誘発電位（spinal evoked potentials：SpEP）

脊髄を電気的に刺激し，脊髄内を上行あるいは下行する電位を測定する。経路内に末梢神経や大脳を含まず，脊髄のみの電位であるため前述の体性感覚誘発電位の数倍から十数倍の振幅の電位が得られ，またノイズも少ないため手術中のモニタリングとして適している（図10-13）。数分のずれがあるが脊髄の虚血状態とよく相関する。胸部大動脈の手術など脊髄の虚血を起こしやすい手術では必須のモニターとなっている。しかし，硬膜外腔に刺激用と導出用の2本のワイヤー電極を挿入しなければならず，手技がやや侵襲的である。また，電位は脊髄側索および後索を通るため，脊髄前根や錐体路の異常は反映しない。非常にまれではあるが，脊髄手術や胸部大動脈瘤手術で脊髄誘発電位には変化が認められなかったが，術後に運動障害を来した例が報告されている。

5）運動誘発電位（motor evoked potentials：MEP）

大脳運動領野を電気的あるいは磁気的に刺激し，脊髄内の錐体路，脊髄前角細胞，末梢神経に至る運動路をモニタリングする方法である。電位の導出方法は誘発筋電図を記録する方法（筋弛緩薬が十分利いていると導出不可能）と硬膜外電極を用いる方法（筋弛緩

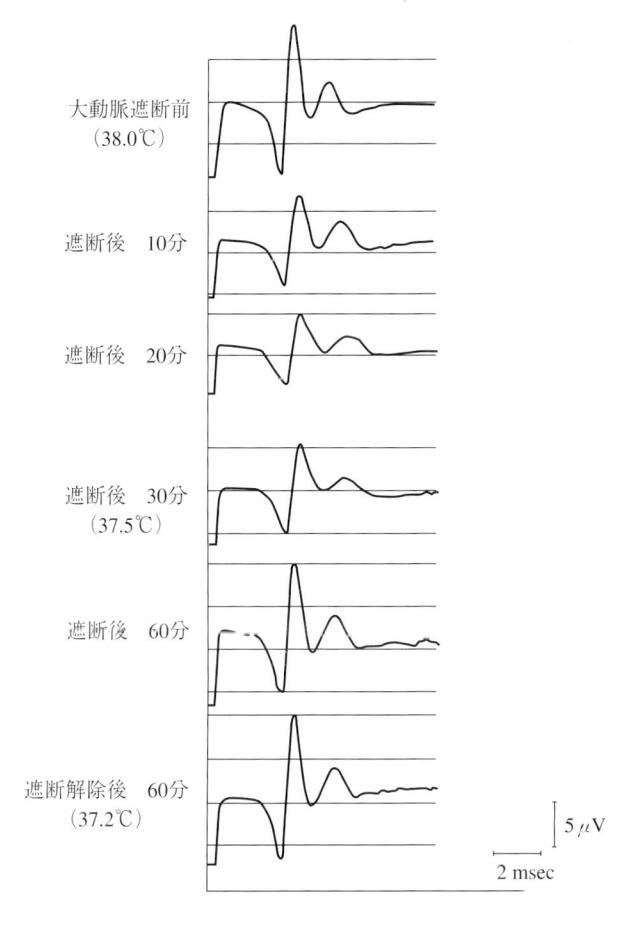

図10-13　大動脈再建前後のSpEPの変化

66歳，男性。大動脈遮断時の血圧低下で一過性に潜時の延長および振幅の低下がみられたが，60分後には元波形に復した。

が十分利いていても導出可能）がある。いずれも吸入麻酔薬により著明に電位は抑制されるため，麻酔はフェンタニル＋プロポフォールがよい。

c 頭蓋内圧（intracranial pressure：ICP）

頭蓋内には脳実質，脳脊髄液，血液が含まれており，頭蓋内容積が多少増加しても液体成分が頭蓋外へ移動することにより頭蓋内圧（正常値：10 ～ 15 mmHg）は一定に保たれる。しかし，脳内出血など，急激に頭蓋内容積が増加する場合，頭蓋内圧の亢進による脳微小循環障害，脳ヘルニアの危険性がある。また，脳血流は脳灌流圧（平均動脈圧－頭蓋内圧）が一定の範囲内にあるときは自己調節機構（autoregulation）により一定であるが，頭蓋内圧が著しく亢進すると脳灌流圧が自己調節の範囲外にまで低下し，脳血流の減少を来す。正常な脳の機能を保つには脳灌流圧は50 mmHg以上必要である。頭蓋内圧の測定は一般に，脳室内にカテーテルを挿入して行う。脳室内カテーテルからの脳脊髄液の除去は頭蓋内圧を低下しうる。脳外科手術では術前に脳室内カテーテルを留置し，術中，術後の頭蓋内圧の指標にする場合も多い。

d 脳血流と脳酸素消費量

経頭蓋的超音波ドプラー法により内頸動脈，前・中・後大脳動脈，脳底動脈，椎骨動脈などの平均血流速度が測定できる。手技は簡単で，こめかみ部からプローブを目的とする動脈の方向へ向け測定する。しかしプローブの位置や向きを少しでも変えると測定値がかなり変動するためモニタリングとしてはまだ普及していない。

前額部にプローブを貼り付け，近赤外線スペクトロスコピーを用いることで脳内ヘモグロビンの酸化還元状態を推定する方法や，内頸静脈球部にカテーテルを留置し，酸素飽和度を連続的にモニタリングすることで大脳の血流および酸素消費量を推定する試みもなされている。

e 麻酔深度

血圧，脈拍，呼吸などの変化，反射の抑制，瞳孔の大きさや眼球の位置から麻酔深度はある程度推定できるが，脳波解析から麻酔深度を推定しようという試みがなされている。しかし，麻酔薬の種類によって脳波に及ぼす影響が異なることや，覚醒時の脳波の周波数も個人差が大きいことより周波数解析のみから麻酔深度を判定することは容易ではない。近年，周波数解析のみならず脳波の1つ1つの波が互いに及ぼす影響を解析し（bispectral analysis），0から100までの値をつける試みがなされ，Bispectral Index（BIS）と名付けられている。BISは全覚醒時が100で，麻酔深度が深くなるにつれ値は小さくなり，60を維持することで麻酔時の覚醒はないと言われている。今後，発展の可能性があるモニターである。

4 代謝系

糖代謝の指標として血糖，尿糖および尿中ケトン体が，脂質代謝の指標として遊離脂肪酸が，そして嫌気性代謝の指標として乳酸がある。また，血液中の電解質（Na，K，Ca，Cl，Mgなど）およびヘモグロビン値の測定は輸液剤の選択や輸血の開始を決定する場合にも有用である。

5 凝固系

凝固系の検査（血小板数，出血時間，凝固時間，PT，APTTなど）は手術前に行い，血液疾患（血小板減少性紫斑病，血友病など）や抗凝固薬（ワーファリンやアスピリンなど）についてのスクリーニングが必要である。心臓外科や血管外科でヘパリンを使用する場合は効果判定に活性化凝固時間（ACT）を測定する。ヘパリンにはプロタミン，ワーファリンには新鮮凍結血漿かビタミンK，アスピリンには血小板の投与をすると，その効果を失う。

6 肝臓および腎臓の機能

手術中には直接的，間接的に肝臓あるいは腎臓に手術操作，麻酔の影響が及ぶことがある。このような場合，最も重要なのは臓器血流の保持である。肝臓および腎臓の臓器血流のモニターは容易ではないが，種々の取り組みがなされている。

a 肝臓

肝血流のモニターとして，経食道エコーによる肝静脈血流の測定，電磁血流計による肝動脈および門脈血流の測定，肝静脈カテーテルによる肝静脈血酸素飽和度の測定などが行われている（図10-14）。また，連続的には測定できないが，ICG排泄試験は肝血流量を反映すると考えられている。血清GOTやGPTは肝虚血時に上昇するが，上昇するのに数時間を要するので術中モニターには適さない。動脈血ケトン体比は肝のミトコンドリアの酸化・還元状態（エネルギーチャージ）をよく反映すると考えられており，測定時間も数十分である。

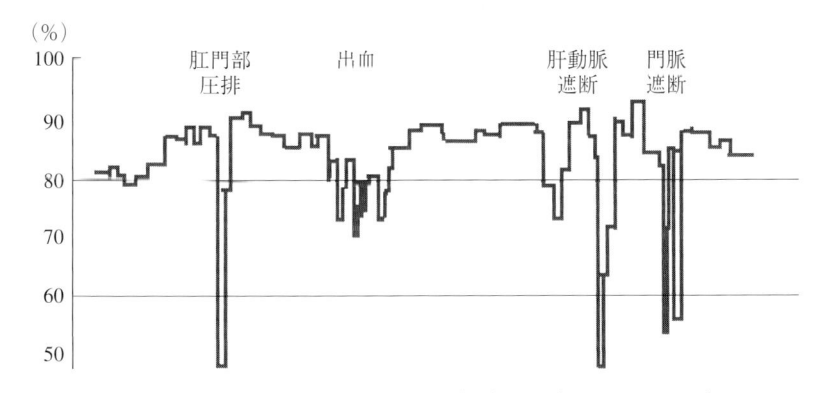

図10-14 術中の肝静脈血酸素飽和度（$ShvO_2$）モニタリング

56歳，男性。肝癌で肝右葉切除施行。肝門部の操作や肝の圧排により$ShvO_2$の低下をきたした。また，血圧低下や肝動脈，門脈の一時遮断など肝血流の低下により$ShvO_2$は低下した。

b 腎臓

　腎血流のモニターとして最も簡便なのは尿量であり，術中に尿量低下を来した場合（0.5 ml/kg/hr以下）は，その原因を確かめ，速やかに対策をたてねばならない。尿量低下の原因は輸液不足であることが多いが，全身麻酔中は抗利尿ホルモンの分泌増加などにより尿量は低下する傾向にある。また，開腹術や開胸術では創部から大量の水分が蒸発するため，多めの輸液が必要となるが，心疾患患者では少量の水分過多でも心不全を来すこともあり，循環系のモニターの測定値と尿量，尿比重などの結果を総合的に判断して輸液量を調節する必要がある。医原性の乏尿として，尿道カテーテルの閉塞がある。この場合，カテーテルが膀胱内に入っていないことや膀胱内で屈曲していることが多く，下腹部を圧迫したり，カテーテルから膀胱洗浄を施行することで膀胱内に尿が溜まっていないことを確認する。

7 体温

　体温の測定は低体温麻酔あるいは悪性高熱症の予防のみではなく，全身麻酔中は必須のモニターと考えられている。体温は視床下部に存在する体温中枢により制御され，熱産生と熱放出を調整し，一定温度を維持する。全身麻酔下では熱産生の低下（酸素消費量の減少，筋弛緩薬によるふるえの抑制）と熱放出の増加（開腹術における水分の蒸発，室内の温度が低いために熱の放出が起こる）により低体温に陥りやすい。

　乳児では体重あたりの体表面積が広く，皮下脂肪も少ないため，特に外気温の影響を受けやすい。術中の低体温は，覚醒遅延，shiveringによる酸素消費量の増大，血液凝固不全，術創感染発生率の増加，術後の心筋虚血発生率の上昇などのさまざまな弊害を伴う。したがって，術中に温水マットレスや温風式加温装置で低体温を予防することが重要である。

　術中の体温測定は通常直腸温を用いるが，前額と手掌に深部体温計を装着し，両者の温度の解離度により末梢循環不全を診断することができる。われわれの研究では開心術後の患者で両者の温度が3℃以上解離した症例では明らかに心機能が低下していた。

参考文献

1) 諏訪邦夫, 奥村福一郎編著: モニタリングから何がわかるか, 中外医学社, 東京, 1993
2) Benumof JL: Clinical procedures in anesthesia and intensive care. J.B.Lippincott Company, Philadelphia, 1992
3) Miller RD: Anesthesia. Churchill Livingstone, New York, 1994
4) Blitt CD, Hines RL: Monitoring in anesthesia and critical care medicine. 3rd edn. Churchill Livingstone, New York, 1995
5) Joel A Kaplan: Cardiac anesthesia. Grune&Stratton, New York, 1979
6) 多保悦夫, 大熊康裕, 萬家俊博, 他: 胸部大動脈瘤手術における脊髄誘発電位モニタリング. 臨床麻酔 17: 1459-1462, 1993
7) 多保悦夫, 上之薗達也, 浜見原ほか: 開心術後の循環動態と深部温の関係. 麻酔 40: 1178-1182, 1991

〔多保悦夫・北畑　洋*〕

*「2. 循環系モニター　e. 経食道心エコー」

第11講

周術期の輸液・輸血

はじめに

　手術中の輸液・輸血は基本的には手術によって失われた体液・血液を補充することである。しかし実際には術前の患者の病状，術中出血，術後の各種因子などが関係してくるため，周術期全般を包括する全体的な理解が必要になる。術前には，原疾患，飲水や摂食状態，嘔吐や下痢，発熱，さらに経口摂取ができない患者では輸液などにより，多少なりとも水・電解質のバランスが崩れる。手術後には，後出血，組織間隙（third space）への水分貯留，絶食などが水・電解質のバランスを障害する。また心機能障害，腎機能障害，糖尿病などの合併が問題を複雑化する。

1 体液の基礎

a 溶液の単位

　人体の約60％は水分で，人体は蛋白質，電解質などを溶かし込んだ薄い水溶液から成っているといえる。溶液はその濃度を示すのに，目的によって異なった単位で表記される。

1）グラム濃度（g/dl, mg/dl）

　一般に濃度を表すのには，一定量の溶液中に溶け込んでいる溶質の重量で表した単位"グラム濃度"を用いる。

2）モル濃度（mol/l, mmol/l）

　グラム濃度は溶液の化学的性状を表すのには不便である。溶液の化学的性質は一般に溶質の重量よりも溶液中に溶け込んでいる溶質の分子の数に比例するからである。そこで溶質の重量を分子量で割って，分子の数を出した"モル濃度"が用いられる。

3）当量（mEq/l）

　モル濃度は溶液の化学的性質を表すのには便利であるが，電解質溶液の場合には不便である。電解質溶液の電気化学的性質は，分子の数より電離したイオンの電荷の数に比例するからである。電解質は水溶液中で電離して陽イオンと陰イオンになる。陽イオンはプラスの電荷をもつイオン，陰イオンはマイナスの電荷をもつイオンである。イオンの数が等しくても1つのイオンがもっている電荷の数が多ければ，電気化学的性質は違ってくる。

そこで電解質溶液では電荷の数がいくらあるかを表す単位"mEq/l"を用いる。

4）浸透圧（mOsm/l）

浸透圧は一定量の溶質中に含まれる粒子の数（荷電をしている，していない，あるいは粒子が大きい小さいに関係なく）に比例する。したがってmOsm/lは粒子の数を表す単位と考えて差し支えない。

5）溶液の単位の計算法

代表的な物質1gの，mol，Eq，Osmへの換算は**表11-1**のようになる。食塩NaCl 1 gは1/58.5×1,000 = 17.1 mmolであり，食塩はほぼ完全にNa^+とCl^-に解離するので電荷の数も粒子の数も2倍になり，17.1×2 = 34.2 mEqとなり同時に17.1×2 = 34.2 mOsmとなる。塩化カルシウム1gの場合は，1/111×1,000 = 9.0 mmolであり，塩化カルシウムは，1個の2価のカルシウムイオンCa^{2+}と，2個の1価の塩素イオン$2Cl^-$に解離するので，当量で表すと，9.0×（2＋1×2）= 9.0×4 = 36 mEqとなり，浸透圧を形成する粒子の数は1＋1×2 = 3であるから9.0×3 = 27 mOsmとなる。ブドウ糖は電離しないから，当量の計算はできない。

表11-1 各種物質1gの各単位値

	分子量	mmol	mEq	mOsm
NaCl	58.5	17.1	34.2	34.2
KCl	74.5	13.5	26.9	26.9
$CaCl_2$	111	9.0	36.0	27.0
glucose	180	5.6	―	5.6

b 体液区分と電解質組成

ヒトの体重の60％は水分でできており，部位別に，細胞内液（intracellular fluid：ICF 40％）と細胞外液（extracellular fluid：ECF 20％）に分けられる。細胞外液はさらに，組織間液（15％）と血漿（5％）に分類される。細胞内液と細胞外液の電解質構成の大きな違いは，細胞内液ではKイオンとリン酸イオンがそれぞれ陽イオンと陰イオンの主体であるのに対し，細胞外液ではNaイオンとClイオンが主体である点である。細胞内液と細胞外液は細胞膜に隔てられ互いに自由な行き来はない。したがって，静脈内に投与された電解質液は細胞内を除いた細胞外（組織間および血漿）に分布する。これを臨床的立場から見ると，例えば乳酸リンゲル液を投与する場合，細胞外液スペースの血管外スペースと血管内スペースの比は2：1であるから，3l投与しても血管内に止まるのは1lにすぎない。したがって，緊急に輸液が必要な場合は思い切って十分量を投与する（**表11-2**）。

表11-2 体内水分量

体内の総水分量＝体重（kg）の60％＝70 kg成人で42l		
細胞内液＝体重の40％＝28l	細胞外液＝体重の20％＝14l	
	細胞間質容積＝15.7％＝11l	血漿量＝4.3％＝3l

細胞内に多いKイオンやリン酸イオンは，細胞内液量を保持し，細胞内代謝にかかわる。溶血，壊死，筋の挫滅などによって細胞が崩壊した場合に血中に放出され，時に高K血症を招き，アシドーシスや不整脈が問題となる。

　血漿成分と組織間液の違いは，血漿中には組織間液に比べて多くの蛋白質が含まれており，膠質浸透圧を形成していることである。蛋白質は血管外へ出ないため，血管内にのみ余分の浸透圧が加わることになり（Gibbs-Donnanの膜平衡→MEMO 1），血管内に水分を保持する。したがって低蛋白質血症になると，水分は組織間に漏出しやすくなり，腹水や浮腫の原因となる。

　体内水分量や，細胞内液と細胞外液の比率は，年齢によっても異なる。胎児では体重の80％が水分であり，細胞外液の方が細胞内液よりも多く，新生児，乳児，幼児になるにしたがって成人の分布に近づく。このため小児は，下痢や嘔吐で容易に脱水に陥りやすい（p.314参照）。逆に高齢者では，細胞内液や，体重に占める全体水分量の比率が低くなり（50％），相対的に細胞外液の比率が高くなっており，やはり脱水に陥りやすい。女性や肥満者では体重に占める脂肪の割合が増加するため，水分比率は低下する。

　循環血液量（血漿成分＋血球成分）は一般に，

　　小児 ………85 ml/kg，

　　成人男子 …75 ml/kg，

　　成人女子 …65 ml/kg

と言われている。成人の場合，より簡単に，体重の7％あるいは1/13とも言われる。

C　主な電解質 （表11-3）

1）Na^+

　Na^+は細胞外液の主たる陽イオンで，細胞外液量と浸透圧の調節を行っている。細胞外液の浸透圧は，Na^+と，ほぼそれと同数の他のイオンによって形成され，およそ$140 \times 2 = 280$ mOsm/lになる。もし血清Na^+濃度が上昇し，浸透圧が上昇すると，血管内に水を引き込んで循環血漿量が増し，血清Na^+濃度も浸透圧も正常化される。逆に血清Na^+濃度が低下し，浸透圧が低下すると，水はより浸透圧の高い組織間隙へ移動して循環血漿量は減少し，血清Na^+濃度と血漿浸透圧は正常化される。つまりNa^+は，水と連動して，循環血漿量と血漿浸透圧を同時に調節している。

　水や電解質の代謝は，高位からの調節も受けている。視床下部の渇中枢からの司令によって飲水が，抗利尿ホルモン（ADH）によって腎からの水排泄が，さらにアルドステロンや心房性ナトリウム利尿ホルモンによってNa^+排泄が調節される。

MEMO 1　Gibbs-Donnanの膜平衡

　半透膜（例えば毛細血管壁）を隔てて電解質と蛋白質（血管内）が配置された場合，膜を通過できない蛋白質の荷電（－）により＋荷電の電解質が蛋白側に引き寄せられ，新たな電気的バランスを構成することを言う。このため電解質は毛細血管壁を自由に通過できるにも関わらず，血管内には血管外よりNaがわずかに多くなる。これも血管内浸透圧を高める因子になっている。

表11-3 各種電解質異常

電解質異常	診断基準値	主な病態	分類	主な原因	心電図上の変化	治療（70 kg 成人）
$Na^+\uparrow$	>150 mEq/l	頭痛，悪心・嘔吐，てんかん発作，昏睡，脳出血	高張性脱水（ECF減少）	浸透圧利尿，利尿薬，下痢，発汗など		CVPを参考に等張〜低張の食塩水を点滴投与
			体液の減少（ECFほぼ正常）	尿崩症，不感蒸泄など純粋な水欠乏		5％糖液を点滴投与 AVP（arginine vasopressin）
			Na過剰摂取（ECF増加）	高Na液投与（重炭酸ナトリウムや抗生剤），食塩過剰		水分補給（5％糖液）しながら利尿薬投与
$Na^+\downarrow$	<130 mEq/l	衰弱感，疲労感，頭痛，悪心・嘔吐，意識レベル低下，痙攣，昏睡	Na欠乏（ECF減少）	利尿薬，腎疾患による腎性Na喪失，嘔吐，下痢，発汗，熱傷		CVPを参考に等張食塩水を点滴投与
			Na正常（ECFほぼ正常）	SIADH，急性水中毒		水制限
			Na貯留（ECF増加）	Na再吸収増加（うっ血性心不全，肝硬変，ネフローゼ症候群），腎不全		水制限
$K^+\uparrow$	>5 mEq/l	不整脈，洞抑圧		腎不全，治療によるアシドーシス	尖鋭T波，P波消失 失鋭T波消失 徐脈・QRS幅の増大	100 mEq NaHCO₃を2 min以上で静注，50gグルコース+10単位インスリン静注
$K^+\downarrow$	<3.0 mEq/l	不整脈，心室細動，筋力弱化，反射の消失		利尿薬，ステロイド，アシドーシスの補正治療，鼻-胃の吸引洗浄，アルカローシス，脱水	ST波陥凹，T波逆転 U波（上向きまたは下向き）	K^+静注（症状回復まで）
$Ca^{2+}\downarrow$	<4.0 mEq/l	心筋収縮不全，反射異常亢進，テタニー		アルカローシス，副甲状腺機能低下症，まれに大量輸血	QT間隔延長	CaCl₂ 250 mg/5 min静注（グルコン酸カルシウム使用の場合は3倍量投与）
$Mg^{2+}\downarrow$	<1.5 mEq/l	反射異常亢進，テタニー，精神症状，神経筋弱化，ジギタリスによる不整脈増加，心室細動の除細動不能		アルコール中毒，利尿薬，慢性腎不全，GI消失	QT間隔延長 ST-T波は特に変化なし	MgSO₄ 5 g/h筋注または静注

血漿浸透圧の恒常性を維持するためにさまざまな調節が行われるが，体内のNa^+や水分の絶対量が不足すると対応できなくなる。例えば海で長期間漂流していると，どんなに体内での調節を行っても，水分の絶対量が不足し，血漿浸透圧は上昇する。これを解決するためにはどうしても低張な水が必要であり，血漿浸透圧の約4倍の浸透圧をもつ海水は助けにならない。また，炎天下のスポーツ練習などで大量の汗をかいた後，電解質を含まない水だけを大量に飲み続けると，低Na^+血症による意識障害や痙攣を起こすことがある（表11-3）。

2）K^+

K^+は主に細胞内に存在し，その濃度は細胞外液の約50倍である。K^+はこの細胞内外の濃度の差によって細胞膜電位を形成しており，細胞の興奮性に重要な意味をもっている。例えば高K^+血症では，心筋の興奮性が増し，心室性不整脈や心停止を起こすことがあり，また低K^+血症では，頻脈やジギタリス中毒（p.146参照）を誘発する。しかし，この細胞の興奮性を最もよく表すのは細胞内外のK^+濃度の比 $[K^+]i/[K^+]e$ であり，血清K^+値の高低だけでは必ずしも高K^+血症，低K^+血症の症状は現れない。T波の増高やQRS幅の増大など高K^+血症を表す心電図が，同じ血清K^+値において常に出現するとは限らないのはこのためである。

3）Ca^{2+}

体内Ca^{2+}の99％は骨の構成に使われ，血液中のCa^{2+}はわずか1％である。しかしCa^{2+}は，神経筋の細胞膜の興奮性に深く関与する重要な電解質である。血清Ca^{2+}の約50％がイオン化しており，このイオン化Ca^{2+}は神経筋の興奮性を低下させる。イオン化Ca^{2+}が減少すると，神経筋の興奮性は増し，テタニーや"助産婦の手"と呼ばれる痙攣症状が起こる。さらにCa^{2+}は凝固系における第Ⅳ因子でもあり，低Ca^{2+}血症は，凝固時間の延長を来す。

Ca^{2+}の代謝は，副甲状腺ホルモン（PTH）とビタミンDおよび甲状腺C細胞から分泌されるカルシトニンによって調節される。血清Ca^{2+}濃度が低下するとPTHは骨からCa^{2+}を放出し，また腎での再吸収を促進して血清Ca^{2+}濃度を上昇させる。さらにPTHはビタミンDを活性型に変換させ，活性型ビタミンDは，腸管からのCa^{2+}吸収を促進するとともに骨からCa^{2+}を放出する。逆にカルシトニンは，破骨細胞による血中へのCa^{2+}の放出を抑制して，血清Ca^{2+}濃度を低下させる。

高Ca^{2+}血症とは血清Ca^{2+}濃度が5.5 mEq/l（11 mg/dl）を超える場合をいい，Ca^{2+}製剤の急速投与などでみられ，冠動脈や脳血管の攣縮が問題になる。一方，冠動脈に病変のない心臓手術において，人工心肺離脱時に心筋収縮力の増大を期待してCa^{2+}製剤を投与することがある。低Ca^{2+}血症は，血清Ca^{2+}濃度が4.0 mEq/l（8 mg/dl）に満たない場合であり，大量輸血をした際に，抗凝固剤であるクエン酸による低Ca^{2+}血症が生じることがある。

4）Mg^{2+}

Mg^{2+}も神経筋の興奮性に関わる電解質で，血清Mg^{2+}濃度の正常値は1.5〜2.2 mEq/lである。Mg^{2+}が増加すると中枢神経系が抑制され，低下すると興奮性が高まり，失見当識，痙攣などが生じる。またMg^{2+}過剰は神経筋接合部からのアセチルコリンの遊離を低下さ

d 1日の水分出納

　成人の1日の水分出納は，通常は摂取，排泄とも約2,500 mlである。その内訳は，摂取が飲料水として1,350 ml，食物から800 ml，代謝水（糖質がエネルギーとして代謝されるとき水を産生する）として350 mlで，一方，体液の喪失は，尿1,500 ml（1 ml/kg/hr），不感蒸泄900 ml（皮膚から500 ml，肺から400 ml），便100 mlとされている。

　周術期には出血，消化液喪失（嘔吐，下痢，消化管ドレナージ），傷口よりの浸出，あるいは開腹手術では不感蒸泄の増加により喪失量が増える。手術中の出血は別として，消化器系の疾患では，消化液喪失の比重が大きくなる。消化液は，1日に胃液2,500 ml，膵液700 ml，胆汁500 ml，腸液3,000 mlが分泌される。分泌された大量の腸液は下部大腸で大部分が吸収される。したがって，消化管の外瘻術を受けている場合やイレウスで大腸下部での腸液の吸収機構が働かなくなったときには脱水状態に陥りやすい。

2 術中補液

a 出血と生体反応

　血液は組織・臓器へ酸素と栄養を運ぶ。手術中の出血で問題となるのは組織への酸素運搬能の低下である。酸素運搬能はヘモグロビン（Hb）量と血流量に依存する。急性出血では，このうち循環血液量（circulating blood volume：CBV）の低下による血流量の低下が原因の末梢循環不全が問題となる。

　出血量と臨床症状を対比してみると，無麻酔の健康成人では出血量がCBV（5,000 ml）の10％（約500 ml）まではほとんど無症状である。15～20％（750～1,250 ml）になれば軽度頻脈，四肢の冷感などの症状がみられはじめ，血圧の低下も始まる。25～30％では頻脈（100～125/min），低血圧（90～100 mmHg収縮期），脈圧の減少，全身蒼白などが強くなり，乏尿および不安・興奮などの精神症状も見られ，いわゆるショック症状へ進行する。35～50％では脈拍は120/minを超え，収縮期血圧は60 mmHg以下となり，やがて触知不能となる。

　これらの急性出血に伴う臨床症状の大部分は，Hbの喪失による組織の酸素不足のためではなく，CBVの減少に対する生体反応あるいは代償作用である。健康な成人の100 mlの血液は肺でガス交換をして酸素を受け取ると約20 mlの酸素を保有する（$1.34\,ml \times 15\,g\,Hb + 0.003\,ml \times Po_2 = 20.4\,ml$）。このうち体内で消費されるのは1/4，つまり5 mlで，混合静脈血には15 ml（75％）の酸素が残っている。したがって，仮に50％の出血をしたとしても残りのHbで10 mlの酸素を提供することが可能であり，体内の酸素消費量5 mlに十分見合う。このことは逆に言えば急性出血においてはCBVさえ輸液などにより維持でき，組織臓器血流が保持しえたら，血液の輸注はほとんどの場合必要ないということを示している。

　急性出血時に生体内で起きているCBVの減少に対する防御反応・代償作用を病態生理学的にみると，ただちに起こる血管収縮反応と，遅れて起こる血管外細胞外液（ECF）の血管内流入（autotransfusion）の2つに分けられる。出血量がCBVの15％を超えると血圧の低下が大動脈の圧受容体に感知され，交感神経系の賦活が起こり，副腎髄質からのカテコラミンの分泌が増加する。この交感神経副腎髄質系の賦活により，まず，容量血管

（capacitance vessel）が収縮し，静脈還流が増加し，心拍出量の低下を防ぎ，次いで抵抗血管（resistance vessel）が収縮して収縮期血圧の維持を図る。一方，大静脈系および心房の圧受容器は拡張期充満圧（filling pressure）の低下を感知し，交感神経系の緊張を一層強める。心拍数は増加し，心収縮力は増大する。出血量がさらに増大すると末梢血管の収縮はますます強くなり，腹腔臓器，腎などにおいても血管収縮が起こり，これらの組織・臓器を犠牲にしても血流は心臓，脳などのより重要な臓器に集中（centralization of blood flow）するようになる。ショックなどのときに見られる典型的な反応である。

ECFの血管内流入によるCBVの修復は動脈圧が著しく低下し，毛細血管静水圧が25 mmHg以下になれば著しく促進される（→MEMO 2）。

b 出血と麻酔

麻酔は出血の臨床像を変える。全身麻酔，脊椎麻酔，硬膜外麻酔などにより交感神経系が抑制・ブロックされるため，あるいは直接的な心筋の抑制作用・血管拡張作用により，CBV減少に対する代償作用が鈍くなり，血圧の低下はより著明になる。術前には認識されなかったCBVの減少（hypovolemia：循環血液量減少）が麻酔を導入して初めて明らかになることもある。ただ麻酔中は血圧が低くなっても血管が開いているため血圧低下の割には末梢の血流がよく保たれるという利点がある。このことは吸入麻酔薬による麻酔中に特に著明で，血圧が低いにもかかわらず手足は温かく，爪床がピンクで，末梢血流の良いことを示している。

c 術前評価

術前に患者の循環血液量の過不足を評価することは大切であるが，必ずしも容易ではない。多少の変動であれば体内において代償され，表に現れないからである。特にhypovolemiaは過小評価されやすい。循環血液量をラジオアイソトープを用いて直接的に測定する方法などもあるが実際的ではなく，また正確とはいえない。臨床的評価法としては血圧，脈拍，中心静脈圧，尿量などがあり，さらにスワン・ガンツカテーテルを用いての肺動脈楔入圧（PAWP：pulmonary artery wedge pressure，PCWP：pulmonary capillary wedge pressure），心拍出量がある。現段階ではこれらのデータを総合して評価する方が実際的であり有用な情報が得られる。

臨床的に無症状であるが，hypovolemiaが疑われる場合の臨床的診断法としてベッドを傾けて患者の頭位を高くする方法がある。これにより心拍数が1分間に10拍増えた場合，あるいは血圧が10 mmHg下がった場合はhypovolemiaか，糖尿病あるいは薬剤による交感

MEMO 2　尿量と末梢循環

尿量は腎血流量に依存し，腎血流量はCBV，心拍出量による。hypovolemiaでは腎血管はいち早く収縮し排尿を抑え，体内に水分を残そうとする。hypovolemia，ショックで早期に尿量減少～尿閉が起きることから腎はショック器官（shock organ）と呼ばれ，尿量は末梢循環（組織・臓器血流）の良い指標となる。血圧が低くなっても尿量が保たれていればまだ組織・臓器血流が維持されていると考えてよいが，逆に尿量が減少し始めたらただちに処置を講じなければならない。

神経系の機能障害が考えられる。術前術後の末梢循環不全を見るのに指の爪の甲，特に母指の爪の甲を押してみるのも一つの方法である。押すことにより蒼白になった爪の甲が，圧迫を解除すると血液が戻ることによりピンク色になる。末梢循環が良いと圧迫を解除するとただちにピンク色になる。

　一方，体液量の過剰（hypervolemia）の症状は，肺水腫がみられるような著明な場合を除いて，より分かりにくい。症状として，多尿，浮腫，肺内水分貯留（水泡性ラ音聴診，PO_2の低下），頸静脈の怒張，中心静脈圧の上昇が挙げられる。中心静脈圧，肺動脈楔入圧の上昇などからhypervolemiaが疑われるのに血圧が低く，心不全の可能性も考えられるとき，50～100mlずつ輸液を行い，その反応により鑑別診断を行うことも行われる。これにより肺動脈楔入圧が上昇するにもかかわらず血圧の上昇がみられない場合は，心不全の可能性がある。逆に肺動脈楔入圧の上昇がなく，血圧が上昇するようであれば，体液量が十分でない可能性があり，さらに少しずつ輸液を行う。

d　いくら補液をするか

　ここでいう補液は循環血液の不足を補うという意味で，輸液と輸血の両者を含む。

　術中の補液必要量は，基本的には手術中に身体から喪失した量に，手術を行うまでに喪失した体液量を足したものである。手術までに喪失した体液量は手術前夜から麻酔に備えて絶飲食にしているための脱水（生理的脱水）および手術対象になっている疾患あるいはその合併症などにより術前期間に喪失した病理的脱水を加えた量である。

　つまり，

　　補液必要量＝術中喪失量＋生理的脱水量＋1/3病理的脱水量

となる。ここで病理的脱水量を全部補正しないのは，生体自身の補正があるためである。

　生理的脱水については，成人男性では1日に約2,500mlの水分を取り，同量を排泄する。体重を65kgとすると1.6ml/kg/hrとなる。したがって術前日8時間絶食であれば800mlとなる。前夜は睡眠中であるから全量を補う必要はなく半量補うと400mlである。この生理的脱水は原則的には手術中にも補う必要がある。

　術中喪失量は出血のように量が測定できるものの他に，組織の腫脹によって組織内に吸収される組織浸出液（いわゆるthird spaceに貯留する水分→MEMO 3）および創面からの非生理的不感蒸泄がある。手術中の生理的脱水および非生理的不感蒸泄は合わせておよそ2～3ml/kg/hr（手術部位で異なるが腹腔内手術で最も多い），手術に伴う組織傷害による貯留液は5～15ml/kg（手術部位で異なるが腹腔内手術で最も多い）である。これに術中の出血を加える。したがって，8時間の絶食後4時間の胃の手術を行い，500mlの出血があったとすると，400ml（昨夜からの絶飲分）＋3ml×65kg×4hr（術中の生理的脱水と非生理的不感蒸泄）＋10ml×65kg（組織貯留液）＋500ml（出血量）＝約2,300mlとなる。

　理論的にはこのような計算になっても実際の手術中はこのように細かくはできない。また，する必要もない。大筋の補液量を合わせ，血圧，尿量，脈拍，脈圧，眼瞼結膜の色な

MEMO 3　組織浸出液（third space sequestration）
　　手術時に組織に貯留したまましばらく利用できない細胞外液のことで，非機能的細胞外液とも呼ばれている。術後の回復過程で徐々に機能的細胞外液に復してくるが，それまでの間，この不足する細胞外液を補う必要がある。

どの臨床症状で微調整をする方が実際的である．補液剤としては，術中の出血や細胞外液の喪失に対しては細胞外液輸液が，生理的脱水あるいは手術前の欠乏量に対しては維持輸液が好まれる．

e いつ輸血をするか

出血量がどのくらいになれば輸血を開始するかは大きな問題である．輸血は重大な副作用，合併症を伴うためできるだけ避けるのが賢明である．先に述べたように，急性出血において最も重要なのは，循環血液量を維持し，末梢循環を保つことである．理論的にはHbが半量になっても末梢循環さえ保てれば酸素運搬能には大きな障害はなく，実際に特殊な状況下ではHtが15％以下でも手術が完遂されている．したがって，どれくらい出血したら輸血を始めるかということは難しい問題になる．現実にははっきりした基準はなく患者の術前の状態，術式，これまでの出血量，これからの予測出血量，手術時間，さらには現在の臨床症状によって違ってくる．

著者は，輸血を行うかどうかの境目は，特殊な場合を除き，出血量が循環血液量の20％（1,000 ml）に達するときと考えている．出血がこの時点で終了するのであれば輸血をする必要はない．しかし，これを超えてなお出血が続くことが分かっていれば，早めに輸血を開始してもよい．もちろん，これ以上出血しても輸血をどうしても避けたいのであればそれも可能である．

また，出血量が10～20 ml/kgの範囲では出血量の2～3倍の細胞外液補充液や代用血漿剤を用いて血液量の維持を図り，20 ml/kg（1,200 ml）を超えた場合，臨床症状，検査値を考慮して輸血を行うとする考え方もある．

3 輸液製剤

a 生理食塩液

輸液剤の基本形である．この"生理"とは浸透圧が血液と等しい（等張液）ことを意味する．製造方法も最も単純で水100 mlに0.9 gのNaClを溶解する（0.9 W/V％）．大半の急性症状に対する輸液は生理食塩液で十分であるが，長期あるいは大量に使用する場合，問題が発生する．Na^+，Cl^-とも154 mEq/lであるので，それぞれ過剰になる．Na^+の過剰は体液の高張化により，水分の貯留，血圧の上昇を招き浮腫を生じる．Cl^-の過剰は腎尿細管におけるHCO_3^-の競合的喪失を来しアシドーシスを招く．また，HCO_3^-を含まない液を大量に用いると血中のHCO_3^-を希釈し，希釈性アシドーシスとなる．多くの電解質輸液は生理食塩液の短所を改良し，目的に応じて作られている．

b リンゲル液

生理食塩水のNa^+過量を補正したものであり，溶質としてNaCl，KCl，および$CaCl_2$が溶解している．陽イオンに関してはほぼバランスがとれているが，対応する陰イオンがすべてCl^-であるので，この点においては生理食塩水の短所をそのまま残している．したがって，リンゲル液大量使用ではアシドーシスに傾く．逆にアルカローシスに傾きやすい嘔吐，胃瘻などには良い適用となる．

1）乳酸リンゲル液・酢酸リンゲル液

リンゲル液の陰イオンCl^-の一部を乳酸あるいは酢酸で置き換え，Cl^-濃度を細胞外液とほぼ等しくした製剤である。乳酸は肝で代謝され，HCO_3^-に転換されるので，肝機能が保持されていれば，乳酸リンゲル液はおおよそ細胞外液組成の製剤として使用できる。酢酸リンゲル液の酢酸は全身の筋肉においても代謝され，HCO_3^-に変換されるので，重症の肝不全があっても使用できるといわれる。いずれも細胞外液組成に近く，手術，急性出血，熱傷などでの細胞外液喪失・欠乏の是正に適している。

c 5％糖液

等張であるが糖が代謝されると低張液となる。したがって開頭術では脳浮腫を増強する危険性があるので，禁忌となる。電解質を含まないため，純粋に水分や糖質を補給するのに適している。

1）5％ブドウ糖加乳酸（酢酸）リンゲル液

乳酸（酢酸）リンゲル液に5％ブドウ糖を加えたものである。細胞外液のみならずエネルギーの補充も考慮している。浸透圧は通常の2倍であるが，糖が代謝されると等張となる。

短時間の手術ではカロリーの補給は必要ないが，長時間手術の場合や前日からの絶食が無視できない場合，糖液（ブドウ糖）で補う。しかし糖質を含む輸液剤は，ブドウ糖の処理能力（0.5 g/kg/hr）を考慮して投与速度を調整する必要がある。これを超えると，ブドウ糖を処理できないため，血糖値が上昇し，尿糖が陽性となり，尿量が増えて水分・電解質バランスが壊れる可能性がある。

d 低張液

手術中の輸液は細胞外液製剤が主となるが，術後は細胞破壊に伴う喪失電解質と水分の補充，つまりK^+と水の補給が主となる。したがって，維持輸液として市販されている製剤はK^+を多く含み，Na^+が少なく，浸透圧は低い。それぞれの目的に応じて1号液，2号液，3号液，などと命名され使用されている。

e 浸透圧輸液

1）D-マンニトール（分子量182）

浸透圧利尿剤で，開頭術で脳圧を下げる目的で使用する。25％マンニトール250 mlを15～20分間で急速に輸液し，血管内を高浸透圧にして細胞外液や細胞内液を血管内に引き込む。したがって，一時的には容量負荷の状態になるが，浸透圧利尿作用で尿が大量に出て脱水になる。

2）グリセオール（分子量92）

血液脳関門を通過せず，脳圧亢進や眼圧亢進の治療に用いる。利尿や水電解質にはあまり影響がない。

f 代用血漿製剤

　代用血漿剤または血漿増量剤とよばれる1群の輸液剤は，いずれも長く血管内に留まり，水分を血管内に引き寄せ，血管内水分量を増やし，末梢循環を改善する。血液製剤と異なりウイルス感染等の危険性がないため手術時の使用に便利で，これだけである程度の出血には対応でき，また輸血が必要な場合のつなぎにもなる。しかし，酸素結合能がなく，出血傾向が見られ，アミノグリコシド系抗菌薬と併用すると腎障害が出やすいという欠点がある。αアミラーゼにより代謝，低分子化されて尿中へ排泄される。大量投与では蓄積し，腎不全を起こすことがある。成人で1回に1 l まで使用可能である。デキストラン製剤（低分子デキストランL™），ハイドロキシスターチ製剤（ヘスパンダー™）などがある。

4 術中輸血

　輸血の目的は，
　①循環血液量の補充
　②Hbの補充による酸素運搬能の促進
　③止血・凝固機能の促進
　④免疫能の補充
　⑤血漿交換

である。これらのうち，手術に直接的に関係するのは①，②，③である。③に関してはDICやその他の疾患によって血小板が5万/mm^3以下に減少している場合や，血友病や大量出血によって凝固因子が欠乏している場合には，血小板輸血や第Ⅷ因子製剤，新鮮凍結血漿などが用いられる。④では重症感染症においては，免疫能の補充のために免疫グロブリン製剤が投与され，Rh不適合による新生児溶血性貧血の場合には血液交換を実施する。⑤では劇症肝炎，肝機能不全のため肝臓で代謝できなかった物質の排除や，肝臓で合成されなかった物質を補うことを目的に，血漿交換が行われる。血栓性血小板減少性紫斑病や溶血性尿毒症症候群に対しても血漿交換が有効な場合がある。

　最近では輸血のほとんどが成分輸血となっており，全血輸血が行われることは非常にまれである。その理由として，輸血にはそれぞれ異なった目的があること，血液成分は作用，産生量，あるいは寿命がそれぞれに異なること，全血輸血の際にみられる不必要な血液成分による副作用を軽減できることが挙げられる。成分輸血により一人のドナーから得た血液を複数の患者に目的別に使用することができ，輸血の経済効果が上がり副作用を減少させることができる。

a 血液保存液

　採取血の抗凝固・保存のために各種化学物質が加えられる。代表的なものはCPD（citrate-phosphate-dextrose）液とMAP（mannitol-adenine-phosphate）液である（表11-4）。Citrate（クエン酸）は抗凝固剤，dextrose（ブドウ糖）は赤血球のエネルギー補給，マンニトールは赤血球溶血防止，アデニンは赤血球ATP濃度の維持のためである。CPD液加血液は3週間保存でき使用可能である。もちろん使用は早い方がよい。MAP液はより改良されているためMAP液加血液は6週間保存使用が可能とされたが，CPD血と同様3週間に改められた。

表11-4 血液保存液の組成 (g/dl)

	CPD	MAP
クエン酸ナトリウム	26.30	1.50
第一リン酸ナトリウム	3.27	0.20
クエン酸	2.51	0.94
ブドウ糖	23.20	7.21
塩化ナトリウム		4.97
アデニン		0.14
マンニトール		14.57

b 全血製剤

自家血（自己血）以外は，現在はほとんど使われていない。

1）生血

全血採血後4～5時間以内のもの。血小板や第Ⅴ，第Ⅷ因子が保たれる。室温のまま使用する。感染症などの検査ができていないため特別な事情のとき以外は使用すべきではない。

2）新鮮血

採血後72時間以内のもの。抗凝固剤としてCPD液を使用する。赤血球の劣化や細菌の繁殖を抑えるために4～6℃で保存する。血小板や第Ⅴ，第Ⅷ因子は低下する。血液凝固能の低下から見ても全血で使用する意味はほとんどない。

3）CPD加保存血

採血後21日間有効である。4℃で保存する。血小板は最初の24時間で大半が失われ，機能も低下する。第Ⅴ，第Ⅷ因子も低下する。赤血球の生存能は低下し，Hbの酸素親和性が高まる（酸素を放出しにくくなる）。白血球の数，貪食能が低下する。リンパ球よりも好中球の減少が著しい。微小凝集塊が形成（白血球，血小板，フィブリンなど）されるためフィルターを使用する。

4）自家血（自己血）

患者自身の血液である。成人男性では手術前15日間にヘマトクリットや血漿量の低下なしに10単位くらいの採血が可能である。血液型不適合，免疫不全，感染の問題がないため近年盛んになってきている。凍結保存すれば，珍しい血液型や多種抗体をもつ患者に有用である。

c 成分輸血

現在手術室，病棟で一般に用いられている成分輸血の種類は次の通りである（表11-5）。

1）CPD加濃厚赤血球

濃厚赤血球液は血漿成分が除去されているため，全血と比較して同数の赤血球を輸血するのに要する量が約半分ですみ，心・循環器系への負担がより少ない。さらに血漿に含ま

表11-5 血液成分製剤

赤血球	赤血球MAP
	CPD加濃厚赤血球
	洗浄赤血球
	白血球除去赤血球
血小板	濃厚血小板
血漿	新鮮凍結血漿

れる有害な物質，例えばアンモニア，各種アレルゲンおよび電解質（Kイオン・Naイオン）が除去されている利点がある。

2）赤血球MAP

CPD加濃厚赤血球より機能保存がよい。混入白血球数がCPD加濃厚赤血球の4分の1であり白血球除去フィルターの使用により1.0×10^6個（1単位中）まで軽減できる。したがって，GVHD（p.131参照）の発生を低下させる。4〜6℃では21日間保存が可能である。しかし，3週間保存すると，組織での酸素運搬に関与する2,3-DPG濃度は$0.5 \pm 0.2\ \mu mol/gHb$と低下し（組織でヘモグロビンから酸素が離れにくくなる），上清ヘモグロビン濃度は$26 \pm 13\ mg/dl$，上清カリウム濃度は$41 \pm 2\ mEq/l$と上昇するので，早めに使用する方がよい。

3）洗浄赤血球

MAP加赤血球に当量の生理食塩液を加え，1〜3回洗浄したもので，血漿の99％以上が除去されているが，少量の血小板と白血球は残存している。赤血球以外の血液成分によりアレルギー反応，アナフィラキシー反応を生じる場合に適用となる。

4）白血球除去赤血球

MAP赤血球より白血球除去フィルターを用い，白血球を除去する。白血球除去率は99％以上であり，$1.0 \times 10^5 \sim 10^6$個（1単位中）である。非溶血性の発熱反応がみられる場合，自己免疫性溶血性貧血の場合，また頻回の輸血を必要とする患者で抗HLA抗体産生の予防をする場合などに用いる。

4）濃厚血小板

血液200 mlから得られる濃厚血小板は約20 mlで，その中に含まれる血小板数は100〜150万/μlである。室温で振盪保存すると72時間使用可能である。冷所保存では活性が低下する。血小板減少症，血小板機能低下症などで出血傾向がある場合に用いる。10単位の投与で血小板数3〜4万/μlの増加が期待できる。

5）新鮮凍結血漿（FFP）

血液200 mlから80 mlに相当する血漿が分離される。これを6時間以内に－20℃で凍結保存する。凝固因子（Ⅰ，Ⅱ，Ⅴ，Ⅵ，Ⅶ，Ⅷ，Ⅸ，Ⅹ）を含み，1年間保存できる。使用時には37℃の温槽中で溶かし，36時間以内にフィルターを用いて輸注する。FFPは，

血液凝固因子の補充や循環血漿量が減少して緊急を要する場合などに適応となる。しかし，加熱滅菌はできないのでウイルス感染の危険性は残る。副作用は，新鮮凍結血漿中の蛋白質成分により膠質浸透圧が上昇し，意図しない循環血液量の増加や混入ウイルスや未知の感染症，アレルギー反応，過剰投与に伴う生体内での凝固因子・蛋白成分の合成抑制が起きることである。

d 輸血適合検査

輸血適合検査は輸血用血液の血液型判定（ABO式，Rh式）と交差適合試験および患者血清の不規則抗体検査からなる。

1) 交差適合試験

患者血清に輸血用血液を加えて凝集反応を検査することが義務づけられている（主試験）。また患者の血球と輸血血液の血清の反応を検査する（副試験）。

2) type & screen

輸血する可能性の少ない手術で患者のABO，Rhおよび不規則抗体のスクリーニングを行って，不規則抗体がなければ交差適合試験済みの血液を準備せずに手術を行う。術中緊急に輸血する場合には血液型を確認し適合したものをただちに供給する。これでほとんどすべての不適合輸血を防げる。

5 輸血の副作用

a 不適合輸血

不適合輸血は25 ml以上で発症し，その発症頻度は1/3,000回～1/1万回と言われている。この原因は，事務的ミスが60％で，技術的ミス（クロスマッチのまちがいなど）より多いと言われている。輸血をする場合には，どんなに急いでも医師，看護婦（士）両者が二重に名前や血液型，交差適合試験などをチェックする必要がある。

不適合輸血の症状は，
① 胸部圧迫感，胸痛，呼吸困難，背部痛，腰痛，腹痛，下痢
② 悪寒戦慄，発熱
③ じんましん
④ 血圧上昇または低下，ショック
⑤ 血尿，乏尿，ヘモグロビン尿（遊離ヘモグロビン25 mg/dl以上になるとヘモグロビン尿となる）
⑥ 出血傾向

などが挙げられている。ABO型不適合では，2～10分以内に症状が出現する。しかし，全身麻酔中には意識がないため①，②は現れにくく，発見が遅れがちである。治療は，ショックの治療と，アシドーシスの補正，急性腎不全の予防，急性播種性血管内凝固（disseminated intravascular coagulation：DIC）の予防である。急性腎不全時には，K^+を含む電解質液の輸液は禁忌で，5％ブドウ糖液に変更し，20％マンニトール100 mlを点滴静注する。ヘモグロビン尿にはハプトグロビンを点滴する。DICにはヘパリン5 mlを静注する。

b GVHD（graft versus host disease：移植片対宿主病）

　GVHDとは，輸血血液中に含まれる供血者のTリンパ球が受血者の組織に対して免疫反応を生じ活性化され，受血者の組織を攻撃する病態である。

　GVHDの発生する機序として考えられているのは，供血者と受血者の組織適合性抗原（human leukocyte antigen：HLA）が近似している場合に受血者リンパ球が供血者HLAを非自己と認識しないため，供血者リンパ球が受血者内で生着，増殖し，受血者HLAを異物と認識し，受血者組織を攻撃，破壊するということである。予防策をとらない場合，輸血手術症例700例に1例の割合で発生するといわれている。

　その症状は，輸血後2〜60日で発熱，そう痒感を伴う紅斑を生じ，その後肝機能障害，下痢，下血，骨髄形成能低下による汎血球減少のため易感染性や出血傾向を示す。有効な治療法はない。予防法として，新鮮血の使用を避けること，HLA抗原の類似した血縁者同士の輸血を避けること，白血球除去フィルターの使用，放射線照射済血液の使用が挙げられる。

c ウイルス感染

　現時点での検査能力では，window period（ウイルスが感染していても，まだ抗体が陽性になっていない期間）の関係で輸血後肝炎やHIV（human immunodeficiency virus）感染などのウイルス感染を完全に排除することはできない。したがって，最良の方法はできる限り輸血を避けることである。

6 大量輸血の問題点

　大量輸血とは，3,000ml以上または循環血液量の半分を24時間以内に輸血する場合をいう。前述したように，保存血は日を追って機能が悪くなるので，大量輸血の際には新鮮血（採取後72時間以内）が望ましい。大量輸血の副作用として，心臓冷却，血圧低下，心室細動，低Ca血症，アシドーシス，出血傾向，肺微小血栓症などがある。前3者は低温血輸血によるもので，予防には血液加温器（37℃）を使用する。低Ca血症（輸血血液中のクエン酸とCaが結合するため）には，グルコン酸カルシウム（カルチコール™）を投与する。代謝性アシドーシス（血液の長期保存による）には，炭酸水素ナトリウム（メイロン84™）での補正が必要になることもある。出血傾向には，血小板輸血，クレオプレシピテート，新鮮血などで対処する。肺微小血栓症はマイクロフィルターで予防可能（1,000ml以上で使用する）である。肺の毛細血管の内径は，2〜20μで，そこにmicroaggregate（ほとんど40μ以下）が詰まってしまい，肺毛細血管を機械的に閉塞してvasoactive substanceを放出し，肺血管収縮，肺血管抵抗増大，肺内シャントとA-aD$_{O_2}$（肺胞動脈血酸素分圧較差）増大，肺コンプライアンス低下を招く（肺微小血栓症）。従来の輸血フィルターは170〜200μであるが，マイクロフィルターは20μで，microaggregateを通さず，1個で2lまで使用可能である。

　血液加温器にはチューブ直接加温型，温浴槽加温型，マイクロウェーブ使用型の3種類がある。流量が多くなると加温経路が短いものほど加温効率が落ちるので，大量輸血時には温浴槽型が適している。

　大量輸血においては輸血の速さが問題になることがある。輸血針が太ければ太いほど輸

血が速く行われるのは当然であるが，流量はカテーテルの半径の4乗に比例する（Hagen-Poiseuilleの法則→MEMO 4）。

7 自己血輸血

近年C型肝炎やエイズなどの輸血に起因する感染症に注目が集まるとともに自己血輸血が見直され，さまざまな研究工夫がなされ，臨床的にも定着してきた。患者の立場からすれば歓迎すべき方法である。

a 貯血式自己血輸血

表11-6に厚生省血液研究事業研究班の提案をもとに作られた日本輸血学会の自己血輸血のガイドラインを示す。貯血式自己血輸血には血液液状保存法と血液凍結保存法がある。

1）血液液状保存法

血液液状保存法は最も簡便で，特別な器具，設備を必要としない。しかし保存期間が短かく，したがって採取できる血液量にも限界がある。抗凝固剤は一般にCPDが用いられ，有効期限は21日である。通常1週間ごとに400ml（1バッグ）ずつの採血を行い，これを戻し輸血しながら採血量を増やしていく。古い血液を戻し輸血することにより期限切れ血液をなくし，しかも貯血量を増やすことができる。一般に戻し採血法，あるいはカエル飛び法という方法がとられる（表11-7）。まず400ml（No.1）採血し，1週間後にもう400ml（No.2）採血する。2週目に最初の400ml（No.1）を戻し輸血し，新たに400mlを2単位採血（No.3, 4）する。3週目に1週目に採った400ml（No.2）を戻し輸血し，その後400mlを2単位（No.5, 6）採血する。4週目にNo.3, 4を戻し2単位（No.7, 8）採血すると6週目までの手術に使用可能なNo5〜8の1,600mlの自己血が使用可能になる。この方法では血液を体内に戻しながら新しくし，1週に400ml以上採血することなく貯血を増やすことができる。

2）凍結保存法

凍結保存法は5年間保存が可能であるが，保存施設が必要となる。まれな血液型血液の保存などに有用である。利点としては，保存期間が長く，時には1年以上も前から貯血を開始できるため患者の負担が軽い，また自己血漿を新鮮凍結血漿として利用できる，などがある。

MEMO ● 4　　Hagen-Poiseuilleの法則

　　輸血血の流量と輸血管との関係を規定する。流量 $Q = \pi r^4 P / 8 \eta \ell$ で示される。ここでrは管（カテーテル）の半径，Pは管両端の圧差，ηは粘稠度，ℓは管（カテーテル）の長さである。この式から，単位時間当たりの流量を増やすためには，圧差は大きいほど，管の長さは短いほど，粘稠度は少ないほど良いが，何よりも重要なのはカテーテルの径を大きくすることである。流量は半径の4乗に比例する。

表11-6　術前貯血式自己血輸血療法のガイドライン（日本輸血学会会告）

＜はじめに＞
　輸血を必要とする手術が、近日中または近い将来に行われる患者について、医療施設または赤十字血液センターであらかじめ貯血する方法により自己血の輸血を行う場合のガイドである。

＜貯血式自己血輸血の対象＞
　患者の術前状態が良好で緊急を要しない待機的手術や、特に稀な血液型や免疫抗体がある場合などを対象とする。なお、手術患者を対象とする場合であっても、各医療施設の従来のMSBOS（最大手術血液準備量）などを参考として、輸血を行う可能性の低い患者は除外することが望ましい。

＜患者への説明と患者からの採血の決定＞
　採血に先立って、患者に自己血輸血の趣旨および採血血液不使用の際の廃棄処分などを十分に説明し、同意を得たうえで記録する。
　当該患者からの採血の決定は、以下に示す採血基準を参考として、その主治医または主治医と密接に連絡をとった輸血に経験の深い医師、病院輸血部または赤十字血液センターの専任医師等が行うことが望ましい。

＜採血の基準＞
1. 年齢：特に制限はない。10歳以下の小児、70歳以上の高齢者については慎重に判断する。
2. 体重：40kg以下の場合は慎重に対応する。
3. 血液検査所見：採血前に血色素量は11g/dl以上、ヘマトクリットは33％以上あることが望ましい。
4. 血圧：最高血圧170mmHg以下、90mmHg以上を一応の基準とする。
5. 全身所見：疾患の状況に伴う判断のほか、採血により循環動態等に影響を与えぬよう注意する。循環器疾患の患者では、NYHA（New York Heart Association）III度以上、不安定狭心症、感染を伴う場合は、原則として除外する。
6. 採血可能な静脈：上腕の緊縛により採血が可能な静脈があること。
7. ABO式およびRh0（D）因子、梅毒血清反応、HBs抗原検査、HCV抗体検査等、必要諸検査を行う。

＜採血場所＞
　病院輸血部、病棟、診察室または赤十字血液センターなど、適当な温度で、充分な広さと明るさを持つ清潔な環境で、採血後約30分安静を保てる場所で行う。

＜採血時の注意＞
　採血時における細菌汚染および保管中における細菌・繁殖を防ぐため、採血する皮膚の消毒には特に注意し、また閉鎖回路である採血バッグを開放しないようにする。

＜採血量＞
　一回400mlを上限とし、患者の年齢、体重、採血時の血液検査所見および血圧、脈拍数などを考慮して採血量を決定する。採血量により抗凝固剤の量に注意する。低体重の患者に対しては以下の数式が参考になる。
$$採血量 = 400\,ml \times 患者体重/50\,kg$$

＜採血日、採血間隔＞
　血液の液状保存が可能な範囲内で採血を開始する。例えば、CPD液を用いる場合、3週間で貯血し得る量よりも多量の血液を必要とするときには、戻し輸血法または凍結保存法を応用して予定手術日の21日以前から採血を開始する。
　採血間隔は、初回の採血後の患者血液所見の回復を参考に決定するが、1週間前後の間隔をおくことが望ましい。また最終採血は、血清蛋白質量の回復を考慮し、手術前3日以内は避けることが望ましいが、麻酔導入後の術直前採血、血液希釈法はこの限りではない。

＜採血後の処置＞
　採血後は健康な献血者以上に注意深く観察し、一定時間静臥させる。また循環血液量を可及的に採血前の状態に保つために、採血に引き続き乳酸加リンゲル液などの電解質液の輸液を行うことが望ましいが、循環器疾患では輸液速度に注意する。
　初回採血の1週間前から鉄剤を投与することが望ましい。例えば、経口的に鉄剤1日量100～200mgを毎日投与する。

＜採血血液の取扱い＞
　血液バッグのラベルには自己血であることを明示したうえで患者の自筆または保護者による署名を求め、血液型、採血日、手術日および医師氏名を記入する。
　同種血とは別個に保存することが望ましい。患者に感染症など異常検査所見の場合には、血液バッグの取扱いに注意する。
　自己血を輸血する際、手術時には複数の医療従事者により患者本人の自己血であることを十分確認しなければならない。手術時以外に戻し輸血をする場合にも同様の確認に行った上、自筆で書かれた署名の確認を患者本人が行うことが望ましい。

（日本輸血学会．会告I（術前貯血式自己血輸血療法のガイドライン）．日本輸血会誌1992；38：1-3より）

表11-7 自己血採血法（液状保存法）

	0週	1週	2週	3週	4週
採血したバッグ	No.1	No.2	No.3 No.4	No.5 No.6	No.7 No.8
返血したバッグ			No.1	No.2	No.3 No.4
現在あるバッグ	No.1	No.1 No.2	No.2 No.3 No.4	No.3 No.4 No.5 No.6	No.5 No.6 No.7 No.8
血液量	400 ml	800 ml	1,200 ml	1,600 ml	1,600 ml

b 希釈式自己血輸血

血液希釈性自己輸血はHAT（hemodilutional autotransfusion）と呼ばれている。採血を手術直前の短時間に行う，採血が1回で量が多いという特徴がある。そのため組織からの血漿蛋白の流入，骨髄での造血を期待できず，循環血液量補充の目的で注入された代用血漿により血液は希釈された状態になる。血液粘性は低下し，末梢血管抵抗は減少し，心拍出量が増加するのでHb濃度が低いにもかかわらず末梢への酸素運搬能は維持される。血液希釈の限界はHbで5 g/dl，Ht値で15％とされる。

具体的な方法の1例を示すと，
① 右手に静脈路確保後，全身麻酔を開始する。
② 酢酸（乳酸）リンゲル液を10 ml/kgを5〜10分で輸液する。
③ 3〜4分後，左手より採血バッグに600 ml採血し，名前を書いて室温保存（血小板機能保持のため）する。
④ ②の後，代用血漿製剤500 mlを輸液する。
⑤ 手術終了後残った自己血はヘマトクリットを考慮しつつ徐々に還血する。

この方法の＜利点＞は，
① 血液型不適合がない。
② 新鮮血輸血を行える。
③ 術中末梢循環が改善される。
④ 術後血栓症が予防できる。
⑤ 経費が安い。
などが挙げられる。

＜欠点＞は，
① 手間がかかる。
② 輸血量に制限がある。
③ 出血傾向が生じやすい。
④ 血液量が一時的に減少する。

が挙げられる。この方法の禁忌は低心肺機能患者，新生児・老人，ヘモグロビン濃度12 g/dl以下，循環血液量不足，凝固障害・出血傾向である。適応は，出血量がほぼ一定（1,000 ml以下）の手術やまれな血液型に限られる。

C 増血剤

　貯血式自己血輸血においては自己血採血後に貧血になる心配がある。これを防止するため腎性貧血の治療薬であるヒトエリスロポエチン（erythropoietin）製剤の使用が適応となる。貯血予定量が800 ml以上で，貯血期間が1週間以上あり，採血時にヘモグロビンが13 g/dl未満である場合には，初回採血の1週間前からエポエチンアルファ（エスポー皮下用24000™）24,000国際単位を皮下注射し，その後最終採血まで週1回これを行う。ヘモグロビン濃度が13〜14 g/dlの場合には初回採血時に同量を皮下注し，その後最終採血まで週1回投与する。採血時期に関しては，800 ml貯血時には初回採血を手術2週間前に，1,200 ml貯血時には手術3週間前を目安とする。この方法は出血量が予想しやすい整形外科手術などでよく使用される。

8 輸血と宗教

　輸血は臓器移植のひとつである。輸血は1997年4月1日から患者の同意がないと実施できなくなった。また，宗教上の理由で輸血を拒否する場合があるが，個人の尊厳（信仰の自由）と生命の尊重（医療提供の理念）との間にはまだ議論の余地があり，難しい問題となっている。いずれにしても，医療を提供する側と受ける側との間で，十分な説明と同意がなされることが大切である。

　　　　　　　　　　　　　　　　　　　　　　　　　（木村重雄・首藤　誠・難波　力）

第12講 循環作用薬

はじめに

　麻酔，集中治療，救命治療では循環作用薬は必須の薬剤である。循環作用薬は自律神経系と密接に関連しており，自律神経系の作用を薬理学的に増幅あるいは抑制していると考えてよい。

1 自律神経系の神経伝達

　交感神経系と副交感神経系は，一般的に生理的拮抗作用を示す。一方の系がある臓器の機能を促進すれば，他方の系がそれを抑制する。しかし臓器によっては，両方の効果が互いに独立して現れたり，協力的な関係にあることもある。

　化学的伝達物質は，軸索終末領域で合成され，この部分のシナプス小胞内に貯蔵される。軸索終末に活動電位が到達すると，伝達物質が遊離して接合部伝達が開始される。このとき軸索終末の脱分極によって細胞外から軸索内液中へCa^{2+}の移動が起こり，Ca^{2+}が小胞膜と軸索膜との融合を促進して（開口分泌），神経伝達物質が軸索外へ放出される。

　神経伝達物質は，シナプス間隙を通って拡散し，シナプス後膜に存在する受容体（→MEMO 1）に結合する。その結果，膜のイオン透過性が増大し，次の2つの変化のいずれかが起こる。

　①あらゆる型の陽イオン（特にNa^+）に対する透過性が増大し，膜の局在性脱分極，すなわち興奮性後シナプス電位（excitatory postsynaptic potential：EPSP）を生じる。

　②K^+やCl^-に対してのみ透過性が選択的に増大して，膜の安定化または過分極，すなわち抑制性後シナプス電位（inhibitory postsynaptic potential：IPSP）が生じる。

　EPSPがある閾値を超えれば，ニューロンでは伝播性活動電位が生じ，骨格筋や心筋では活動電位が発生する。伝播性インパルスの起こらない骨格筋や平滑筋では，EPSPは局所的収縮を誘発し，腺細胞では分泌を生じる。一方，IPSPは他のニューロンからの興奮性電位に拮抗する。シナプス間隙を通ってきた神経伝達物質が効果細胞あるいは次のニューロンに反応を起こすかどうかは，この興奮性および抑制性効果の代数和によって決定される（図12-1）。

　シナプスあるいは接合部間隙を通って高頻度にインパルスが伝達されるためには，各インパルス伝達の際に遊離された伝達物質がつぎつぎと効果的に処理されなければならない。この処理法は，伝達部位あるいは伝達様式によって異なっている。アセチルコリンが伝達物質であるコリン作動性（cholinergic）シナプスにおいては，アセチルコリンエステ

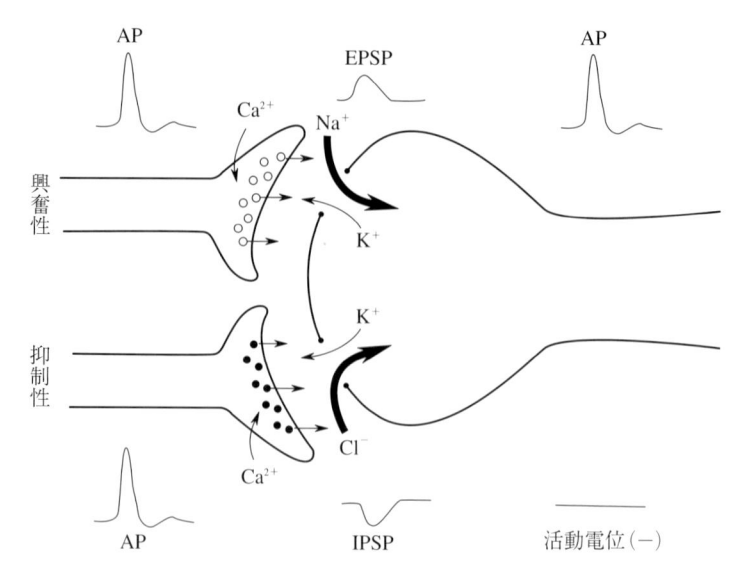

図12-1　興奮性および抑制性神経伝達の過程

①神経の活動電位（AP）が，節前線維の末端に到達すると興奮性（○）または抑制性（●）の伝達物質の遊離が起こる。
②興奮性伝達物質が節後線維の受容体と結びつくと，すべてのイオン（主としてNa^+）に対する膜透過性が増大し，局部的な脱分極すなわちEPSPが起こる。抑制性伝達物質の場合には特にCl^-に対して選択的に透過性が増大し，そのために局部的な過分極すなわちIPSPが発生する。
③このEPSPによって節後ニューロンにおける伝導性活動電位が発生するが，この活動電位はIPSPによる過分極によって抑制を受ける。EPSP＞IPSPであれば節後線維に活動電位が生じ，伝導されてゆく。伝達物質は酵素的な分解や，シナプス前線維終末や，付近の細胞への再吸収，拡散によって消失する。

MEMO●1　受容体（receptor）

　神経伝達など，生体の情報伝達を理解するうえで，受容体（receptor）の概念を知ることは不可欠である。受容体に作用する物質が結合すると，
　　①その情報が細胞膜を通して細胞内へ伝わり，細胞内でさまざまな化学変化を連続的に引き起こす。
　　②細胞膜のゲートが開き，イオンの出入りが起こり，この結果細胞内で次の反応が惹起される。
などにより，情報が伝わり効果を現す。受容体へ作用する物質は引き金を引く役割であるから，ごく少量であっても大きな，あるいは系統的な効果を示すことができる。受容体に結合する特異的物質の結合の強さを親和性（affinity）といい，結合したうえで作用を現す場合，作用性（activity）があるという。作動薬（agonist）は親和性があり作用性がある。拮抗薬（antagonist）は親和性はあるが作用性がない。一般に拮抗薬はaffinityが強く，activityが弱いか，または，ない。したがって受容体に対して作動薬よりもより強く結合し，作動薬を排除するが，自分自身は作用を示さない。
　カテコラミン受容体にはαおよびβがあり，さらにαの中に$α_1$，$α_2$がある，というふうに受容体にはサブタイプも多い。カテコラミンはこれらすべてに結合する。しかし結合した受容体によって引き起こされる反応はサブタイプによってそれぞれ異なる。

ラーゼ（acetylcholinesterase）がアセチルコリンを迅速に加水分解する。ノルアドレナリン（ノルエピネフリン）が伝達物質であるアドレナリン作動性（adrenergic）シナプスにおいては，軸索終末へのノルアドレナリンの再取り込みと単純拡散が伝達物質の処理に重要である。代謝酵素（COMT等）による分解はそれに次ぐ。

2 コリン作動性伝達とアドレナリン作動性伝達

a コリン作動性伝達

アセチルコリン（acetylcholine：ACh）は生体における最も重要な神経伝達物質の1つで，中枢神経においても末梢神経においても重要な役割を担っている。アセチルコリンの受容体（コリン作動性受容体）には，ムスカリン作動性受容体とニコチン作動性受容体の2つのサブタイプがある。ムスカリン作動性受容体の選択的作動薬はムスカリンであり，ニコチン作動性受容体の選択的作動薬はニコチンである。

アセチルコリンが遊離され，ムスカリン作動性受容体に結合することによって現れる効果をムスカリン作動性効果（ムスカリン様効果），またニコチン作動性受容体に結合することによって現れる効果をニコチン作動性効果（ニコチン様効果）と呼ぶ。神経伝達の多くの部分をニコチン作動性受容体が担っている。節前・節後神経シナプス（交感系，副交感系を含めたすべての神経系），運動神経・骨格筋がそれである。これに対し，ムスカリン作動性受容体は副交感神経末端・効果器を担っている（図12-2）。

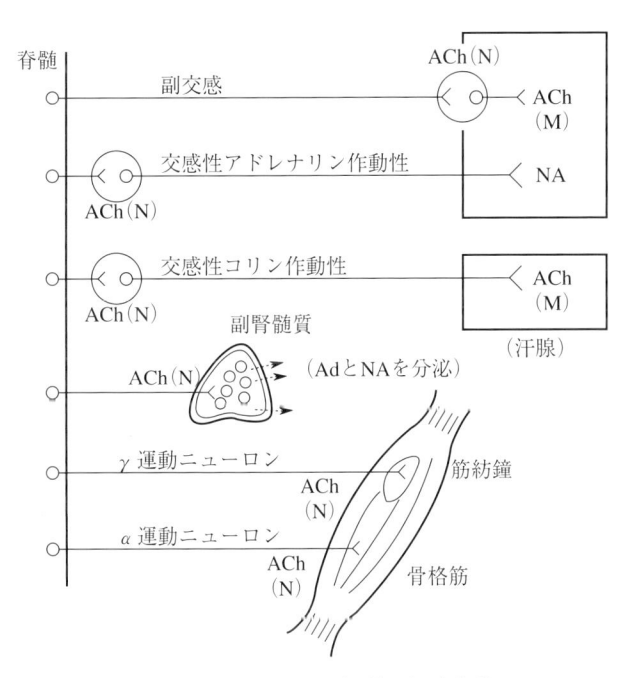

図12-2　各部位における化学的伝達物質

シナプスあるいは神経効果細胞接合部におけるインパルス伝達に関与する化学的伝達物質として最もはっきりしているのは，自律神経系と運動神経系の末端から遊離するものであり，アセチルコリンとノルアドレナリンである（ACh：アセチルコリン，NA：ノルアドレナリン，Ad：アドレナリン，N：ニコチン作動性，M：ムスカリン作動性）。

ムスカリン作動性受容体は心筋，平滑筋，分泌腺などに存在し，コリン作動性線維である副交感神経節後線維によって支配される。この受容体に対する拮抗薬（ムスカリン作用の拮抗薬）はアトロピン（atropine）である。

節前・節後神経シナプスのニコチン作動性受容体の選択的な拮抗薬はヘキサメトニウム（hexamethonium, C6）で，骨格筋の運動終板に存在するニコチン作動性受容体の拮抗薬はデカメトニウム（decamethonium, C10）である。これらのことから臨床においてもC6は節遮断薬として，またC10は神経筋遮断薬として用いられたことがある。

b アドレナリン作動性伝達

交感神経の節後神経末端からは神経伝達物質としてノルアドレナリン（ノルエピネフリン）が放出され，効果器のアドレナリン作動性受容体に結合し，交感神経刺激様の作用を現す（図12-2）。天然のカテコラミン（アドレナリン，ノルアドレナリン，ドパミン）およびこれに類似した構造を持つ多数の合成化合物がアドレナリン作動性のα, β受容体に結合して交感神経様効果を誘発する。

フェニレフリン（phenylephrine）は比較的選択的なα作動薬であり，ドブタミン（dobutamine）はβ_1に対して，サルブタモール（salbutamol）はβ_2に対しての選択的作動薬である。フェノキシベンザミン（phenoxybenzamine）は非可逆性の，またフェントラミン（phentolamine）は可逆性のα拮抗薬である。プロプラノロール（propranolol）はβ_1，β_2のどちらに対しても拮抗作用を持つ非選択的なβ拮抗薬である（表12-1）。

α_2受容体はノルアドレナリンの遊離が過剰にならないように，フィードバック抑制に関与している。前シナプス性α_2受容体に対する作動薬としてはクロニジン（clonidine）がある。これはα_1作動薬でもあるが，優先的にα_2に作用する（$\alpha_1 < \alpha_2$）。また，前シナプス性α_2受容体に対する選択的な拮抗薬としては有名なものにヨヒンビン（yohimbine）がある。また前述のフェノキシベンザミンやフェントラミンは，α_1と同様α_2受容体に対しても非選択的に作用するα拮抗薬である。

表12-1 α_1，α_2，β_1およびβ_2受容体に選択的な作動薬および拮抗薬

アドレナリン作動性受容体	作動薬	拮抗薬
α_1	—	prazosin
α_2	clonidine（$\alpha_1 < \alpha_2$）	yohimbine
β_1	dobutamine	atenolol, metoprolol
β_2	salbutamol, terbutaline	butoxamine

3 コリン作動性神経関連薬物

a コリン作動薬

アセチルコリンは，コリン作動性線維の神経伝達物質であり，ムスカリン受容体とニコチン受容体に作用する。しかし，acetylcholinesterase（アセチルコリンエステラーゼ）やpseudocholinesterase（偽コリンエステラーゼ）によって速やかに加水分解されるので治療薬としての価値はない。アセチルコリンは循環系に対して，血管拡張，心拍数減少，心収縮力減少を示す。アセチルコリンを注射すると血管はムスカリニック受容体に作用して拡張す

るが，コリン作動性線維の終末が血管平滑筋に達している血管はほとんどない。この点は交感神経線維がほとんどすべての血管平滑筋の近辺まで分布しているのと異なっている。血管平滑筋には交感神経線維が分布し，それに対する受容体がある。それに対して，副交感神経の分布はほとんどないが，その受容体であるムスカリン受容体は存在している。

b 抗ムスカリン薬

アセチルコリンのムスカリン作用に競合的に拮抗する薬物である。一般的には副交感神経（迷走神経など）節後線維の末端から遊離されるアセチルコリンの作用（ムスカリン作用）を遮断する。この薬物はムスカリン受容体における競合拮抗によってその作用を示す。アトロピン（atropine）とスコポラミン（scopolamine）が有名で両者の作用の差は質的な違いではなく量的な違いである。臨床用量では，アトロピンには中枢神経系抑制作用はなく，スコポラミンにはこれが認められる。

眼に対してはムスカリン作用遮断によって，虹彩括約筋および毛様体筋の弛緩を起こす結果，散瞳と調節麻痺を起こす。このとき前眼房角の圧迫によってSchlem氏管が圧迫され，眼房水の再吸収が抑制されるために眼圧は上昇する。急性隅角緑内症には禁忌である。

洞房結節に対する迷走神経効果が遮断されて頻脈が起こる。

血管，消化器，外分泌腺に対して，抗ムスカリン薬（→MEMO 2）は，コリン作動性受容体の遮断による効果を示す。例えば，消化管を支配する副交感神経の節後線維のコリン作動性伝達を遮断し，消化管の弛緩を起こす。外分泌腺においては受容体を遮断して分泌抑制が起こり，汗腺の受容体を遮断すると汗の分泌抑制が生じる。アトロピンは，この発汗の抑制によって，体温を上昇させる。

分泌抑制や迷走神経を介する有害反射の防止目的でアトロピンを麻酔前投薬に用いることがある。また，麻酔中の徐脈に対して用いる。

c 神経節遮断薬

非脱分極性節遮断薬として，ヘキサメトニウム（C6），トリメタファン（trimethaphan）が有名である。これらの薬物は競合的節遮断薬である。

MEMO 2　抗ムスカリン薬

アセチルコリンのムスカリン作動性作用に競合的に拮抗する薬物である。別の表現をすると，ムスカリン作動性受容体の競合拮抗薬である。このグループに対する名称がいくつかあり，アトロピン様薬，抗副交感神経薬，抗コリン作動性薬，コリン遮断薬，副交感神経遮断薬などと呼ばれているが，どれも理論的に完全な言葉ではない。例えば，コリン作動性作用にはムスカリン作動性とニコチン作動性の両方があって，本来このどちらも遮断する薬物のことをコリン遮断薬と呼ぶべきであるが，上記のようにコリン遮断薬と呼ばれる薬物は，ニコチン作動性作用を遮断せず，ムスカリン作動性作用のみを遮断する。このように考えると，これらの薬物を正確に呼ぶのならば抗ムスカリン薬またはアトロピン様薬とするべきである。また逆にもっと不正確な名称としては鎮痙薬という呼び方がある。鎮痙薬とは平滑筋の痙攣を止める薬物を指すが，アトロピン様薬もこの作用を持っている。しかし厳密にいえばパパベリン，テオフィリンなども鎮痙薬であるからこの名称は不正確である。以上のような不正確な名称も存在することを知っておくとよい。

C6は，自律神経節のニコチン作動性受容体をアセチルコリンと競合することによって，自律神経節における伝達を遮断する。その結果，循環器系に対してC6は血圧下降を引き起こす。このメカニズムは，交感神経節遮断による細動脈の拡張による。同じメカニズムにより，C6は末梢血流量を増加させる。静脈が拡張し，静脈系への末梢血の貯留の結果，心臓に還って来る血流量（還流量）が減少し，心拍出量が低下する。

手術時の出血，動脈瘤の破裂を減少・予防する目的で，持続時間の短いトリメタファンを持続静注して低血圧麻酔を行うことがある。

4 アドレナリン作動性神経関連薬物

a アドレナリン作動薬

交感神経様作用薬は，一般にアドレナリン作動性神経を刺激したときの臓器の反応に似た効果を引き起こす。しかし，個々の薬物の作用を比べてみると相違が見られる。

1）アドレナリン（adrenaline，エピネフリン：epinephrine）

アドレナリンは，交感神経様作用薬の原型である。その効果は，アドレナリン作動性神経刺激に似ているが，若干異なった点がある。その理由は，アドレナリン作動性神経の神経伝達物質がノルアドレナリンなので，αおよびβ受容体に対する作動薬活性の比が異なっているためである。アドレナリンとノルアドレナリンを比較すると，α作動薬としてはノルアドレナリンの方が選択的であるが，β_2作用はアドレナリンの方がより強力である（β_1作動薬としてはアドレナリンの方が強力であるか，または同程度である）。

アドレナリンの血圧に及ぼす効果は，直接的心筋刺激，心拍数増加ならびに血管収縮の3つの因子による。このうち最後の因子の影響が最も重要である。急速に静注した場合，血圧は急速に上昇しピークに達する。この際，収縮期圧の上昇の方が拡張期圧の上昇よりも大きいので，脈圧が増大する。次に，血圧は正常値以下に下降した後，対照レベルに復帰する。また，微量のアドレナリンは，血圧下降を起こすことがある。これらの反応は，血管拡張性のβ_2受容体（末梢血管に分布）のアドレナリンに対する感受性が，血管収縮性のα_1受容体のそれよりも大きいことによる。アドレナリン濃度が高いときには，β_2受容体も，α_1受容体も刺激され，α_1受容体の興奮作用の方が優位に立って血管収縮が起こり血圧が上昇する。しかし濃度が低下すると，α_1受容体の刺激効果が消失し，感受性の高いβ_2効果だけが残り血圧は下降する。さらにこのβ_2受容体の刺激効果も消失すると血圧は元に戻る（→MEMO 3）。

アドレナリンは，主に細動脈および毛細血管の前括約筋に作用するが，血管の反応は，場所によって異なる。皮膚，粘膜および腎臓の血管は，α_1受容体に対する作用によって

MEMO●3　アドレナリンの取り込み

アドレナリンを静注したときに非常に急速に作用が消失するのは，拡散やCOMTなどによる代謝もあるが，最も重要な因子は，アドレナリン作動性神経終末によるアドレナリンの取り込みである。この作用によって，アドレナリンの作用が急速に消失していく。

収縮する。局所麻酔による手術を行う際に，局所的に血管を収縮させて止血する目的，あるいは局所の血管を収縮させて浸潤麻酔薬の効果を延長させる目的で局所麻酔薬に混和することがある。一方，骨格筋の血管は，ヒトに用いる臨床用量程度の少量では，β_2受容体に対する作用によって拡張する（→MEMO 4）。

心臓に対するアドレナリンの作用は，心筋のβ_1受容体に対する直接作用である。そのため，心拍数は増加し（陽性変時効果），心収縮力は増大する（陽性変力効果）。心収縮期は拡張期に比べて短縮する。心拍出量は増加し，心仕事量と酸素消費量は著明に増加して，心臓のエネルギー効率は低下する。心臓の自動（興奮）性を亢進させ，異所性刺激の発生を促し，心室性不整脈を誘発する。全身麻酔薬のハロタンによって心臓がアドレナリンに対して過敏になり，心室性の期外収縮，細動のような不整脈が，内因性アドレナリンの遊離によって起こることがある。ハロタン麻酔中にアドレナリンやアドレナリン入りの局所麻酔薬を使用する場合には十分な注意が必要である。アドレナリンの自動興奮性の亢進ならびに不整脈誘発作用はβ遮断薬で有効に拮抗される。

アドレナリンはβ_2受容体の賦活によって気管支平滑筋を弛緩させる。気管支平滑筋拡張作用は気管支喘息などによって気管支平滑筋が収縮しているときに特に顕著に見られる。

2）ノルアドレナリン（noradrenaline，ノルエピネフリン：norepinephrine）

ノルアドレナリンはアドレナリン作動性節後線維の伝達物質であり，アドレナリンと同様，L型はD型よりも薬理作用ははるかに強い。

アドレナリンとノルアドレナリンは，どちらもアドレナリン作動性受容体に直接作用するが，ノルアドレナリンは，α受容体に対する選択性が強い。α作動薬としての性格とβ作動薬としての性格の相対的な強さを比較すると，ノルアドレナリンは前者の方が重要である。しかし，絶対的な作用の強さからいうと，ノルアドレナリンのα作用は必ずしもアドレナリンのそれよりも強くはない。β_1受容体に対する作用は，アドレナリンと同程度かそれ以下であり，β_2受容体に対してはアドレナリンよりもはるかに弱い。

ノルアドレナリンを静脈内へゆっくりと持続注入すると収縮期圧と拡張期圧の両方が上昇し，普通脈圧は増加する。また1回拍出量は増加する。末梢血管抵抗は増加し，腎臓，脳，内臓，肝臓および骨格筋の血流量は減少する。これは，β_2作用が弱いためである。また，著明な静脈収縮も，血管抵抗の増大に関与するといわれる。

3）イソプロテレノール（isoproterenol，イソプレナリン）

イソプロテレノールはα作用が弱いため，β作動薬として作用する。β_1およびβ_2につ

MEMO●4　**アドレナリンと臓器血流**

　　アドレナリンの脳の細動脈に対する収縮作用は弱い。肝血流量は著明に増加させ内臓血管抵抗を低下させる。ところが腎血管は少量でも収縮し腎血流量は減少する。これらの違いは各臓器に分布する受容体によって規定される。
　　冠血流量は，アドレナリンによって増加する。一つには，アドレナリンによって拡張期が収縮期よりも相対的に延びるためであり，もう一つは，収縮力の増大に伴って局所的に作られる血管拡張性の代謝産物，例えばアデノシンの増加などによる。

いての選択性はない。本薬はβ_2受容体に作用して血管平滑筋を拡張し，末梢血管抵抗を減少させる。この作用は特に骨格筋の血管床において著しいが，腎臓および内臓の血管床においても見られる。

拡張期圧は低下する一方，心拍数と心拍出量は増加する。通常の臨床用量をヒトに与えた場合，平均血圧は下降するが，収縮期圧は正常ないしやや上昇する。この拡張期圧の低下は血管拡張作用によるものであり，収縮期圧の上昇は心臓に対する直接的なβ_1刺激作用による。大量では平均血圧は著明に下降する。

イソプロテレノールは緊張状態にあるほとんどすべての平滑筋を弛緩させるが，特に気管および気管支平滑筋において著明である。

4）ドパミン（dopamine）

ノルアドレナリンの生合成における直前の前駆物質である。ドパミンはαおよびβ受容体刺激作用と，ドパミン受容体に対するアゴニスト作用を示す。ドパミンD_1受容体は内臓血管床，特に腸間膜動脈の血管床および腎血管床に存在する。このため末梢血管抵抗の減少と内臓および腎血管の拡張が起こり，血流量が増す。

ドパミンはβ_1作用により心臓に対する直接的な陽性変力作用を示し，心拍出量は増加する。本薬は持続静脈内投与が一般的使用法でショックや心不全時に用いられる。

5）ドブタミン（dobutamine）

選択的なβ_1受容体作動薬である。間接作用（アドレナリン作動性神経終末からノルアドレナリンを遊離し作用を現す）はわずかである。また，ドブタミンは，血管のα受容体に対する軽度のアゴニスト活性も見られる。

ドブタミンは，心拍数増加効果よりも心収縮力増大効果の方が相対的に大きい。自動興奮性亢進効果は，イソプロテレノールよりも弱い。房室結節の刺激伝導速度は増大するが，心房および心室の伝導速度には影響しない。ドブタミンは心収縮力を高めて心拍数を増加させるが，全末梢血管抵抗はあまり変化しない。これはドブタミンのα作用が弱いためである。また，注入速度が遅い場合には，心拍数はわずかに増大するだけである。

6）非カテコラミン類

カテコラミン核を持たない交感神経様作用を示すアミンが多くあり，そのうちのいくつかは臨床的にも応用される。薬理効果は，アドレナリン作動性神経終末からのノルアドレナリンの遊離による間接作用と，効果細胞のアドレナリン作動性受容体に対する直接作用の両方による。この直接作用と間接作用の比は，個々の薬物によってさまざまである。前述のようにノルアドレナリンの作用はα作用の方がβ作用よりも著明であるから，一般的にはノルアドレナリンを介する間接作用の効果は主にα効果を示すことになる。

フェニレフリン（phenylephrine）は，大部分が直接的なアゴニスト作用によるもので，その作用は主としてα受容体に対して発揮される。

エフェドリン（ephedrine）は直接的にはαおよびβ受容体両方に対するアゴニスト活性を示す。アドレナリンの効果に似ているが，持続時間が7〜10倍と長い。収縮期および拡張期圧を上昇させる。脈圧は増加させる。心収縮力の増強と心拍出量の増加を引き起こす。麻酔導入時の血圧低下などに使用する。

エフェドリンは間接作用としてノルアドレナリン作動性神経終末から比較的迅速かつ短

時間のノルアドレナリン遊離を引き起こす。その結果，交感神経様効果が現れる。ノルアドレナリンの作用はα作用の方がβ作用よりも著明であるため，間接作用の効果は主にα作用になる。エフェドリンを短時間のうちに頻回に投与するとその効果が減弱してくる。これは神経終末におけるノルアドレナリンの涸渇が原因であり，このように急速に生じる耐性のことをタキフィラキシス（tachyphylaxis）という。

7）選択的$β_2$受容体作動薬

$β_2$受容体に対して選択的に作用する作動薬が，主として気管支喘息の治療目的で開発されている。メタプロテレノール（metaproterenol），フェノテロール（fenoterol），サルブタモール（salbutamol），ソテレノール（soterenol），テルブタリン（terbutaline）などである。

これらの薬物は，$β_2$受容体に対して選択的に作用するため，気管支，子宮および骨格筋血管の平滑筋を弛緩させる。$β_1$受容体が分布している心臓を刺激する作用もあるが，イソプロテレノールよりもはるかに弱い。またこれらの薬物は，血圧をほとんど変化させない。

ヒトの妊娠末期の子宮収縮を抑制する目的で$β_2$作動薬を用いることがある（→MEMO 5）。

b アドレナリン作動性効果遮断薬（拮抗薬）

アドレナリン作動性効果遮断薬は，アドレナリン作動性神経活動に伴って遊離されるノルアドレナリン，副腎髄質から遊離されるアドレナリン，そのほか外部から投与されたアミンの作用を選択的に遮断する薬物である。これらはα受容体およびβ受容体のそれぞれに対して選択性を示し，その選択性によって，α遮断薬とβ遮断薬の2つに大別される。

1）αアドレナリン作動性効果遮断薬

$α_1$および$α_2$のどちらに対しても作用する非選択的なα遮断薬にはフェントラミン（phentolamine），$α_1$に選択的な薬物としては，プラゾシン（prazosin）がある。

フェントラミンは，α受容体に対して比較的　過性の中等度の強さの競合的拮抗効果を示すが，$α_1$，$α_2$の選択性はない。フェントラミンのような非選択的α拮抗薬は$α_1$のみならず$α_2$受容体も遮断するため，特に心臓を支配する交感神経末端の$α_2$受容体の遮断が問題になる。$α_2$遮断のためにノルアドレナリンの遊離が起こりやすくなるが，血管平滑筋に存在する$α_1$受容体も遮断されて血圧は下がる。しかし，この薬物はβ受容体に対しては遮断作用がないので，遊離したノルアドレナリンは心臓の$β_1$受容体を刺激して心拍数を増す。また陽性変力効果ももたらし，心筋酸素需要を増やす。このような理由から非選択的α拮抗薬には降圧薬としての臨床用途はない。褐色細胞腫の診断に用いられる。

プラゾシンは選択的な$α_1$遮断効果を示し，それによって血管拡張を起こす。前シナプス性$α_2$受容体に対しては，ほとんど効果を示さないので，ノルアドレナリンのアドレナ

MEMO ● 5　子宮平滑筋に対するアドレナリンの作用

アドレナリンはヒトの妊娠末期および出産時の子宮の緊張ならびに収縮を抑制する。この作用を媒介するのは，$β_2$受容体である。したがって，早産防止に選択的$β_2$作動薬を用いる。

リン作動性神経終末からの遊離を促進しない。したがって、心刺激作用が弱く頻脈を生じない。これが非選択的なα遮断薬と異なる点であり、そのため、降圧薬として使用可能である。

2）βアドレナリン作動性効果遮断薬

プロプラノロール（propranolol）は現在でも臨床的に広く応用されていて、β遮断薬を代表する薬物である。いろいろなβ遮断薬が開発されたが、β_1、β_2に関して選択性のない遮断薬と、β_1受容体に選択的な遮断薬の2つに分類される。

β_1受容体の遮断によって、心拍数および心拍出量の減少、安静時血圧の軽度の下降を生じる。刺激伝導系に対しては、洞房結節の発火頻度を低下させる。また、異所性の自発性脱分極速度を低下させ、心房と房室結節の刺激伝導時間を延長させる。抗不整脈薬、抗狭心症薬、抗高血圧薬として用いられる。

5 強心配糖体（ジギタリス：digitalis）

薬用量の強心配糖体は、心拍数を減少させるにもかかわらず、心臓の1回拍出量を増大させ、分時拍出量を増大させる。その結果、心臓のポンプとしての効率を高める。すなわち同じ量の酸素消費で多くの仕事ができる。

強心配糖体は、心筋の収縮力を増大させる（陽性変力作用）。この効果は心室筋が収縮力低下状態にある場合に特に顕著である。このことから心不全の治療に用いる（→MEMO 6）。

ジギタリスを投与するとNa^+,K^+-ATPaseが抑制され細胞内Na^+濃度が増加する。この細胞内Na^+濃度の増加によってNa^+-Ca^{2+}交換系も抑制され、Ca^{2+}の細胞外への移動が抑制される。細胞質内に残ったCa^{2+}が筋小胞体に取り込まれ、次回の脱分極による小胞体からのCa^{2+}放出量が増す。このことは心筋収縮力の亢進に役立つ。細胞内Na^+濃度が1mM増加すると心筋収縮が20〜30％も増加するという報告がある（→MEMO 7）。

強心配糖体は刺激伝導系細胞に作用して、興奮伝導速度を低下させる。それに伴い心電図のPR間隔は延長し、心拍数が減少する。ジギタリスを心房または房室結節性頻脈、心房細動および心房粗動の治療に用いるのはこのためである。しかし、この房室伝導抑制効果が過度になると房室間の伝導遮断が起こる。強心配糖体の興奮伝導速度低下効果は刺激伝導系細胞に対して特有なもので、固有心筋における興奮伝導は臨床薬用量ではあまり変化しない。

強心配糖体には心室性期外収縮を発生させる作用がある。これは、心室筋の自動興奮性

MEMO●6　Frank-Starlingの法則と強心配糖体

心筋の収縮力は、心筋の収縮開始時点での筋肉の長さに左右され、両者の間には一定の関数関係が成立する。心室拡張期の容積が増せば、それだけ心筋は伸展されることになり、したがって、心室拡張終期容積（心室拡張終期内圧）が大きいほど心臓の収縮時の拍出量が増すことになる。この関係をFrank-Starlingの心臓の法則という。同じ拍出量を維持するのに必要な心室拡張終期内圧は、強心配糖体を与えると低くて済む。

MEMO ● 7　心筋の活動電位とイオンの動き

心筋細胞の膜電位が閾値を超えると Na^+ チャネル（①）が開き，Na^+ の急速な細胞内流入が起こる（phase 0）。約1 msec後にはこの Na^+ チャネルは閉じて急速な Na^+ 流入は止まる。しかし，この Na^+ の流入による膜の脱分極が他のチャネルを開く。K^+ チャネルが一時的に開き phase 1 のノッチ（notch）になるが，この K^+ チャネルもすぐに閉じる。つぎに Ca^{2+} チャネル（②）が開き，細胞外から Ca^{2+} が流入する。K^+ チャネル（③）も開いて細胞内から K^+ が流出する。この Ca^{2+} の流入と K^+ の流出のバランスで膜電位はプラトーになる（phase 2）。Ca^{2+} の流入は止まるが K^+ の流出は増加し，膜は再分極する（phase 3）。

一方，細胞内のイオン濃度を維持するポンプ機構として Na^+,K^+-ATPase（④）がある。これは ATP のエネルギーで濃度勾配に逆らって K^+ を細胞内に2分子汲み込み，Na^+ を細胞外に3分子排出する。また，Ca^{2+} を細胞外に排出したり筋小胞体に取り込む Ca^{2+}-ATPase（⑤）もあり，通常細胞内 Ca^{2+} 濃度は 100 nM 以下に抑えられている。

膜が脱分極すると細胞外から Ca^{2+} が流入して細胞内 Ca^{2+} 濃度が増加する。これは筋小胞体からの細胞質中への Ca^{2+} 放出を促進させる。再分極するときには Ca^{2+} がポンプ機構で細胞外に排出され，また筋小胞体にも取り込まれる。この Ca^{2+} ポンプ以外にも Ca^{2+} 除去機構として Na^+-Ca^{2+} 交換系（⑥）がある。これは Na^+ の濃度勾配による細胞内流入に伴って Ca^{2+} が細胞外に排出される。したがって，この機構による Ca^{2+} 輸送は細胞内 Na^+ 濃度に依存する。

ジギタリスにより Na^+,K^+-ATPase が抑制され Na^+ が細胞内に増加すると，Na^+ の細胞内外差が小さくなり Na^+ の細胞内流入が減少する。このため Na^+-Ca^{2+} 交換系の回転が遅くなり，細胞内に Ca^{2+} が増加して心筋収縮力が増強する。

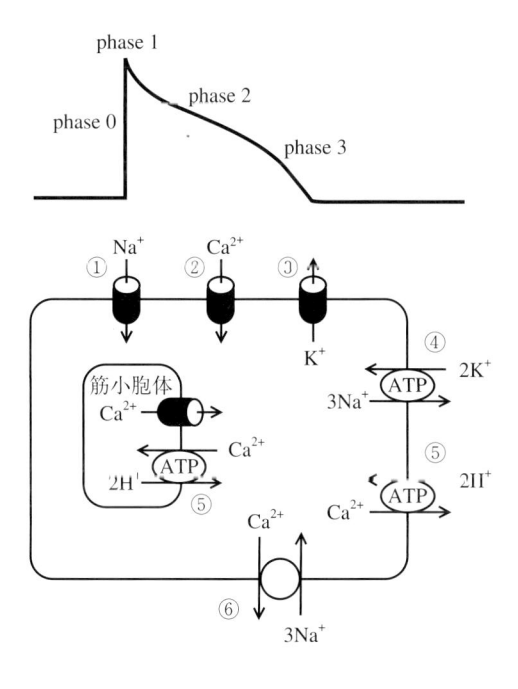

亢進によるものである。したがって心室性頻脈に対しては禁忌である。自動興奮性が亢進すると心室性頻拍が発生し，ついには心室粗動や心室細動が起こる（→MEMO 8）。

臨床薬用量の強心配糖体によって起こる心電図の変化は，PR間隔の延長，QT間隔の短縮，ST下降とTの平坦化または逆転，洞性徐脈である。強心配糖体の過量による中毒時には，不完全あるいは完全房室ブロック，心室性期外収縮，二段脈および頻拍がみられる。

6 ホスホジエステラーゼ阻害薬

テオフィリンやカフェインはcyclic GMP，cyclic AMPの分解に関与するホスホジエステラーゼの非特異的阻害薬として有名であるが，最近Ⅲ型ホスホジエステラーゼに特異的な阻害薬としてアムリノン（amrinone），ミルリノン（milrinone）などが心不全治療薬として用いられる。両者とも血管を拡張させ，全身血管抵抗を下げる。また，心収縮力を増し，心筋拡張速度も増加させる。これらの薬物は単独，または他の薬物と併用して重症心不全患者の治療に用いられる。

7 抗不整脈薬

1）リドカイン（lidocaine）

リドカインは局所麻酔薬としてのみならず，抗不整脈薬としても有用な薬物であり，麻酔，心臓手術あるいは心筋梗塞や強心配糖体中毒の際の心室性不整脈に対して緊急治療薬としてよく用いられる。臨床用量では心血管系に対する副作用は少ない。

中枢神経系に対する副作用があり，分裂感，知覚異常，眠気，および興奮が生じる。さらに，高濃度では，聴力の減退，指南力（見当識）の喪失，全身痙攣，呼吸停止が起こる。

MEMO ●8　ジギタリス中毒

中毒量と有効量を比較すると，有効量は中毒量の50〜60％に相当する。つまり，安全域が狭い。中毒で問題になるのは，自動興奮性の亢進と房室伝導の遮断である。前者は，心室性不整脈が発生しやすいことを意味する。強心配糖体の心臓に対する中毒症状は，低カリウム血症で助長される。強心配糖体はNa^+, K^+-ATPaseに作用して，Na^+-K^+ポンプを遮断するので，細胞外から細胞内へのK^+の汲み上げが起こらなくなる。その結果，心筋細胞内のK^+濃度が低下する。ここで血漿中のK^+濃度が低くなると血漿中から細胞内へのK^+の移動はより起こりにくくなる。このため心筋細胞内のK^+濃度がますます低下しやすくなり，中毒症状が生じやすくなる。強心配糖体で治療している場合には血中のK^+濃度を頻繁にモニターして，低カリウム血症が生じないように注意する必要がある。

強心配糖体は，心筋細胞内のCa^{2+}濃度を上昇させる方向に作用するから，Ca^{2+}はジギタリス中毒を助長する作用がある。

強心配糖体による心臓性の中毒の場合には，フェニトイン，リドカイン，プロプラノロールのような心室性不整脈薬が応用される。重篤な房室ブロックに対しては，ペースメーカーを用いることもある。

2）プロプラノロール（propranolol）

抗狭心症薬，抗高血圧薬および抗不整脈薬としての3つの主要な臨床用途がある。プロプラノロールは心房細動，心房粗動，発作性上室性頻拍のような上室性の頻拍性不整脈の治療に良い適応がある。β遮断作用により房室結節の不応期を延長させ，心室の拍動数を下げるためである。房室結節の不応期が延長すると，いくら心房が拍動していても心室の拍動数は減少する。しかしカルシウム拮抗薬の登場で臨床での使用頻度は減少している。

プロプラノロールは，心室性不整脈にも適用されるが，この場合には，大量が必要となることが多い。したがってβ遮断作用のため同時に心収縮力も抑制される。

3）ジソピラミド（disopyramide）

ジソピラミドは，洞結節に直接作用して，その発火頻度を下げる。また，Purkinje（プルキンエ）線維のphase 4脱分極の勾配を減少させ，自然発火頻度を減少させる。心室性不整脈（期外収縮など），発作性上室性頻拍，心房細動に用いる。

4）カルシウム拮抗薬

カルシウム拮抗薬には，ベラパミル（verapamil），ニフェジピン（nifedipine），ジルチアゼム（diltiazem），ニカルジピン（nicardipine）などの薬物がある。カルシウム拮抗薬は，Ca^{2+}チャネルを抑制し，一方，局所麻酔薬やテトロドトキシン（tetrodotoxin）は，Na^+チャネルを抑制する。

抗不整脈薬機序においては，再進入（リエントリー）の解消が重要である。カルシウム拮抗薬は，再進入を防ぎ，上室性発作性頻拍に有効である。しかし，プロプラノロールあるいは，リドカインとは異なり，His束以下（正常ではfast responseを示す）の刺激伝導には影響しないため，心室性不整脈には無効である。洞結節も，slow responseを示すので，ここに働いて徐脈を起こす。

適応症は，上室性頻拍，心房細動および粗動で，心室性不整脈には通常無効である。また，血管平滑筋拡張作用のため麻酔中の血圧上昇に対しても用いられる。

8 抗狭心症薬および血管拡張薬

狭心症は，冠動脈硬化症による狭窄，あるいは攣縮によって起こる。前胸部痛や肩腕に放散する疼痛を特徴とするが，疼痛は心室の無酸素症によって，直接または間接に筋層の痛覚神経終末が刺激されるためである。

冠動脈狭窄による狭心症には，労作，興奮，食事などによって，心筋のエネルギー需要が亢進したときに起こる労作性狭心症と，夜間就寝中あるいは安静時にも胸痛発作が起こる異型狭心症がある。異型狭心症の場合は，冠動脈狭窄による典型的な狭心症とは異なっ

MEMO●9　ニトログリセリン

トリニトログリセリン（glyceryl trinitrate）は$C-NO_2$結合をもたず，ニトロ化合物ではないが，ニトログリセリン（nitroglycerin）と呼ばれている。この名称は誤りであるが，確立している。

て，発作中に心電図のSTが下降せず，逆に上昇する。

狭心症は，心筋の酸素エネルギー需要と供給の不均衡によって生じる自覚症状である。抗狭心症薬は，この不均衡を是正するが，これには心筋の仕事量減少による酸素需要の低下と，冠動脈の拡張による虚血部位への血流量増加の2つの機序が関与する。

a 有機硝酸および有機亜硝酸化合物

有機硝酸および亜硝酸化合物（図12-3）（→MEMO 9）などは窒素酸化物を含有し，反応性に富んだフリーラジカル，一酸化窒素（NO）を生成する。これが平滑筋その他の組織のグアニル酸シクラーゼと相互作用し，その結果cGMP生成が増加する。cGMP依存性プロテインキナーゼが活性化され，蛋白質のリン酸化が起こり，最終的に血管平滑筋は弛緩する。この効果は，動脈よりも静脈に対して顕著で，その結果，左右の心室の拡張終期内圧が低下する。この全身循環に対する効果によって心筋の酸素需要を二次的に減少させる。投与後，著明な血圧下降が起こることがあるが，これは静脈系での血液のプーリングと心拍出量減少による。一方，冠血流量は，大量を急速に投与すると，はじめ冠血管拡張によって一過性に増大するが，動脈圧の低下と心拍出量の減少につれて減少する。

有機硝酸あるいは亜硝酸は，静脈抵抗減少→静脈容積増加→心臓への静脈血還流量の低下→心室拡張終期内圧および容積の減少→酸素需要の減少という順序で効果を発揮する。また，末梢動脈抵抗の低下も，後負荷軽減を通じて，酸素需要の低下に貢献する。

このように典型的狭心症に対する本薬物の効果は，乏血部位への酸素供給の増加ではなく，主として心筋の酸素需要の低下によるものと考えられる。また，これらの薬物は比較的太い冠血管を直接拡張させるので，細い健常な血管を拡張することなく血流を平均して患部へ送る。

$H_2C-O-NO_2$
$HC-O-NO_2$
$H_2C-O-NO_2$
ニトログリセリン（nitroglycerin）

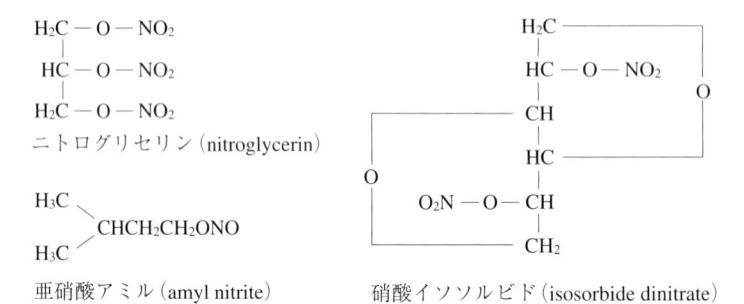

$\begin{matrix} H_3C \\ H_3C \end{matrix}$ CHCH$_2$CH$_2$ONO

亜硝酸アミル（amyl nitrite）

硝酸イソソルビド（isosorbide dinitrate）

図12-3　有機硝酸化合物および有機亜硝酸化合物
有機硝酸化合物は硝酸の多価アルコールエステルであり，有機亜硝酸化合物は亜硝酸エステルである。これらのエステルは -C-O-NO$_2$ および -C-O-NO の構造になっている。

b カルシウム拮抗薬

カルシウム拮抗薬は，Ca^{2+}チャネルを遮断することによって，心筋の収縮力を抑制し，末梢血管を拡張させる。そのため心筋の酸素需要を減少させ，典型的狭心症に奏効する。また，冠動脈の収縮を緩解させることによって異型狭心症にも有効である。

（足立尚登）

第13講

局所麻酔薬総論

1 歴史

　南米のアンデスの高地民族がerythroxylin cocaの葉を植物の灰とともに噛み，疲労回復，食欲増進，多幸感を経験する目的で使用していた。19世紀後半にヨーロッパの研究者がこの葉を自国に持ち帰って研究し，1860年にNiemannがコカインを分離した。また彼はコカインを味わっているときに，舌がしびれることを見いだした。1884年にCarl Kollerが，コカインを角膜，結膜の麻酔に初めて導入した。1885年にHalsteadは手術の麻酔にコカインを用いた浸潤麻酔，神経ブロックを導入し，また同年Corningが硬膜外麻酔を，1898年にはBierが脊椎麻酔を行った。しかし，コカインは全身作用が強いことおよび耽溺性があることから，毒性の少ない合成化合物が研究され，1905年にEinhornがプロカインを合成した。その後，毒性が少なく麻酔効果の優れたリドカイン，ブピバカインなどの局所麻酔薬が合成された。

　一方，1844年にRyndが注射針を，1851年にPravazが注射器を発明し，初めて針を通して体の中に薬物を注入することができるようになった。これらの発明が局所麻酔法の進歩を可能にした。

2 化学構造

　一般に用いられている局所麻酔薬は弱塩基性の3級アミン（2級のものもある）である（→MEMO 1）。大部分の局所麻酔薬は，芳香族残基と3級アミンが中間鎖で連結されている。中間鎖と芳香族残基はエステル結合（−C−O−）またはアミド結合（−NH−C−）をし

MEMO ● 1　**アミン**

　アンモニアの水素原子を炭化水素基（R）で置換した化合物で，置換した炭化水素基が1つの場合を1級，2つの場合を2級，3つの場合を3級と呼ぶ。

$$
\begin{array}{ccc}
\text{H} & \text{H} & \text{R}_3 \\
| & | & | \\
\text{R}-\text{N}-\text{H} & \text{R}_1-\text{N}-\text{R}_2 & \text{R}_1-\text{N}-\text{R}_2 \\
\text{1級} & \text{2級} & \text{3級}
\end{array}
$$

ており，それぞれエステル型，アミド型局所麻酔薬と呼ばれる（図13-1，表13-1）。局所麻酔薬の芳香族部分は脂溶性でアミン部分は水溶性の性質を有する。エステル型にはコカイン，プロカイン，テトラカインが，アミド型にはプロピトカイン（プリロカイン），リドカイン，メピバカイン，ロピバカイン，ブピバカイン，ジブカインがある。エステル型とアミド型では，代謝およびアレルギー反応（p.159参照）に差異がある。また化学的安定性はアミド型では高いが，エステル型は低く，そのためエステル型では遮光下または粉末で保存される。

表13-1 局所麻酔薬の物理化学的特性と薬理学的特徴

薬物		物理化学的特性				薬理学的特徴		
		分子量(塩基)	pKa(25℃)	脂質/緩衝液分配係数 nHeptane	蛋白結合率(％)	作用発現	臨床的相対力	持続時間
エステル型	プロカイン	236	8.9	0.02	6	遅い	1	短い
	テトラカイン	264	8.5	4.1	76	遅い	8-10	長い
アミド型	プリロカイン	220	7.9	0.9	55	速い	2	中間
	リドカイン	234	7.9	2.9	64	速い	2	中間
	メピバカイン	246	7.6	0.8	78	速い	2	中間
	ロピバカイン	274	8.2	9	94	中間	6-8	長い
	ブピバカイン	228	8.1	27.5	96	中間	8	長い
	ジブカイン	343	8.5	きわめて大	大	遅い	15	長い

（林田真和，花岡一雄: 局所麻酔薬の薬理. 局所麻酔マニュアル, 花岡一雄編, 真興交易医書出版部, 東京, 1998より）

【エステル型】

［プロカイン］

$H_2N-\bigcirc-\overset{O}{\overset{\|}{C}}-O-CH_2-CH_2-N\begin{matrix}C_2H_5\\C_2H_5\end{matrix}$

【アミド型】

［リドカイン］

芳香族残基　　中間鎖　　アミノ基

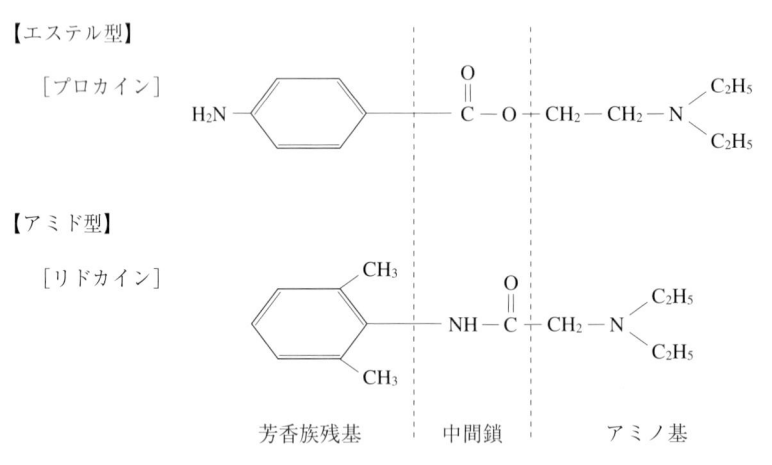

図13-1 局所麻酔薬の化学構造

3 物理化学的特性と薬理学的特徴

a 溶解度および解離

アミンの形の局所麻酔薬は水に溶けないのでそのままでは使用できない。アミンは弱塩基で，酸と容易に結合して塩を作る。塩は水に溶けやすく安定であるので，局所麻酔薬は一般に塩酸塩の形で，水に溶かして使用されている（図13-2a）。

水溶液中では，局所麻酔薬の塩の一部はイオン化し，イオン化と非イオン化の塩基の型の局所麻酔薬が平衡状態になる（図13-2b）。イオン化と塩基の型の局所麻酔薬の比率は解離恒数（pKa）と水溶液のpHで決まる（図13-2c，図13-2d）。pKaはイオン化と塩基の型の局所麻酔薬が同量になる水溶液のpHである。局所麻酔薬のpKa（7.6〜8.9）は組織のpHより高いので，通常生体ではイオン化型が優位である。

【塩の形成】

$$R \equiv N + HCl \longrightarrow R \equiv NH^+ \cdot Cl^- \quad \cdots\cdots (a)$$
$$\text{塩基} \qquad\qquad\qquad \text{塩}$$

【解離】

$$R \equiv NH^+ \rightleftarrows R \equiv N + H^+ \quad \cdots\cdots (b)$$
$$\text{イオン化} \qquad \text{塩基}$$

$$Ka = \frac{[H^+][\text{塩基}]}{[\text{イオン化}]} \quad \cdots\cdots (c)$$

$$pKa = pH - \log\left(\frac{[\text{塩基}]}{[\text{イオン化}]}\right) \quad \cdots\cdots (d)$$

Ka：解離定数　pKa：解離恒数

図13-2　局所麻酔薬の塩の形成および解離

b 作用機序（図13-3）

局所麻酔薬は神経細胞膜の電位依存性Na^+チャネルに作用し，神経伝達を抑制，遮断する。局所麻酔薬は細胞膜を通り，細胞質内に入る。そして陽イオン化した局所麻酔薬がNa^+チャネル内の陰イオンに荷電した受容体に結合し，Na^+チャネルの作用を遮断し，神経の興奮伝達に必要な脱分極を抑制し，麻酔作用を発揮する（→MEMO 2）。

c 物理化学的特性と麻酔効果（表13-1）

局所麻酔薬が受容体に結合するには，細胞膜を通過する必要がある。細胞膜は脂質で構成されており，したがって局所麻酔薬の脂溶性が麻酔薬の力価に強く影響する。リドカインに比してブピバカインは約10倍の脂溶性があり，力価は約4倍である。

塩基（イオン化していない）の局所麻酔薬は結合織，細胞膜をよく通過するが，イオンの型は通過しにくい。pKaの低い局所麻酔薬ほど塩基の型の局所麻酔薬の濃度が高く細胞膜を通過しやすいので，麻酔効果発現が早い。プロカインのpKaは8.9，リドカインは7.9で，リドカインはプロカインに比し発現時間が早い。

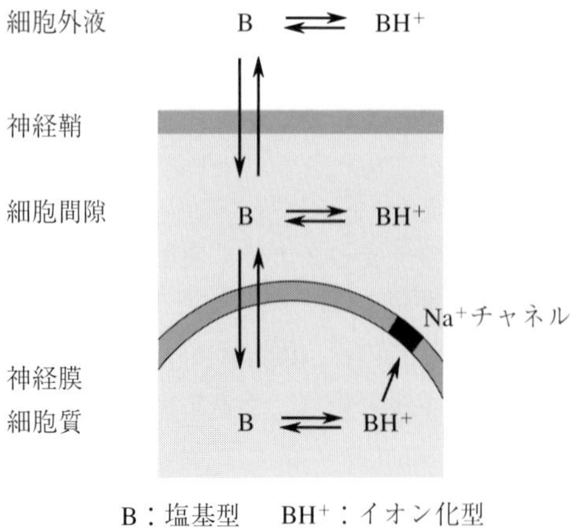

図13-3　局所麻酔薬の作用部位と作用様式

局所麻酔薬は水溶液中では，イオン化型と非イオン化の塩基の型の局所麻酔薬が平衡状態になっている。塩基型の局所麻酔薬が結合織，神経細胞膜を通過する。神経細胞膜を通過後，神経細胞質内でイオン化型となり，細胞質の内側から細胞膜にあるNa^+チャネルの受容体に作用し，Na^+の細胞内の流入を阻止する。その結果，脱分極を抑制し神経伝達を遮断する。

B：塩基型　BH^+：イオン化型

蛋白結合能が高い局所麻酔薬は作用時間が長い。これはNa^+チャネルが蛋白で構成されているためと考えられている。蛋白結合率は作用時間の短いプロカインは6％が，長時間作用性のブピバカインは96％である。

d 分離麻酔（differential block）

異なった機能の神経線維に対して，局所麻酔薬が異なった効果を示すのが分離麻酔である。脊椎麻酔では，局所麻酔薬注入後，まず温かくなり，次いで知覚麻痺が起こり，最後に運動麻痺が起こる。冷覚の消失の範囲が最も広く，痛覚は2分節狭くて，触覚はさらに2分節狭い。また痛覚が消失しているが，触覚，運動機能が残っていることはよく経験される。つまり臨床的には局所麻酔薬に対する末梢神経線維の感受性は，細い神経ほど高いことが推察される。ただし個々の神経線維の感受性を調べた in vitro の実験では，このような差は認められておらず，その機序は明らかでない。

4 麻酔効果に影響する因子

a 投与量

一般にmgに換算した総投与量により麻酔効果が決まる。総投与量が大きくなると作用発現時間が短縮し，作用持続時間が延長する。投与容量mlが大きくなると麻酔範囲が広くなる。

MEMO●2　テトロドトキシン

テトロドトキシン（TTX）はフグ毒であり，局所麻酔薬と同様にNa^+チャネルに結合し，知覚，運動麻痺を起こす。TTXはNa^+チャネルの外側に結合（局所麻酔薬では内側）し，長時間作用する点が局所麻酔薬と異なる。

b 血管収縮薬添加

局所麻酔薬に血管収縮薬であるエピネフリンを添加すると，局所の血管が収縮する。その結果，局所麻酔薬の循環系への吸収が抑制され，局所麻酔薬が神経周辺に長く留まるために神経遮断作用が増強され作用時間が延長する。この目的で脊椎麻酔時にエピネフリンを0.1～0.3 mgまたはフェニレフリン1～5 mgを添加する。他の局所麻酔法では20万倍以下の濃度のエピネフリンが添加（→ MEMO 3）される。血管収縮薬の添加により作用時間が1.2～1.5倍になる。

c 投与部位

投与部位により，作用の発現時間および持続時間が影響される。針の位置が神経に近いほど，また薬の広がりを障害するものがないほど効果発現時間が短い。くも膜下腔では神経組織は薄い軟膜に覆われているのみであり，少量の局所麻酔薬で迅速な麻酔効果が得られる。ブピバカインによる脊椎麻酔では，効果発現は5分以内で持続時間は3～4時間である。ブピバカインを腕神経叢ブロックに使用すると作用発現は20～30分と遅く，持続は10時間に及ぶ。腕神経叢ブロックでは多数の神経周囲組織を透過して神経に到達するために発現時間が遅くなる。持続時間の違いは，主に使用する局所麻酔薬の容量によるが（脊椎麻酔では2～4 ml，腕神経叢ブロックでは20～40 ml使用），組織血液量も麻酔効果に影響する。顔面，硬膜外腔や肋間神経などの血流が豊富な部位では，局所麻酔薬の血中への吸収が早く，大腿，坐骨神経などの血流の少ない部位に比べて持続時間が短い。

d 組織および局所麻酔薬溶液のpH

局所麻酔薬の注入部位および局所麻酔薬溶液のpHが高いほど塩基型が多くなり，局所麻酔薬が神経に到達しやすくなり，麻酔効果が増強される。例えば重炭酸ナトリウムを局所麻酔薬溶液に加えると，麻酔効果の発現時間が短縮し，麻酔時間が延長する。他方，炎症などで注入部位の組織のpHが低い場合には，塩基型が少なくなり，麻酔効果が悪くなる。

MEMO ●3　局所麻酔薬へのエピネフリンの添加

エピネフリンの添加は，麻酔効果の増強作用を有するほかに，局所麻酔薬の血中濃度の上昇抑制作用および浸潤麻酔時の出血量の減少作用がある。ただし副作用として，循環系に吸収されたエピネフリンにより，高血圧，頻脈が起こることがある。通常，高血圧，頻脈は一過性で治療を要しないが，高血圧症や高齢の患者では，降圧薬，βブロッカーの使用を要する場合がある。また，エピネフリン含有の局所麻酔薬は組織の虚血を起こすので，指・趾，陰茎など突出部への使用は組織壊死の危険性があり，禁忌である。通常，エピネフリンは20万分の1の濃度以下で使用される。20万分の1（20万倍）のエピネフリン入りの局所麻酔薬は，20 mlの局所麻酔薬に0.1 mg（注射用のエピネフリンは1 mlに1 mg含まれており，0.1 mlに相当）を混ぜて作る。

e 局所麻酔薬の混合

　作用の発現時間・持続時間の短い局所麻酔薬と作用の発現時間・持続時間の長い局所麻酔薬を，作用発現時間を短く，作用時間を長くする目的で混合して使用する場合がある。しかし，実際はこのような効果ははっきりとは見いだされず，作用発現時間は発現時間の短い局所麻酔薬より長くなり，作用持続時間は持続時間の長い局所麻酔薬より短くなる。

5 吸収，分布，排泄

a 吸　収

　投与された局所麻酔薬は，組織間を広がり，一部は神経組織に，また一部は血液中に，また一部は組織（主に脂肪）に取り込まれる。

　局所麻酔薬の血中濃度は，主に注入された組織の血管の密度によって決まる。投与部位の血管密度が高いほど，血中への吸収が大きく血中濃度は高くなる。同量の局所麻酔薬を投与した場合，血中の局所麻酔薬濃度は，静脈内投与，気管内投与，肋間神経ブロック，硬膜外ブロック，腕神経叢ブロック，皮下浸潤の順で高くなる（**図13-4**）。投与部位により血中濃度の差が大きいことは臨床上重要であり，気管内投与では静脈内投与とほぼ同じ血中濃度になることは注意を要する。食道，胃からの局所麻酔薬の吸収は非常に遅いが，小腸（下部）からは非常に早く，よく吸収され，アミド型の局所麻酔薬ではその大半が1回の肝循環で代謝される。

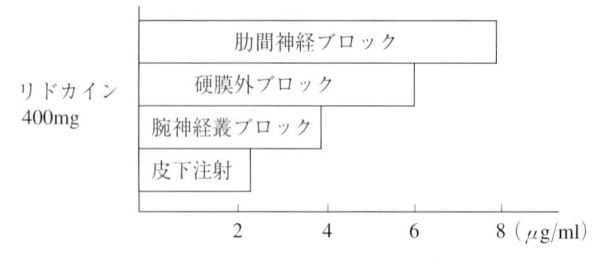

図13-4　リドカインの最高血中濃度の投与部位による差

b 分　布

　血中に吸収された局所麻酔薬は，はじめは血流の豊富な脳，心臓，肺，腎臓などに入り，次いで筋肉に，最終的には脂肪組織に入る。総投与量が多くなり，各組織に蓄積されてくると，次第に血中濃度が上昇する。

　血中では蛋白質（主にリポプロテイン）と結合する。蛋白結合率は局所麻酔薬の種類により差がある（リドカイン64％，ブピバカイン96％）。また，局所麻酔薬の血中濃度が高くなると，非結合型の局所麻酔薬が増加し，蛋白結合率は低下する。蛋白質に結合した局所麻酔薬は膜を通過できず，血液中にとどまり，組織に移行しないので毒性はない。局所麻酔薬の胎盤移行性は血漿の蛋白結合能に大きく影響を受ける。蛋白結合能が高いほど胎盤移行性が少ない。そのため，産科麻酔では蛋白結合能の高いブピバカインが好んで使用されている。

c 代　謝

　アミド型の局所麻酔薬は肝臓で代謝される。肝臓の1回の通過でリドカインの約70％が代謝される。心拍出量が低下した場合は代謝率が低下する。エステル型の局所麻酔薬は血漿コリンエステラーゼ（pseudocholinesterase）で急速に加水分解される。腎臓からはジブカイン，プロカインアミドの例外を除き，未変化のままではごく一部しか排泄されない。

6 局所麻酔の施行時に起こる全身反応

　局所麻酔薬使用時にしばしば血圧，脈拍の異常が起こり，時に全身痙攣や心停止が起こる。これらの反応は種々の原因で起こる。この原因を正しく鑑別し，迅速に対処する必要がある。

a 局所麻酔薬中毒

　局所麻酔薬の血中濃度が上昇し，ある一定以上になると中枢神経症状が出現し，さらに上昇すると心・循環器系の中毒症状が出現する（図13-5）。

1）原因

　局所麻酔薬中毒は局所麻酔薬の血管内への直接注入，総投与量の過量（短時間内の繰り返しの使用，大量使用など）や肝機能障害，心機能低下などによる局所麻酔薬の代謝障害により起こる。

2）症状の発現時期

　局所麻酔薬の血中濃度の上昇速度は投与方法によって異なるので，中毒症状の発現時期は投与経路により異なる。血管内への直接注入では症状が注入直後に起こる（速発型）。これに対して組織に注入された局所麻酔薬の吸収により血中濃度が上昇して起こる場合には注入から通常5〜30分後に中毒症状が発現する（遅発型）。

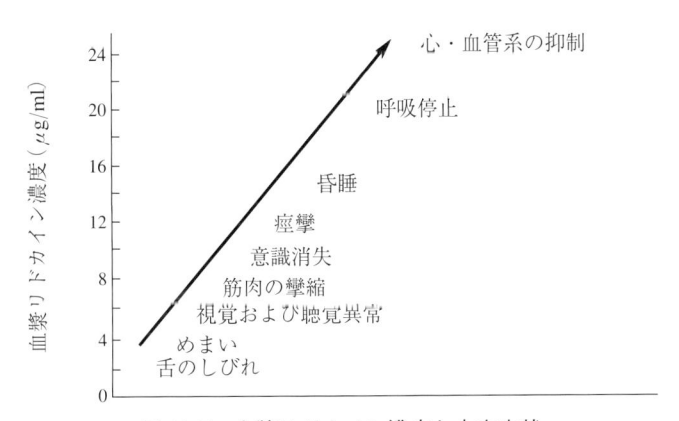

図13-5　血漿リドカイン濃度と中毒症状
（Strichartz GR, Berde CB: Local anesthetics, in: Anesthesia 4th ed. Edited by Miller RD, Churchill Livingstone, New York, 1994 より）

3) 症状

●中枢神経系

局所麻酔薬は容易に血液・脳関門を通過する。中毒の初期症状は中枢神経の刺激症状が主体となる。患者は多弁となり，興奮，不穏状態となり，舌のしびれ感，耳鳴，めまい，視覚異常などを訴える。血中濃度が上昇するにしたがい筋の攣縮が起こる。まず顔面筋，四肢，指先の小筋に始まり，躯幹の筋肉に広がり，意識が消失し，全身性の痙攣に発展していく。さらに血中濃度が上昇すると，中枢神経全体の抑制が起こり，呼吸停止，循環抑制が起こり，放置すると死に至る。急速に血中濃度が上昇した場合には，初めから痙攣が起こったり中枢神経全体の抑制が起こる（図13-5）。低い血中濃度で起こる中枢神経系の刺激症状は，中枢神経内のGABA作動性の抑制ニューロンの抑制による見かけ上の刺激症状であり，次いで見られる抑制症状はすべての神経機能の抑制によるものである。リドカインでは血中濃度が6〜10 μg/mlで中枢神経系の症状が出現し，10 μg/ml以上になると多くの例で痙攣が起こる。リドカインの抗不整脈作用は血中濃度が1.5〜6 μg/mlで認められる。

●心・循環器系

局所麻酔薬の血中濃度の上昇につれて，血圧の上昇と頻脈，次いで血圧と脈拍がやや低下し，痙攣発作中は，血圧と脈拍は著しく上昇する。さらに血中濃度が上昇すると著しい血圧低下と徐脈から心停止になる。局所麻酔薬は，心筋およびプルキンエ線維に直接作用し，用量依存性に心筋の被刺激性，伝導，心収縮力を抑制する。臨床的に認められる心・循環器系の反応は，局所麻酔薬の直接作用と中枢神経系を介する間接作用の結果起こる。長時間作用性のブピバカインは心筋抑制作用が強く，治療の難しい心室頻拍，心室細動などの重篤な不整脈を起こすことが知られている。痙攣を起こす血中濃度と不可逆性の心虚脱を起こす血中濃度の比は，リドカインでは1：3.6，ブピバカインでは1：1.6である（→MEMO 4）。

4) 予防

できるだけ低濃度の局所麻酔薬を必要最小限使用して総投与量を少なくする。1回の基準最高用量はリドカインでは200 mg，ブピバカインでは2 mg/kgと規定されている。血管収縮薬（エピネフリン）を添加する場合には，リドカインの基準最高用量は500 mgになる（→MEMO 5）。

局所麻酔薬注入前に注射器に陰圧をかけ，血液の逆流がないことを確かめ，患者の状態を見ながらゆっくり投与し，中毒症状が出現したら投与を中止する。

MEMO●4　ブピバカイン中毒による心室頻拍，心室細動の治療

一般に心室頻拍，心室細動に対してはリドカインが使用されるが，ブピバカインによる局所麻酔中毒による心室頻拍，心室細動の場合には，リドカインは無効であり，中毒症状を悪化させる危険性がある。これらの不整脈には，ジフェニルヒダントインの静脈内投与が有効と報告されているが，難治の例が多く，予防が大切である。

また低酸素血症，高二酸化炭素血症およびアシドーシスは中毒閾値を低下させ，また中毒症状を増強する。可能ならば局所麻酔薬の使用前にこれらの状態を補正しておく。またこのような状態は全身痙攣時に急速に進むので，痙攣の適切な治療を早急にする必要がある。

5）治療

軽い中枢神経系の症状のときは局所麻酔薬の投与を中止し，ベンゾジアゼピン（ジアゼパムなど）を投与する。痙攣が起きた場合には，ベンゾジアゼピンまたは超短時間作用性バルビタール（チオペンタールなど）を痙攣が止まるまで静脈内投与する。痙攣消失後には呼吸抑制を起こす場合が多いので，気道確保をして人工呼吸などで対処する。また適宜酸素投与をする。低血圧に対しては昇圧薬などで対処する。

b　アナフィラキシー反応（→MEMO 6）

局所麻酔薬の使用によりアナフィラキシー反応が起こることがある。他の原因によるアナフィラキシー反応と同様に，少量の局所麻酔薬の使用で全身の発赤，気管支痙攣，気道狭窄，低血圧などの症状が急速に起こり，早期に治療しないと死の転帰をとる場合がある。この反応は局所麻酔薬または添加されている防腐剤（メチルパラベンなど）により起こる。局所麻酔薬に対するアナフィラキシー反応の多くはエステル型の局所麻酔薬によるものである。アミド型では非常にまれであり，著者の施設では開院後25年が経過するが，アミド型の局所麻酔薬によるアナフィラキシー反応は経験していない。治療としては，エピネフリンを0.1mgずつ症状が改善するまで静注する。またネオフィリン，副腎皮質ホルモンの投与を行う。気道狭窄，気管支痙攣により呼吸困難になった場合には，迅速に気道確保を行う必要がある。

MEMO●5　基準最高用量

局所麻酔薬を組織に注射した場合に，この量を超えると中毒を起こす危険性がある1回の使用限界量を意味する。薬品の添付文書にはリドカインの場合には200mg，エピネフリン添加では500mgになると記載されている。ただし，同量の局所麻酔薬の投与でも投与部位，患者の状態などにより局所麻酔薬の血中濃度が異なるので，これらの要因を考慮して投与量を決める必要がある。

MEMO●6　局所麻酔薬のアナフィラキシー反応の予知，予防

問診で疑わしい場合には，その薬は原則として使用しない。どうしてもその薬を使用する必要のある場合には，できるだけ防腐剤を含まない薬を使用し，プリックテストから始め，皮内テストから皮下への試験的少量注射をして，過剰な反応が見られないことを確認して使用する。ただしテストでもアナフィラキシー反応が起こる危険性がある。

c 精神的緊張，痛みに対する反応

多くの患者は手術に際して緊張する。さらに局所麻酔の痛みや鎮痛効果が不十分な場合には手術の痛みが加わり，通常は血圧，脈拍ともに上昇する。時に低血圧，徐脈，顔面蒼白，嘔気・嘔吐などの副交感神経優位の状態となり，まれに心停止を起こす。これらの反応の予防には，患者に術前に十分説明して安心させるとともに十分な前投薬をして，術中にも適宜鎮静，鎮痛薬を投与し，適度な鎮静，鎮痛を保つことが大切である。このような反応が起こった場合には，手術を中断し，十分な鎮静，鎮痛を図るとともに，降圧薬やアトロピンを症状に合わせて使用する。

d 添加エピネフリンによる反応

添加エピネフリンが循環系に吸収され，高血圧，頻脈，不整脈などを引き起こす場合がある（→MEMO 3）。

7 組織毒性

局所麻酔薬の組織毒性は濃度が高くなるほど強くなる。臨床的に使用される投与方法で局所麻酔薬が神経毒性を起こすことはまれである。通常は注入部位から神経に達するまでに局所麻酔薬は希釈されて毒性を示さない。しかし高濃度の局所麻酔薬を使用し，十分な希釈が起こらない場合には神経毒性を起こす場合がある。くも膜下腔への高濃度のリドカイン（5％）の持続注入で馬尾症候群を起こした報告や腕神経叢ブロックの際の神経鞘内への注入で神経傷害を起こしたなどの報告がある（→MEMO 7）。

筋肉は他の組織に比べ局所麻酔薬で組織傷害を受けやすく，臨床使用濃度の局所麻酔薬で組織変化が起こるが，組織変化は可逆的である。エピネフリンを含有している場合には組織変化が増強されるので，組織毒性の面からするとエピネフリンを含有しない局所麻酔薬を使用する方が安全である。

8 各種局所麻酔薬の特徴

a）コカイン（cocaine）

神経の伝達遮断作用とともに，ノルエピネフリンの神経終末での再吸収を抑制し，交感神経系を亢進させ，カテコラミンの作用を増強する作用がある。毒性が強く，耽溺性があるために，現在は血管収縮が必要な，鼻粘膜の表面麻酔に使用されるのみである。

MEMO●7　局所麻酔薬の注入による神経傷害

局所麻酔薬の注入による神経傷害の多くは，局所麻酔薬の神経組織内への直接注入による。神経に針先が接触すると，放散痛を伴った鋭い痛みが瞬間的に起こる。また神経組織内に局所麻酔薬が直接注入されると，放散痛を伴った強い痛みが起こる。針の刺入時および局所麻酔薬注入時に強い痛みのある場合には，針の位置を変え，注入時痛のない部位で注入を行う。

コカインはエステル型の局所麻酔薬であるが，分解は肝臓および血漿のコリンエステラーゼの両方で行われる。

b）プロカイン（procaine）

低力価で，アナフィラキシーショックの例があり，現在はほとんど使用されていない。

c）テトラカイン（tetracaine）

脊椎麻酔によく使用されている。通常は粉末で供給されており，10％ブドウ糖液に溶かし高比重液として，また蒸留水に溶かし低比重液として使用できる。

d）リドカイン（lidocaine）

現在あらゆる局所麻酔法に最も広く使用され局所麻酔薬の標準的薬物である。

e）メピバカイン（mepivacaine）

リドカインとほとんど同様な作用であるが，作用持続時間が少し長い。

f）プリロカイン（prilocaine）

メピバカインとほとんど同様な作用であるが，大量使用でメトヘモグロビン血症を生じる。

g）ブピバカイン（bupivacaine）

長時間作用性であり，臨床に広く使用されている。高比重および等比重の脊椎麻酔用の溶液が市販されている。硬膜外麻酔による無痛分娩によく利用される。局所麻酔薬中毒を起こすと，治療の難しい心室頻拍，心室細動や心停止を起こすことがある。

h）ロピバカイン（ropivacaine）

ブピバカインと同じく，長時間作用性である。ブピバカインに比して，心臓に対する毒性が低く，蘇生が容易であり，より安全な薬剤である。わが国では2001年より市販されている新しい薬剤である。

i）ジブカイン（dibucaine）

最も強力な局所麻酔薬であり，わが国では脊椎麻酔によく使用されている。組織および神経毒性が強い。

参考文献

1) de Jong RH: Local anesthetics, Mosby, St Louis, 1994
2) Cousin MJ, Bridenbaugh PD (eds.) : Neural Blockade. Lippincott-Raven, New York, 1998, pp489-521
3) Strichartz GR, Berde CB: Local anesthetics. Anesthesia, 4th ed. Edited by Miller RD, Churchill Livingstone, New York, 1994, pp489-521
4) 林田真和, 花岡一雄: 局所麻酔薬の薬理.局所麻酔マニュアル, 花岡一雄編, 真興交易医書出版部, 東京, 1998, pp11-27

（長櫓　巧）

第14講 局所麻酔法

A. 局所麻酔を行う前に

はじめに

　局所麻酔法は，局所麻酔薬で神経を遮断して麻酔を得る方法である。局所麻酔法は単独で，また全身麻酔法と併用して広く使用されている。局所麻酔法は表面麻酔，皮下浸潤麻酔，伝達麻酔，脊椎麻酔および硬膜外麻酔に分類される。ここでは各麻酔法を行う前に知っておくべき基礎的事項，共通点を述べ，それぞれの方法は各論で述べる。

1 特　徴

　局所麻酔では，患者の意識はあり，気道の反射および呼吸が保たれる。手術中に意識があることは，意識や神経機能等の術中の患者の状態の把握を容易にする。気道の反射および呼吸が保たれることにより，誤嚥の危険性は少なく，麻酔中の気道確保は問題ない。また，一般的に局所麻酔法は全身への影響が少なく，全身状態の悪い患者でも安全に施行でき，全身麻酔法より手術のストレスから生体をより確実に防御し，術後の鎮痛効果も優れている。他方，麻酔効果は全身麻酔に比して不確実であり，麻酔科医（施行者）の技量により左右される。また，術中に意識があることは患者にとって精神的，肉体的ストレスになる場合がある。

2 適　応

　一般に限局した部位の手術が適応になる。局所麻酔では，患者は意志の疎通ができ，術者に協力できることが必要であり，幼少児や理解力の低い患者は通常適応にならない。また麻酔持続時間に限界があり長時間の手術には適応にならない。局所麻酔にするか全身麻酔を選択するかは，患者の状態，手術部位・範囲，手術時間，患者の希望，麻酔科医の技量を総合的に考慮して決める。

3 術前の準備

a 術前診察および検査

　局所麻酔に対する異常反応の既往の有無の聴取は大切である．異常反応の詳細が不明な場合には，関係した医療機関に問い合わせて原因等の情報を得ておく．出血傾向および局所麻酔施行部位の感染の有無を調べておく．必要な術前検査は麻酔法および手術の種類により異なるが，少なくともバイタルサイン（血圧，脈拍，体温）を調べ，心電図検査をしておく．脊椎麻酔および硬膜外麻酔では，全身麻酔と同様の術前検査をする．

b 患者への説明

　患者に実施する局所麻酔の方法について十分に説明しておく．また手術中は意識があることを伝え，麻酔効果が不十分な場合や身体および精神的な異常が生じた場合には，適切な処置をとるので心配しないように話しておく．全身麻酔法に移行する可能性がある場合にはその理由を説明し，承諾を得る．

c 前投薬

　原則として，全身麻酔と同様に前投薬をする．麻酔法によっては患者の応答が確実な麻酔効果，安全な施行や麻酔効果の判定に必要であり，そのような場合には過度の鎮静，鎮痛にならないよう注意する．

d 術前の経口摂取制限

　予定手術では全身麻酔と同様にする．術前の経口摂取制限が行われていない場合は，局所麻酔法でも誤嚥の危険性はある．

e 合併症に対する準備

　原則として静脈を確保し，蘇生を含め，合併症にただちに対処できるよう準備をしておく．手許に麻酔器の準備をしておくことが望ましい．麻酔器は蘇生器としてただちに使用できるからである．

4 術中管理

　手術中は常に患者の状態に注意を払い，異常の早期発見に努める．頻回に患者に話しかけ，意識，鎮痛・鎮静の状態を把握し，必要に応じて鎮静薬および鎮痛薬を投与する．最低限バイタルサインの定期的な測定を行い，必要に応じて他のモニター（心電図，パルスオキシメータ）を行う．

5 術後管理

　原則として麻酔効果および術前使用した鎮静薬，鎮痛薬の効果が消失するまで安静を保つ．ただし全身に影響のない麻酔法の場合には麻酔に起因する術後の活動制限は必要ない．

B. 局所麻酔法各論

はじめに

　局所麻酔法は20世紀前半に著しく進歩し，当時のほとんどの手術に対する局所麻酔法が考案された。20世紀後半以降，全身麻酔法が著しく進歩し，現在ではすべての患者および手術が全身麻酔法で安全に行われると言って過言ではない。その結果，現在使用されている局所麻酔法は，麻酔効果および安全性の優れた方法か全身麻酔法にない利点を有する方法である。

1 表面麻酔（topical anesthesia）

　粘膜面や皮膚表面に直接局所麻酔薬を作用させて麻酔する方法である。浸透性の良いリドカイン，コカイン等が使用される。他の部位の局所麻酔法に比べ高濃度の局所麻酔薬が必要である。

　粘膜，特に気管および気管支粘膜は局所麻酔薬の吸収が速く，血中局所麻酔薬濃度が速やかに上昇するので，局所麻酔薬中毒（p.157参照）に対する注意が必要である。

　皮膚は局所麻酔薬の浸透に障害となるので麻酔効果が得られにくい。わが国で市販されている皮膚表面麻酔用のリドカイン含有の貼付用テープ（ペンレス™）では知覚低下を得るのに約30分間以上の貼付が必要である。

2 皮下浸潤麻酔（infiltration anesthesia）

　皮下に局所麻酔薬を浸潤させて麻酔を得る方法である。皮下浸潤麻酔は体の表層の小切開，小手術に用いられる。術野の皮下に細い針で局所麻酔薬を注射し膨疹を作り，術野が広い場合には，そこから長い針で広範囲を麻酔する。局所麻酔薬として組織浸透性の良いリドカイン，メピバカインの0.5〜1％溶液が頻用され，エピネフリンを加えることにより出血量を減らし，局所麻酔薬の血中濃度を低く抑えることができる（p.155参照）。

　皮下浸潤麻酔は手技が簡単で特別な技術を必要としない。しかし手術領域が広い場合や深部組織の手術では十分な麻酔効果を得るのが難しい。

3 伝達麻酔（conduction anesthesia）

　末梢神経に局所麻酔薬を作用させて，その神経支配領域を麻酔する方法である。ここでは麻酔法として頻用されている閉鎖神経ブロックおよび腕神経叢ブロックについて記載する。他のブロックは成書を参照されたい。

a 閉鎖神経ブロック（obturator nerve block）（図14-1）

1）適応

膀胱側壁腫瘍を経尿道的に電気メスで切除する際に，閉鎖神経を電気刺激して大腿内転筋群が収縮する。この結果，下肢が大きく動き，膀胱が損傷されたり，手術操作が困難になる。この下肢の運動を防ぐ目的で施行される。

2）解剖

閉鎖神経は第2から第4腰神経からなり，大腿内転筋および大腿の内側面の皮膚および膝関節を支配している。主に運動線維からなる。

3）施行法

下肢をやや外転し，恥骨結節を触知する。恥骨結節の外側端から側方に約1cm，尾側に約2cmの位置から22〜23G，7〜10cmの針を皮膚に垂直に進め，恥骨にあて，次いで皮膚まで針を抜き，針を少し外側に向けて閉鎖孔の中を進める。閉鎖孔の中を約2cm進めたところで，血液が吸引されないことを確認して1％リドカインを10ml注入する。確実に麻酔効果を得るために神経刺激装置（MEMO 1参照）を使用する。神経刺激装置の陰極側に針先のみ非絶縁部の針を接続し，陽極側を同側の大腿に貼付した心電図の表面電極に接続する。1〜2Hzで電気刺激をしながら針を進め，大腿内転筋の収縮が最も強く得られた部位（通常皮膚から4〜6cm）で局所麻酔薬を4〜5ml注入し，内転筋群の収縮が消失することを確認する。電気刺激を行いながら針を前後左右に少しずつ移動し，内転筋群の収縮がある場合には，それぞれ2〜3mlの局所麻酔薬を注入し，最終的に針の位置を変えても内転筋群の収縮が起こらないことを確認してブロックを終了する。

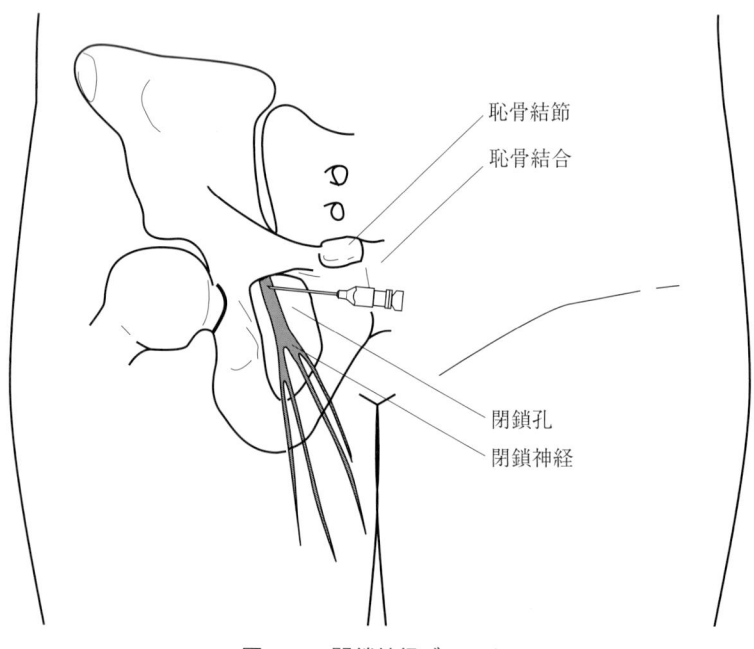

図14-1 閉鎖神経ブロック

b 腕神経叢ブロック（brachial plexus block）

腕神経叢を局所麻酔薬で神経遮断して上肢および肩の麻酔を得る方法である。上肢および肩の手術に広く使用されている。

1) 解剖（図14-2）

腕神経叢は第5頸神経～第1胸神経からなり，上肢および肩を支配している。腕神経叢は前および中斜角筋の間を通り，鎖骨および第1肋骨の間を通り腋窩に至り，上腕の中程で最終末梢枝の橈骨，尺骨，正中神経になる。腕神経叢は前および中斜角筋の筋膜および胸郭出口を覆う結合織よりなる筋膜鞘に被包されている。腕神経叢ブロックは筋膜鞘内に局所麻酔薬を注入し，腕神経叢の神経遮断をすることにより成り立つ。最終末梢枝に至るまでに，その他の末梢枝は鞘内を離れるので，局所麻酔薬の注入部位により麻酔の範囲が違ってくる。

2) 筋膜鞘内に針先が入ったことの確認

針先が筋膜鞘内にあることを確認することが，この方法の成否を決める。確認法には，①神経に先が当たったときに生じる放散痛，②電気刺激に対する反応，③神経鞘に入ったときに生じる膜を貫通した感じ（click sign），④伴走する動脈穿刺による血液の逆流，などがある。

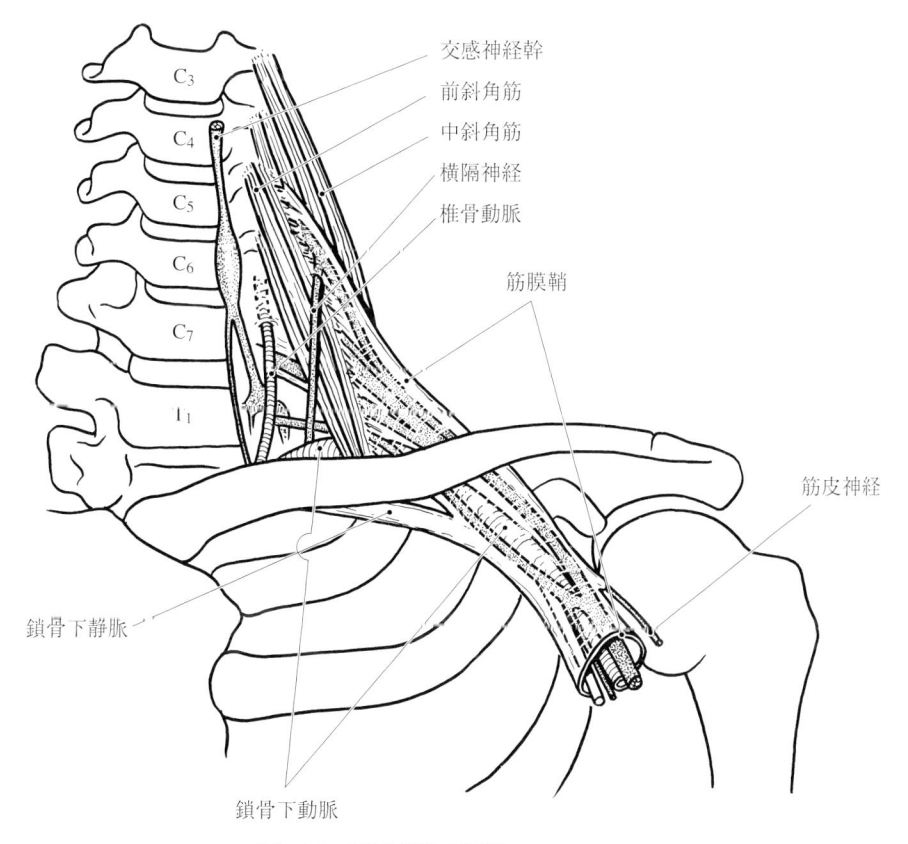

図14-2　腕神経叢の解剖

3) 局所麻酔薬の選択

痛覚の遮断には1％リドカインまたは0.25％ブピバカインで十分であるが，上肢の不動化が必要な場合には1.5％リドカインまたは0.375〜0.5％ブピバカインを使用する。麻酔効果持続時間は，リドカインで1〜1.5時間，20万分の1エピネフリン添加リドカインで2.5〜3時間，ブピバカインで10〜12時間である。

4) 各種アプローチ法

アプローチの方法には斜角筋間法，鎖骨上法，鎖骨下法，腋窩法があり，アプローチの違いにより麻酔範囲（図14-3）および起こりうる合併症が異なる。

a) 斜角筋間アプローチ（interscalene approach）

- ●適応：肩を含む上肢帯および上肢の手術。
- ●利点：上肢の肢位に関係なく可能。
- ●欠点：確実に麻酔効果を得るには放散痛を得る必要がある。重篤な合併症の危険性がある。
- ●禁忌：横隔神経麻痺を起こす頻度が高く，強い呼吸障害のある人には禁忌である。
- ●施行法（図14-4）：患者を仰臥位にし，非施行側に軽く頭を向ける。輪状軟骨の高さで，前斜角筋と中斜角筋の間の溝から内側，そして少し背，尾側に向けて23〜25G，25〜27mm針を刺入し，肩または上肢への放散痛を得たところで吸引テストを行い，血液や空気が逆流しないことを確認後，局所麻酔薬を30〜40ml注入する。
- ●合併症：神経ブロックに伴う共通の合併症（末梢神経損傷，局所の血腫，局所麻酔中毒）の他，椎骨動脈穿刺，硬膜外ブロック，くも膜下ブロック，脊髄損傷の危険性がある。また，横隔神経ブロック，ホルネル徴候はほとんどの症例に起こる。

b) 鎖骨上アプローチ（supraclavicular approach：Kulenkampff法）

- ●適応：上腕の中央部より末梢の手術
- ●利点：この部位では腕神経叢が密に集まっており，少ない投与量で，優れた麻酔効果が得られる。

斜角筋間アプローチ　　　鎖骨上アプローチ　　　腋窩アプローチ

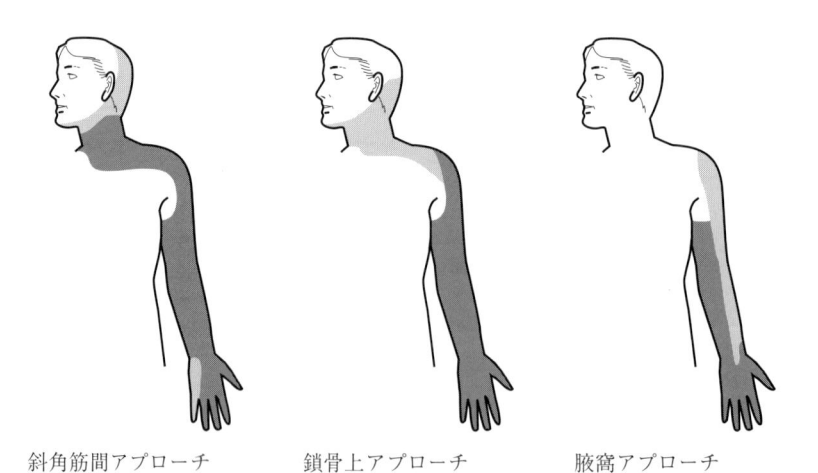

図14-3　各アプローチによる麻酔範囲

■は20ml注入による麻酔範囲，■は40mlにした場合の麻酔の拡大領域を示す。

- ●欠点：確実に麻酔効果を得るには放散痛を得る必要がある。気胸の危険性がある。
- ●禁忌：横隔神経麻痺の頻度が高く，強い呼吸障害のある人には禁忌である。
- ●施行法（図14-5）：患者の頭部を反対側に向け上肢を体幹に沿わせた仰臥位とする。鎖骨の中点から2横指上で23〜25 G，25〜32 mm針を尾側に，そして少し内，背側に，患者の頭の軸とほぼ水平になるように刺入する。針先を内，背側に向け過ぎると肺尖を穿刺する。指先まで放散痛が認められたところで吸引し，血液や空気が逆流しないことを確認し局所麻酔薬を20〜25 ml注入する。
- ●合併症：気胸，血胸の危険性がある。横隔神経麻痺が約半数の症例で，ホルネル徴候がほとんどの症例で起こる。

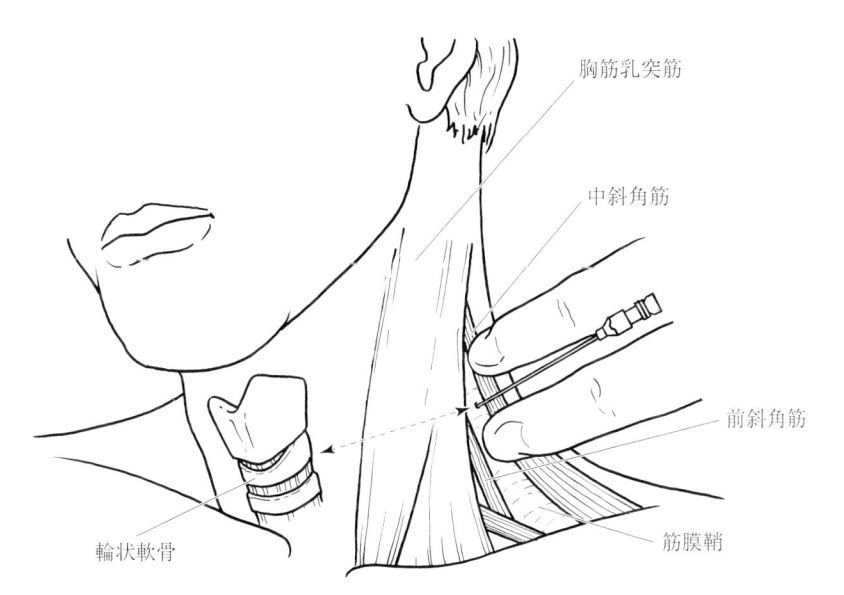

図14-4 斜角筋間アプローチでの針の刺入法

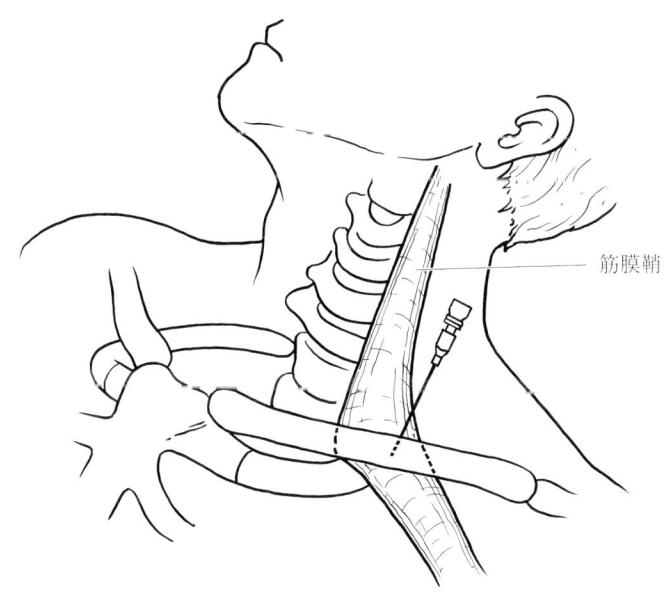

図14-5 鎖骨上アプローチでの針の刺入法

c）腋窩アプローチ（axillary approach）
- ●適応：前腕および手の手術
- ●利点：重篤な合併症はない。必ずしも放散痛を得なくてよい。
- ●欠点：上肢の外転が必要である。均等な麻酔効果や筋皮神経領域の麻酔が得られない場合がある。
- ●禁忌：特になし。
- ●施行法（図14-6）：仰臥位で，上肢を90度外転，前腕を90度屈曲，回外する。腋窩部の中枢側で腋窩動脈の拍動をよく触れながら，その上部より筋膜鞘の走行とほぼ同方向に，皮膚に10～20度の角度で腋窩尖に向けて筋膜鞘内に刺入する。放散痛またはclick signがあった場合にはその部位で，動脈血の逆流があった場合にはさらに針を進め，血液の逆流がなくなったところで注入する。局所麻酔薬を30～35 ml使用する。また腋窩動脈の上および下にそれぞれ10～15 mlを注入する方法も行われている。
- ●合併症：神経ブロックに伴う共通の合併症。

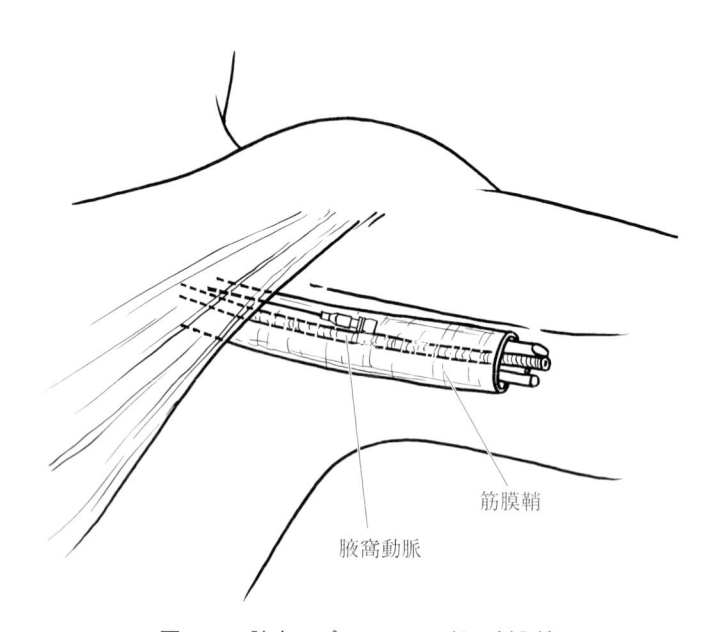

図14-6 腋窩アプローチでの針の刺入法

d）鎖骨下アプローチ（infraclavicular approach）（図14-7）

鎖骨下部での腕神経叢ブロックは，腕神経叢が深く位置し，針を進める指標がないために普及していなかった。最近精度の良い簡易型の神経刺激装置が開発され，電気刺激によるブロック法が確立され普及してきている（→MEMO 1）。22～23 G，6～8 cmの針を使用する。上肢を90度外転し，鎖骨の中点のすぐ尾側を刺入部位とする。腋窩動脈の位置から筋膜鞘の走行を推定し，筋膜鞘の走行に一致するように針先を外側に向けて皮膚に対して約45度で針を刺入する。このアプローチでは，鎖骨上アプローチと同様な優れた麻酔効果が得られ，また重篤な合併症（気胸）の危険性が少なく，上腕の中央部より末梢の手術に適している。

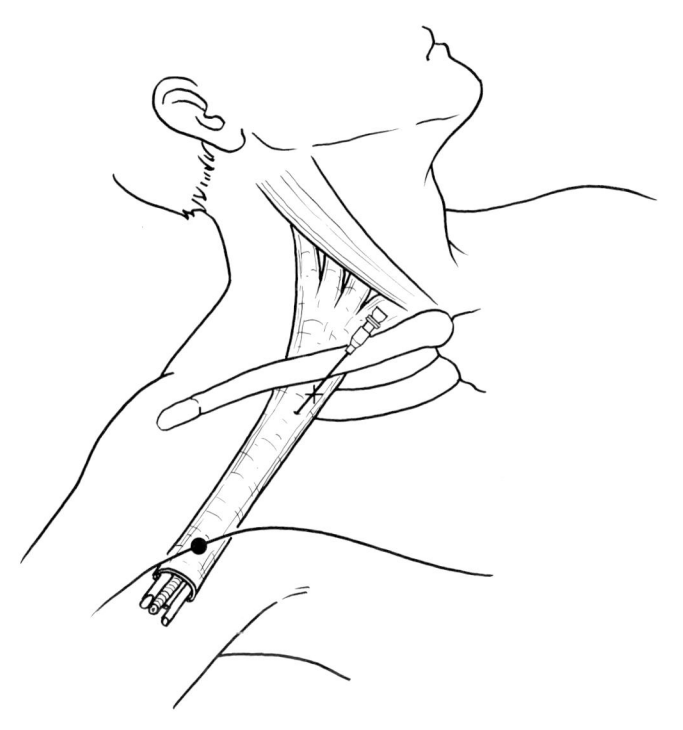

図14-7　鎖骨下アプローチでの針の刺入法
(●は腋窩動脈の最も近位での触知部位を示す．×は皮膚での刺入部位を示す)

MEMO ● 1　電気刺激を用いた腕神経叢ブロック

　電気刺激に対する反応より，針先と神経との位置関係を知ることができる．針先端のみが非絶縁になっている針を用い，一般に客観的に観察できる運動神経に対する反応でみる．針先が神経に近いほど，弱い電流で神経が刺激される．神経ブロックには筋弛緩モニター，簡易の神経ブロック用の神経刺激装置，種々の刺激条件が変えられる多用途の神経刺激装置等が使用されている．それぞれの機種の特徴を知り，適切に使用すればそれぞれ臨床的に有用である．ただしブロックを確実に正確に施行するには，少なくとも刺激頻度，刺激電流の幅および刺激強度（mA）が設定できる装置が必要である．

　腕神経叢ブロックでは心電図のパッチを肩に貼り，電気刺激装置の陽極に接続し，針に陰極をつけ，1 mA, 0.1 msec, 2 Hz で電気刺激しながら針を進める．手に同期性収縮が認められたならば，0.3 mA 以下でも同期性収縮が起こる針先の位置を探す．その位置で局所麻酔薬の少量の注入（2 ml）で30秒以内に同期性収縮が消失したならば，針先が神経鞘内にあることを示すので局所麻酔薬を全量注入する．鎖骨下部では筋皮神経は筋膜外に位置している場合があるので，鎖骨下部アプローチでの筋皮神経の反応は筋膜内にあることを必ずしも意味しない．この方法は他の神経ブロックにも応用できる．

5）内側上腕皮神経，肋間上腕神経ブロック

いずれのアプローチによる腕神経叢ブロックも上腕内側の麻酔が得られにくい。この領域は，鎖骨下部で筋膜鞘を離れる内側上腕皮神経および第2胸神経よりなる肋間上腕神経で支配されているためである。これらの神経は腋窩内側皮下に局所麻酔薬を3〜5 ml浸潤することにより麻酔される。

4 脊椎麻酔と硬膜外麻酔

a 脊椎麻酔（spinal anesthesia，脊髄くも膜下麻酔）

くも膜下腔に局所麻酔薬を注入して麻酔を得る方法である。くも膜下腔に注入するので"くも膜下腔ブロック"，また腰椎部で施行されるので"腰椎麻酔（腰麻）"とも呼ばれる。手技が比較的容易であり，麻酔効果が優れており，広く使用されている。しかし重大な合併症を起こす危険性があるので，周到な準備のもとに行う必要がある。

1）麻酔の機序

くも膜下腔に注入された局所麻酔薬は主にくも膜下腔の神経根に作用し，一部は脊髄の表面に作用して麻酔効果を発揮する。

2）脊椎麻酔に必要な解剖（図14-8）

a）脊椎と脊髄

成人では脊髄は第2腰椎の高さで終わり，馬尾神経に移行する。このため脊髄損傷を起こさないように，L_{2-3}椎間より尾側でくも膜下腔穿刺が行われる。

b）脊椎の生理的彎曲

脊椎には生理的彎曲があり，腰椎部で前彎，胸椎部で後彎しており，成人の仰臥位では，

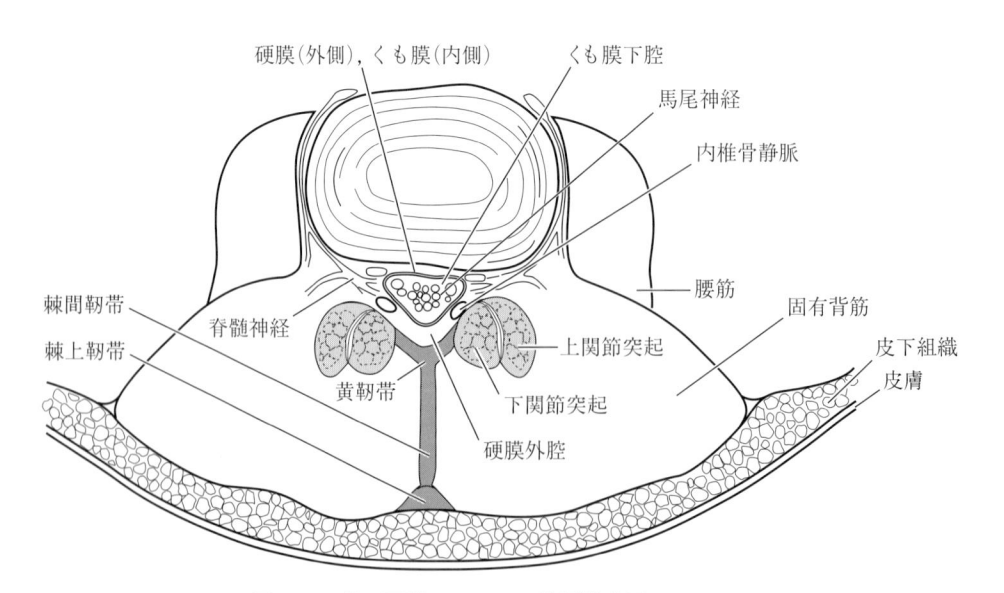

図14-8 第2腰椎レベルでの横断模式図

胸椎の後彎（T_5）　腰椎の前彎（L_3）

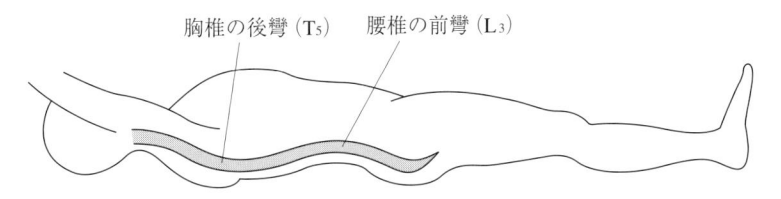

図14-9　脊椎の生理的彎曲

最高位が第3腰椎，最低位が第5胸椎付近となっている。MRIを利用した研究では，最高位が第4腰椎，最低位が第8胸椎付近であることが示されている（図14-9）。生理的彎曲は局所麻酔薬の拡がりを規定する重要な因子である。髄液より比重の高い局所麻酔薬（高比重液）を第4腰椎の高さで注入し仰臥位にすると，腰椎の前彎に沿って局所麻酔薬は頭側，尾側に拡がる。頭側の拡がりは胸椎後彎部の最低位までは容易に拡がるが，それより頭側は高くなっており，頭側への拡がりは抑制される。妊婦および思春期患者では生理的彎曲が小さく，胸椎の後彎が少なくなり，この部での頭側への拡がりの抑制が弱くなることが，これらの患者で麻酔が高位に及びやすい一因になっている。

c）くも膜下腔に到達するまでの組織

くも膜下腔に到達する方法には，棘突起間よりの方法（正中法：median approach）と棘突起の外側から施行する方法（傍正中法：paramedian approach）がある（図14-12参照）。正中法では，くも膜下腔までの組織は，皮膚，皮下組織，棘上靱帯，棘間靱帯，黄靱帯，硬膜外腔，硬膜，くも膜の順になっている。傍正中法では，皮膚，皮下組織，筋肉，黄靱帯，硬膜外腔，硬膜，くも膜の順になる。

d）皮膚分節と内臓神経支配

脊髄神経の皮膚神経支配領域を示すのが皮膚分節（dermatome）である（図14-10）。脊椎麻酔を施行する場合には，皮膚分節で麻酔の拡がりを調べて，内臓等の深部組織の麻酔が十分であるかどうかを知る。内臓の神経支配は，その上の皮膚の神経支配とほぼ一致するが，異なる場合もある。例えば睾丸の手術では，陰嚢の皮膚分節はS_3であるが，睾丸はT_{10}であるので，T_{10}以上の麻酔レベルが必要である。

3）脊椎麻酔による生理的反応

くも膜下腔への局所麻酔薬の注入により著しい生理的反応が起こる。この生理的反応を理解することは脊椎麻酔の安全な施行に重要である。

a）循環器系

脊椎麻酔による最も強い生理学的反応は心・血管系に起こる。この心・血管系の反応は交感神経遮断作用によって起こり，麻酔レベルが高くなるほど強く，逆に仙骨神経領域に麻酔が限局される場合にはほとんどない。

●低血圧

麻酔領域の交感神経が遮断され，動脈および静脈系の血管拡張が起こるが，血管拡張の度合いは静脈系で強く，動脈系では軽い。麻酔のレベルが高くなると低血圧が起こる。この低血圧は，主に静脈系が拡張し，その結果，心臓への静脈還流が減少し心拍出量が減少することにより起こる。

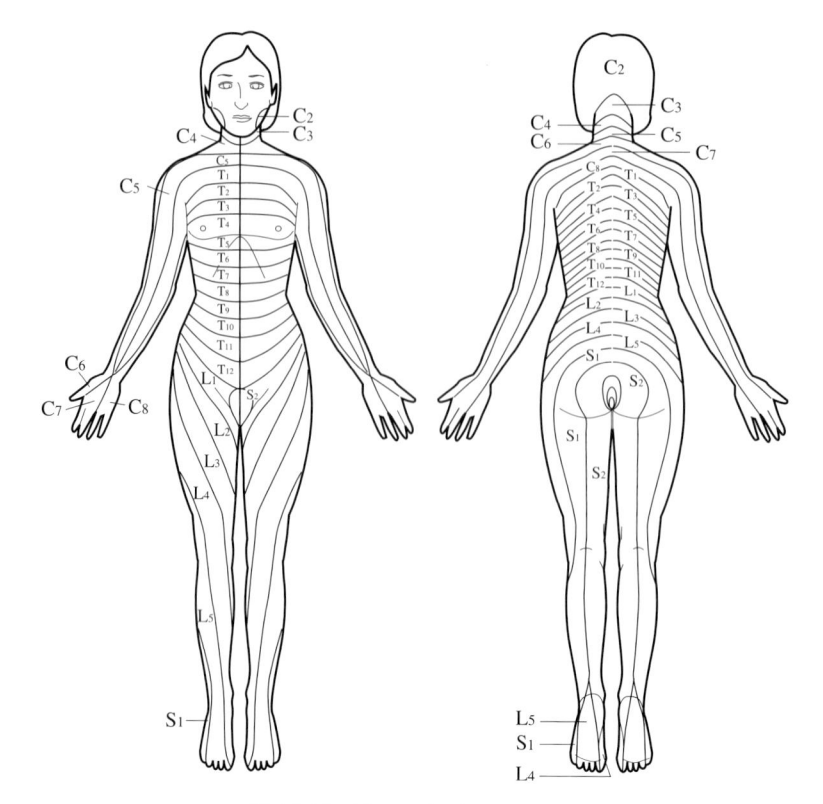

図 14-10　Keegan's dermatome
鼠径部が T_{12} と L_1 の境目，臍が T_{10}，乳頭が T_4 または T_5，それから体躯を頭側にいくと上胸部で T_1 から C_5 に移行し，その間の神経は上肢にある。

● 心拍数

　脊椎麻酔では麻酔レベルが高くなると，徐脈になる場合が多い。徐脈の原因として T_{1-4} の交感神経性の心臓促進神経の遮断および右心房および大静脈圧の低下による圧受容器を介する迷走神経反射が考えられている。また極度の徐脈や心停止の機序として Bezold-Jarisch reflex（→MEMO 2）が考えられている。

b）呼吸

　一般に高位の脊椎麻酔でも動脈血ガスは変化しない。麻酔が高位胸椎レベルに達しても吸気機能は障害されないが，強制呼気機能が障害される。強制呼気機能の障害は気管内分泌物の喀出障害につながる。麻酔レベルが高くなり横隔神経（C_3-C_5）麻痺が起こると呼

MEMO ● 2　Bezold-Jarisch reflex

　この反射は左心室壁にある圧受容体および化学受容器を介する反射で，心室の拡張，伸展，または大きな，急速な左心室の収縮で活性化される。この反射の亢進により副交感神経活動が増加し，交感神経活動が抑制され徐脈および低血圧が起こる。

　脊椎麻酔では，左心室に返る血液量が減少するために左心室が強く収縮する。その結果，この反射が亢進すると考えられている。

吸が停止するが，局所麻酔薬に対して運動神経は最も抵抗性がある。運動麻痺のレベルは痛覚麻痺のレベルより1〜2椎体低い。したがって，痛覚の消失が上肢あるいはそれ以上に達しても横隔膜の機能は温存されることが多い。呼吸停止は，血圧の低下による延髄の呼吸中枢の虚血によっても起こる。呼吸困難を訴えたり，声が小さくなったり，声が出にくくなった場合には呼吸抑制のサインであるので注意を要する。

4）利点と欠点

脊椎麻酔は，全身麻酔と比較すると，手技は簡単で特別な道具を要せず，低位の麻酔では循環系への影響がほとんどなく，硬膜外麻酔と比べると，少量の局所麻酔薬の使用で優れた麻酔効果が迅速に得られる利点がある。他方，脊椎麻酔では麻酔レベルの調節が不確実であり，高位に麻酔レベルが及ぶと急激に血圧の低下が起こる。また通常使用される1回注入法では麻酔時間が制限される欠点がある。

5）適応と禁忌

下腹部から尾側の手術に使用されている。中でも，会陰部，下肢の手術が最も良い適応である。

禁忌は，
①注入部位の感染
②敗血症
③低血圧または大量出血
④脊髄障害または疾患
⑤脳圧亢進症
⑥血液凝固異常

である。

6）使用薬液

わが国ではリドカイン，テトラカイン，ブピバカイン，ジブカインが脊椎麻酔用に市販されている。麻酔持続時間はリドカインで60〜70分，ブピバカイン90〜110分である。テトラカインでは60〜90分であるが，エピネフリン0.2〜5mgまたはフェニレフリン0.5〜5mgを加えることにより120〜180分に延長する。ブピバカインおよびリドカインでは血管収縮薬の添加による作用時間の延長作用は顕著でない（**表14-1**）。

表14-1　脊椎麻酔に使用される薬剤

薬剤および濃度	投与量（mg）			持続時間（min）	
	L_4まで	T_{10}まで	T_4まで		0.2mgエピネフリン添加
リドカイン（5％）	25-50	50-75	75-100	60-70	60-70
テトラカイン（0.5％）	4-6	6-10	12-16	60-90	120-180
ブピバカイン（0.5％）	4-8	8-12	14-20	90-110	90-110

（Briedenbauch PO and Wedel DJ: Spinal(subarachnoid) neural blockade. Neural blockade, 3rd ed. Edited by Cousins MJ and Bridenbauch PO, Lippincott-Raven, Philadelphia, 1998, p213より改変）

7) 局所麻酔薬のくも膜下腔での拡がり

くも膜下腔での局所麻酔薬の拡がりにより，麻酔範囲が決まってくる。局所麻酔薬の拡がりに影響する因子は数多くある。その中で重要な因子は，局所麻酔薬の比重，投与量（mgおよびml）（表14-1），患者の投与時および投与直後の体位である。

局所麻酔薬は髄液の比重と比べ，高・等および低比重液に分類される（表14-2）。高比重液は低いところに拡がり，低比重は高いところに拡がり，等比重液は注入部位に留まる。わが国では，高比重液としてリドカイン，ジブカイン，ブピバカインの溶液が，等比重液としてはブピバカインの溶液が市販されている。テトラカインは粉末で供給されており，溶液により比重を変えることができる。高比重液は5％ブドウ糖液で0.5％溶液，低比重液は蒸留水で0.1～0.33％溶液，等比重液は生理食塩水で0.1～0.5％溶液にすることにより作成できる。

表14-2 脊椎麻酔に使用される局所麻酔薬溶液の物理的特性

	比重	溶液の比重／髄液の比重
蒸留水	1.0000	0.9931
髄液	1.0069	1.0000
テトラカイン		
0.33％蒸留水（低比重）	1.0046	0.9977
0.5％, 50％CSF, 50％蒸留水（等比重）	1.0064	0.9995
0.5％, 5％ブドウ糖（高比重）	1.0203	1.0133
ブピバカイン		
0.5％蒸留水（等比重）	1.0059	0.9990
0.5％, 8％ブドウ糖（高比重）	1.0278	1.0207

（Briedenbauch PO and Wedel DJ: Spinal(subarachnoid) neural blockade. Neural blockade, 3rd ed. Edited by Cousins MJ and Bridenbauch PO, Lippincott-Raven, Philadelphia, 1998, p216より改変）

8) 施行法

a) 穿刺針

21～30Gのディスポーザブル針が市販されている。針が細いほど硬膜の損傷が少なく，術後の頭痛の頻度が低くなる。ただし27G以上の細い針では，ガイド針が必要で操作性が悪い。

b) 穿刺時の体位

くも膜下穿刺は通常側臥位で施行される。髄液に対して高比重の薬液を使用する場合には手術側を下に，低比重液を使用する場合には手術側を上にする。患者を側臥位にして穿刺部の背中が突き出るようにする（エビのように丸くなってもらう）と棘突起の触知が容易になり，棘突起間が拡大してくも膜下穿刺が容易になる（図14-11）。

会陰部の手術や著しい肥満で，側臥位では刺入部位が触知しにくい患者では，坐位で頭を垂れ背中を丸めた姿勢で行うこともある。

c) くも膜下穿刺

穿刺部位はJacoby線（両側の腸骨陵を結んだ線で通常L_4またはL_4-L_5椎間を通る）を基

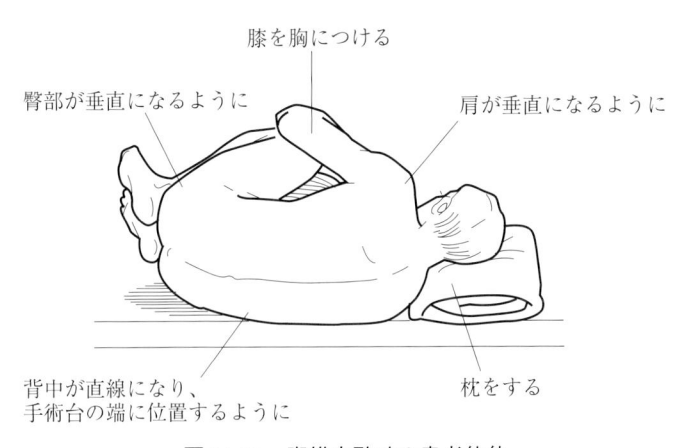

図14-11 脊椎麻酔時の患者体位

準に決める。通常L_{4-5}間で穿刺する。穿刺位置は薬の拡がりに影響するので，手術部位により穿刺部位を選択する。高比重液で腹部に効かせたいときにはL_{2-3}およびL_{3-4}，会陰部に効かせたいときにはL_5-S_1の穿刺がよい。刺入部に局所麻酔を十分行い脊椎麻酔針を刺入する。くも膜下腔の近傍に針先が達したら針をゆっくりと少しずつ脳脊髄液の逆流があるまで進める。くも膜下腔近傍に達したことは，針の深さや黄靱帯の強い抵抗で分かる。硬膜を穿通する際，硬膜の損傷を最小限にするため硬膜線維の方向（水平）に針先のベベル（切り口）を一致させる。針を進めるときに下肢に放散痛がある場合には，針を皮膚まで抜いて穿刺し直す。血液の逆流がある場合には，後で透明な髄液が出る場合があるのでしばらく待つ。穿刺針に注射器を接続する際に針が動かないようにする。注射器で軽く陰圧をかけて髄液の逆流を確認し，ゆっくり（10秒前後で）局所麻酔薬を注入する。

d）効果判定

麻酔レベルの判定は，アルコール綿による冷感覚消失または針を使用したピンプリックテストによる痛覚消失で行われる。痛覚消失レベルに比べ，触覚および深部知覚，触覚の消失レベルは2～3髄節低く，交感神経遮断および冷感覚消失レベルは1～2髄節高い。

9）術中管理

麻酔効果は注入1～2分以内に出現し，次第に麻酔の範囲が拡がり，麻酔効果が増強し，通常15～20分で固定する。注入から5～10分間は麻酔のレベルを調節するのに大切であり，頻回に麻酔レベルを調べ，必要な場合には手術台の傾斜を変え，目的の領域の麻酔が得られるように，また麻酔のレベルが上昇し過ぎないようにする。また麻酔レベルの拡がり方から判断して，合併症の発生を予測し，早く対処することが大切である。心・循環器系の反応は初めの10～20分で強いので，この間は頻回の血圧を測定する。麻酔が高位に及んだ場合には麻酔効果が持続中は血圧低下の危険性があるので引き続き注意する。麻酔のレベルが安定し，心・循環器系の反応が落ち着いたならば，必要に応じて鎮静を図る。通常はミダゾラムを1mgずつ投与する。また手術部位の不快感や軽い痛みがある場合には，麻薬または拮抗性鎮痛薬を少量投与する。通常は酸素投与は必要ないが，過度に鎮静されたり，麻酔が高位に及んだ場合には投与する。

10）術中合併症

a）低血圧および徐脈

●原因および機序

くも膜下腔に投与された局所麻酔薬により，交感神経の筋前線維が遮断されて起こる（p.173「脊椎麻酔による生理的反応」参照）。

●治療（表14-3）

血圧低下に対する処置は，拡張した血管床の収縮または充満により，心臓への血液還流を増加させ，また交感神経遮断により抑制された心臓を賦活させることである。脊椎麻酔の低血圧，徐脈は心停止（→MEMO 3）に進展する危険性があるので早急に対処する必要がある。脊椎麻酔の低血圧の主因は，静脈系の拡張であり，静脈を選択的に収縮する薬剤が有用であるが，そのような薬剤はないので，心臓の酸素需給に影響の少ないエフェドリン，エチルフェニレフリンが使用される。α作用（p.140参照）を有するネオシネジン，メトキサミンおよびこれらの薬剤投与による徐脈に抗するためのアトロピンの使用は，心臓の酸素需要を過度に増加させる場合があるので注意が必要である。心臓への血液還流を増加させる目的で，下肢を挙上し，また麻酔固定後は頭部が低くなるように手術台を傾斜させてトレンデレンブルグ体位（Trendelenburg's position）をとる。成人では通常一側下肢に500 mlを超える血液がプールされているため両下肢を持ち上げる効果は大きい。輸液の速度を上げることは有効であるが，即時的な効果は少ない。徐脈のみの場合や，著しい徐脈に対しては，アトロピンの投与（0.25〜1.0 mgの静脈内投与）を行う。

b）呼吸抑制

●原因および機序

くも膜下腔に投与された局所麻酔薬による呼吸筋を司る運動神経の遮断および低血圧による呼吸中枢の虚血により起こる。

表14-3 脊椎麻酔時の血圧低下に対する治療

1）エフェドリン（5mgずつ）またはエチルフェニレフリン（1mgずつ）を血圧が上昇するまで静脈内投与
2）下肢挙上またはトレンデレンブルグ体位
3）酸素投与
4）輸液

> **MEMO ● 3　脊椎麻酔中の心停止**
>
> 麻酔レベルが高い例での発生が多い。局所麻酔薬注入後30分以内に発生する場合が多いが，回復室での発生も報告されている。脊椎麻酔時の心停止は蘇生が難しい。この原因として交感神経の遮断により血管が拡張していること，また麻酔が副腎にも及ぶので副腎髄質および交感神経末端からのカテコラミン分泌がないことが考えられている。低血圧，徐脈に対して早めに治療することが大切である。また通常の治療に反応しない低血圧，徐脈および心停止にはエピネフリンの使用が勧められる。

●治療

　酸素投与および補助呼吸または人工呼吸を施行する（→MEMO 4）。低血圧がある場合には，その治療を行う。

c）悪心・嘔吐

●原因および機序

　低血圧による脳への血液還流低下や交感神経遮断，消化管の牽引により副交感神経優位になり起こる。

●治療

　低血圧があればその処置を行う。他の原因の場合にはアトロピン，ドロペリドール，メトクロプラミド等を投与する。またミダゾラム等の鎮静薬の投与も有効である。

11）術後管理

　麻酔効果が消失するまではベッド上での安静を守りバイタルサインを監視する。尿道カテーテルを入れてない場合には，下腹部（膀胱）が張っているときや排尿が長時間ないときには尿道カテーテルを入れる。下肢の動きが正常になっても，仙骨神経領域への麻酔効果が持続し，自尿がない場合がある。

12）術後合併症

a）頭痛（脊椎麻酔後頭痛）

　硬膜穿刺孔からの髄液の漏出により脳脊髄液圧が低下し，起立位で脳が尾側に移動し，頭蓋内の痛覚感受性組織が圧迫または牽引されて起こる。0.2〜24％の発生頻度である。脊椎麻酔1〜2日後に起こることが多いが，数時間後に起こることもある。痛みは前頭部および後頭部に起こり，頸部および肩に及ぶことがある。痛みは軽度から強度のものまであり，起立時に増強し，臥位で軽快する。若い人，女性，太い針の使用，妊婦，頻回の穿刺例で発生頻度が高い。脊椎麻酔後の安静時間は頭痛の発生頻度に影響しない。嘔気・嘔吐，食思不振，羞明，聴覚障害や耳鳴を伴うことがある。重症例では複視や他の脳神経麻痺を合併する場合がある。また硬膜下血腫（→MEMO 5）を起こす場合がある。頭痛に対しては安静臥床を保ち十分な輸液を行う。強い頭痛が持続する場合には，自家血パッチ療法（autologous blood patch，→MEMO 6）を行う。

MEMO 4　脊椎麻酔中の人工呼吸

　脊椎麻酔による呼吸抑制の場合には意識があるため，陽圧呼吸をすると苦しがり，息こらえ等の反応が起こり，さらに呼吸が障害される。このような場合には鎮静薬を投与すると陽圧呼吸が容易にできる。

MEMO 5　脊椎麻酔後の硬膜下血腫

　まれではあるが，早期に発見し治療しなければ重篤な転帰をとる（死亡率50％）。脳が尾側に引っ張られ，硬膜静脈が損傷されて起こる。体位依存性の頭痛が体位に関係なく持続性になった場合には硬膜下血腫の可能性を考える。

b）背部痛

2〜25％の症例に起こり，大半は一過性である。針の穿刺による物理的損傷や背部の筋の弛緩による脊椎の彎曲の異常変化等が原因となっていると考えられている。

c）神経学的後遺症

脊椎麻酔が適切に行われていれば神経学的な合併症を起こすことは非常にまれである。脊椎麻酔後に，通常の麻酔効果時間を上回り神経機能障害が続く場合には原因の検索が必要である。神経機能障害は一過性の麻酔効果の遷延化，脊椎麻酔時の脊髄，脊髄神経の物理的損傷，局所麻酔薬自体による神経障害，硬膜外血腫などで起こる。

13）持続注入法（持続脊椎麻酔：continuous spinal anesthesia）

髄腔内へ極細のカテーテルを留置し，局所麻酔薬を間欠的または連続的に注入する方法である。長時間の脊椎麻酔が必要な場合や鎮痛目的で使用される。髄膜炎の可能性があること，また馬尾症候群の発生（→MEMO 7）の報告があることから，あまり使用されていない。

b 硬膜外麻酔（epidural anesthesia）

硬膜外麻酔は局所麻酔薬を硬膜の外側，すなわち硬膜外腔に注入して麻酔効果を得る方法である。硬膜外麻酔法は，麻酔法として，また持続注入法が容易なので術後の鎮痛目的で広く使用されている。

1）解剖

硬膜外腔は，内側を硬膜で，外側を脊柱管の内壁および黄靱帯（背側）で囲まれた腔である（図14-8参照）。この腔は，脂肪組織，血管，神経等で比較的疎に満たされている。硬膜外腔の幅は，頸部では狭く（1.0〜1.5 mm），尾側になるほど広くなり，腰部では5.0〜6.0 mmである。

2）作用機序

硬膜外腔に注入された局所麻酔薬は，脊椎管内の神経根，一部は脊髄に作用して麻酔効

MEMO 6　自家血パッチ療法

施行法は簡単である。清潔操作で採取した自己血5〜15 mlを硬膜外腔に注入する。注入後30〜60分間は仰臥位で安静を保つ。成功率は90％前後であり，無効な場合には24時間後に繰り返す。合併症として背部痛，頸部痛，発熱等があるが重篤なものはない。

MEMO 7　持続脊椎麻酔による馬尾症候群

米国でいくつかの症例報告があり問題になった。原因としてくも膜下腔の尾端に留まった高濃度の局所麻酔薬（5％リドカイン）による神経毒性が考えられている。持続脊椎麻酔の際には高濃度または神経毒性の強い局所麻酔薬の使用は避けるべきである。

果を発揮する。

3）実施法

a）穿刺針

一般にカテーテルを留置する持続法が用いられる。持続法では，太くて（17～18G）先端が曲がりカテーテルの挿入およびその方向を決められる翼付きのTuohy針が使用される。

b）体位

脊椎麻酔と同様に通常は側臥位で施行する。頸部では，側臥位で施行すると矢状面が分かりにくいので坐位，腹臥位で施行する場合もある。

c）穿刺部位

硬膜外麻酔では，局所麻酔薬を注入した髄節を中心にして分節的に麻酔効果が認められる（segmental block：分節麻酔）ので，カテーテル先端が手術部位の中心の髄節に位置するように硬膜外穿刺を行う。

d）硬膜外穿刺法

アプローチの方法には，正中法と傍正中法（図14-12，→MEMO 8）とがある。硬膜外腔の確認は，硬膜外腔が陰圧であること，および黄靱帯の強い抵抗を利用してなされる。

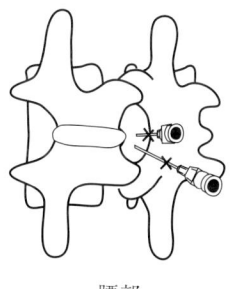

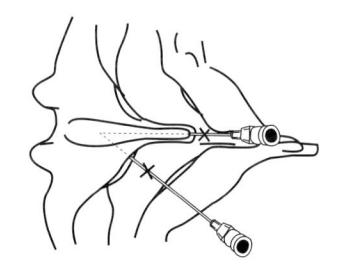

腰部　　　　　　　　胸椎

図14-12　正中および傍正中法による硬膜外腔
（×は皮膚の刺入部位を示す）

> **MEMO 8　傍正中法**
>
> いずれの椎間も正中法，傍正中法で硬膜外腔の穿刺は可能である。椎弓の角度が急で重なっている中部胸椎，老人等で脊椎の変化が強い症例，妊婦で正中法が難しい場合には傍正中法が選択される。刺入部位は棘突起の1～1.5cm外側で，下部腰椎では目的の椎間の下の脊椎の棘突起の上端から中央の高さ，下部胸椎では目的の椎間の棘突起間の高さで，中位胸椎では目的の椎間の1つ上の棘突起上端の高さをおおよその刺入部位とする。穿刺針を内側に向けて刺入し，いったん椎弓板または棘突起基部に当て大体の深さをみた後，針を少しずつ頭側に向け，骨の抵抗がなくなった所でさらに数mm進めると黄靱帯の抵抗を感じる。以後は正中法と同様に行う。皮膚刺入部の位置の選択は重要であるが，適切な刺入位置は脊椎の高さにより異なり，個人差もあるので，細く長い針（カテラン針）で適切な刺入位置を決めるのも良い。

黄靱帯の抵抗を感じるか，または黄靱帯のあると推定される深さに針先が達したならば，生理的食塩水を約3mlを入れたすべりの良い注射器をTuohy針に接続し，左手で針の翼を持ち，右手で注射器に圧をかけて押し進める。黄靱帯の強い抵抗の後，急に抵抗がなくなったところが硬膜外腔である。この方法を抵抗消失法（loss of resistance method）と呼ぶ。片手で針を進めるのが不安定な場合や不慣れな場合には，両手でTuohy針の左右の翼を持ち少しずつ進め，そのたびに注射器に圧をかけ抵抗を確かめるのが良い。他の硬膜外腔の確認法として水滴法（hanging drop method）が用いられている。これはTuohy針の外側端に1滴の生理的食塩水を付けゆっくりと針を進め，水滴が急に針内へ吸い込まれることで硬膜外腔を確認する方法である。針を深く進め過ぎると硬膜穿刺を起こし，髄液が逆流する（→MEMO 9）。次いでTuohy針を通してカテーテルを頭側へ約5cm挿入する。カテーテルに注射器を付け吸引し，血液，脳脊髄液の逆流がないことを確認し，カテーテルの手許端に細菌フィルターをつけてカテーテルを絆創膏で固定する。

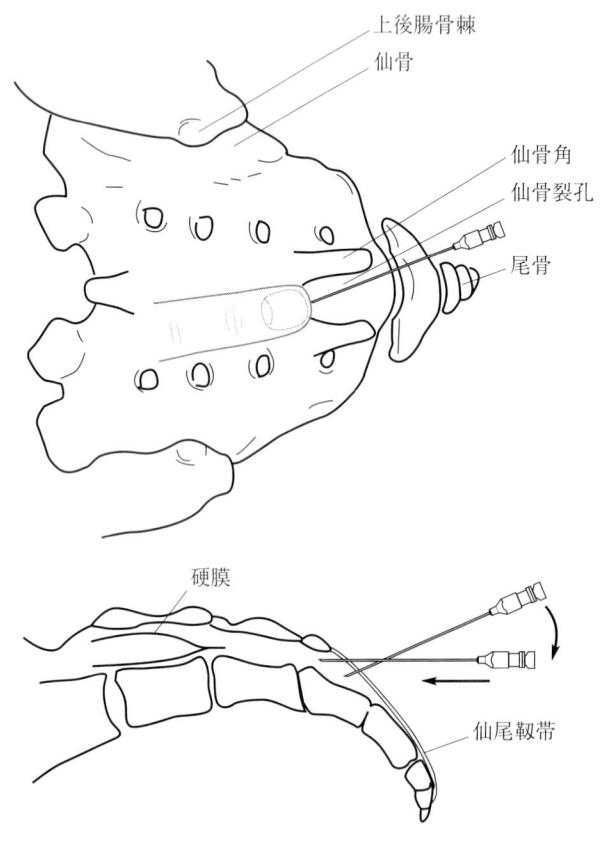

図14-13 仙骨硬膜外麻酔

> **MEMO●9　硬膜外麻酔施行時の硬膜穿刺**
> 　誤って硬膜を穿刺した場合には，脊椎麻酔に変更するか，椎間を変えて硬膜外麻酔を施行するか，あるいは全身麻酔に変更する。硬膜穿刺後の硬膜外麻酔は良く効くので通常の投与量の1/2～1/3をゆっくり注入し様子を見る。Tuohy針による硬膜穿刺では頭痛が起こる頻度が高い。

仙骨裂孔から行う硬膜外麻酔を仙骨硬膜外麻酔と呼ぶ。腹臥位または側臥位で仙骨裂孔から先端が直の硬膜外針で穿刺する。仙骨裂孔を覆う仙尾靱帯を貫くと硬膜外腔に達する（図14-13）。仙骨部では第2仙骨孔付近まで硬膜があるので，硬膜外針を深く刺入すると硬膜を穿刺する危険性がある。

4）麻酔の拡がりおよび麻酔効果を規定する因子

a）局所麻酔薬の濃度および量

通常麻酔の範囲は投与容量（volume）で決まり，麻酔効果の程度は濃度により決まる。リドカインは麻酔目的では1.5〜2％，鎮痛目的では0.5〜1％が使用され，ブピバカインでは，それぞれの目的で0.5％，0.125〜0.25％が使用される。

b）注入部位

脊椎のレベルにより硬膜外腔の広さに差があるので注入部位により拡がりが異なる。腰椎で1髄節の麻酔に必要な局所麻酔薬の投与量を1とすると，胸椎では0.7，仙骨では2である。

c）年齢

1髄節の麻酔に要する局所麻酔量は年齢により差があり，18歳で最も多く，高齢になるほど少なくなる。70歳の人では18歳の人の約50％の投与量でよい。

d）身長

身長が高いほど必要量が多くなる。

e）体位

下位の領域に麻酔効果がより拡がる傾向になるが，顕著でない。

f）注入速度

影響しない。

5）局所麻酔薬の投与

局所麻酔薬のテスト投与（→MEMO 10）を行い，カテーテル先端が血管内およびくも膜下腔にないことを確認し，全量を投与する。下腹部の手術では，T_{12}-L_1より15〜20 mlを使用する。下肢の手術ではL_4-L_5より10〜15 ml，直腸，会陰部の手術では仙骨硬膜外麻酔で10〜15 ml使用する。全身麻酔と併用する場合には通常この半量を使用する。高齢者では1/2〜2/3の量を使用する。麻酔効果の判定は脊椎麻酔と同様に行う。リドカインでは麻酔作用発現時間は5分前後，最大の効果発現は15分前後，持続時間（麻酔注入から2髄節無痛域が退縮するまでの時間）は約100分である。ブピバカインではそれぞれ7分

MEMO●10　テスト投与

20万分の1エピネフリン入り1.5％リドカイン3 ml（市販のエピネフリン入り1％キシロカイン™1.5 mlとエピネフリンの入ってない2％キシロカイン™1.5 mlを混じて作成）を注入し，血圧と脈拍をみる。カテーテルが静脈内に入っていると，2分以内に血圧が20 mmHg以上上昇し，脈拍が20/分以上増加する。β遮断薬を内服している場合には，頻脈はみられないが，血圧は上昇する。くも膜下腔に入っていると脊椎麻酔になり2分以内に知覚が低下する。

前後，20分前後および120分である。

　追加投与量は初回投与による麻酔の拡がりを参考にして決める。通常初回投与と同じ麻酔レベルを保つのに1/2から1/3の量を要する。リドカインでは約60分，ブピバカインでは約120分後に追加投与する。

　20万分の1のエピネフリン（5 μg/ml）を添加することにより，リドカインでは麻酔効果が増強し，作用時間を約50％延長する。ただしブピバカインではこの作用は顕著でない。また，エピネフリン添加により局所麻酔薬の血中濃度の上昇幅を減少させることができる。注入されたエピネフリンの一部は血管内に吸収され，脈拍の増加，体血管抵抗の減少を起こし心拍出量を増加させる。

6）合併症

硬膜外麻酔では脊椎麻酔と同様な合併症の他に，以下の合併症が起こる危険性がある。

a）全脊椎麻酔
硬膜穿刺によりくも膜下腔に大量の局所麻酔薬が注入されて起こる。回復するまで人工呼吸を行いながら血圧維持に努める。テスト投与で予防できる。

b）局所麻酔薬中毒
局所麻酔薬の血管内投与により起きる場合が多い。テスト投与で予防できる。また繰り返しの局所麻酔薬の投与でも起こりうる。主症状は全身痙攣である（p.157参照）。

c）脊髄損傷
脊髄の存在する上位腰椎椎間より頭側で施行する場合に起こりうる。硬膜外腔の確認に習熟し，針を少しずつ進め，強い痛みがある場合にはそれ以上進めないようにすることが肝要である。

d）硬膜外膿瘍
硬膜外ブロック施行の数日後に発症することが多い。持続硬膜外麻酔（ブロック）で多い。カテーテル抜去後に症状が現れることもある。全身の炎症症状（発熱，白血球およびCRPの増加，血沈の亢進），局所の炎症症状（カテーテル挿入部の発赤，腫脹，圧痛），症状が進むと神経症状（根症状，脊髄症状）が起こる。治療が遅れると神経障害を残すので，早期診断，治療が大切である。診断にはMRIが有用である。

7）脊椎麻酔と比べた硬膜外麻酔の利点と欠点

●利点
①頸より尾側のあらゆる部位の麻酔が可能である。
②分節麻酔が可能である。
③局所麻酔薬の濃度を調整することにより分離麻酔（p.154参照）が容易にできる。
④持続法が容易であり，長時間の麻酔および鎮痛が可能である。
⑤循環系の抑制が徐々に起こるので対処がしやすい。
⑥硬膜を穿刺しないので頭痛の発生が少ない。

●欠点
①多量の局所麻酔薬が必要である。
②麻酔効果の発現が遅い。
③麻酔効果が不確実である（→MEMO 11）。
④手技が比較的難しい。

8）適応および禁忌

硬膜外麻酔の最も良い適応は下腹部から尾側の手術である。硬膜外麻酔は全身麻酔と組み合わせれば，頸部より尾側のあらゆる手術に使用でき，術後鎮痛法としても優れている。禁忌は脊椎麻酔と同じである。

5 静脈内局所麻酔法（intravenous regional anesthesia）

静脈内局所麻酔法（静脈内区域麻酔）は，上肢または下肢の中枢側をターニケット（駆血帯）で圧迫し，血流を遮断した状態で静脈内へ局所麻酔薬を注入し，ターニケットより末梢の麻酔を得る方法である。

1）作用機序

静脈内に注入され局所麻酔薬が静脈壁を通って，一部は動脈内に入り，毛細血管から神経末端へ浸透し，一部は近接する神経に直接作用して麻酔効果を発揮すると考えられている。

2）適応

前腕と手の手術（肘関節より末梢）および足関節より末梢の1時間以内の手術。

3）実施法

① 上肢の手術では上腕に，下肢の手術では大腿にカフを装着する。
② 装着したカフより末梢の静脈内に留置針を入れ（末梢の静脈ほど麻酔効果が良いが，適当な静脈がなければいずれの静脈でも可），絆創膏でしっかりと固定する。
③ 末梢よりエスマルヒ駆血帯を巻いてカフの所まで駆血する。エスマルヒを巻くことができない場合には，2～3分間患肢を挙上する。
④ ターニケットを絞める（上肢では200～250 mmHg，下肢では350 mmHgに設定する）。
⑤ エスマルヒをとる。
⑥ 上肢では0.5％のリドカイン40 ml，下肢では80 mlを2～3分かけて留置針より静脈内投与する。
⑦ 注入後約10分以内にターニケットより末梢部の麻酔が得られる。知覚消失が不十分な場合には，局所麻酔薬を半量追加投与する。
⑧ ターニケット部位の不快感または痛みに対しては鎮静剤または鎮痛剤を投与する。またこの対策目的で二重カフのターニケットが使用される場合がある。

MEMO●11　硬膜外麻酔の麻酔効果の不確実性

硬膜外麻酔では，麻酔効果が片側にしか認められない例や，あるレベルより頭側または尾側に拡がらないなどの例がある。その理由は，硬膜外腔の癒着，脊椎の解剖学的変化，硬膜外腔の背側正中に位置する硬膜と黄靱帯の間にある結合識のヒダ（Plica mediana dorsalis）などの存在により局所麻酔薬が硬膜外腔を均等に拡がらないためである。

⑨ターニケットは局所麻酔薬注入後最低でも20分は解除しない。解除する際は局所麻酔薬の血中濃度の急激な上昇を避けるためゆっくり行う。

4）利点と欠点

●利点

成功率が高い。簡便である。安全性が高い。作用発現が速い。回復が早い。筋弛緩作用がある。

●欠点

長時間の手術が困難である。早期解除等により局所麻酔薬中毒の危険性がある。

5）禁忌

末梢血管疾患，血管損傷や出血傾向等により駆血帯による組織障害の危険性がある患者。

参考文献

1) Winnie AP: Plexus anesthesia, Vol. 1, Churchill Livingstone, Edinburgh, 1984
2) Brown DL and Briedenbauch PO: The upper extremity. Neural blockade, 3rd ed. Edited by Cousins MJ and Bridenbauch PO, Lippincott-Raven, Philadelphia, 1998, pp345-371
3) Brown DL: Spinal, Epidural, and Caudal Anesthesia. Anesthesia, 4th ed. Edited by Miller RD, Churchill Livingstone, Philadelphia, 2000, pp1491-1519
4) Cousins MJ and Briedenbauch PO: Epidural neural blockade. Neural blockade, 3rd ed. Edited by Cousins MJ and Bridenbauch PO, Lippincott-Raven, Philadelphia, 1998, pp243-321
5) Briedenbauch PO et al: Spinal(subarachnoid) neural blockade. Neural blockade, 3rd ed. Edited by Cousins MJ and Bridenbauch PO, Lippincott-Raven, Philadelphia, 1998, pp203-241

（長櫓　巧・木村重雄）

第15講 心肺蘇生

はじめに

　蘇生の歴史は古く，旧約聖書にはすでに今日いう"口－口（mouth to mouth）人工呼吸法"を思わせる記載がみられる。しかし，心肺蘇生法（cardiopulmonary resuscitation：以下"CPR"）が科学性を帯びるのはルネッサンス以降で，本格的に取り組まれたのは全身麻酔の普及後のことである。このころ開胸式心マッサージ法が主流で，成功例もいくつか報告されている。しかし，何といっても蘇生法において一時代を画したのはKouwenhovenら[1]の閉胸式心マッサージ法であろう。この方法は，どこでも誰でも行え，特殊な道具を必要とせず，しかも心停止の診断が100％でなくても施行できるという利点のため，1960年の報告以来短時間のうちに全世界に広まった。

　CPRはその性質上その場にいる者がただちに行うべきもので，用手的以外の方法は現実的ではない。この点から考えると，現在の閉胸式心肺蘇生法が将来において大きく変わることは考えられない。しかしながら，一方では現在の心肺蘇生患者の長期予後は決して満足のいく状態ではなく，今後は，一般市民への教育，救急システムの改善などが重要な課題となる。

1 救命治療法

　一般市民を含めたすべての者がCPRを最も効率的に順序よく実施するため，数多くの指針，教本が出されている。この中でアメリカ心臓協会（AHA）および米国立科学アカデミー（National Academy of Science）の協同作業によるGuidelines for Cardiopulmonary Resuscitation and Emergency Cardiac Care（以下"AHAの指針"）が最もよく知られ，現在日本のほとんどのCPRの教本はこれに準拠している。AHAの指針は1974年に発表され，1980年，1986年，1992年および2000年[2]に改訂された。本指針に収載されている蘇生技術は，その有用性がヒトで科学的に証明されたもののみで，新しい方法であっても疑問の残るものは取り上げられていない。1992年の指針では現在日常的に行われている救命治療法，処置を科学的に証明された有用性により4段階にクラス分けした。これは最近よく取り上げられているevidence based medicine（EBM）の嚆矢となる。2000年にはILCOR（International Liaison Committee on Resuscitation，→MEMO 1）の協力のもと，EBMがより強調された新しい指針が作られた（Guidelines 2000：以下"G2000"）。ここでは有効と考えられている方法でもevidenceの不明確なものはindeterminateに区分けされた（表15-1）。

　なお，この指針では8歳以上を成人として扱い，同一手技を適応している。

表15-1　救命治療法および処置のクラス分け

クラスⅠ	有効かつ効果的で，常に行うべき治療。
クラスⅡ	行って良いが，効果ははっきりしないか，疑問の余地がある。
Ⅱ-a	Ⅱのうち有用性，効果が勝っていると思われるもの。
Ⅱ-b	Ⅱのうちはっきりしないが，有用性があると思われ，おそらく害はないもの。
クラスⅢ	科学的データがなく，適当であるとは考えられず，おそらく害があるもの。
クラスIndeterminate	evidenceが不明確なもの。

ヨーロッパでもEuropean Resuscitation Council（ERC）が中心となってCPRのガイドラインを作っている。基本的にはAHAのものと同じであるが，独自の考え方から重要なところで違いも見られる。

a　1次救命処置・2次救命処置

AHAの指針では，蘇生器具を使用せずに，その場に居合わせたもの（bystander）がただちに用手的に行う基本的な処置を1次救命処置（basic life support：BLS）と呼び，蘇生器具を使用したより高度の処置を2次救命処置（advanced life support：ALS）と呼んでいる。最近では舌下や気道内への投薬，体外式自動除細動器（automated external defibrillator：AED）の開発等からこの1次，2次の区分は難しくなってきた。G2000ではトレーニングを受けた一般市民が公共の場でAEDを用いて除細動を行うことが推奨されており，この場合，除細動はBLSに入るのが適当である。

b　救命治療の連携

心肺蘇生患者の病院からの退院率が最もよいのは心停止4分以内に適切な1次救命処置が開始され，8分以内に2次救命処置が行われた場合である[3]。したがって，bystanderと救急隊等の協力により，警戒症状の早期発見，救急システムへの緊急コール，1次救命処置（BLS），除細動，気管挿管，静脈内投薬の6つの輪（chain of survival）が迅速に効率よく連携されなければならない。

MEMO●1　ILCOR（International Liaison Committee on Resuscitation）とJRC（日本心肺蘇生法協議会）

　ILCORは1992年に世界中の主な蘇生関連組織が連携して組織されたものである。目的は1次救命処置，2次救命処置，小児救命処置の国際的な治療ガイドラインの策定，教育訓練法の検討等で，アメリカ心臓協会（AHA），ヨーロッパ蘇生会議（ERC），カナダ心臓・脳卒中財団（HSFC），オーストラリア蘇生会議（ARC）が加わっている。

　わが国も日本の心肺蘇生法を統一し，国民すべてが正しく効果的な心肺蘇生を実施できるよう各学会，医療組織，省庁が代表者を送り，1998年，日本心肺蘇生法協議会（JRC）を創設した。JRCも近い将来ILCORの一員となる。

2 呼吸・循環停止の診断

　目前で人が倒れた場合，診断は比較的つけやすいが，昏睡状態で倒れているのを発見した場合，診断は必ずしも容易ではない。呼びかけに対する反応，外傷，出血，呼吸・循環の状態，瞳孔経を確認する。診断を行いながら出血はただちに止める。血液の噴出は心臓が拍動していることを意味する。

　呼吸停止，気道通過障害は胸郭の動き，喉頭の動き，呼吸音（耳を患者の口元に近づけ確認）等で容易に判断できる。患者が呼びかけに反応するときにはほとんどの場合自力による呼吸は可能である。しかし呼びかけに反応しても自発呼吸が微弱である場合，人工呼吸を行う。

　心停止の診断は意識喪失，無呼吸，脈拍消失，死人様顔貌（チアノーゼまたは顔面蒼白），でなされる。これらの症状のうち脈拍の消失が最も重要である。心停止の兆候の1つに瞳孔の散大があるが，循環停止から瞳孔が散大するまでにときに時間がかかること，薬剤の影響を受けることから重要視していない成書もある。しかし逆にCPR中の瞳孔反応の回復は循環が有効であることを示す。

　心停止（循環停止）は病態的には心静止，心室細動，電導収縮解離の3つが代表的であるが，高度の房室伝導障害による場合もある。どの心電図波形を示そうとも，生体にとって重要なのは有効な血流があるかないかである。

　脈拍の確認は頸動脈の触知が最も良い（一般に橈骨動脈，大腿動脈は70 mmHg以下になると触れにくくなるが，頸動脈は60mmHg前後でも触知可能である）。まず喉頭軟骨を触れ，その指を背部にずらし，喉頭軟骨のすぐ背部に位置する頸動脈を触知する（図15-1）。簡単そうであるが一般市民にとっては必ずしもそうではない。CPRが秒を争う性質上5～10秒で触知するようAHAガイドラインでは勧めているが，実際には頸動脈拍動の有無を95％の正確さで診断するためには30秒必要である。しかも時間を掛けて触診しても正しく診断できるのは約半数である。一般市民が緊張の極限にあって探るのであるからfalse positive, negativeが起きるのは想像に難くない。したがってG2000では一般市民に対しては頸動脈拍動確認を教えず，無反応で呼吸をしていない傷病者には2回のrescue breathing（呼気吹き込み）を行い，それに対して呼吸，咳，その他体動等の反応（循環の

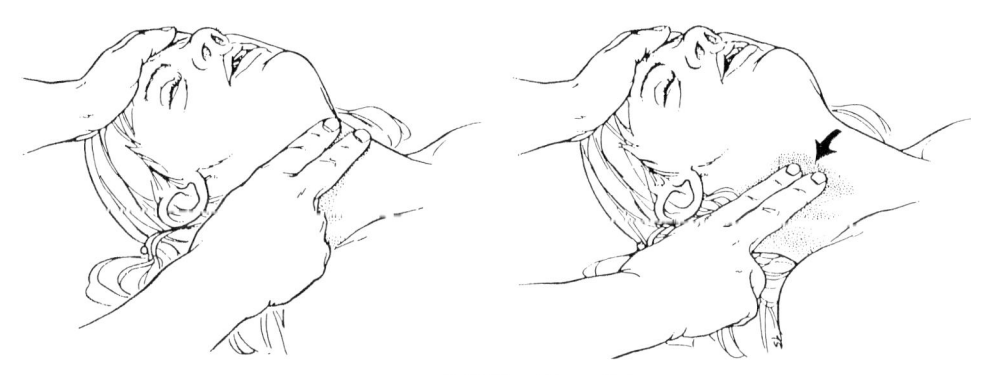

図15-1　頸動脈の触知の仕方

〔National Conference Steering Committee. Standards and guidelines for cardiopulmonary resuscitation (CPR) and emergency cardiac care (ECC). JAMA 255: 2905-2984, 1986 より〕

サイン，→MEMO 2）がなかった場合，循環停止と判断し，ただちに胸骨圧迫を行うよう教えている。

3 緊急コール

　反応がなく（unresponsive），呼吸，脈拍のない人（CPA：cardiopulmonary arrest）を見たとき，CPRを行う前にまず救急システムに緊急コールを行うことがAHAの1992年の指針で提唱された（phone first）。それ以前は救助者が1名の場合，まず1分間のCPRを行い，機を見て緊急コールをすることが勧められていた。このphone firstはG2000にも引き継がれている。

　外傷なく突然に心停止を起こした成人では，その80～90％は心室細動が原因である。心室細動では細動発生から除細動までの時間の長さが予後を分ける。心室細動発生後1分を経過するごとに生存退院率の可能性は直線的に7～10％ずつ低下し，10分を経過するとその可能性は5％以下となる（図15-2）。このためCPRの熟練者であっても医療施設外で心停止を確認したら，ただちに緊急コールを行う。

　しかし緊急コールに関して，ERCは異なった立場をとり，救急隊を早く呼ぶことは重要であるが，その前に1分間のレスキューを行うこと，つまりphone fastを勧めている[4]。AHAでも1992年より前はこうしていた。ERCが異なった立場をとっている理由は，小児，幼児では循環停止（あるいはそれに近い状態）は呼吸障害，呼吸停止によることが多い（心臓に原因がある場合予後は非常に悪い），また，成人にあっても30歳までは突発的な心室細動が多いわけではなく，呼吸障害からの循環停止へ移行する例も多く，この場合，除細動より救命呼吸あるいはCPRが大切なのである。AHAのガイドラインでも8歳以下の乳幼児，小児の心停止あるいは外傷後，溺水後の循環停止では緊急コールを行う前に

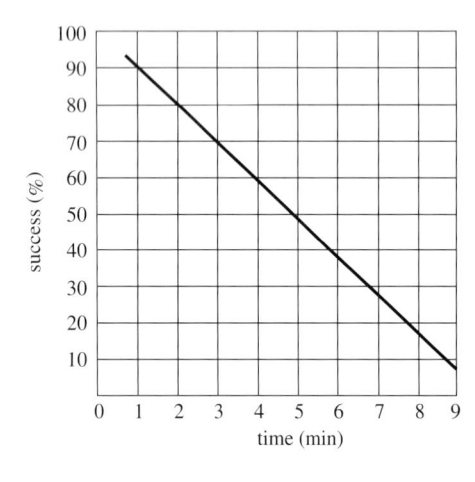

図15-2　心室細動発生後除細動までの時間と生存退院率の関係
（Guidelines 2000 for cardiopulmonary resuscitation and emergency cardiovascular care. Circulation 102（8），2000 より）

MEMO●2　**循環のサイン**
　rescue breathingにより正常の呼吸，咳，体動等が出現するのは循環がある証拠で，これらの反応を"循環のサイン"と呼ぶ。G2000では一般市民には不確実な頸動脈拍動の確認法は教えず，循環のサインで判断させることになった。

CPRを行い，これらの処置ができない者はただちに緊急コールを行うとしており同意見である。

4 CPRの体位

CPRに際して患者を動かすとき，細心の注意が必要である．交通事故，墜落等で頭部あるいは頸部に外傷を受けている場合，頸椎（特に第7頸椎）の損傷がしばしばみられ，不適切な体位変換により脊髄損傷を起こすことがあるからである．体位変換が不可欠なときには頭部，頸部および体幹部を一体として動かし，決して脊椎をひねるように動かさない（図15-3）．

CPRを行うとき下がベッドのように柔らかいときには板を背部に敷き，胸骨圧迫の効率を良くする．頭部への血流をよくするため頭部は胸部より挙上してはならない．可能ならば両下肢を挙上し，静脈還流を促進させる．自発呼吸があり意識のない患者では誤嚥を避けるため側臥位のいわゆる回復体位（recovery position, coma position：昏睡体位）をとらせる．

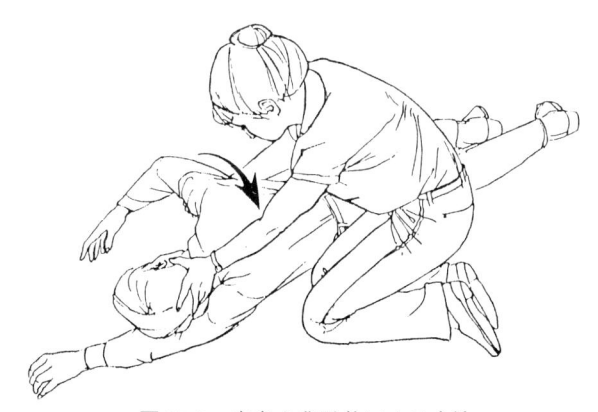

図15-3 患者を背臥位にする方法
一方の手で頭部を支え，他方の手で上腕部を引き起こし，頭部と脊椎が直線のまま動くようにする．
(National Conference Steering Committee. Standards and guidelines for cardiopulmonary resuscitation (CPR) and emergency cardiac care (ECC). JAMA 255, 2905-2984, 1986 より)

5 気道確保

a 頭部後屈・下顎挙上（head-tilt/chin-lift）

気道閉塞は気道のどの部位でも生じるが，意識障害では筋肉が弛緩するため舌根あるいは喉頭蓋が咽頭，喉頭を閉塞する．中でも舌根沈下による閉塞が最もよくみられる．また吐物，分泌物，出血あるいは異物による閉塞，狭窄も多い．

気道確保の第一歩は手で下顎骨をひっかけるようにし，下顎を前上方に挙げることである．舌は下顎に付いているのでこれにより舌が前方に動き，気道が拡がる．頭部後屈によ

　　　　(a) 頭部後屈・下顎挙上　　　　　　　　　　(b) 下顎前推法
図15-4　気道確保の方法

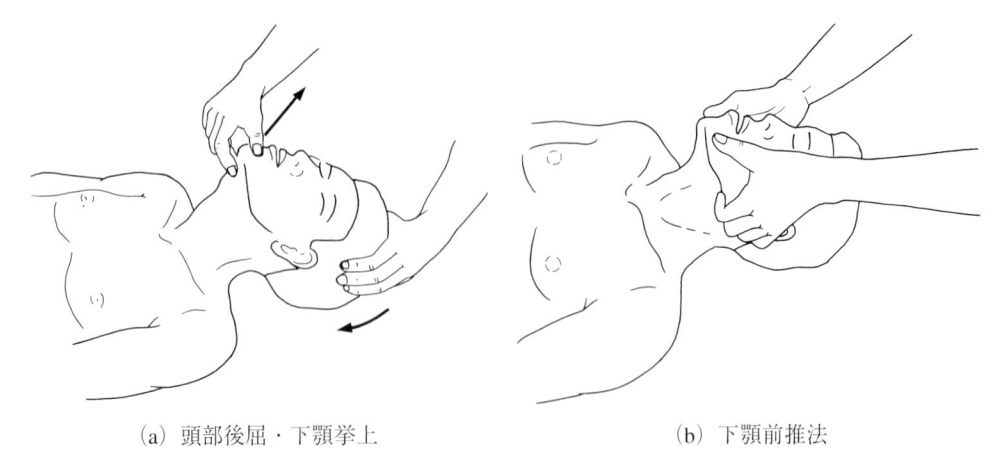

っても同じ効果が得られる。両者を組み合わせる（head-tilt/chin-lift）と効果が相加される（図15-4a）。

b 下顎前推（jaw thrust maneuver）

　意識のない患者の約20％では頭部後屈のみでは十分に気道を開通させることができない。このような場合，頭部後屈に加え下顎を前方へ移動させる（突き出させる）下顎前推法を行う（図15-4b）。これは施行者の両手を患者の左右の下顎角におき，グイッと持ち上げ，下顎を前方へ移動させる。下顎前推法を行っても，意識のない患者では呼気時に鼻腔咽頭が閉塞している可能性がある。このときには口を軽く開け，頭部後屈，開口，下顎前推の3つを組み合わせた気道の3重処置法（triple airway maneuver：Esmarch-Heiberg法）を行うとよい。この方法は患者が微弱ながらも自発呼吸をしている場合，特に力を発揮する。下顎前推法の1つとして口を開かせ，施行者の親指を口の中に入れ，下顎を内と外から把持し，持ち上げ移動させる方法もある。

　下顎前推法は頸部損傷がある場合にも有用である。本法では頭部後屈をしなくても気道の開通が可能だからである。

c 気道異物の除去

　気道異物の除去手技としては，tongue-jaw lift and finger sweep法（一方の手の母指を口中深く入れ，残りの指を下顎下に置き，舌もろとも下顎をつかみ上げ，他方の手の人差し指で気道異物を掻き出す方法：意識/反応がない場合に限る），咽頭以下の深い気道の異物で，特に食物などの固形物による気道閉塞の場合は，腹部圧迫法（Heimlich法），背部叩打法（back blow：患者が立っている場合），胸部圧迫法（chest thrust）がある。Heimlich法では患者の背後に回り，一方の手で拳を作り，これを臍と剣状突起の間の腹部に置き，もう一方の手でその拳をつかんで，患者の腹部に食い込ませるようにすばやく上方に圧迫する。これを異物が喀出されるまで6〜10回繰り返す。患者が意識を失い倒れている場合は，患者を仰臥位にして術者の手を重ね合わせ，患者の臍と剣状突起の間の正中線上に置き，腹部を内上方にすばやく圧迫する（図15-5）

　Heimlich法は横隔膜を押し上げることにより気道内圧を上昇させ，肺から空気を排出し，

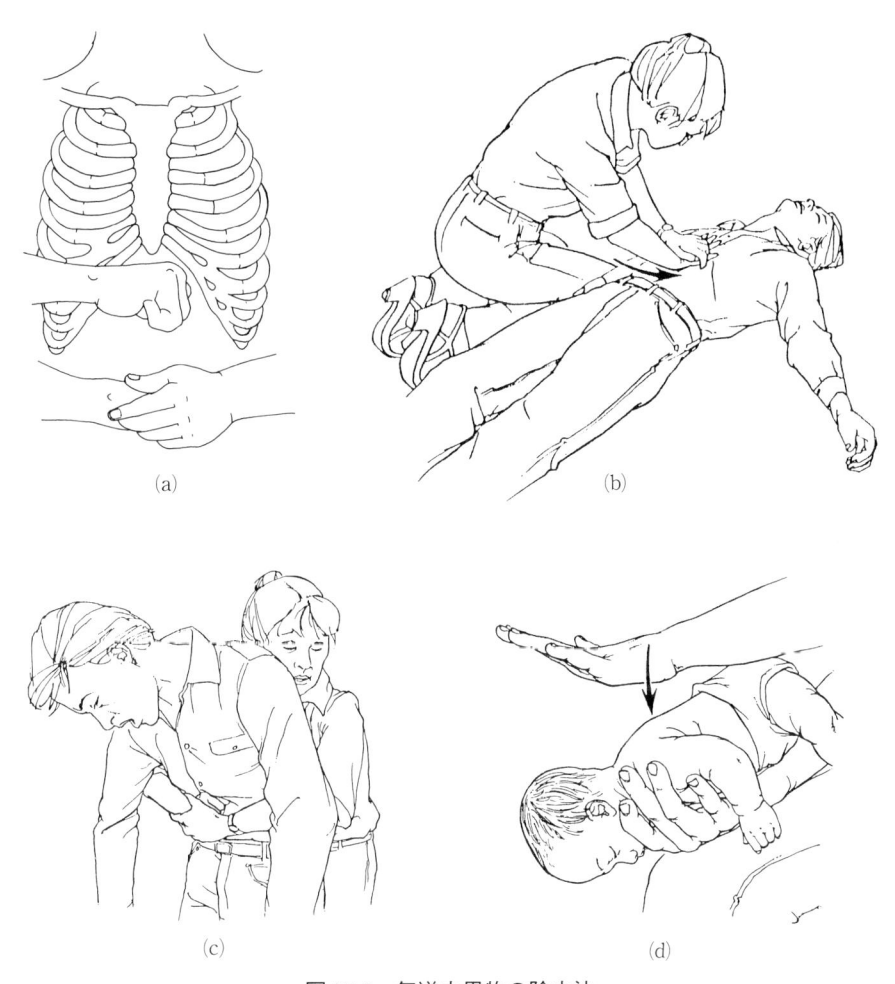

図15-5　気道内異物の除去法
(a) Heimlich法の手の位置および組み方
(b) 意識消失患者に対するHeimlich法
(c) 立位でのHeimlich法
(d) 乳幼児に対する背部叩打法

(National Conference Steering Committee. Standards and guidelines for cardiopulmonary resuscitation (CPR) and emergency cardiac care (ECC). JAMA: 2924, 2959, 1986 より)

人工的な咳を作り，気道から異物を吐き出させる。従来気道異物に対する基本的対策法として教えられてきたが，G2000ではその評価に疑問が投げかけられている。第一に本法の効果を示す確証が少ない点である。気道異物のヒトでの研究は非常に難しく，ほとんどは症例報告，死体での研究，動物での研究あるいは器械モデルを使った研究による評価である。実際に，気道が閉じているときでも気道内圧の増加はわずかで，気道が開いているときには極めて緩やかな気流しか得られない。第二はHeimlich法には合併症が多い点である。術者の手が剣状突起上あるいは肋骨の下縁にあると肝臓の破裂などの腹部あるいは胸部臓器の傷害が起きる。合併症を避けるために手の位置に関する注意（手を剣状突起より下で臍より上の中心線に置く）がなされているが，正しく行われてもなお合併症が生じる。また胃内容の逆流による誤嚥が起こる。G2000ではHeimlich法を一般市民が意識/反応のある成人（8歳以上），小児（8歳から1歳）に対して行うことが薦められているが，意識/反

応がない（心肺停止状態）場合には医療従事者のみに薦められている。

　胸部圧迫法も原理的にはHeimlich法と同じで，顕著な効果が認められるとは考えにくい。妊娠後期で子宮により腹腔が占拠されている場合は良い適応である。背部叩打法は気道が閉塞しているときには圧迫法より高い圧が得られることもあるが，異物が逆に奥へ入ってしまうこともあり得る。このため1986年のAHAの指針から成人における背部叩打法ははずされた。乳児では背部叩打法がよい（図15-5）。

　多くの蘇生協会はHeimlich法，背部叩打法，あるいは胸部圧迫法を気道異物の対応策として挙げている。ヨーロッパ蘇生協会などのいくつかの協会ではまず背中を掌で5回叩打し，これが失敗した場合にHeimlich法を5回行い，続いて背中を何度か叩打し，Heimlich法を何度か行う。この操作を繰り返す。オーストラリアなどでは背中の叩打と，胸部を外側から圧迫（圧縮）すること（lateral chest thrust）が成人では薦められている。

1）異物除去の手順

　気道異物の確認・除去法およびその手順については，従来の日本の心肺蘇生に関する各教本では小さいながら違いがみられる。日本の各教本はもともと1992年のAHAガイドラインに基づいて作られたものであるが，教本作成の過程で作成者の考えが加わり，変化したと考えられる。G2000の発表を機にJRCで統一が図られた。

　G2000では傷病者に意識/反応がない場合の一般市民の対応を従来より簡略化した。

　傷病者が現在気道異物で苦しんでいるときはこれまでと同様に一般市民も，Heimlich法，背部叩打などを実施する。しかし，いったん傷病者が意識/反応をなくしたときには患者を異物除去ではなくCPRの対象と考え，G2000の各手順に沿った蘇生を行う。つまり，救急隊に電話をし，人工呼吸を行い，循環のサインをチェックし，胸部圧迫を行い，というCPRの順序に従う。傷病者の倒れた原因が異物であることが分かっていても，いったん傷病者が意識/反応をなくしたときにはHeimlich法などの異物除去のための努力は行わない。意識のあるうちに取れなかった異物が倒れてから同じ手技で除かれる可能性は少ない。はじめから意識/反応がなく，その原因が気道異物と疑われても同じである。異物除去で時間を浪費するよりG2000の流れに沿ったCPRをする。気道異物で通常のCPRとひとつ違うところは，呼気吹き込みに障害があったときには，呼気が通りやすいよう患者の頭位を変え，呼気吹き込みで気道を開くたびに口の中を覗き閉塞物が見えたら除くことである。

　一般市民に異物除去法を行わせない理由のひとつはCPRのコア技術を獲得することへの重視がある。さまざまな状況に合わせてそれぞれに対応する処置法を教えると混乱し，最も重要なCPRのコア技術の獲得の妨げになるという配慮がある。もうひとつの理由は窒息死が少ない点である。米国における原因別死亡率は，窒息死は人口10万人あたり1.2人，溺水1.7人，交通事故16.5人，冠動脈疾患198人で，冠動脈疾患は窒息死の実に165倍である。したがって，気道異物に対する処置法を教育するよりは基本的心肺蘇生法をきちんと教える方が国家的規模で救急救命の効率がよい。

　一方，医療従事者の気道異物に対する処置は従来と同じで，以下の手順で行う。

a）傷病者が倒れたのを目撃し，傷病者の意識/反応がなく，原因が異物であると分かっている場合

　①CPRの途中，時期を見て救急隊を呼ぶ。第2の人がいればその人に呼んでもらう。
　②tongue-jaw lift and finger sweep（一方の手の母指を口中深く入れ，残りの指を下顎

下に置き，舌もろとも下顎をつかみ上げ，他方の手の人差し指で気道異物を掻き出す方法。意識/反応がない場合に限る）を実施する。
③気道を開け換気を試み，患者の胸が持ち上がらなかったら頭の位置を変え，再び換気を試みる。
④効果的な換気が行えなかったら（胸が持ち上がらなかったら），患者の下肢の上にまたがりHeimlich法を5回まで行う。
⑤異物が取れるまで，あるいはマギルの鉗子などが到着するまで②③④を続ける。
⑥異物が取れて気道が開通したら呼吸を見る。呼吸をしていなかったらゆっくりと救助呼吸を行う。次いで循環のサインを見る。なければ胸部圧迫を行う。

b) 傷病者が意識/反応がなく倒れているのが見つかり，その原因が分からない場合
①CPRの途中，時期を見て救急隊を呼ぶ。第2の人がいればその人に呼んでもらう。
②気道を開け換気を試み，患者の胸が持ち上がらなかったら頭の位置を変え，再び換気を試みる。
③効果的な換気が行えなかったら（胸が持ち上がらなかったら），患者の下肢の上にまたがりHeimlich法を5回まで行う。
④5回のHeimlich法の後tongue-jaw liftをしてfinger sweepで異物を除く。
⑤異物が取れるまで，あるいはマギルの鉗子などが到着するまで②③④を続ける。
⑥異物が取れて気道が開通したら呼吸を見る。呼吸をしていなかったらゆっくりと救助呼吸を行う。次いで循環のサインを見る。なければ胸部圧迫を行う。

d　エアウェイによる気道確保

　エアウェイは舌根沈下による気道閉塞の防止を主な目的とする。経口エアウェイ，経鼻エアウェイ，その他多種類のエアウェイが考案されている（図15-6）。いずれも適当なサイズの選択，適切な挿入法が大切である。咽頭喉頭反射が残っていれば嘔吐，喉頭痙攣を誘発する可能性がある。
　食道閉鎖式エアウェイは気管挿管の1つの代替法で，救急救命士はよく使用（コンビチューブ）している。
　ラリンジアルマスクは最近麻酔科領域でよく使用され，気管挿管と同等の効果を発揮する。救急救命士に使用が許されている。しかし，ラリンジアルマスクの挿入は思ったほど簡単ではなく，経験が必要で，気管挿管に準じた注意が必要である。

e　気管挿管

　最も確実かつ重要な気道確保法で，CPRにおいて極めて有用である。解剖的知識および経験を必要とするがCPRに携わる医師にとっては必須の技術である（p.84「気管挿管」参照）。

f　気管切開

　各種エアウェイの挿入によっても気道が確保されない，あるいは気管挿管が不能の場合気管切開が行われる。緊急の場合には甲状輪状軟骨間穿刺法が行われる。口径の大きい静脈針の使用で急場をしのぐことは可能であるが，最近では各種の緊急気管切開セットが市販され便利である。

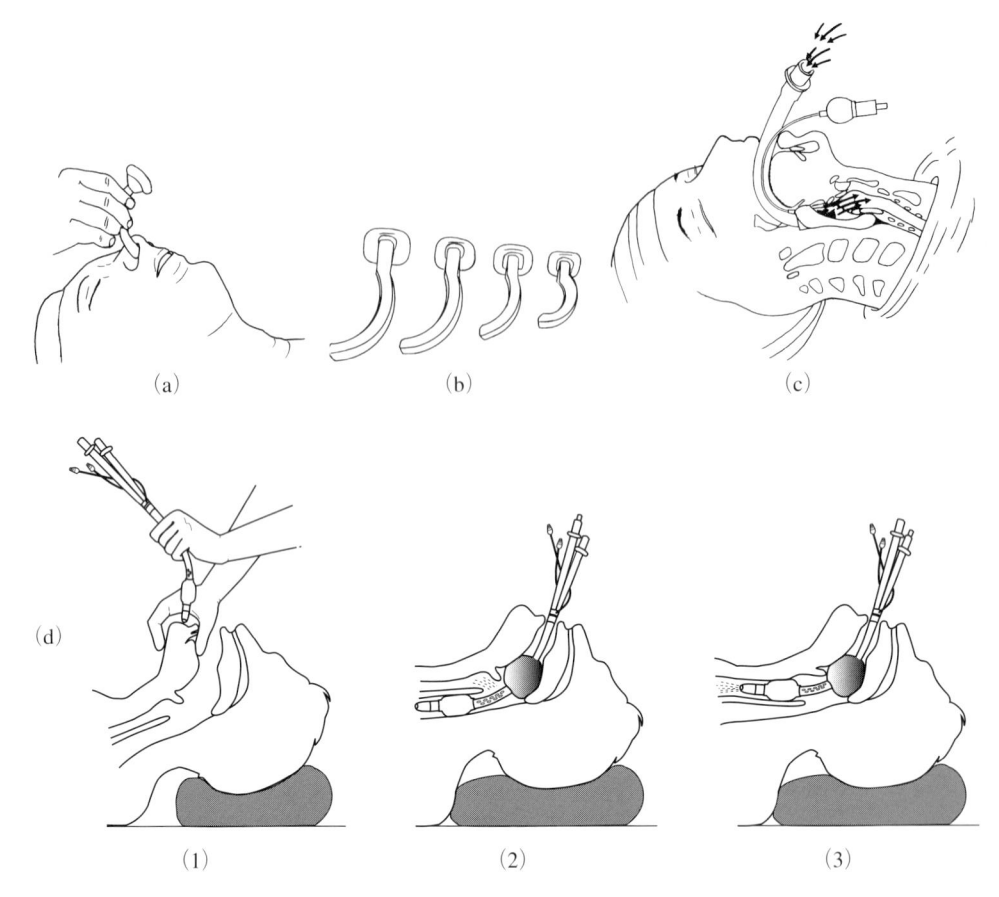

図15-6　各種エアウェイと使用方法
(a)　経鼻エアウェイの挿入
(b)　経口エアウェイ
(c)　ラリンジアルマスク（装着時）
(d)　コンビチューブの使用方法：チューブを盲目的に挿入する(1)。咽頭カフ，食道（気道）カフをふくらませることにより，食道に入っても(2)，気道に入っても(3) 換気できる。

6 人工呼吸

　気道が開通しても呼吸が認められない場合，あるいは不十分な場合は人工呼吸を行う。人工呼吸を行うべきか否か迷った場合は積極的に行うべきである。

a 口−口 (mouth to mouth)・口−鼻 (mouth to nose) 人工呼吸

　術者の呼気を患者に吹き込み，患者の吸気とする。大きく息を吸い込んだ場合，呼気には約18％O_2と2％CO_2（通常呼気では16％および3〜6％）が含まれており，これを吹き込むことにより患者のPa_{O_2}を75 mmHg以上に保つことが可能である。
　基本的手技は患者を仰臥位にし頭部後屈・下顎挙上の体位をとり，額に当てた術者の手で鼻をつまみ，患者の口を術者の口で覆い，呼気をフーッとゆっくり（陽圧で末梢気道を広げる時間が必要）と吹き込む（図15-7）。患者の鼻（口−鼻）から吹き込んでも良いし，

(a)　(b)

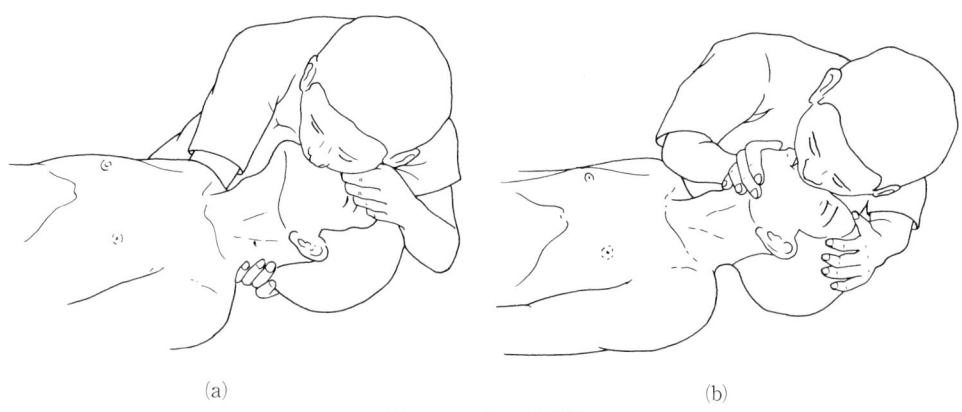

図15-7　人工呼吸法

(a) 口-口人工呼吸法
　一方の手で鼻孔を閉鎖し，頭部後屈を行い，他方の手で頸部を持ち上げ口-口人工呼吸を行う。このとき横目で胸部の膨らみを確認する。

(b) 口-鼻人工呼吸法
　一方の手で頭部を後屈し，他方の手で口の閉鎖，下顎の挙上を行う。この手の指を用い，唇を閉じる。

　小児では口および鼻を覆い（口－口・鼻）吹き込んでも良い。初めに2回ゆっくり（2秒；小児では1～1.5秒）と吹き込み，その後は胸骨圧迫：呼吸が15：2の割合になるように（小児，乳幼児では5：1，新生児では3：1）吹き込む（表15-2）。大量の空気を急速に吹き込むと胃内に入りやすく，胃内容の逆流を起こすことがある。呼気吹き込みで胸がふくらむことを確認する。胸がふくらまなければ空気は胃内に入っているか，漏れている。

　G2000では口－口人工呼吸の際，成人では700～1,000 ml（10 ml/kg）の呼気の吹き込みを推奨しているが，ERCは心肺停止時は代謝が低下しているため400～600 mlで十分であるとしている。ERCの考え方は呼気量を少なくし，胃へ空気を送り込まないという点から重要であるが，AHAは400～600 mlでは酸素飽和度が低くなり過ぎるとして700～1,000 mlとなった。

　呼気の吹き込みを行い，それに反応して呼吸，咳，その他の動きが認められるか（循環のサイン）を見る。反応がなければ呼吸・循環停止と考え，ただちに胸骨圧迫（心マッサージ）を開始する。

b 用手的人工呼吸

　現在，一般市民には人工呼吸法として口－口法のみが教えられ，他の人工呼吸法がまったく顧みられない傾向がある。しかし，蘇生の現場において常に口－口法が適用できるわけではなく，他の用手的人工呼吸法も知っておく必要がある。歴史的には40を超える人工呼吸法が発表されているが，効率の点からみると腹臥位で背側から胸部を圧迫する（Schafer法，Ivy法）ことにより呼気を促し，骨盤部を持ち上げる（Ivy法）ことで吸気を促す方法が最も良く，これに腕の伸展を加えると吸気量が増加する[7]。

表15-2 蘇生法の年齢別比較

CPR/救命呼吸	成人および未成年者	小児（1～8歳）	幼児（1歳未満）	新生児
反応がないと判明したら救急隊を呼ぶ。	phone first	phone fast	phone fast	phone fast
気道開放（頭部後屈－おとがい挙上または下顎前推）	頭部後屈－下顎挙上（外傷がある場合は下顎前推）	頭部後屈－下顎挙上（外傷がある場合は下顎前推）	頭部後屈－下顎挙上（外傷がある場合は下顎前推）	頭部後屈－下顎挙上（外傷がある場合は下顎前推）
呼吸の確認：（見る・聞く・触る）傷病者が呼吸している場合は回復体位をとる。傷病者が呼吸をしていない場合はゆっくりと2回効果的な人工呼吸を行う。				
最初に	1回につき2秒間の呼吸を2回	1回につき1～1.5秒間の呼吸を2回	1回につき1～1.5秒間の呼吸を2回	1回につき約1秒間の呼吸を2回
ひきつづき	約12呼吸/分	約20呼吸/分	約20呼吸/分	約30～60呼吸/分
異物による気道閉塞	腹部圧推，背部叩打または胸部圧推（Heimlich法）	腹部圧推，背部叩打または胸部圧推	背部叩打または胸部圧推（腹部圧推はしない）	背部叩打または胸部圧推（腹部圧推はしない）
循環のサイン：自然呼吸，咳，動き，脈拍*の確認。循環のサインがあれば気道確保と呼吸補助を行う。循環のサインがなければ呼吸をあいだに入れながら胸部圧迫を開始する。	（healthcare providerによる）頸動脈の脈拍検査*	（healthcare providerによる）頸動脈の脈拍検査*	（healthcare providerによる）上腕動脈の脈拍検査*	（healthcare providerによる）臍動脈の脈拍検査*
圧迫の位置	胸骨の下半分	胸骨の下半分	胸骨の下半分（乳房間線より1横指下）	胸骨の下半分（乳房間線より1横指下）
圧迫の方法	片方の手の手根部（反対の手は上に重ねる）	片方の手の手根部	両手で胸を包み込み両母指（healthcare provider 2人の場合）で，あるいは2本指法で	同左（図15-8）
圧迫の深度	約3.8～5cm	胸の厚さの1/3～1/2（約2.5～3.8cm）	胸の厚さの1/3～1/2（約1.3～2.5cm）	胸の厚さの1/3～1/2
圧迫の速さ（割合）	約100呼吸/分	約100呼吸/分	少なくとも100呼吸/分	約120動作/分（圧迫90，呼吸30回）
圧迫：呼吸	15：2（1あるいは2名の救助者，気道は挿管されてない）5：1（2名の救助者，気道は挿管されている）	5：1（1あるいは2名の救助者）	5：1（1あるいは2名の救助者）	3：1（1あるいは2名の救助者）

*脈拍の確認は循環のサインのひとつとしてhealthcare provider（救急隊員・医師などの医療従事者）が行う。一般市民は循環のサインをチェックするが，脈拍は調べない。

（Guidelines 2000 for cardiopulmonary resuscitation and emergency cardiovascular care.）

c バッグバルブマスクによる人工呼吸

　この方法は口-口法より数段と効率的で長続きがし，酸素を吸入させることも可能である。バッグは一般に自動再膨張式バッグ（self-refilling bag）が用いられる。このバッグは圧縮された後に自身の弾性で再膨張し，そのとき空気あるいは酸素を外から吸い込む。したがってガス配管や酸素ボンベの準備の必要がない。しかし，バッグバルブマスクによる人工呼吸法は熟練を要する。特に術者が1人の場合，マスクの顔への密着が難しい（→MEMO 3）。

d 特殊な人工呼吸法

　酸素，圧縮空気のガス圧を利用し，高頻度ジェット換気，insufflationによる定常流換気，さらにはElder弁，Robertshaw弁などのon-off弁を使用した換気が可能である。この弁では用手的に弁を開閉することにより吸気，呼気を行うことができ，気管挿管チューブ，食道閉鎖式エアウェイ等と接続して換気が可能である。

7 心蘇生法

a 閉胸式心圧迫法（closed chest cardiac compression）

　胸骨を圧迫することにより胸骨と椎骨の間にある心臓を圧縮し，心拍出を得ようとする方法である。胸骨正中線上剣状突起基部より約2横指の距離をおいて術者の一方の手の手根部を置き，その上に他方の手の手根部を重ね，胸骨が4～5cm沈み込む程度にリズミカルに体重をかけ垂直に圧迫する。胸骨圧迫回数，呼吸数，さらに両者の割合についてはよりよい効果を求めて何度か変更された。圧迫回数はKouwenhovenらの最初の報告では，毎分60回程度としたが，その後，圧迫回数60回/分，圧迫数対呼吸数5：1のときに最大の血流が得られるとされた。しかし，その後の研究で50～150回/分の間では，圧迫回数が多ければ分時拍出量が増えることが明らかになり，1992年のガイドラインでは臨床で実施可能な，毎分80～100回が推奨された。G2000では毎分100回のはやさで行うことが推奨（15：2の割合で呼吸が挿入されるため，実際には1分間に100回とはならない）され，1サイクルの50％は圧迫し，残りの50％は解除する。

　胸骨圧迫と呼吸の比は成人患者の場合，CPR施行者が1人でも2人でも，まずはじめに2回換気を行い，続いて15回の胸骨圧迫毎に2回換気を行う（G2000ではCPRは原則として1人で行うことが推奨された。2人いる場合は1人でCPRを行い，1人が連絡などをする）。幼児では約100回/分，乳幼児では少なくとも100回/分，新生児では120回/分の胸骨圧迫

MEMO ●3　米田式バッグマスク保持法

　　米田式バッグマスク保持法は，救急車のなかでバッグマスク法により心肺蘇生を行うとき，患者の頭側に位置した隊員は両手でマスクのみを保持し，患者の側方に立った1人が閉胸式心圧迫を行い，あいだあいだにバッグを圧縮する。この方法では片手でマスクを保持する不安定性が解消される。

が推奨され，胸骨圧迫：人工呼吸はそれぞれ5：1，5：1，3：1が推奨される。小児，乳児ではそれぞれの体型に合った心圧迫法が推奨される（表15-2，図15-8）。

口－口人工呼吸を伴わない胸骨圧迫のみのCPRが，口－口人工呼吸を行えない場合にオプションとして新たに認められた（→MEMO 4）。

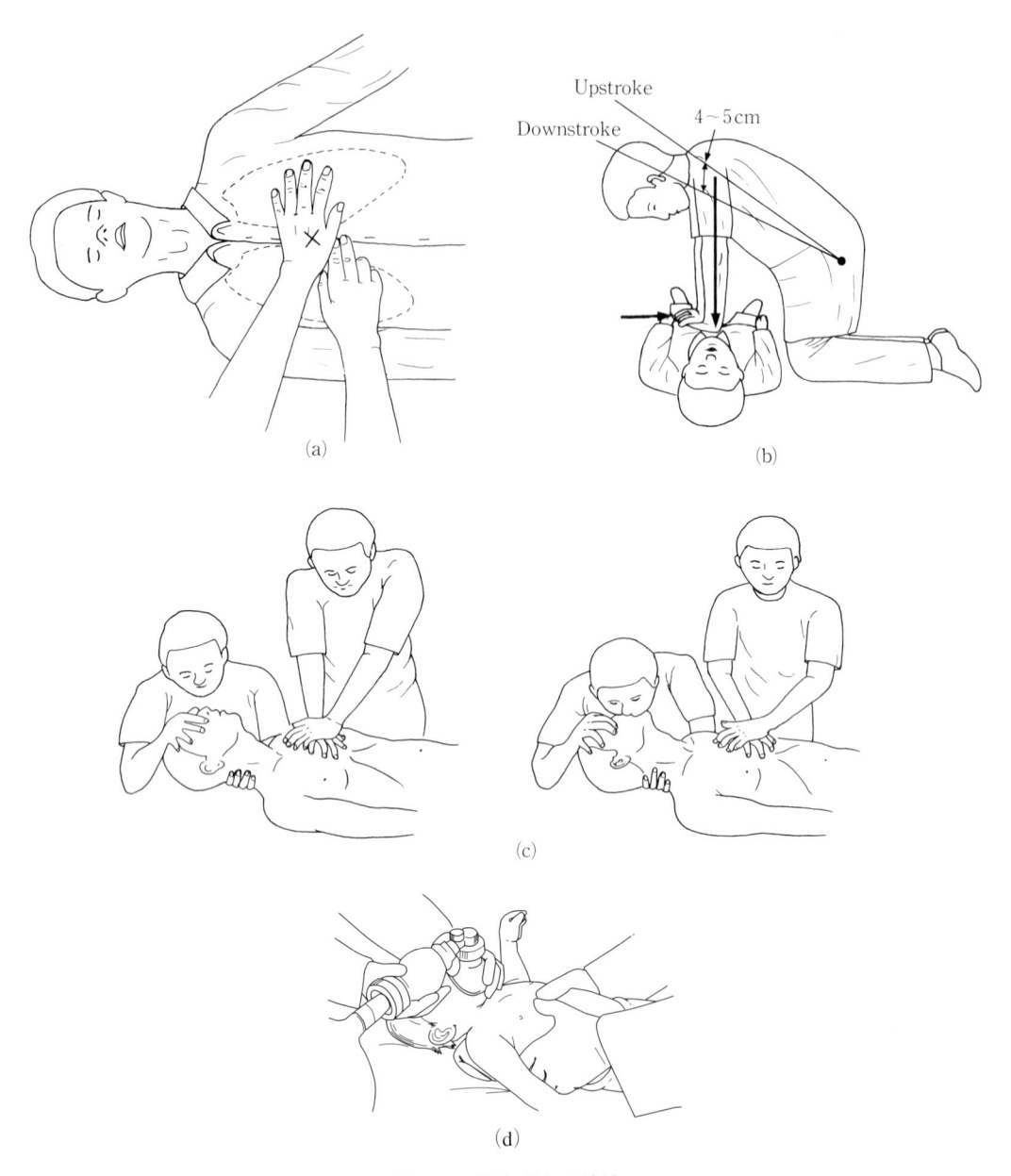

図15-8 閉胸式心圧迫法
(a) 胸骨圧迫のための手の位置（×印）の決め方
(b) 胸骨圧迫の姿勢，行い方
(c) 2人で行うCPR
(d) 乳幼児における救助者2人の場合の "two thumb-encircling hands chest compression technique"

(National Conference Steering Committee. Standards and guidelines for cardiopulmonary resuscitation (CPR) and emergency cardiac care (ECC). JAMA 255: 2920, 2958, 1986, 森岡亨: 救急蘇生法. 稲田豊ほか編, 最新麻酔科学（下巻）第1版, 東京, 克誠堂出版, 1984, p.1555 および Circulation 102（8），2000より）

圧過剰により肋骨骨折を起こすと肋骨の弾性が失われ，心臓への静脈還流量が減少する．骨折を避けるためにも圧迫は胸骨正中線上で行う．剣状突起より下の圧迫では胃内容の逆流や肝臓破裂を起こす可能性がある．胸腔内への静脈還流を促進させるため，両下肢を挙上させるのは良い方法である．

標準的な閉胸式心圧迫法による心拍出量は正常の20～25％，頸動脈血流量，脳動脈血流量は30％以下と少なく，ときには10％以下となる．胸骨圧迫時血圧（収縮期血圧）は100 mmHgを超え得るが，持続時間が短く，拡張期圧が極端に低い（10 mmHg程度）ため平均血圧が40 mmHgを超えることはまずない．脳の生存や自発心拍回復のためには脳および冠灌流圧が少なくとも30～40 mmHgなければならない．

胸骨圧迫の有効性は頸動脈または大腿動脈の拍動で触知する．散大していた瞳孔の収縮，チアノーゼの改善，自発呼吸の開始は良好な心拍出を意味する．

b 閉胸式心圧迫法の血流機序

閉胸式心圧迫法の血流機序として，現在，心ポンプ説（cardiac pump theory）と胸ポンプ説（thoracic pump theory）の2つの考え方がある（図15-9）．心ポンプ説は胸骨圧迫により直接心圧迫が起こり血流を生じるという考え方で，胸ポンプ説は胸骨圧迫により胸腔内圧が上昇し，胸腔内全臓器が圧縮され，血流を生じるというものである．

Kouwenhovenらの報告以来，閉胸式心マッサージによる血流機序は，胸骨を圧迫することにより胸骨，椎骨間で心臓が直接的に圧迫されるためと考えられていた．血流は順向性にも逆行性にも流れ得るが，逆行性の流れは弁の閉鎖により防止される．1回拍出量は左室と大動脈の圧差に従う．胸骨圧迫を解除すると胸郭自体の弾性により胸腔内が比較的陰圧になり静脈血還流が起こる．この心ポンプ説は一見当然のように思われるが，証明はなく，当初から反論もみられた．これら反論は胸骨圧迫により大動脈，右心房，大静脈の圧

MEMO ●4　compression-only CPR（押すだけのCPR）

　心停止中は，代謝が低下しているため酸素の需要が少なく炭酸ガスの排出も少ない，胸部圧迫による心拍出が25％しかないため換気が少なくてもV/Qが保てる，さらにgasping（喘ぎ）により正常に近いPo$_2$，Pco$_2$が保てる，などから最初の6～12分は，胸部圧迫を行っていれば換気は必ずしも不可欠ではない．compression-only CPRを認めた意味は大きい．仮に1992年のままABCのみが提唱されれば，まず気道確保して次いで口ー口呼吸となり，口ー口呼吸が嫌なものは（日本で日常的に見られているように）CPRを行えなくなる．compression-only CPRであれば少しトレーニングを受けたものであればすぐに手が出せる．以前からオランダではCABで行っており，米国のABCと同様の結果を得ている．compression-only CPRの導入により日本ではCPRに対する一般市民の参加がより積極的になることが期待される．

　Compression-only CPR is significantly better than no CPR.
　　Berg: Circulation, 1993
　Positive pressure ventilation is not essential during the initial 6-12 min.
　　Tang: Am J Respir Crit Care Med, 1994
　No difference in outcome of CPR between with and without MMB.
　　Van Hoeyweghen: Resuscitation, 1993

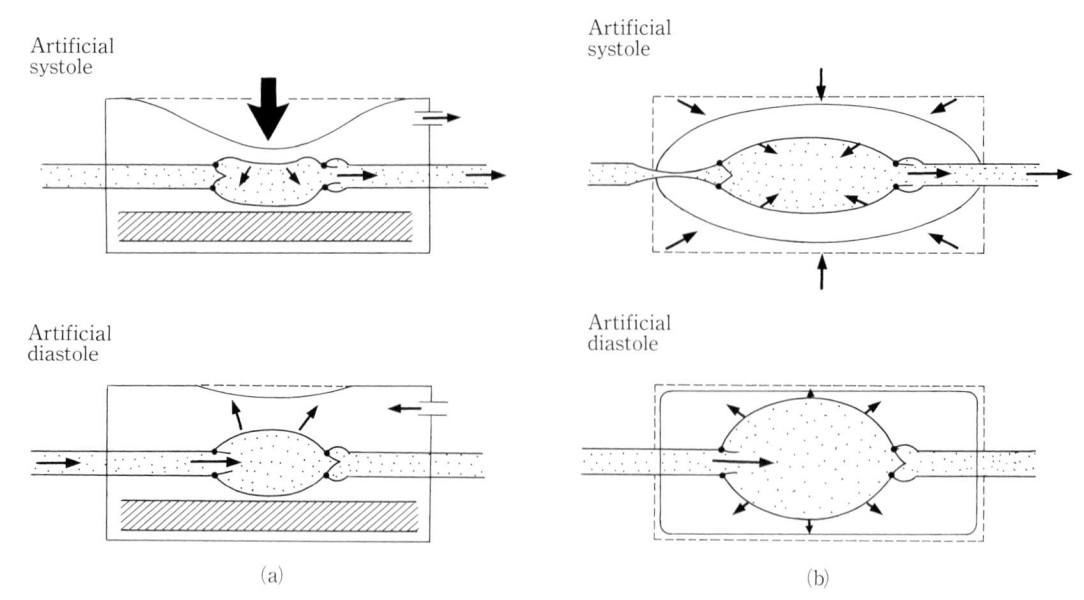

図15-9 閉鎖式心圧迫法の血流機序

(a) 心ポンプ説
　胸骨を圧迫することにより，心臓が直接圧迫される血流が生じる（上図）。胸骨圧迫を解除すると，胸郭の弾性により胸腔内が陰圧となり，静脈還流が起こる（下図）。弁の開閉は自己心拍時と同じ。図右上の矢印はCPR中の空気の流れを示す。

(b) 胸ポンプ説
　胸骨圧迫と陽圧換気（吸気）を同時に行うことにより，胸腔内圧が上昇し，全胸腔内臓器が圧縮され血流が生じる（上図）。逆行性血流は胸郭内静脈系の圧迫閉鎖による（下図）。静脈還流は心ポンプの場合と同じ。

（Babbs CF. New versus old theories of blood during CPR. Crit Care Med 8: 192, 1980 より）

がいずれも同程度に上昇するという実験結果に基づくもので，これは胸骨圧迫により全胸腔内圧が上昇することを示し，現在いう胸ポンプ説に通じる。この結果に従えば，胸骨圧迫時，胸腔内動静脈圧差がないため，理論的には血流は生じないことになる。しかし実際には胸骨圧迫により心肺蘇生に成功しており，血流のあることを示している。
　心ポンプ説を支持する根拠として，
　①CPR中，心内圧，血管内圧は胸腔内より2～4倍高い。
　②心圧迫回数が50～150/分の間では体血流および冠血流は圧迫回数に比例して増加する。
　③イヌ，ブタで胸腔内にドレーンを挿入し実験的に気胸を作っても心拍出量に差がない。
ことなどが挙げられる。
　胸ポンプ説では胸郭の圧迫により胸腔内圧が上昇し，すべての胸腔内臓器が圧縮されて血液が押し出されるとする。血流は順向性にも逆行性にも流れるが，胸腔内圧が上昇してくると潰れやすい大静脈が早期に閉塞されるため，逆行性血流が遮断され，順向性にのみ流れるようになる。大静脈の早期閉鎖は，胸郭外静脈系への胸腔内圧の伝達を防止し，体循環に必要な動静脈圧差をつくる。順向性血流は胸腔内圧で大動脈がつぶれるまで流れるが，大動脈が圧迫閉鎖されると血流は止まる。この考え方のキーポイントは，大静脈が早期に圧迫閉鎖し逆行性血流が停止するという点にある。大静脈の胸郭出口付近に急激な逆

流を防ぐバルブの存在も明らかにされ，本機序の説明をしやすくした．
　胸ポンプ説を支持する根拠は，
　①flail chestの患者では胸郭をベルトで固定し，胸腔内圧が十分に上昇できるようになってはじめてCPRが有効になる．
　②せきCPRが有効である（→MEMO 5）．
　③CPR中，心エコー，アンジオグラフィで僧帽弁，三尖弁が開いており，左心室は比較的一定の大きさを保っている（心臓が単なる導管であることを意味する）．
ことが挙げられる．
　現在行われている閉胸式CPRでどちらの機序が主になっているかは決定できないが，双方の機序が働いていると考えるのが妥当で，一般に痩せている場合では心ポンプが，肥満者あるいは肺気腫では胸ポンプがより強く働いていると考えられる．

c 同期式心肺蘇生法

　同期式心肺蘇生法は強く大きい換気と胸骨圧迫を同時に行い，両者の相加作用により胸腔内圧を著しく上昇させ心拍出を促進する，胸ポンプ機序にのっとった方法である．この方法により橈骨動脈圧は従来式の30％以上増加し，頸動脈血流は2～3倍になり，局所脳血流が従来式の数倍になったという報告もあるが，気道内圧が60～110 cmH$_2$Oとなり，著しい脳圧の上昇をみた．この結果，脳血液関門（BBB）の破壊，肺胞の損傷などの問題が生じた．
　AHAの1986年の指針では状況により同期式心肺蘇生法を行っても構わないとしたが，蘇生率の上昇がみられないため，1992年には同期式は推奨できないとした．G2000ではとりあげられていない．

d ACD-CPR

　ACD（active compression-decompression）法はACD器（カーディオポンプ®，図15-10）を用いて閉胸式心マッサージを行う方法である．胸骨圧迫に関しては従来式の方法（standard CPR：STD法）とほとんど変わらないが，拡張期にカーディオポンプ®で胸骨を引き上げることにより胸腔内陰圧を著しく増大させ，心への静脈還流を促進し，続く胸骨圧迫でより大きな心拍出をもたらす．
　閉胸式心肺蘇生法（STD法）では，心拍出は基本的に胸骨を圧迫することにより生じ

MEMO●5　せきCPR

　Crileyらは冠動脈造影中に心室細動を起こした患者に，1～3秒に1回の割合で強いせきをさせ，除細動を行うまでの24～39秒間意識を正常に保たせることに成功した．この時せきによる大動脈血圧は約140 mmHgあり，引き続いて行った体外式心マッサージ法での60 mmHgを大幅に上回った．せきCPRの血流機序として，せきによる胸腔内圧の急激な上昇（100 mmHg以上）によって全胸腔内容物，特に肺が律動的に圧縮され（肺ポンプ），血液が肺から左心房，左心室，大動脈へと流れることが考えられた．胸腔内圧が上昇すると，僧帽弁，大動脈弁は開き肺動脈弁は閉鎖されるため，逆行性血流は防止される．吸気時には胸腔内陰圧により心臓への静脈還流が起こる．　　　　　　（→Criley JM, et al: JAMA 236: 1246-1250, 1976）

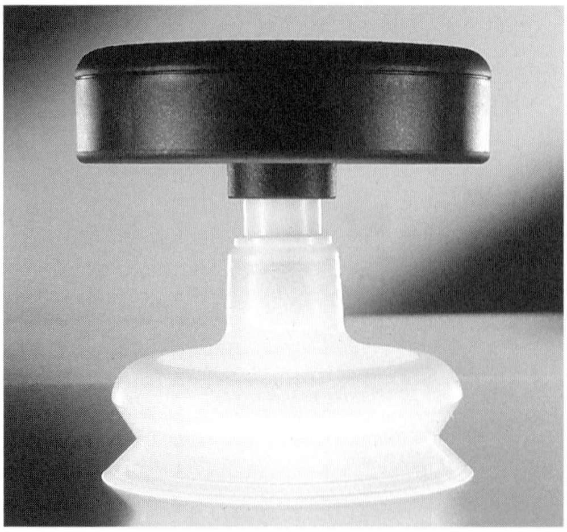

図15-10 カーディオポンプ®

る．このためSTD法における種々の改善は，すべて胸骨に加えられた圧迫エネルギーをいかに効率良く心拍出に変換するかという点にかかっていた．しかし，基本動作が胸骨圧迫という単純なものであるため，工夫を重ねてみても大きな効果を生むに至っていない．この点，胸腔内陰圧を増強して静脈還流を増やそうというACD法の発想の転換は興味深い（→MEMO 6）．

1）ACD法による血流機序

ACD法による心拍出のサイクル（図15-11）はまず胸骨の圧迫により胸腔内圧が上昇し，心拍出を生じる．同時に肺内ガスも押し出され，呼気が行われる．ACD法による心拍出機序は，食道エコーの所見から心ポンプ作用がより優位であると考えられる．拡張期にはカーディオポンプ®で胸骨が引き上げられることにより，強い胸腔内陰圧が急速に，持続性に作られるため，心への静脈還流が大幅に増大し，同時に吸気ガスの肺への流入が促される．このとき胸腔内血管系も陰圧によって拡張し，胸腔内全体の血液量が増加するため，次の胸骨圧迫時には心拍出量が著明に増大する．

2）臓器血流

STD法では心圧迫時に100 mmHgを超える血圧を得ることが可能ではあるが，拡張期圧が著しく低いため平均血圧が40 mmHgを超えることはほとんどなく，脳の最低必要血流量の20 ml/100 g脳/分を満たすことができず，心肺蘇生に成功した場合でも脳蘇生率は低い．

MEMO●6　ACD法のはじまり

ACD法はもともと一市民がトイレットの掃除用のプランジャーを用いて父親の心肺蘇生を行ったのが始まりである．これを報告したLurieらの論文名は"CPR, the P stands for plumber's helper"で，AはairwayのA，BはbreathingのB，CはcirculationのC，をもじり，CPRのPはplumberのhelper，つまりplungerのPを表わすとした．

（→Lurie KG, et al: JAMA 264:1661, 1990）

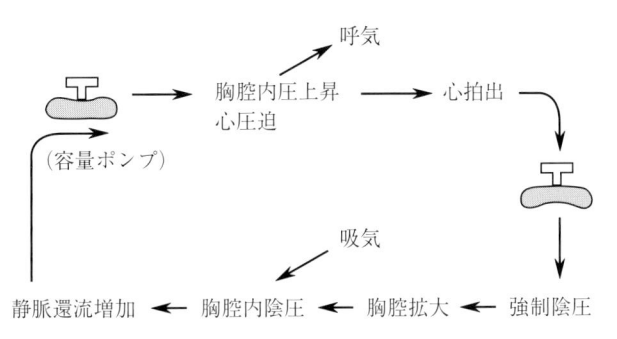

```
                          呼気
                         ↗
   ┌─┐    → 胸腔内圧上昇  →  心拍出
   └─┘       心圧迫                ↓
   ↑
 (容量ポンプ)
   ↑                              ┌─┐
   ↑          吸気                 └─┘
   ↑         ↙                     ↓
 静脈還流増加 ← 胸腔内陰圧 ← 胸腔拡大 ← 強制陰圧
```

図15-11　ACD法と心拍出サイクル

　STD法では冠血流は主として胸骨非圧迫時（拡張期）に起こる。ACD法では心拍出量が増大し，血圧が高くなり，一方で拡張期圧が低下するため冠潅流圧（冠潅流圧＝動脈圧－右心房圧）が収縮期，拡張期の両相で増大する。

　ACD法についてのこれまでの報告をまとめると，ACD法ではSTD法に比較し，収縮期血圧11～83％，平均動脈圧22％，同拡張期圧27％，冠潅流圧25～29％，心筋血流57～114％，左室拡張期容量17％，1回拍出量85％，頸動脈血流22％，局所脳血流32～100％，それぞれ増加する。

3) 人工呼吸

　ACD法では心拍出量の増加に加え，優れた人工呼吸作用があるため，CO_2がより効率的に肺から排出され，呼気中のCO_2濃度（Et_{CO_2}）が明らかに上昇（50～100％）する。人工呼吸作用があることはACD法の利点の一つで，うたい文句として，これを早期から行うことにより口－口人工呼吸の必要性が軽減されると言われている。

4) ACD法の評価

　心肺蘇生の成否は最終的には社会復帰率で決まる。米国ではすでに何千という臨床例があるが，患者の長期予後に関してACD法がSTD法に勝っているという明確な結果は得られていない。これは患者の疾患，病状，倒れた場所，CPRの実施者，救急隊の駆けつけるまでの時間・能力，病院での蘇生方針・治療法等，さまざまな要因が絡み比較が難しいからである。

　しかし，心停止から救急外来で治療が始まるまでの時間が4分（down time 4分）以内の場合，目撃者が居りdown timeが10分以内の場合，あるいはCPR開始時心室細動であった場合（down timeが短いことを意味する）には，ACD法での自己心拍の回復率およびICUへの収容率がよく，24時間生存率は約2倍で，神経学的改善度もよい。1時間のSTD法で蘇生できなかった者もACD法で自発心拍を回復したという報告もある。以上は早期に蘇生を開始できた場合にはACD法の有効性が高いことを示している。しかし逆に，ACD法とSTD法の間に有意差がないという報告，あるいはdown timeが10分以上経過した場合にACD法が優れているという報告もある。

　長期予後に関してはLurie[5]およびSchwabら[6]のそれぞれ130名および860名を対象にした比較でも長期予後に有意差を得ることはできなかった。これについてはインフォームドコンセントの問題でFDAから研究中止の勧告を受け，サンプル数が不足したのが一因といわれる。ACD法はヨーロッパ，日本では蘇生に有効であるとして日常的に用いられ

ているが，米国では当分のあいだ許可されそうにない（→MEMO 7，MEMO 8）。

6）ACD法の留意点

STD法と同様に患者の側方に立ち，あるいは跪き，STD法と同じ胸骨圧迫点にカーディオポンプ®（ACD器）の中心がくるようにポンプを置く。肘をまっすぐに伸ばし，ポンプのハンドルの外縁をつかみ80〜100/分で体重の移動を利用し加圧および減圧を行う。加圧，減圧は50％サイクルで行い，加圧後，ハンドルを持ったままの状態で身体を後ろに反らし胸郭を持ち上げる。

加圧では胸部が4〜5cm下がるようにする。加圧の強さは通常40kgくらいで，硬い胸部では50kg，柔らかい胸部では30kgが目安である。拡張期には約−10kgの力が掛かるようにする。胸郭に掛かる力はハンドル中央部のゲージでときどき確認する必要がある。

カーディオポンプ®では皮膚への密着性，圧迫，引き上げ時の不安定さ，さらに余分な力が必要なこと（酸素消費量はSTD法の25％増）が問題点である。

MEMO●7　ACD-CPRは不必要という論説

OlsonとRennieはJAMAの論説において，ACD法において中間結果（自己心拍の回復率，ICU収容率，24時間生存率等）のみがよいということは，死ぬべき患者を重度の脳機能障害を残して生かせるということにもなり，また，経済的理由からも決して勧められるべきものではないと述べている。著者はこのOlsonらの意見には賛成できない。蘇生において最も重要なのは長期予後であるが，これを良くするためにはまず，最初のステップ（CPRによる血圧，心拍出等の促進）が良くなくてはならず，これがうまくいって初めて次のステップへ移行することが可能になり，さらに，良い最終結果へとつなげることができる。ACD法により中間的な結果が良いというのであれば最終ステップに到達する確率がより高くなることを意味しており，まずここに到達し，その上で次の段階へ進む工夫をすべきである。また，経済的，時間的負担増に関しては微々たるもので，ACD法を否定する理由とはならない。　　　　　　（→Olson CM, et al: JAMA 273: 1299-1300, 1995）

MEMO●8　米国における救急蘇生研究とインフォームドコンセント

米国では意思決定能力のある患者では，すべての治療あるいは研究的治療においてインフォームドコンセントが必要である。患者に意思決定能力がない場合，法的な代理人の承認が必要になる。しかし救急蘇生のような状況ではコンセントを得ることが難しく，また法的な代理人に伺いを出す時間的余裕がないことがある。FDAは救急蘇生のような緊急時においても研究的治療を行う際にはインフォームドコンセントが必要であるとし，1993年5月現在，5件の調査研究が中止になった。この事態を憂慮して米国の蘇生・集中治療・救急に携わる研究者の連合委員会は「救急・蘇生等の状況下ではインフォームドコンセントがなくても，患者に意思決定能力があれば望んでいたであろうと思われる患者に有利な研究的治療はできるようと規制を変えるべきである。」と提言した。これを受け米国政府はいくつかの付帯事項をつけたうえで，特殊な状況下ではインフォームドコンセントなしでも研究的治療が行えるよう規則を変更した。

e 人工心肺

人工心肺の問題点は，装置が大きく費用がかかること，blood accessに時間がかかること，抗凝固剤を使用するため出血すること，である。最近では装置の簡便化が大幅に進み，また特殊な経皮的カテーテルの開発によりblood accessに要する時間も短縮されてきた。しかし，出血傾向は機材の改善によっても現段階では避けられない問題点で，本法の外傷性心停止への適応を阻んでいる。

f 開胸式心肺蘇生法

1）適応

閉胸式心肺蘇生法が広く行きわたっている現在，絶対的な適応がない限り開胸式心肺蘇生法の実施に踏み切ることはむずかしい。本法の適応は次の3つである。

① 肋骨骨折，胸骨骨折で閉胸式心肺蘇生法が行えないとき：閉胸式では骨折片による胸腔内臓器損傷の危険がある。胸壁の穿通性外傷を伴った心停止例では診断のためにも開胸が必要となる。また手術中は開胸式がより実施しやすいこともある。

② 閉胸式が有効でないとき：圧縮性の小さな胸郭（病的肥満，老人性変化），胸部奇形，心タンポナーデ，気胸，循環血液量減少（occult hypovolemia），肺塞栓等がある。循環血液量減少などは開胸してはじめて診断されることもある。肺塞栓では治療のためにも開胸が必要となる。

③ 胸骨圧迫により十分脈拍を触れるが除細動できない，あるいは再細動を繰り返すとき：一般に広範な心筋障害を被っており，開胸によっても必ず蘇生できるわけではない。しかし，時には潜在性出血による循環血液量の減少，蘇生術に伴う気胸，心膜血腫等あるいは低体温，大量空気塞栓，除細動困難例もあり開胸を行う意味はある。低体温では心臓が復温しない限り心拍の再開はむずかしく，開胸して温水で温めるのが最も良い。大量空気塞栓では直接的な吸引が最良の蘇生法である。また除細動電流が十分に心筋に届かない場合，開胸して直接パドルを心臓にあて除細動を行う必要がある。

2）方法

左第4あるいは第5肋間で皮下組織を含め一気に皮膚切開を行う。このとき内胸動脈の損傷を避けるため皮切は胸骨より2.5cm以内へは入れない。肋間筋は呼気状態で，メスの柄の部分あるいは指を用いて鈍的に開く。次に開胸器をかけ十分に肋間を広げ，心臓を図15-12のように持ち，心尖から底へ向かって80～100/分の速さで圧縮する。このとき表在冠状動脈の圧迫に注意する。心拍出のためには心膜を開く必要はない。心膜は薄いが強靱で滑りが良いため心圧縮時の外力から心臓を守る。

心膜血腫，心タンポナーデではピンセットあるいは鉗子で心膜をつまみ，ハサミで2～3cm切開する。

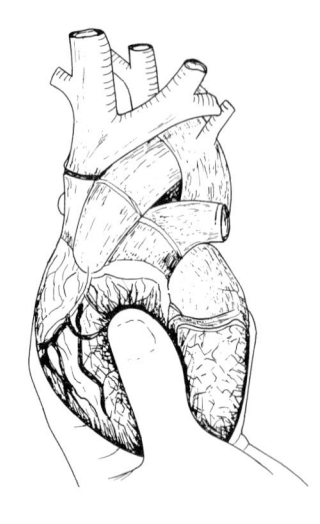

図15-12　開胸式心蘇生法における心圧迫法

8 除細動法

a 前胸部叩打法

20〜30cmの高さから，握り拳の底部で胸骨中央部に鋭い一撃を加える。この一撃により心内に発生する弱い電流で，心室細動等の不整脈が除かれることがある。心室性頻拍では11〜25％の正常化が報告されているが，心室細動が除細動されることは非常にまれである。以前には閉胸式心圧迫に先立ち試みるべき方法とされたが，逆に心室性頻脈が心室細動に移行することもあるため，適応は目の前で倒れた（witnessed）脈拍の触知できない患者（心室細動である可能性が極めて高い）で，除細動器が手元にない場合に限られる。

b 電気的除細動法

心臓に通電することにより不整脈が生じ，あるいは消失することは古くから知られており，Prevost & Battelliはすでに1899年に高圧交流を用いて犬の心室細動の除細動に成功している。ヒトでの最初の電気的除細動の成功例はBeckにより1947年に報告された。1956年 Zollらは胸壁からの通電で除細動できることを示した。これらはすべて交流通電で，特に閉胸式では高圧が必要で，装置も大きく危険性も高かった。ちなみに1960年のKouwenhovenらの閉胸式CPRの報告でも除細動には交流が用いられている。Lownらは1962年コンデンサーを用いた直流通電がより優れ，通電後不整脈，心筋障害等の副作用が少ないことを証明し，これを契機に除細動器は直流方式に変わっていった。

1）原理

1回の心筋の電気的興奮のサイクルは脱分極相，急速再分極相，プラトー相，拡張期（後期）脱分極相に分けることができる。急速再分極相およびプラトー相は絶対不応期でいかなる刺激を与えても心筋は反応しない。後期再分極相は相対不応期で心筋の反応性はある程度回復し，強い刺激に対して反応するようになる。相対不応期の早い時期は心筋の興奮性がまちまちで，刺激に対してある心筋は興奮し，ある心筋は静止したままという状

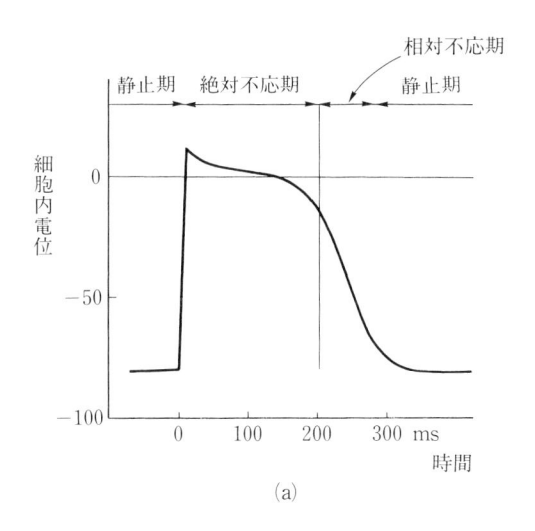

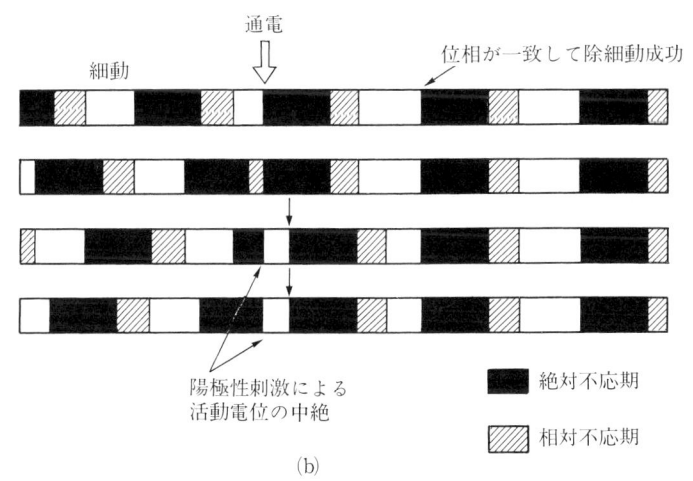

図15-13 心筋の電気的興奮サイクルと電気的除細動
　(a) 心筋の電気的興奮サイクル
　(b) 電気的除細動の原理
(堀川宗之: 除細動器の電気的構造. 日本光電研修センター編, 電気的除細動法, 東京, 日本光電, 1986: 5, 8 より)

態が生じ，刺激により期外収縮や細動が起きやすいため受攻期（vulnerable period）と呼ばれる。静止期に戻ると心筋の興奮性は完全に回復する（図15-13a）。

　心臓が正常ポンプ機能を営んでいるときは各心筋線維は同期して電気的興奮および機械的収縮サイクルを繰り返している。心室細動では各心筋線維はバラバラに電気的興奮サイクルを繰り返していると考えられる。電気的除細動はごく短時間持続の強い電流を与えることにより，絶対不応期にある心筋以外の全心筋を同時に収縮させ，その後の電気的興奮サイクルを同期させることにある（図15-13b）。

2）電流と心室細動

　弱い電流が心室細動を起こし，強い電流は細動を起こさず，逆に除細動するという一見矛盾する現象は事故の際にも経験されている。弱い電流が細動をもたらす理由としては，

心筋収縮を起こす限界程度の弱電流では，ある心筋は収縮するが，ある心筋は収縮しないという，ちょうど心室細動と同じ状態が作られることが挙げられる．刺激が受攻期と一致すれば細動はより生じやすくなる．逆にある限界以上の強い電流では絶対不応期以外のすべての心筋が同時に収縮することになり（除細動の原理），細動は生じない．

一方，心筋へ加えられる電流が十分量であっても，一定時間以上持続して流れないと刺激とはならない．この刺激になり得る最小時間をクロナキシー（chronaxy）と呼び，心筋では1～2 msecである．このため電気メス（高周波電流4～5 MHz，持続通電時間4～5 sec/10^6）は至適電流であっても細動等を起こさない．

3）除細動器の構造（図15-14）

充電スイッチをonにすると高電圧発生器からコンデンサーに電流が流れ，電気的エネルギーが蓄えられる．コンデンサーに蓄えられる電気的エネルギーW（ジュール）は，$W = 1/2CV^2$となる．ここでCはコンデンサーの電気的容量（μF），Vは端子電圧（v）を表す．スイッチを放電にすると生体内に電流が流れ，エネルギーは消費される．電流はおよそ数10アンペア，持続時間は数msecである．

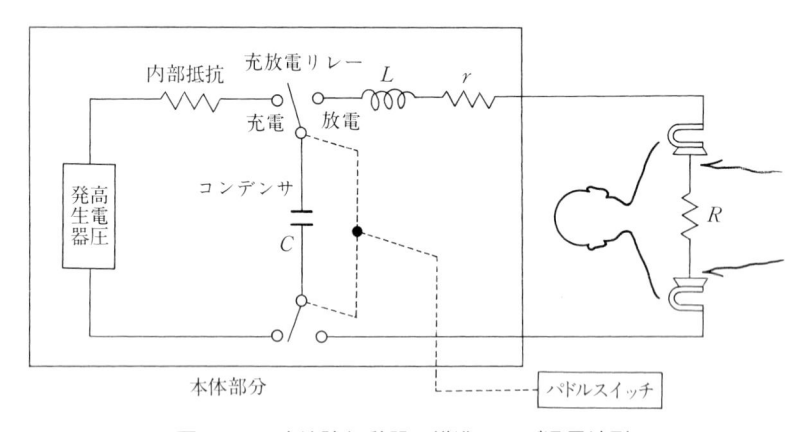

図15-14　直流除細動器の構造および通電波形
(堀川宗之：除細動器の電気的構造．日本光電研修センター編，電気的除細動法，東京，日本光電，1986: 10 より)

4）電気エネルギー

除細動の適量エネルギーは体の大きさにほぼ比例するが，成人では蘇生後の退院率からみて175ジュールの場合でも320ジュールでも同じである．このことからAHAの指針では初回量として200ジュールを勧めている．

心室細動の場合，細動の始まりから除細動までの時間の長さが生命予後を決める．したがって，除細動器が到着すればすべての手技，操作を止め，ただちに第1回の通電を行う．1回の通電で除細動できなかった場合，ただちに第2回，さらに第3回の通電を行う（心マッサージ等で間をあけない）．第2回目のエネルギーは1回目の通電により胸郭の電気抵抗が落ちているため第1回目と同量でよいとされたこともあるが，この抵抗の減少はわずかであるため確実性を考え少し多い目に与える（200～300ジュール）．3回目は360ジュールにする（360ジュールを超えてはいけない）．幼小児に関しては第1回目は2ジュール/kg，第2，3回は4ジュール/kgが勧められている．

これらの通電によっても除細動できないときは通電量以外のハイポキシア，ゼリーの塗布，酸塩基・電解質バランス異常，パドルの接触不良等を考えるべきである。いったん除細動できたものが再細動を起こした場合は，先に除細動されたときの通電量を用いる。不整脈に対するcardioversionにはより少ないエネルギーで十分である（VT 50，AF 25，PSVT 75～100ジュール）。

胸郭の抵抗（transthoracic impedance）はエネルギーレベル，パドルの大きさ，パドルと皮膚の接触性，直前の通電からの時間，呼吸の位相（吸気では胸郭，含気量が増大するため抵抗が増す），パドル間の距離等により変わる。一般にヒトのtransthoracic impedanceは15～143Ωとされる（ちなみに除細動器の出力は生体の抵抗を50Ωとして表示されている）。

5）二相性電流による除細動

最近，これまで用いられてきた一相性波形の電流よりも二相性波形の電流（biphasicwaveform defibrillation）が除細動効果がより良いことが明らかになってきた。これを用いた場合の最適の電圧，通電回数等，まだ確定していない部分も多いが，近い将来，医療現場に登場してくることは間違いない。

6）パドルの位置

パドルは電流が心臓へ最も多く流れる位置に置く。最も良いのは，一方のパドルを左前胸部へ，他方を背部にあて，前後から心臓をはさむ位置で通電する方法である。しかし，この場合背部にあてるパドルは特殊な形（手鏡様）のものを用いるか，患者を側臥位にしなくてはならない。したがって，一般には仰臥位で両パドルとも前胸部にあてる方法が行われる。一方を上部胸骨右側で鎖骨下に，他方を左乳頭の左側で中腋窩線上におきパドルを約10kg（成人）の圧力で強く圧迫し通電する。強く圧迫するのは皮膚との接触を良くするほかに，肺内ガスを圧排し肺内電気抵抗を少なくし，通電距離を短くするという意味がある。

パドルのサイズは幼児で直径4.5cm，小児8cm，成人10cmが標準的である。

9 心肺蘇生に用いられる薬剤

a 酸 素

心肺蘇生において最も重要なもののひとつで，できるだけ高濃度をできるだけ早く投与する。しかし，酸素が投与されても有効な換気，血流がなければ効果は少ない。皮膚の色，瞳孔の反応等を見つつ，換気，血流の有効性を確かめる。

b 輸 液

輸液は循環血液量を増やし心拍出量を増加させる。出血性ショック，ハイポボレミア（hypovolemia：循環血液量減少）に伴う心停止，電導収縮解離では特に有効である。輸液剤としては全血，晶質液，コロイド溶液が良い。糖液は神経学的予後に良くないが，他の輸液剤が間に合わないときには5％糖液でもよい。両下肢挙上により下肢静脈血の還流を促すのも良い方法である。しかし，ハイポボレミアのない患者に過剰輸液は注意すべきである。

C 強心昇圧薬

p.137『第12講　循環作用薬』も参照のこと。

1）エピネフリン（epinephrine）

　循環停止の原因が心室細動でも，心静止でも，あるいは伝導収縮解離であっても，停止した循環を再開させるためには薬理学的にはα受容体作用薬（α作用薬）が第一選択である。1896年のGottliebの報告以来，心蘇生においてはαおよびβ作用を併せ持つエピネフリンが広く用いられている。しかし，実際に心蘇生に有効なのはα作用薬で，フェニレフリン，メトキサミン等のα作用薬はエピネフリンと同等の効果を示すが，逆にβ作用のみのイソプロテレノールは効果がない。さらに腹帯をして末梢循環抵抗を上昇させるとα作用薬と同じ効果が得られる。つまり心拍再開に最も重要なのは血圧，特に大動脈拡張期圧で，これを上昇させることにより冠血流が生じ，心筋の収縮が可能になる。β作用薬は心室細動では心内膜下の血流を阻害し，酸素消費量を上昇させ，心筋虚血を増強する。

　心蘇生においてはα作用が重要であるという多くの報告にもかかわらず，臨床においては第1選択薬としてエピネフリンを用いている。AHAの指針においても心蘇生にはα作用が重要であることを認めているが，実際に収載されているのはα，β両作用を併せ持つ強心昇圧薬のみで，純α作用のフェニレフリン，メトキサミンは記載されていない。このように実験室ではα作用の有意性が確立されているにもかかわらず臨床ではエピネフリンが用いられる理由として，長年の臨床経験に裏打ちされた実績，心拍が再開された後の循環維持作用が挙げられる。

　エピネフリンを含めたカテコラミンのCPR中の至適投与量および至適血中濃度についてはまだ意見の一致を見ていない。蘇生中には内因性カテコラミンの血中濃度は急上昇し，エピネフリンの投与はこれに拍車をかける。常用量では反応しない患者にはより大量のエピネフリンを投与すべきであるとの考えがある。Brownらのブタの実験では常用量の10倍のエピネフリンを投与すると脳および心筋血流量が著増した。ヒトでもエピネフリン3〜5mgの大量投与が冠潅流圧をより高く維持し，体血流量も多いことが報告された。このため常用量で心拍再開が困難な症例にはエピネフリンの大量療法を躊躇すべきではないとする意見もある。しかし，大量投与を行うと冠潅流圧は上昇するが，心筋血流量はかえって低下する可能性，酸素消費量増加のため酸素の需給バランスが障害される可能性もある。さらに臨床試験で従来量と大量で蘇生成功率に差はなかった。このため1992年のAHA指針では従来式を推奨し，大量投与法はオプションとして採り入れている。つまり初回投与量は1.0mg（1/10,000希釈で10ml）とし，これを必要ならばCPR中3〜5分毎に静脈内投与する。初回投与量1.0mgで失敗した場合次回量として5mg（0.1mg/kg）投与することを認めた。しかしG2000では十分なevidenceが集積していないため，決定することは難しいとしながらも，大量投与法に対してよりネガティブな態度を示している。

　エピネフリンはアルカリ溶液と同じ静脈路を使って投与してはいけない。エピネフリンは気管チューブを経由して気管支に投与された場合迅速に吸収される。この場合2〜2.5倍量を10mlの蒸留水，生理食塩液に溶かし，吸引カテーテルを用いてできるだけ奥に投与する。

2) バゾプレッシン (vasopressin)

バゾプレッシンは冠血流増加作用がエピネフリンより大きいこと，心筋酸素消費量がより少ないこと，繰り返し使用あるいはアシドーシスの場合でも心筋の反応が落ちないことから，特に心停止が長引いたとき治療抵抗性の心停止に対してよりよい適用となる。G2000ではエピネフリンの代替薬剤として推奨された。

3) ノルエピネフリン (norepinephrine)

ノルエピネフリンは α および β 作用を併せ持つが α 作用がより顕著で，アンジオテンシンについで血管収縮作用が強い。CPRにおいてエピネフリンと同様に心拍再開に効果的である。しかし，ノルエピネフリンを使った臨床報告は少なく，またエピネフリンとの効果を比較した研究も少ない。末梢血管収縮作用あるいは心筋酸素需給関係からノルエピネフリンが勝るとする報告もみられる。CPRに α 作用が有効なこと，エピネフリン，ドパミン，ドブタミンよりも頻脈性不整脈を再発しにくいことから考えても，ノルエピネフリンはもっと用いられてよい薬剤である。しかし，長期に大量のノルエピネフリンは腎，腸間膜動脈の血流を障害し，代謝性アシドーシスを生じる。したがって，循環血液量が減少している場合，長期に使用するのは好ましくない。しかし，大量出血による血圧低下が強く輸血が間に合わない場合，ノルエピネフリンの強力な α 作用により短時間血圧を維持することは冠・脳循環の維持に有効である。ノルエピネフリンは4 mgあるいは8 mgを500 mlの5％糖液あるいは生理食塩液に溶かし（8および16 μg/ml）点滴として使う。

4) ドパミン (dopamine)

ドパミンはノルエピネフリンの前駆物質で α および β 作用を併せ持つ。またドパミンのみに反応するドパミンレセプタの存在も知られている。ドパミンは1～2 μg/kg/minの，心拍および血圧に刺激作用のない低濃度では腎動脈，腸間膜動脈を拡張する。2～10 μg/kg/minでは β 作用が主となり肺楔入圧の著明な上昇を伴わず心拍出量を増やす。10 μg/kg/minを超えると末梢血管収縮作用および肺楔入圧の上昇が著明となる。初回投与量としては2～5 μg/kg/minが勧められ，これに対する反応を見て調節する。

ドパミンはCPR中に用いられることはほとんどないが，自己心拍回復後の循環維持・調節に極めて有用で頻用されている。

5) ドブタミン (dobutamine)

ドブタミンは合成カテコラミンで，主として β 作用をもち心筋収縮力を増強する。時に反射性の末梢血管拡張が起こる。通常2.5～10 μg/kg/minを用いる。

ドブタミンもCPR中に使用されることはなく，蘇生後ドパミンで対処しがたい低心拍出状態に対し，単独であるいはドパミンとの併用で使用されることが多い。

6) アムリノン (amrinone)，ミルリノン (milrinone)

両薬ともホスホジエステラーゼⅢ阻害薬で，陽性変力作用と血管拡張作用を持つ。アムリノンは前負荷に対してカテコラミンより強い作用を持ち，循環動態に対してはドブタミンと同様の作用を持つ。ホスホジエステラーゼ阻害薬は，標準的治療に十分反応しない著明な心不全や，心原性ショックに使用することが承認されている。カテコラミンによる治

療に反応しない患者や頻脈性不整脈を持つ患者が良い適応となる。アムリノンは心筋虚血を悪化させ，心室性不整脈を増悪させる可能性がある。本薬は弁閉鎖疾患には禁忌である。本薬の使用には循環動態のモニタリングが必須である。

アムリノンは，初回投与として0.75mg/kgを2，3分かけ投与し，引き続き5～15μg/kg/minで点滴する。ボーラス投与が必要であれば30分経過後に投与できる。

アムリノンと同様に，ミルリノンは比較的血中半減期が長い。したがって，血中濃度の調節が難しい。ミルリノンもドブタミンとの組み合わせで陽性変力作用を増強する。ゆっくりとした静注（50μg/kg/10min）に引き続き，375～750ng/kg/minを2，3日間行う。腎不全の際には用量を補正する。

ドブタミンもCPR中に使用されることはなく，蘇生後ドパミンで対処しがたい低心拍出状態に対し，単独であるいはドパミンとの併用で使用されることが多い。

7）アトロピン（atropine）

アトロピンは副交感神経遮断薬で，心臓では迷走神経の作用を弱めることにより洞刺激の発生頻度を高め，房室伝導を促進する。したがって，洞性徐脈，房室ブロックによる徐脈，徐脈性不整脈，あるいは徐脈に伴う心筋虚血による心室細動の発生を防止する。しかし，完全房室ブロックには無効で，イソプロテレノールが適応となる。したがって，CPR中は副交感神経の過緊張による心静止を除いてはアトロピンは使用されることはない。

心停止に対しては1mg/5分，遅脈に対しては0.5mg/5分で2mgまで投与する。この2mgは迷走神経を完全にブロックできる量である。成人（70kg）に対し0.5mg以下では副交感神経刺激作用を呈することもある。アトロピンは経気管チューブ投与ができる。心拍数の増加により心筋梗塞や心筋虚血では梗塞部位を拡大し心室性頻脈や心室細動を起こす。注意が必要である。

8）重炭酸ナトリウム（sodium bicarbonate：炭酸水素ナトリウム）

アシドーシスは心筋の収縮力，カテコラミンに対する感受性を低下させ，また心室細動閾値を低下させる。このためFillmoreらは蘇生中，蘇生後の過換気およびアルカリ化剤（重炭酸ナトリウム）の投与をすすめ，1974年のAHAの指針では，重炭酸ナトリウムを心肺蘇生における最重要薬剤として記載している。しかし1980年の指針では重炭酸ナトリウムの重要性は認めているものの，換気を良くしてなお残っている代謝性アシドーシスに対して使用すべきであるとトーンダウンし，1986，1992年の指針では原則的には重炭酸ナトリウムの使用を認めていない。理由として，重炭酸ナトリウムの使用によって，①実験動物で除細動率，生存率が向上していない，②炭酸ガスを産生することにより細胞内アシドーシスを増強し，特に虚血状態の心筋を抑制する（炭酸ガスは細胞膜を自由に通過するが重炭酸ナトリウムは通過がむずかしい），③血液の過度のアルカリ化は種々の障害（酸素解離曲線の左方移動，血清カリウムの細胞内移行，血中イオン化カルシウムの低下，心室細動閾値の低下）をもたらす，④血漿浸透圧およびナトリウム値が上昇する，⑤同時に投与されたカテコラミンの作用を不活化する，などが挙げられている。したがって，アシドーシスの補正はまず肺胞過換気で行い，そのもとで心マッサージ，除細動，カテコラミンの投与を行い，効果がなかったときはじめて重炭酸ナトリウムの使用を考えるべきである。数少ない重炭酸ナトリウム適用のケースとして高カリウム血症，重炭酸ナトリウム反応性の代謝性アシドーシスが挙げられる。重炭酸ナトリウムの投与により乳酸値が上昇

することも指摘されている。これは炭酸ガス蓄積による局所アシドーシス増強の結果，乳酸処理が障害されるためである。

以上からショック，心停止・蘇生等のlow flow state（発生する炭酸ガスの運搬が障害された状態）に起因する代謝性アシドーシスに対する重炭酸ナトリウムの使用はやむを得ない場合に限るべきであると考えられる。low flow stateでは循環・換気の促進によるアシドーシスの治療が第一選択となる。

9）カルシウム（calcium）

カルシウムは心筋収縮増強作用のため，永くCPRにおける第一義的薬剤として積極的に用いられてきた。しかし，①重篤な不整脈，突然死が起こる，②ジギタリゼーションを行った患者ではカルシウム投与により蘇生がより困難（特に低K血症の場合）になる，③カルシウムが冠動脈を収縮させる可能性がある，④カルシウムの使用により蘇生率が上昇したという証明がない，などからカルシウムは特別な場合（高K血症，低カルシウム血症，カルシウム拮抗薬の過量）にのみ使用するよう改められた。カルシウム拮抗薬で蘇生率が上昇したという報告もカルシウム有用性の否定的データとなっている。

カルシウム投与が必要な場合，最初に塩化カルシウム10％溶液を70kg成人で150〜300mg（約2ml；2〜4mEqイオン化カルシウム）をゆっくり静注し，必要に応じて10分間隔で反復投与する。カルシウム・グルコネイトは10％溶液10ml（4.8mEq）を静注する。カルシウムと重炭酸ナトリウムは配合禁忌で，混合すると不溶性の重炭酸カルシウムの沈殿をつくる。

10）カルシウム拮抗薬

カルシウム拮抗薬の心臓に対する作用は，①心筋収縮力の低下，②心拍数の減少，③房室結節での伝導速度の低下，④血管平滑筋弛緩による血圧低下で，上室性頻脈，冠状動脈スパズム，労作性狭心症，本態性高血圧等に用いられる。また酸素消費量を低下することから虚血時の心筋保護作用，脳保護作用も知られている。

カルシウム拮抗薬は心筋抑制作用のためCPR中には用いにくいが，前投与による心筋保護と心室細動閾値の上昇に有効である。

蘇生後の使用では冠血流を増加し，心筋の酸素需給関係，血行動態を改善し，また抗不整脈作用を表す。しかし逆に電導収縮解離，心静止，陰性変力作用および血管拡張作用による低血圧などがあり，またジギタリス中毒による伝導障害や洞機能不全症候群（sick sinus syndrome）があるときには効果が相加され危険でもある。

11）リドカイン（lidocaine）

リドカインは心筋の0相脱分極，第4相脱分極を遅らせ，心筋の興奮性，被刺激性，伝導性を低下させる。リドカインは心室性期外収縮，心室性頻脈に有効で，心室細動閾値を上昇させる。心室細動で電気的除細動を何度か行って，除細動できなかった場合に試みる。心室細動が頻回に再発する場合には心筋被刺激性を低下させるためによい。しかし，心室興奮性が抑えられると電気的除細動閾値が高まり，除細動が難しくなる。同じ抗不整脈作用を示す量ではリドカインは他の抗不整脈薬よりも心筋抑制が少ない。

リドカインの本来の適応は心室性期外収縮で，多発性（6回/分以上），連続性（short run），多源性（multi-focal），T波に重なる（R-on-T）場合である。しかし，心筋梗塞が疑

われる場合にはどのような期外収縮であっても適応となる。心筋梗塞に予防的に使用すると心室細動へ移行する頻度が低下する。G2000では急性心筋虚血による心室性不整脈には効果があるが，死亡率に有意差がないこと，中毒量に対する安全域が狭いことなどから，除細動後エピネフリン投与下に続くVF，脈拍の触知されないVT，多発するPVCのため血圧が不安定な場合に適応があるとしながらも，CPR時においてはアミオダロン，プロカインアミドがより優れており，ファーストチョイスであるとの見解を示している。

投与量は1 mg/kgをボーラスで与え0.5 mg/kgを合計3 mg/kgまで，8～10分ごとに追加する。CPRではボーラス投与法のみを用いるべきである。蘇生が成功して持続点滴を行う場合には2～4 mg/minで行う。24～48時間使用した後では半減期が延長する。したがって24時間後からは使用量を減少する。LOS，心不全，ショック，70歳以上の患者，肝機能不全では半量から開始する。

中毒症状は中枢神経症状が主で，言語不明瞭，意識障害，筋肉および全身の痙攣である。

12）プロカイン（procaine），プロカインアミド（procainamide）

これらは歴史的にはリドカインよりも古くから心室性期外収縮の治療に用いられてきた。リドカインと同様，薬理的に除細動する作用はない。自己心拍のある患者ではリドカインよりも低血圧を起こしやすく，また心筋の伝導性をより低下させる。プロカインアミドは上室性不整脈，副伝導路性不整脈，上室性か心室性か不明の不整脈によい適用がある。使用量はリドカインと同量でよいが，緊急時には50 mg/min（西欧人サイズ）の速さで17 mg/kgまで投与できる。一般的には血圧低下，QRS幅50％以上増加，総量1 gで使用を中止する。

13）アミオダロン（amiodarone）

アミオダロンはNa^+，K^+，Ca^{2+}さらにαおよびβブロッカーの作用をもつ複雑な作用を示す薬剤で，心房性，心室性不整脈に有効である。アミオダロンはジギタリス不応性の高度の左室機能低下を伴った心室性頻脈，除細動後エピネフリン投与下の持続的なVT，VF，多源性・多型性の，原因不明のあるいは副伝導路による不整脈，頻脈のcardioversionによく，G2000ではCPR時の第一選択の抗不整脈薬として挙げられている。

10　薬剤の投与ルート

CPRの薬剤投与ルートとして静脈，気管内，骨髄内，心腔内などがある。これらのうちでは静脈ルートが最も良く，特に心臓に近い中心静脈が良い。ただしCPR中に中心静脈へカテーテルを挿入することは困難である。末梢静脈ルートから投薬する場合，効果を現すまでに1～2分かかるため投薬後に生理食塩液を用いてフラッシュをする。横隔膜より上部と下部で比較した場合，上部の静脈がより効果が良い。

静脈ルートの確保が困難な場合，いたずらに時間を浪費せず気管挿管チューブより気管内へ薬剤の注入を行う。投与量は静脈ルートの2～2.5倍を10 mlの蒸留水，生理食塩液を加え，できるだけ末梢へ届くように注入する。蒸留水に溶解した方が吸収は良いがPaO_2がより下がりやすい。

6歳までの小児では緊急の場合，骨髄内への投薬法もある。スタイレットのついた金属

針（骨髄針あるいは腰椎穿刺針）を脛骨前面から突き立て使用する。カテコラミンや重炭酸ナトリウムの効率的な吸入が報告されているが，CPR中の効果についての報告はほとんどない。

心腔内への直接注射は危険性が大きいため静脈ルートあるいは気管内ルートが得られない場合のみに行うべきである。確実に心腔内へ注射することは難しく，合併症として肺動脈，大動脈，肺組織あるいは冠動脈穿刺が報告されている。心室内へ薬剤を注入できても蘇生できるとは限らず，蘇生できた場合でも蘇生後重篤な合併症を併発する危険が大きい。

11 CPRと感染

a マネキン実習

マネキンを用いたCPRの実習あるいは実際のCPRにおいてHIV（human immunodeficiency virus），HBV（hepatitis B virus），herpesvirusあるいは結核を含めた気道感染症に罹患することが心配される。しかし，米国では過去25年間に約700万人がマネキンを使ったCPRの実習を行っているが，これにより罹患したという報告はない。HIVもHBVも一般に考えられている以上に弱く，HIVは通常の消毒薬で室温で10分以内に活性を失う。HIVは日常生活における接触で感染することはなく，まして無機物であるマネキンの表面からの間接接触により感染することはまずない。しかし，マネキンを通じて感染する可能性があるとすれば，マネキン表面のきずについた汚染物からの感染，あるいはマネキンの内部にたまった汚染物からの感染である。内部にたまった汚染物（唾液等による）については，マネキンの呼気に際してエアロゾルとなり感染をもたらす可能性が考えられたが，実際には胸骨圧迫を思いきり行ってもエアロゾルの噴出は認められていない。

AHAの指針ではマネキンからの間接感染を防ぐため，遵守すべき項目を挙げている。
①製造元の衛生上の注意を完全に守る。
②マネキンを通じ，実習者間に接触があることをあらかじめ知らせる。
③指導者，実習者に感染あるいはその可能性がある場合，実習を延期する。
④HIV，HBVは無症状のキャリアからも長期にわたり感染が可能であるため，感染が分かっている者は別のマネキンを使用する。
⑤複数のマネキンの使用が可能なときは一つのマネキンを使用するグループを固定しておく。
⑥指導者はマネキンを操作する前に自身の清潔（手指の洗浄，ものを食べない）に注意し，マネキンその他の補助道具の洗浄，消毒，清潔保持に努める。マネキンのひび割れ（汚染物がたまりやすい），いたみ等にも留意する。
⑦2人で交互に行うCPR実習で，2人の間に消毒をする暇がない場合は，後で換気を担当する者は格好だけでもよい。
⑧気道異物除去のため手指を口腔内に挿入する場合，手指の感染を避けるため格好のみ行うか，消毒したマネキンを用いる。
⑨実習終了後はただちに製造元の指示通りマネキンを分解し，内外面とも十分洗浄，消毒（次亜塩素酸ナトリウム），洗浄し（内面はアルコールで消毒薬を拭き取るのもよい），乾かす。

⑩覆い（face shield）をかぶせて換気する場合は実習者ごとに換える。マネキンの顔，口は実習者ごとに次亜塩素酸ナトリウムか70％アルコールで十分拭く（臭いの点からアルコールが使いやすい）。ガーゼは十分大きいもの（4×4インチ）を用い，清拭後は30秒間濡れたままおき，これを清潔ガーゼで拭う。アルコールは殺菌力は強いが全能ではなく，機械的な清拭に重点をおく。

⑪指導者は消毒のみによって感染を防止しようとするべきではなく，物理的（こする，拭う）なクリーニングにも努めるべきである。マネキンの表面は滑らかであるためこの効果は大きい。

b 患者からの感染

患者に対する実際のCPRによって感染する可能性もまた非常に少ない。HIV，HBV感染者の血液が穿刺等により体内に入り，感染したという報告はあるが，口－口蘇生によって感染したという報告はない。HBV陽性唾液の口腔粘膜に対する感染性は否定されており，HIVの唾液による感染は咬傷，経皮的注射，あるいは創面への接触でも否定されている。しかし，ヘルペスや結核の感染は報告されている。口－口蘇生で問題となるのは患者あるいは施行者の口周辺に外傷等がある場合である。この場合は手袋，バッグ，マスク等を用いて人工呼吸を行い，血液，呼気による感染を避ける。CPR中の感染防止のために一方弁のついたマスクを用いる。気管挿管は換気のためにも感染防御の立場からも最も良い。

最近，感染を恐れ，CPRを行いたくないという市民が増えていることは事実である。CPRではごく特殊な場合を除いては感染は起こり得ないということを十分教育し，なおかつ恐れのためにCPRを行えない市民に対しては，少なくとも緊急コールが行えるように教育すべきである。

12 CPRの開始と断念

医師は医学的適応が生じれば，法律的制限がない限りCPRを開始しなければならない。CPRを行わなくてよいのは，①死んでいる場合，②不可逆的全脳損傷を負っている場合，③患者の拒否（DNR or DNAR: do not resuscitate or do not attempt resuscitation）の指示がある場合である。確実に死んでいることを示す死の兆候は，頭部離断，死後硬直，全身の破壊的な損傷，著明な死斑等の特別な場合のみであり，それ以外の場合は生きていると考えるべきである。DOA（dead on arrival）は字義的には死んでいることを示すが，どれくらい心停止が継続していたかという点が常に問題となる。したがってこの際，医師がCPRを行わない決断を下せるのは，事故の発生，時間経過を明確に証言できる者がいて，しかも薬や低体温の影響がないことが確実な場合のみである。不可逆性全脳損傷もCPRを開始しない理由の一つとなるが，不可逆性脳損傷あるいは脳死の診断は短時間には行い得ない。患者の拒否，DNR（DNAR）に関しては法的な有効性が問題となる。この点についてはわが国は十分成熟しているとは言いがたい。以上から死んでいることが明白であるとき以外はまずCPRをスタートし，循環再開に全力を注ぐべきである。医師以外の者でも，①心拍および呼吸が再開した，②医師あるいは他の者が責任をとって替わった，③患者が適当な病院に送られた，④疲労のためそれ以上続行できなくなった，とき以外は続けなければならない。

医師はいったんCPRを開始したら，①患者が他の医師，病院等で1次救命処置，2次救命処置を続けて受けられる，②患者が回復した，③蘇生できないことが明確になり死が宣告された，場合以外はCPRを続けなければならない。CPRの断念は，すべての1次救命処置，2次救命処置を行い，心循環系がまったく反応しないことが明らかになってはじめてする。この断念には推察，個々の基準，患者の年齢，神経学的症状などに影響されてはならない。また心循環系の反応は個々の症例によりまったく異なるので，CPRを中止する時間的限界は決められない。

心拍が再開してからの高度医療の中止も多くの要因を考え併せて行わなければならないが，蘇生の断念に準ずる理由が挙げられる。

13 脳蘇生

脳死あるいは植物状態が社会的問題となって久しい。脳は言うまでもなく人が人として存在するために不可欠な総合的統御機能を有する部位で，この機能廃絶はそのまま人の社会的価値の廃絶につながる。生体の多くの機能は幾重にも防御機構が張り巡らされ代償性に富むが，中枢神経系，特に脳は酸素欠乏（ハイポキシア）に対しては無防備といっても過言ではなく，わずか数分間の完全血流停止で不可逆性の機能障害を被る。人の生命を支えるもう一つの重要臓器である心臓はより長時間のハイポキシアに耐え，したがって植物状態あるいは脳死という悲劇を生む。

1960年代はKouwenhovenの閉胸式心肺蘇生法に代表されるように多くの努力が"心"蘇生に傾けられた。1970年代に入ってからは"脳"蘇生に関心が集まり，主に動物実験により多くの知見が集積されてきた。この間no-reflow現象，遅発性脳血流減少，フリーラジカル，興奮性アミノ酸，カルシウムあるいは各種のカルシウムチャネル等のハイポキシアによる脳障害機序の本質に迫る重要なトピックが取り挙げられ，多角的な研究が重ねられてきた。一方，治療面では心肺脳蘇生（CPCR）という言葉で表されるように，脳蘇生を見据えた蘇生を行うべく新しい治療薬あるいは試みが行われてきた。残念ながら臨床的立場からは大きな進歩があったとは言いがたいが，実験室段階では新しい治験が集積している。

参考文献

1) Kouwenhoven WB, Jude IJ, Knickerbocker GG: Closed-chest cardiac massage. JAMA 173: 1064-1068, 1960
2) Guidelines 2000 for cardiopulmonary resuscitation and emergency cardiovascular care. Circulation 102（8），2000
3) National Confarence Steering Committee: Standards and guidelines for cardiopulmonary resuscitation and emergency cardiac care. JAMA 255: 2905-2984, 1982
4) A statement from the Working Group on Basic Life Support, and approved by the executive committee of European Resuscitation Council: The 1998 European Resuscitation Council guidelines for adult single rescuer basic life support. Resuscitation 37: 67-80, 1998
5) Lurie KJ, Shltz JJ, Callaham ML, et al: Evaluation of active compression-decompression CPR in victims of out-of-hospital cardiac arrest. JAMA 271: 1405-1411, 1994
6) Schwab TM, Callaham ML, Madsen CD, et al: A randmized clinical trial of active compression-decompression CPR vs standard CPR in out-of-hospital cardiac arrest in two cities. JAMA 273: 1261-

1268, 1995
7) Guidelines 2000 for cardiopulmonary resuscitation and emergency cardiovascular care. Circulation 102（8）, 2000

（新井達潤）

第16講 脳蘇生

はじめに

　心肺停止患者においては，心臓マッサージや人工呼吸により心肺機能の維持はある程度可能であるが，脳機能を正常に維持することはできない。そのため，心拍再開後に重篤な意識障害や高次脳機能障害を残すことがあり，この病態を蘇生後脳症という。脳蘇生（cerebral resuscitation）とは，心肺停止患者で蘇生中から蘇生後にかけて，特に患者の社会復帰を目的として脳機能の回復のために行う治療である。これに対して脳に侵襲が起こる以前からそれを予測して行う治療が脳保護（cerebral protection）であり，その1例として心臓手術における人工心肺中の低体温法がある。本講では脳虚血と蘇生後脳症の病態，さらに脳蘇生法について概説する。脳循環，代謝の生理についてはp.295『第23講　脳外科手術の麻酔』を参照していただきたい。

1　脳虚血の分類

　脳は低酸素や虚血に弱い。これは，
①脳の代謝が非常に活発なのに対して脳内にエネルギーの貯蔵（酸素とブドウ糖）が極端に少ないこと，
②1つの神経細胞死が神経回路網を介して遠隔の神経細胞死を起こし，神経伝達機構の修復が困難なこと，
③神経細胞自体が再生しにくいこと，
などによる。脳全体の平均血流量は，覚醒時45～50 ml/min/100 gであるが，脳細胞が生存するための機能（細胞膜イオンポンプ機能，生合成，軸索輸送機能）維持には最低10 ml/min/100 g必要で，そのうえで神経機能（脳波）を維持するためには最低15～19 ml/min/100 g必要である。

　脳虚血は虚血部位により局所脳虚血（脳梗塞，脳外傷など）と全脳虚血に分類される。全脳虚血はさらに不完全型（低血圧，ショックなど）と完全型（心肺停止など）に分かれる。また時間経過によって，一過性虚血（一定時間後血流が再開する）と永久虚血（血流が再開しない）に分けられる。蘇生後脳症は一過性の完全全脳虚血により生じる。

2 脳細胞の選択的障害性

　心肺停止の場合でも脳は一律には障害されず，局所により差が生じる。例えば，心肺蘇生前後に低血圧（不完全全脳虚血）状態が続くと，脳の主幹動脈の末梢境界領域（water-shed zone）の血流が障害され，前大脳動脈と中大脳動脈の境界領域や大脳基底核，視床核群，海馬，小脳皮質などに障害を認めることが多い。
　また，虚血侵襲の程度により各細胞の障害の程度が異なる。
　①虚血侵襲が強い場合，神経細胞はエネルギーの枯渇により数時間で壊死に陥り，グリア細胞や血管内皮細胞も障害され，組織は崩壊する（梗塞）。
　②短時間の虚血後に血流が再開した場合には，虚血に弱い神経細胞は脱落するが（壊死），グリア細胞や血管内皮細胞は残存し，組織の原形をとどめる（グリア瘢痕）。
　③さらに虚血が軽度の場合，神経細胞のなかでも海馬CA1領域の錐体細胞，小脳プルキンエ細胞，大脳皮質3，5，6層，線条体などが選択的に障害され（選択的脆弱性：selective vulnerability），アポトーシスと呼ばれる能動的な細胞死の過程をとる可能性がある。

　選択的脆弱性を示す神経細胞では，短時間の虚血後循環を再開すると，エネルギー状態やグルコース代謝，Na^+・K^+・水のホメオスターシス，電気生理学的活動が回復し，2～数日間は形態学的に変化がないが，その後急速に死に陥る（遅発性死）。遅発性神経細胞死は，神経細胞が死に至る前に有効な治療を行えば細胞死を防止できる可能性を残しており，今日最も注目されている領域である。

3 蘇生後脳症（図16-1）

　脳虚血では，エネルギーや代謝の障害により細胞障害が起きることは当然であるが，最近これに併せてさまざまな遺伝子が発現し，それにより細胞死が起こると同時に細胞修復機構が起動することが分かってきた。

a エネルギー障害

　常温で完全脳虚血が起こると20秒以内に脳の神経活動は停止し，脳波が平坦化する。3～5分程度の循環停止で脳組織の酸素とブドウ糖からのATP産生が0～25％に減少し，循環停止が5～6分になれば神経学的障害が残りうる。エネルギー障害による脳障害は機序が最も単純であり，虚血侵襲が強い場合にあてはまる。しかし，血流再開により脳エネルギー代謝が数分間で回復するにもかかわらず，その後脳障害が発生する場合（遅発性神経細胞死）があることから，エネルギー障害以外の脳障害機序を考えなければならない。

b 代謝障害

　一過性の虚血侵襲後，エネルギー状態が回復しても神経細胞死が起こる機序として種々の代謝障害が考えられている。

1）興奮性アミノ酸とカルシウム

　海馬の細胞などの選択的脆弱性を説明する機序で，細胞外グルタミン酸濃度の増加と，

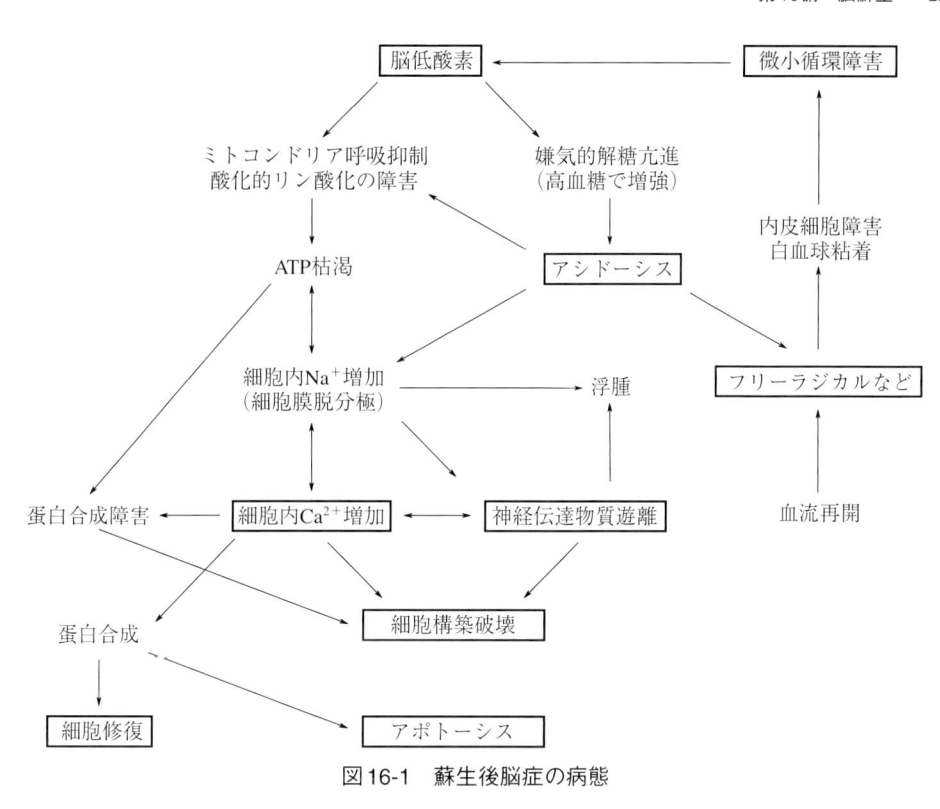

```
                    ┌─────────┐                    ┌───────────┐
                    │ 脳低酸素 │◄───────────────────│ 微小循環障害│
                    └─────────┘                    └───────────┘
                ↙         ↘                              ↑
  ミトコンドリア呼吸抑制      嫌気的解糖亢進              内皮細胞障害
  酸化的リン酸化の障害       （高血糖で増強）             白血球粘着
         ↓                     ↓
      ATP枯渇              ┌─────────┐
                           │アシドーシス│
                           └─────────┘
         ↓                     ↓
      細胞内Na⁺増加         → 浮腫         フリーラジカルなど
      （細胞膜脱分極）
                                              血流再開
  蛋白合成障害 ← 細胞内Ca²⁺増加 ← 神経伝達物質遊離
         ↓              ↓              ↓
      蛋白合成         細胞構築破壊
         ↓              ↓
      細胞修復        アポトーシス
```

図16-1 蘇生後脳症の病態

それに伴う細胞内Ca^{2+}濃度の増加により細胞障害が生じるという考え方である．ATPの枯渇によりシナプス前細胞が脱分極状態になると細胞内にCa^{2+}が流入し，興奮性アミノ酸の遊離を起こす．海馬など虚血に弱い細胞ではシナプス後膜に興奮性アミノ酸の受容体が密に分布しているため，放出された興奮性アミノ酸はこのシナプス後膜のグルタミン酸受容体に作用し，大量のCa^{2+}が細胞内へ流入する．生理的状態ではCa^{2+}の細胞内外比は1：数万〜数十万であるが，急激で強い脱分極により細胞外Ca^{2+}が細胞内へ流入して細胞内Ca^{2+}濃度が高度に上昇すると，Ca^{2+}依存性酵素が活性化され，種々の細胞障害を惹起する．

2）アシドーシス

重篤な虚血の場合，ブドウ糖の嫌気性代謝により細胞内が高度の乳酸アシドーシスになる．虚血後代謝障害が続いている細胞に，循環が不十分に再開し，低血流状態で糖が供給されると嫌気性解糖を起こしてアシドーシスが増悪するといわれている．細胞内アシドーシスはミトコンドリアの機能を障害して毛細血管内皮細胞やグリア細胞の崩壊を起こし，また，Ca^{2+}結合蛋白からCa^{2+}を遊離させ，細胞内Ca^{2+}濃度を上昇させる．虚血前に血糖値が高いと虚血後のアシドーシス，脳浮腫，痙攣，体温上昇が起こりやすく，脳障害が増強される．

3）蛋白代謝障害，ストレス蛋白

心拍再開後，脳のエネルギー状態が改善しても海馬などの脆弱な細胞では蛋白合成障害が続く．しかし一方，興奮性アミノ酸や細胞内Ca^{2+}濃度の上昇は，結果的にストレス蛋

白と呼ばれる一連の蛋白の遺伝子発現を起こし，このストレス蛋白は，障害された細胞や神経伝達回路の再構築に関与する。また，ストレス蛋白は，その後加わった虚血ストレスに対して神経細胞が抵抗性を示す虚血耐性現象の発現に関与している。一方，遅発性神経細胞死では，細胞内 Ca^{2+} 濃度の上昇により自己致死蛋白が合成され，アポトーシスが起こる。

C 虚血後循環障害とフリーラジカル

心拍が再開しても脳の微小循環が障害され，no-reflow 現象（虚血中に脳微小血管が詰り，血流を再開させても血液が流れない現象）や遅発性脳血流量減少が起こる（次項参照）。この機序としては，血管外への水分移動による血液粘度上昇，赤血球膜の弾性低下，赤血球凝集，血管攣縮，種々の細胞浮腫が考えられている。また，循環障害の原因として，白血球が血管内皮細胞表面に接着することによる凝血塊，血栓形成および内皮細胞障害部での血小板凝集などや，白血球と血管内皮細胞の作用で産生される一酸化窒素，エラスターゼ，プロテアーゼなどの作用が考えられている。フリーラジカルは，虚血領域，虚血後の再循環領域，不完全虚血で酸素が残存している領域で，神経細胞，好中球，血管内皮細胞において酸素，遊離金属イオン，一酸化窒素から産生され，神経細胞を障害する。

4 心肺蘇生後の脳血流の時間的経過

通常3期に分けられる。
①反応性充血期：蘇生直後の15～30分間に一過性に認められ，脳血流量は正常より多くなるが，その分布は一様ではない。
②遅発性脳血流量減少期：心拍再開後2～24時間にわたって脳血流量が徐々に減少する。脳血流量の減少は脳全体で均一に起こるわけではない。心機能障害や頭蓋内圧亢進による脳灌流圧低下に加えて，微小循環障害によると考えられている。正常では脳血流の維持に必要な脳灌流圧はあまり高くないが，一度血流が停止すると微小循環障害（no-reflow現象，遅発性脳血流減少）が起こるため脳血流の再開には高い脳灌流圧が必要になる。したがって，虚血時間が長い場合には心拍再開後においても長く血流が認められない領域が存在することになる。この時期，脳酸素消費量はむしろ増加していることがあり，重篤な脳虚血に陥りやすい。
③回復期：心肺機能が維持されていれば脳血流量減少期の後に脳局所の血流量が増加して神経機能が回復することがある。一方，脳血流量が減少した状態が続けば恒久的な昏睡か，脳死に陥る。

5 心肺停止患者の脳虚血の特徴

心肺停止患者の虚血後の脳障害は，脳循環停止時間が同程度の全脳虚血の動物モデルに比べて一般に重篤である。これには以下のような理由が挙げられる。
①ヒトの場合，蘇生中あるいは蘇生後において脳循環が不十分で不完全全脳虚血状態となりやすく，これによる脳障害が加わる。またこの状態で糖が供給されると嫌気性解糖を起こしてアシドーシスが増悪する。
②心肺停止患者の多くは高齢で，心疾患や肺疾患の既往も多く，心停止の直前に低血圧，

低酸素血症（不完全全脳虚血）を合併していることが多い。事実，心肺停止を原因別に検討した場合，呼吸障害に起因する症例では，循環障害による心停止症例と比べて代謝性アシドーシスや脳浮腫の程度が強く，予後が悪い。
③高血糖は脳虚血を増悪するため，糖尿病患者の心肺停止症例の予後は不良である。これに対し動物実験では血糖は厳密にコントロールされている。
④動物実験では倫理上全身麻酔下に行われる。麻酔薬には程度の差はあるものの脳保護作用がある。
⑤脳虚血後，脳を低温状態に維持することで脳蘇生効果が得られるが，ヒトは頭蓋容積に対する頭部表面積が小さいため，心停止時でも脳温が低下しにくく，外部から強制的に冷却しない限り脳保護作用を示すほど低下しない。これに対し，脳虚血実験でよく使用されるラット前脳虚血モデル（"前方部の脳"は虚血になるが，脳幹虚血にはならないので呼吸，血圧などは保たれる）では実験中脳温が30〜31℃まで自然に低下することがある。

これらが，例えば薬物が動物実験では効果がみられても，臨床では有効性がみられない理由として挙げられる。また，臨床における心肺停止は，意識がなく，脈拍触知不能，かつ呼吸が停止した状態であり，必ずしも完全な循環停止を確認しているわけではないことにも注意しなければならない。場合によっては脳血流がわずかに維持されている可能性もある。したがって，心肺停止時間が同じだからといって脳障害の程度が同じとは限らないのである。

6 脳蘇生法

現時点で蘇生後脳症に有効な薬物はない。心肺停止時に現場に居合わせた人，つまりbystanderによる早期の心肺蘇生，早期からの二次救命処置実施による心肺停止時間の短縮が最も重要である。

a 蘇生時因子の考慮

上述したように心肺停止時間が同じであっても脳循環停止時間が同一というわけではない。考慮しなければならないのは，
　①心停止に至る原疾患（心停止前低酸素血症の有無など）と心停止内容（低血流状態か，本当の心停止か），
　②心停止時の状態（体温上昇，高血糖はなかったか），
　③一次救命処置内容（目撃者の有無，bystanderによる心肺蘇生の有無とその開始時刻），
　④発見から救急隊や医師による二次救命処置（除細動など）までの時間，
である。心肺停止が目撃されていればその時刻から蘇生開始までが心停止時間である。また蘇生開始から心拍再開までの時間が蘇生時間である。心停止時間6〜10分以内，蘇生時間30〜60分以内が予後が期待できる最低条件である。年齢は蘇生成功率との間には相関がないとする報告が多い。

b 蘇生中における注意点

蘇生中，特に脳蘇生を意識した呼吸循環管理を列挙する。
　①蘇生中の気胸，誤嚥，無気肺，肺水腫などによる低酸素血症，高炭酸ガス血症を防止，

是正する。

② 特に乳幼児では心停止時に過度の低体温になっていることが多く，心拍再開のために加温が必要になる。しかし脳保護の観点から，まず33℃程度まで加温し，それ以上は神経学的所見を評価しながらゆっくり復温する。

③ 高血糖および低血糖を防止し，血糖値を100～200 mg/dlに維持する。原則として糖を含まない輸液剤を使用する。

④ 脳血流量を維持するため脳灌流圧（平均動脈圧と頭蓋内圧の差）を維持する。

心肺停止患者に胸骨圧迫心マッサージを行うと，平均動脈圧は30～50 mmHgになるが，胸腔内圧が上昇するため，頭蓋内圧も20～30 mmHgと亢進する可能性があり，その結果脳灌流圧は20 mmHg程度と低くなる。脳灌流圧は30 mmHg以上に維持する必要がある。動物実験では蘇生開始までの時間が長くなるほど脳循環障害が強くなり，同じ灌流圧でも脳血流は少なくなる。このため，脳のATPの枯渇を回復するのに十分な血流が得られにくくなる。開胸心マッサージや胸骨圧迫心マッサージの変法であるACD-CPR（p.203参照）は胸骨圧迫心マッサージに比べて脳血流の維持に有利とされている。脳灌流圧維持という点で最も優れているのは補助循環（経皮的心肺補助）である。

C 蘇生後の神経学的評価と治療方針（図16-2）

心肺蘇生に成功し自己心拍が再開したら，ただちに神経学的評価と心肺停止の原因を調べる。神経学的評価を正確に行うには，直腸温で32℃以上なくてはならない。また抗痙攣薬，鎮静薬，麻酔薬，筋弛緩薬などが投与されている場合は意識レベルの評価はできない。必須の評価項目は，意識レベル（Glasgow Coma Scale：表16-1，Japan Coma Scale：表16-2），瞳孔の状態（瞳孔固定の有無とその径），脳幹反射（表16-3），自発呼吸の有無，脳波（Hockaday分類：表16-4）であり，脳幹機能検査として聴性脳幹誘発電位検査（図16-3）を加える。心肺停止の原因解明のために胸部，頭部の単純X線撮影および心エコーによる心機能評価を行い，循環動態が安定していればその他の必要な検査（心臓カテーテル検査，頭部CT検査）を行う。

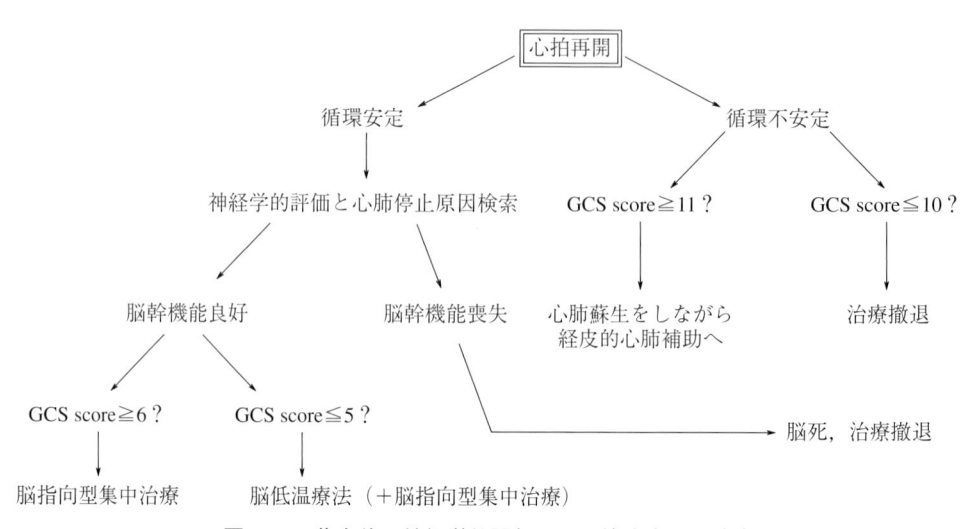

図16-2 蘇生後の神経学的評価による治療方針の決定
（GCS：Glasgow Coma Scale）

表16-1 Glasgow Coma Scale

開眼（eye opening：E）	
自発的に可能	4
呼びかけに応じて	3
痛み刺激に対して	2
みられない	1
言葉による応答（verbal response：V）	
指南力良好	5
会話混乱	4
不適当な発語	3
理解できない発音のみ	2
発声なし	1
最良の運動反応（motor response：M）	
命令に従う	6
疼痛部認識可能	5
逃避四肢屈曲反応	4
異常四肢屈曲反応	3
四肢伸展反応	2
全く動かない	1

重症度は各項目の評価点の総和（Glasgow Coma Scale Score）で示す。
E＋V＋M＝3（最重症）〜15（最軽症）

表16-2 Japan Coma Scale

Ⅰ．刺激しないでも覚醒している状態
　　1　だいたい意識清明だが，今一つはっきりしない
　　2　見当識障害がある
　　3　自分の名前，生年月日が言えない
Ⅱ．刺激すると覚醒する状態—刺激をやめると眠り込む
　　10　普通の呼びかけで容易に開眼する
　　20　大きな声または体をゆさぶることにより開眼する
　　30　痛み刺激を加えつつ呼びかけを繰り返すと辛うじて開眼する
Ⅲ．刺激しても覚醒しない状態
　　100　痛み刺激に対し，はらいのけるような動作をする
　　200　痛み刺激で少し手足を動かしたり，顔をしかめる
　　300　痛み刺激に反応しない

R：不穏　I：糞尿失禁　A：自発性欠如があれば付記する。

　蘇生直後に意識が出現する症例は予後が良く，意識障害が遷延する場合は予後は悪い。蘇生後に対光反射のない症例ではそのほとんどが回復しないのに対し，対光反射，眼球運動，疼痛反応がある場合には，40％近い症例で介助なしの生活ができるまでに回復するといわれている。蘇生後1〜2日で脳幹反射の消失を認めれば予後は非常に悪い。脳波（Hockaday分類：表16-4）は，神経学的に回復する症例では脳波異常が1日以内に軽度〜中等度異常にまで回復し，死亡例では高度異常のままで回復することはない。聴性脳幹誘発電位（図16-3）は回復例では全経過を通して正常で，死亡例では蘇生後早期から異常波形（特にⅤ波の消失）を示す。頭部CTでは低吸収域，皮髄境界の明確さ，脳槽および

表16-3 瞳孔の状態と脳幹反射

＜瞳孔＞
　室内の通常の明るさのもとで正常瞳孔径は4mm未満である。アトロピン，ピロカルピンなどの薬物や眼科的疾患によって瞳孔径が変化することがある。

＜脳幹反射＞
1) 対光反射
　直接反射・間接反射のいずれも検査する。
2) 角膜反射
　綿棒の先端をよって細くしたもので眼球角膜部を触れ，瞬目反射の出現の有無をみる。角膜表面の障害（求心路の障害），末梢性顔面神経麻痺（遠心路の障害）の有無に注意を要する。
3) 毛様脊髄反射
　頸部付近をつねるか針で疼痛刺激を加えると，両側の瞳孔散大が起こる。消失は下部脳幹の障害を意味するが，末梢交感神経の障害でも消失するので，既往の交感神経障害の有無に注意する。
4) 眼球頭反射（人形の目現象）
　頭を受動的に急速に左右あるいは上下に回転すると，眼球は運動方向と逆方向に位置する。
5) 前庭反射（温度試験）
　頭部を30度挙上し，カテーテルで外耳道に冷水50ml以上注入する。脳幹機能が保たれていると，眼球が刺激側に偏位する。既存の前庭疾患や，鎮静薬，抗痙攣薬，抗うつ薬などの投与で反射が消失することがある。鼓膜損傷のある場合は本検査を行わない。
6) 咽頭反射
　吸引用カテーテルで咽頭後壁を刺激すると，咽頭筋が収縮し，吐き出すような運動が起こる。
7) 咳反射
　気管内吸引用カテーテルで気管を刺激した場合に咳が起こる。

表16-4 脳低酸素症における脳波変化分類（Hockaday分類）

Grade I	正常範囲内	a	α波のみ
		b	α波優勢でθ波もある
Grade II	軽度異常	a	θ優勢でα波もある
		b	θ波優勢でδ波もある
Grade III	中等度異常	a	δ波優勢，θ波混入（まれにα波）
		b	δ波以外の波を認めない
Grade IV	高度異常	a	広範なδ波，ときに短時間の平坦波
		b	一部の誘導に散発性のδ波，他の誘導は平坦
Grade V	超高度異常	a	ほとんど平坦
		b	完全な平坦

δ波：3Hz以下　θ波：4～7Hz　α波：8～13Hz　β波：14Hz以上

　脳室系の狭小化，脳浮腫の程度を評価する。一般的に蘇生後脳症では，脳溝の圧排・消失は24時間で50％に，72時間で80％に認められるといわれている。皮髄境界が明確に保たれている症例は積極的治療の対象となる。
　治療方針は神経学的評価結果，呼吸循環動態，原疾患，さらに蘇生時の状況を考慮して

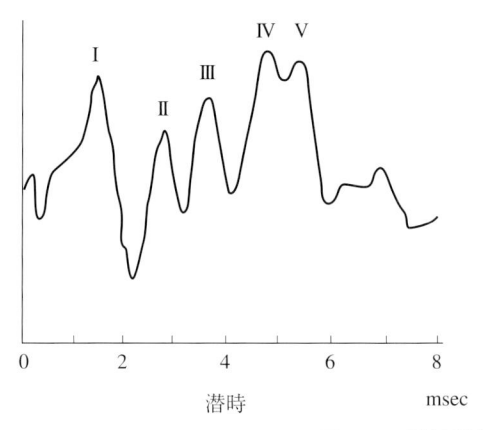

90～110 dB，10 Hz のクリック音で刺激し，1,024～2,048 回加算する。

波（起源）	潜時の正常値
Ⅰ波（蝸牛神経）	1.5～1.7 msec
Ⅱ波（蝸牛神経核）	2.6～2.8 msec
Ⅲ波（オリーブ核）	3.7～3.9 msec
Ⅳ波（外側毛帯）	4.8～5.2 msec
Ⅴ波（下丘）	5.6～6.0 msec

第Ⅴ波の有無とその潜時が重要である。
脳死状態でもⅠ波は出現しうる。
低体温では潜時が延長する。

図16-3　聴性脳幹誘発電位の模式図

決定する。循環動態が不安定な症例，つまりドパミン 10 μg/kg/min の投与でも収縮期血圧が 90 mmHg 以下の場合や薬物治療抵抗性の重症不整脈を示す症例は予後不良である。特に蘇生1時間後の神経学的評価で瞳孔散大，脳幹反射の消失，無呼吸，疼痛刺激に反応がなく，聴性脳幹誘発電位検査でⅤ波を認めない症例は脳死に至る可能性が強く，以後積極的な治療の対象にならない。まれに循環動態が不安定な症例でも，経皮的心肺補助などの補助循環により意識が保たれる症例（原因としては心筋炎や心筋症が多い）がある（図16-2）。循環動態が安定し，脳幹機能が保たれている場合，自発呼吸は蘇生直後は認められなくても蘇生後30分以内に出現することが多い。蘇生1時間後に脳幹機能が温存されかつ循環動態が安定していれば脳機能回復のための全身管理（脳指向型集中治療）を行う。

　蘇生後脳症に対する脳低温療法（p.231参照）の適応・効果に関しては一定の見解が得られていない。一般的な適応は，循環動態が安定し，ある程度予後が期待できる重症の意識障害症例である。具体的には，脳幹機能が保たれ，蘇生1時間後の Glasgow Coma Scale Score が5以下で蘇生時因子が良好（発症前の日常生活動作が良好，心停止時間10分以内，蘇生時間60分以内で血圧が安定している）な症例である。Glasgow Coma Scale Score 6以上の症例にも脳低温療法を行うべきかどうかは不明である。

d 脳死

　蘇生後脳症のなかには脳死に至るものがある。表16-5に法的脳死判定マニュアルによる脳死判定基準を示した。脳死と判定された症例は十分な治療を行っても数日から1週間で心停止に至る。

e 蘇生後の全身管理（脳指向型集中治療）

　脳灌流圧の維持と適度な脳酸素化が基本で，これに脳低温療法を加えることがある。合併する多臓器障害は脳障害を増悪するのでその治療も必要である。集中治療の期間の目安は3～14日である。

1）呼吸管理

　気管挿管を行い，血圧や頭蓋内圧を安定させるように調節呼吸にする。体動が激しい場合は鎮静薬，筋弛緩薬を投与する。人工呼吸は気道内を陽圧にするため，胸腔内圧の上昇

表16-5 脳死判定基準

＜前提条件＞
1. 器質的脳障害により深昏睡および無呼吸を来している症例
2. 原疾患が確実に診断されている症例
3. 現在行いうるすべての適切な治療をもってしても回復の可能性がまったくないと判断される症例

＜除外例＞
1. 脳死と類似した状態になりうる症例
    1) 急性薬物中毒
    2) 低体温：直腸温，食道温等の深部温が32℃以下
    3) 代謝・内分泌障害
2. 15歳未満の小児
3. 知的障害等，本人の意思表示が有効でないと思われる症例

＜生命徴候の確認＞
1. 体温：直腸温，食道温等の深部温が32℃以下でないこと
2. 血圧：収縮期血圧が90 mmHg以上であること
3. 心拍，心電図等の確認：重篤な不整脈がないこと

＜脳死と判定するための必須項目＞
1. 深昏睡
2. 両側瞳孔径4 mm以上，瞳孔固定
3. 脳幹反射の消失
    1) 対光反射の消失   2) 角膜反射の消失
    3) 毛様脊髄反射の消失 4) 眼球頭反射の消失
    5) 前庭反射の消失   6) 咽頭反射の消失
    7) 咳反射の消失
4. 平坦脳波
5. 自発呼吸の消失

＜法的脳死判定における観察時間＞
第1回目の脳死判定が終了した時点から6時間以上を経過した時点で，第2回目の脳死判定を開始する。なお，原因，経過を勘案して，必要な場合はさらに観察時間を延長する。

＜脳死の判定時刻＞
第2回目の脳死判定終了時をもって脳死と判定する。

から脳静脈還流量が減少して頭蓋内圧が亢進する場合があるので，気道内圧は低く維持する。Pa_{O_2}は100〜150 mmHgに維持し，不用意な低酸素血症を予防するとともに過剰の酸素投与は行わない。

蘇生後のPa_{CO_2}は35〜40 mmHgとする。一般に頭蓋内圧亢進時には，脳血管を収縮させ頭蓋内圧を低下させる目的で軽度過換気（Pa_{CO_2} 30〜35 mmHg）にしてきた。動物の完全全脳虚血モデルで蘇生時に長時間の過換気を行うと脳を保護するうえで有利という報告がある。しかし，過換気により脳障害が増悪する可能性もある。過換気による脳血管収縮作用は時間経過とともに次第に減弱してくる。現在では過換気は，蘇生中，蘇生直後にアシドーシスを認める場合，あるいは脳血流量の増加による頭蓋内圧亢進を認める場合にのみ実施する。一方，低換気による呼吸性アシドーシスは脳浮腫を増悪させるので避ける。

2）循環管理

心拍再開後の循環血液量，灌流圧の維持が微小循環の改善に必要である。アシドーシスの治療も重要である。灌流圧が少しでもあればアシドーシスはある程度以上には進行しない。血圧管理の目標は，高血圧の既往，頭蓋内圧上昇，自己調節能の障害などにより異なるが，平均動脈圧は100〜110 mmHg程度の高めで安定させ，急激な変動を避ける。臓器への酸素供給のため心拍出量を維持する。出血がなければ，心肺蘇生後の抗凝固薬の投与は凝血を防止し，微小循環の維持に有利である。

3）代謝管理

脳組織への酸素運搬を良好にするため膠質液を主体に輸液し，循環血液量をやや多めに保ちながら血液希釈を行うが，酸素供給の観点からヘマトクリット値30％は必要である。電解質液の過量投与は低アルブミン血症を引き起こし，膠質浸透圧の低下を招くため避ける。血糖は100〜200 mg/dlに維持する。電解質の補正，体温管理（発熱を避ける），痙攣防止も必要である。痙攣時には脳代謝が著明に亢進するが，代謝亢進に見合うだけの脳血流量の増加はないことが多く，相対的脳虚血状態になる。合併する肝腎消化管障害の治療，感染対策，栄養管理も重要である。

4）バルビタール

バルビタールは完全全脳虚血には無効であるが，局所脳虚血では脳保護作用が証明されている。バルビタールの脳保護作用は，脳代謝抑制，頭蓋内圧低下，抗痙攣作用などによるものと考えられている。バルビタールは，高熱や痙攣による代謝の異常亢進，頭蓋内圧亢進時に使用する。

f 脳低温療法

鎮静薬と筋弛緩薬を投与し，3〜7日間脳温を32〜34℃に維持し，脳温を低下させることにより障害された神経細胞を回復させる治療法である。指標とする体温は，脳実質，脳室内，内頸静脈球部など脳付近の温度を測定する。末梢血管収縮による循環障害を予防するため血管拡張薬を投与することが多い。合併症としては喀痰貯留などによる肺炎，血小板減少，低K^+血症，不整脈などが多い。また，循環抑制が強く起こる場合があるので，肺動脈カテーテルによる心機能の連続モニターなど厳密な全身管理が必要である。低体温の脳保護作用の機序としては，脳代謝抑制，神経伝達物質（ドパミン，グルタミン酸）の遊離抑制，脳内毛細血管内圧低下による脳浮腫と頭蓋内圧亢進の防止などが考えられている。低体温の効果は蘇生中，あるいは蘇生直後から開始すれば有効であるが，蘇生後15分経過してから始めても無効であるという報告もあり，適応を見きわめる必要がある。

おわりに

脳蘇生法では早期からの脳循環維持に始まるきめ細かな脳指向型集中治療が重要である。脳死臓器移植が施行されるようになった今日，脳死に陥らなくするための治療法の開発に加えて，治療限界の客観的な指標，さらに脳死の厳密な判定が必要とされている。

参考文献

1) Schreiber SS, Baudry M: Selective neuronal vulnerability in the hippocampus - a role for gene expression. Trends Neurosci 18: 446-451, 1995
2) Safar P: Cerebral resusucitation after cardiac arrest: Research initiatives and future directions. Ann Emerg Med 22: 324-329, 1992
3) Prough DS, Zornow MH: Why is cardiac arrest lasting more than five minutes associated with poor neurologic outcome? Crit Care Med 27: 1398-1400, 1999
4) 法的脳死判定マニュアル, 脳死判定手順に関する研究班, 日本医事新報社, 1999
5) Brian JE: Carbon dioxide and the cerebral circulation. Anesthesiology 88: 1365-1386, 1998

（黒田泰弘・大下修造）

第17講

虚血性心疾患の麻酔

はじめに

　欧米諸国では死亡原因として心血管系病変に起因するものが最も高い。また周術期の死亡の原因としても心筋梗塞，不安定狭心症，うっ血性心不全，重度の不整脈などの心血管系由来の病変が上位を占める。わが国においても近年この傾向が強くなっている。心血管系病変の90％は高血圧症であり，冠動脈病変，不整脈，末梢血管性病変，脳血管性病変，うっ血性心不全，リウマチ性心疾患と続く。この中にあって，一般的に冠動脈疾患の頻度は実際よりも少なく見積もられていると考えられる。冠動脈疾患の70％では狭心症が経験されず，また急性心筋梗塞の10〜15％はサイレントであることも理由の1つである。ここでは虚血性心疾患患者の心臓以外の手術における留意点を述べる。

1 心筋への酸素供給

　安静時正常心の冠血流量は1分間に250 mlで，心拍出量の5％を占め，酸素消費量は1分間40 mlで，全酸素消費量の15％を占める。冠動脈は大動脈起始部（大動脈弁直上）の大動脈洞（Valsalva sinus）から左右1本ずつ起始し，左冠動脈はただちに前下行枝と回旋枝に分枝する。右冠動脈は全右室壁，左室後壁，中隔後部を，左冠状動脈の前下行枝は両室の前壁，中隔の大部分を，回旋枝は左室左側壁を灌流する（図17-1，図17-2）。冠動脈は心臓の外側（pericardium側）の表層を走る太い冠動脈からちょうど櫛の歯が刺さるように心室壁の内側（endocardium側）へ向かい走行し，細血管，毛細血管へと分岐する。左室を灌流した冠血流の90％は冠静脈洞に注ぎ右房に入る。Thebesian veinからの血液は直接心室および心房に還流する。

　虚血性心疾患では，酸素の供給と需要のバランスが問題となる。心筋への酸素供給はO_2 supply $= O_2$ content $\times$ 冠血流で表され，O_2 contentは100 mlの血液中に含まれる全酸素量でO_2 content $= O_2$ capacity $+$ 血液溶解酸素となる。ここでO_2 capacityはヘモグロビン（Hb）が酸素で飽和したときの酸素量である。したがって冠血流量が一定であれば，心筋への酸素供給量は血液Hb量に比例する。ただしHb（赤血球）が多すぎると血液の粘度が上昇し，血流量が減少する。

　冠血流は$F = P/R$で表される。Pは冠灌流圧，Rは冠血管抵抗である。心収縮期には心筋の収縮によって，細い冠血管がまわりから圧迫されるため血流は少なく，冠血流のほとんどは拡張期に流れる（左室70〜80％，右室50〜70％）。冠動脈血管は心内側に向かい細くなることから心筋壁を内側から押す圧，心室内圧も冠血流を阻害する要因の1つであ

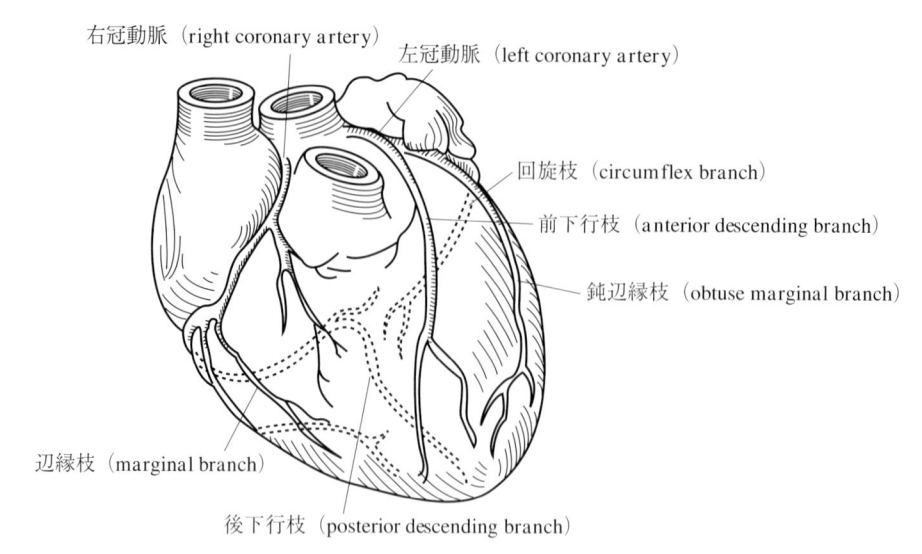

図17-1 冠動脈と主な分枝

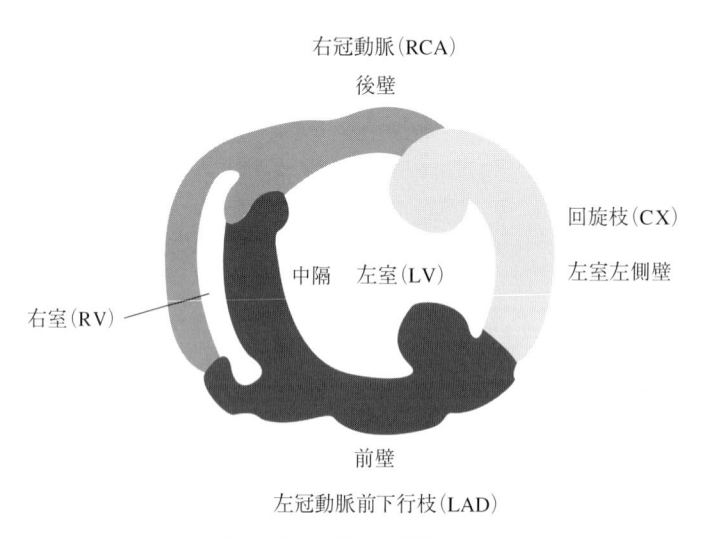

図17-2 冠動脈の灌流区分

る。このため冠動脈疾患では心内膜に近い冠動脈細枝に梗塞を起こしやすくなる（心内膜下梗塞）。

冠灌流圧はP＝大動脈拡張期圧－冠静脈洞圧で表されるべきであるが，冠静脈洞圧より途中で冠血管が通過する左室心筋内圧の方が高いため，P＝大動脈拡張期圧－左室心筋内圧となる。心筋内圧は臨床的に測ることはできない。しかし臨床的に問題となるのは冠血流が流れる拡張期の心筋内圧で，これは左室拡張期圧とほぼ同程度と考えられる。したがって，最終的にはP＝大動脈拡張期圧－左室拡張終期圧（LVEDP）とすることができる。

心拍数は冠血流，心筋の酸素需給に大きく影響する。まず，他の条件が一定であれば，心拍数が多ければ多いほど心拍出量が増え，冠灌流圧が高くなり冠灌流量は増加する。しかし心拍数が増加すると，逆に拡張期の短縮により冠血流が低下し，また心筋の酸素消費量が増大する。一方，心拍数が減少すると，拡張期が長くなるために冠血流が増加し，ま

た心筋の酸素消費量も減少するが，逆に心拍出量の低下による冠灌流圧の低下から冠血流量が減少する．冠動脈病変においては適正な心拍数を維持するということが非常に重要になる．

冠血管抵抗Rは，細動脈壁の緊張によってほぼ決定される．細動脈壁の緊張は低酸素，高炭酸ガス，β刺激（心仕事量増加による間接作用もある），プロスタサイクリンなどで低下し，高酸素，低炭酸ガス，α刺激，抗利尿ホルモン，アンギオテンシンなどで上昇する．冠血管抵抗に関するすべての因子は直接作用と間接作用を考える必要がある．例えば交感神経刺激やノルアドレナリン（ノルエピネフリン）投与では直接的には冠血管を収縮するが，心拍数の増加，収縮力の増加により代謝が亢進しアデノシンが増加するため，血管拡張作用がより強く表に出てくる．吸入麻酔薬はだいたいが冠拡張薬として働く．ハロタンは冠スパスム抑制作用があると思われる．

冠血管抵抗に影響する各種因子のうち代謝性因子（O_2の低下，CO_2，H^+，K^+，アデノシンなどの上昇）が最も重要である．生理的状態では冠血管抵抗は心筋の酸素需要に応じて変化し，酸素の必要性が高まれば抵抗が少なくなって血流を増す．また冠血流には自己調節機構（autoregulation）があり，他の条件が一定なら灌流圧が60〜130 mmHgの範囲では血流量は一定に維持される．しかし，冠動脈病変を持つ冠動脈では環境変化に対応する反応性が少ない．つまり冠血流は圧依存性になってくる．したがって，冠血流を増加させるためには冠灌流圧を上げる（大動脈拡張期圧の上昇，左室拡張末期圧の低下）ことが必要になる．病変冠動脈の反応性は，必ずしも低下するのではなく，反応性が変わるのだとする意見もある．例えば，正常冠血管では心拍数が増加（代謝が増加）するとアデノシンの増加により冠血管は拡張するが，罹患枝は，逆に収縮することが知られている．また，異型狭心症患者でドパミンの点滴により冠スパスムが発生したという報告もある．

2 心筋の酸素需要

心筋の酸素需要に関しては3つのファクターが知られている．①心筋壁張力，②心収縮力，③心拍数で，これらが増大するほど心筋酸素消費量は増加する．心筋張力は，Laplaceの法則 $T = Pr/2$ で表され，内圧が高くなるほど，また半径が大きくなるほど大きくなる．この張力には前負荷（pre-load）と後負荷（after-load）が関与する．前負荷はLVEDP（左室拡張終期圧）あるいはPCWP（肺動脈楔入圧）で，後負荷は血圧で代表することが可能である．心筋は左室拡張終期にはLVEDPにより引っ張られ，心収縮期には血圧により伸展させられる．心筋はこの張力に抗しながら収縮を行う．

心筋収縮は最も多くの酸素を消費する．弁狭窄があれば心筋収縮に要する酸素量は著増する．

心拍数は心収縮の一連のサイクルの回数を増やすため，単純計算では心拍数が2倍になれば2倍酸素消費量が増える．心拍数の増加は交感神経系の賦活，あるいはカテコラミンの増加によるものであり，心拍数の増加は同時に心筋収縮力も亢進させるという2重構造により，さらに酸素消費量を増大させる．

3 酸素需給バランスの指標

臨床的に酸素の需要を簡単にみる方法としてrate pressure product（RPP）がよく知られ

ている。これはdouble productともよばれ，心拍数×収縮期血圧のことである。虚血性心疾患が疑われるときには12,000を超えない方がよく，下限は6,000とされている。また術中にはこの値が術前の最高値を上回らないようにすることが勧められている。

RPPは単純そうに見えるが，心筋の酸素消費の要因である心筋壁張力，心収縮力，および心拍数をメカニズム的に大部分カバーしている。心拍数はそのまま心拍数を，血圧は後負荷とそれに対応する心収縮力を間接的に示す。また心拍数は交感神経系の状態を反映しており，したがって，心拍数の増加は同時に心筋の収縮力が増大していることを示す。RPPでまったくカバーされないのは前負荷のみである。RPPは簡単でベッドサイドでも使いやすく，麻酔中においてもRPPの増加とSTの低下が一致してみられ，心筋虚血の良い指標となる。しかし注意すべき点もある。例えば極端な例を挙げると，RPPが同じ6,000であっても心拍数60，血圧100の場合と心拍数100，血圧60の場合はまったく異なるからである。

RPPでは左室に対する前負荷が反映されないためRPPにPCWPを掛けたtriple indexも考案されている。これでは150,000以下が目安となっている。triple indexは理論的には良さそうに見えるがPCWPの測定を必要とすること，数値が大きくなりばらつきが大きくなることからベッドサイドで用いられることは少ない。

心筋の酸素需給バランスを示す指標の1つにdiastolic pressure time index（DPTI）とtension time index（TTI）の比であるendocardial viability ratio（EVR）がある。正常値は0.8〜1.2，虚血時には0.4〜0.5以下になる（図17-3）。このEVRの臨床的利用価値は別にして，考え方は心全体の酸素需給バランスの概念を知るうえで非常に重要である。DPTIは図17-3の"点々"の部分を示し，TTIは"斜線"の面積を表す。DPTIは大動脈拡張期圧−左心室内圧（冠灌流圧）の時間積分で冠血流量を表す。一方，TTIは収縮期血圧の時間積分である。収縮期には血流はなく（酸素の供給はない）酸素の消費のみが行われていると考えられる。したがって，この2つの比であるEVRは，心臓における酸素需給バランスを示す良い指標となる。

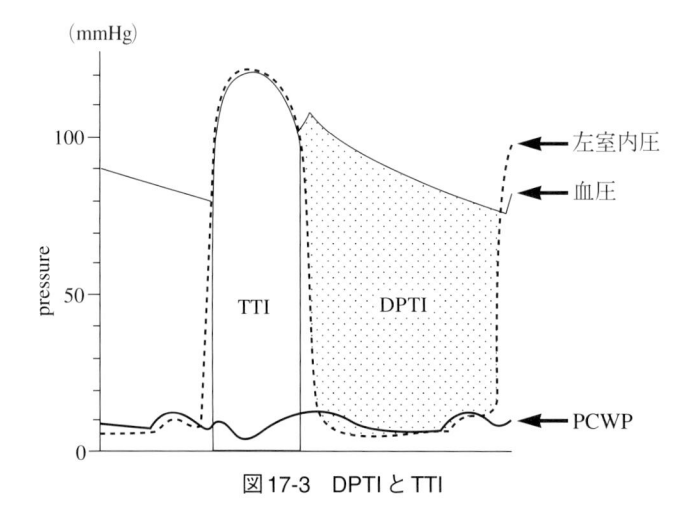

図17-3　DPTIとTTI

4 術前評価

　虚血性心疾患の重症度を正しく評価することは容易ではない。強い器質的病変が認められるにもかかわらず，ほとんど症状のない患者もあり，時にサイレントの心筋梗塞もある。逆に症状の割には器質的病変の少ない患者もいる。虚血性心疾患患者は一般には麻酔を受ける前に内科あるいは循環器内科で十分な評価を受けている。しかし，麻酔科では麻酔の専門家の立場から患者の評価を行うことが重要である。

　虚血性心疾患の重症度評価では，まず日常生活の障害度から評価を行う。日常の軽い労作をして呼吸困難があるか，少し歩くと座りたくなるか，息切れなくどのくらい階段を上がることができるか（2階，3階など）。息切れは横になって休むとすぐ直るか，また安静にしていても症状があるか，などを知ることにより全般的な状態を把握することができる。この日常生活の障害度により等級分けしたのがNew York Heart Associationの分類（表17-1）などである。また数量化しようとしたのが2ステップテストなどである。

　心機能の診断法は数多くあるが，非侵襲的で臨床的診断価値の高い1つにejection fraction（EF：駆出率）がある。EFは左室に流入した血液のうち何パーセントが拍出されたかを見るもので，EF＝（左室拡張末期容量－左室収縮末期容量）/左室拡張末期容量で表される。超音波エコー法を用いて測定される。成人では0.67 ± 0.08以上が正常とされ，0.5以下では低下していると考えられる。多くの検査のうち心拍出能力が評価できる有用な検査法である（p.243「冠動脈バイパス術の麻酔」参照）。

　冠動脈病変を診断する方法としてジピリダモールによる造影法がある。sensitivity（陽性を陽性と診断する）が93％で，specificity（陰性を陰性と診断する）が80％という精度の高さである。

　以前より，①心電図上Q波のある者，②うっ血性心不全がある者，③糖尿病がある者，④狭心症がある者，⑤心筋梗塞がある者，は周術期に心筋梗塞を起こす可能性が高くなる。これら5つの障害のうちのいずれかを持っていると術後に心筋虚血を起こす確率が通常の5倍に上昇する。末梢血管疾患を持つ者は糖尿病あるいは高血圧のある患者と同様，冠動脈障害のリスクは高いと考えるべきで，これらの患者には十分な注意が必要である。

　日常の一般術前検査として行われる心電図検査，血圧，脈拍数，尿量，肝機能などの重要性は言わずもがなである。

表17-1　New York Heart Associationの重症度分類

	労作の制限	症状
Class I	なし	通常の労作では症状（－）
Class II	軽度	日常労作で疲労，息ぎれ（＋），しかし休息中（－）
Class III	著明	日常的労作以下でも症状（＋），休息中（－）
Class IV	休息中も症状がある	休息中も症状（＋），労作で悪化

5 心筋梗塞の既往

　心筋梗塞の既往のあるものは周術期に再梗塞を起こす頻度が高い。1967年Frazerは初回心筋梗塞後3カ月以内に麻酔・手術を行うと周術期死亡率が38％となると報告した。1972

年Tarhanらは心筋梗塞発生後3カ月以内に麻酔・手術を行うと37％に，3〜6カ月後に麻酔・手術を行うと16％に，6カ月以上では4〜5％に再梗塞が認められると発表した。このとき再梗塞による死亡率は54％であった。彼らの結論は，したがって，梗塞発生後は6カ月以上待つことであった。この6カ月以上待った後の梗塞率4〜5％は当時の一般人の麻酔・手術時の梗塞発生率と同じであった。

Steen, Terhanらは，新しい麻酔薬，モニター類が出現したことを受けて1978年にもう一度この再梗塞の発生率を調べた。結果は前回と同じであった。さらに2度目の調査結果から，彼らは再梗塞を起こしやすい誘因として，新たに，術前からの高血圧，術中の低血圧，3時間以上の胸部・上腹部の手術を挙げた。しかし最近では，麻酔技術，モニター技術などが著しく進歩してきたため，周術期の一般人の心筋梗塞の確率は1％であり，また梗塞患者が再梗塞を起こす確率は上述の調査よりずっと少なくなっている。

6 麻 酔

虚血性心疾患患者において周術期の合併症併発率，死亡率は，麻酔の方法，麻酔薬とは関係がなく，患者の状態および手術リスクに関係する。このことは，いかに麻酔が安全に行われているかを示している。心・血管外科において特定の麻酔法が推奨されるのは下肢の血管手術のみで，この場合は局所麻酔薬を使った脊椎麻酔，硬膜外麻酔が推奨される。これらは移植血管の開通・通過状態を良くするからである。しかし，虚血性心疾患患者ではどの麻酔法を用いるにせよ，心拍数，血圧などの循環動態変化に細心の注意を払う必要がある。

局所麻酔は痛みに対する生理的反応を抑え，頻脈，高血圧を止めることができる。これに鎮静を加え，適正換気と，酸素投与を行えば心筋梗塞，ポンプ不全，不整脈の危険のある患者に安全で有効な麻酔法となる。また，この麻酔法は交感神経系活動を抑制し，左室の後負荷を減少させるため，心機能を改善する作用もある。持続硬膜外麻酔は術中のみならず術後鎮痛にも有用で，術後痛に伴った循環動態の変化を抑える。さらに胸部硬膜外麻酔では冠疾患患者に対して狭心痛を抑え，心電図変化を軽減し，局所の壁運動の異常を抑える。しかし一方で，上腹部手術の硬膜外麻酔で冠スパズムが報告されている。これは交感神経心臓枝（T_{1-4}）がブロックされるためと考えられる。しかし，より下位のブロックによる発生例もある。これについては下腹部血管が拡張するため，より上部の血管が収縮し代償することによるという考え方も示されており，個々の症例の症状に都合よく合わせた考え方であると言えなくもない。

吸入麻酔薬は，麻酔の深さを迅速に変えることができ，術中の心拍数，血圧の変化などに素早く対応できる利点があり，心血管系病変をもつ患者にも広く使われている。前もって十分に準備をし，それぞれの麻酔薬の特徴を知って麻酔を行えばリスクの高い手術も十分対応できる。吸入麻酔薬のなかでハロタンの心筋抑制作用，イソフルランでは末梢血管抵抗低下作用がよく言われているが，両者に臨床的に問題となるほどの差はなく，いずれも臨床使用濃度では血圧を低下させる。イソフルランには冠動脈盗血現象があることが言われている。これは血流障害のある冠動脈血管流域から正常血管流域（イソフルランで血管が拡張する）へ血流を引き込む現象で，このためイソフルランは冠病変患者には不適当であると考えられた。しかしこれはヒトではほとんど見られず，特殊な実験環境下で動物で見られるものである。実際イソフルランは冠動脈病変のある患者においても広く使用さ

れている。

　吸入麻酔薬と亜酸化窒素（笑気）を併用することは吸入麻酔薬のみの場合と比べて吸入麻酔薬の濃度を減少できるため心筋抑制が軽減され血圧が維持できる点で良い。亜酸化窒素を使用すると末梢血管抵抗をわずかではあるが上昇させる。しかし，心拍出量も下がるため動脈圧はほとんど変わらない。

　静脈麻酔薬ではチオペンタール，プロポフォールは用量依存性に心筋抑制を起こす。日本では使われていないが，エトミデート（etomidate）は循環動態あるいは心筋機能をほとんど変えないので心タンポナーデ，うっ血性心不全には良い適応と思われる。現在，麻薬類は心血管病変患者の麻酔において特別な地位を占めている。吸入麻酔薬の補助として中等量を投与することも行われるが，大量投与によって，それのみで麻酔を行うことが広く行われている。心筋機能，心拍出量，動脈圧に対する影響が少ないため心血管系以外でも侵襲の大きな手術によく用いられる。

7 モニター

　虚血性心疾患を含め，心血管系病変のある患者の麻酔で最も重要なのは循環動態の安定である。このために術中の循環動態を把握するモニターは不可欠である。

　どのようなモニターを使用するかは術前の心機能の状態，手術法，予想される循環動態変化，血管アクセスの良否などで決められるが，ハイリスクの患者では一般により複雑・高度で侵襲度の高いモニターが必要になる。いろいろな，また高度のモニターを用いることによりハイリスク患者においても安全に麻酔，手術が行えるようになったが，逆にモニターそのものに起因する問題も無視できない。さらに種々のモニターを装着したからといって必ず異常が発見されるとは限らず，モニター上まったく異常が認められないにも関わらず術後心筋梗塞が発見されることもある。モニターのみに頼らず，モニターのデータ，臨床症状を総合して判定するよう留意する。

　心電図は不整脈および心筋虚血のモニターとして最もよく用いられる。Ⅱ誘導はP波を見るのに最もよく，これは頻脈，徐脈あるいは伝導異常の診断に有用である。心電図による心筋虚血は，J点（QRSとSTの接点：Junction）を超えてから60～80ｍsec持続する0.1mV以上のSTの低下，あるいは0.2mV以上の上昇と定義されている（図17-4）。冠動脈病変患者が非心臓手術を行った際，18～74％に心電図変化が見られる。ほとんどはSTの低下であり，その90％はV_4，V_5でみられる。Ⅱ誘導とV_4，V_5の組み合わせで90％の術中心筋虚血は知ることができる。

　動脈カテーテルによる直接動脈圧測定は心血管系病変以外の患者にもよく使われる。持続的に血圧の測定ができる，体位の変化に対応できる，動脈サンプルがとりやすい，リアルタイムで正確な血圧の変化を知ることができるなどの利点がある。長時間にわたって測定を続ける際にはカテーテル刺入部より末梢の血流遮断に注意する必要がある。

　心不全を生じる可能性のある患者では原因が心筋障害であれ，弁不全であれ，動脈圧，左室充満圧，心拍出量測定などの，より侵襲度の高いモニターを用いることが多くなる。中心静脈圧測定は循環血液量を知る指標として，また左室前負荷の目安として使われることがある。しかし，中心静脈圧はあくまでも右室への灌流圧を示していることを念頭におかねばならない。中心静脈圧は循環血液量，右室機能，肺循環抵抗，さらに左室機能にも影響される。肺動脈カテーテルはポンプ不全のモニターには有用ではあるが，心筋虚血に

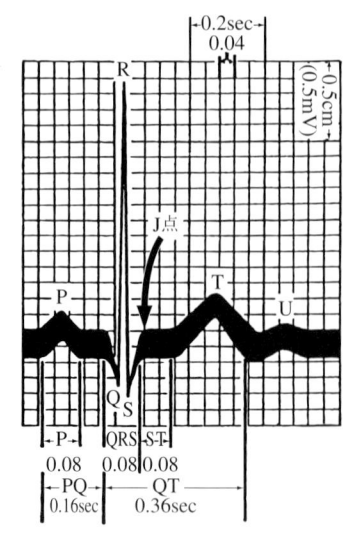

図17-4　基本的心電図とJ点

対しては鋭敏ではなく特異性もない。しかしながら，肺動脈楔入圧が25 mmHgを超えれば，再梗塞の危険性は非常に高くなる。

経食道心エコー（TEE）は局所的な心室壁運動異常，壁厚，EF，弁機能，心室内病変の評価に有用である。心筋虚血の最初の徴候は心室壁の分節的な動き，壁厚の増加で，次いで心電図の変化が起こるため，TEEは最も早く心筋虚血を診断できる。しかしながらTEEは費用，扱いにくさ，修練などの制限があるため日常的な手術に使用することはほとんどないが，心，大血管，胸部外科などのハイリスク手術に用いられ，威力を発揮する。

8 血圧のコントロール

術中の血圧コントロールの目標値は術前血圧，現在の心機能，冠動脈病変，行われる手術によって異なるが，普通，術前値±20％内である。しかし，血管系病変が著明な場合にはより狭い範囲に設定することが必要である。例えば頸動脈内膜剥離術では，頸動脈閉鎖により脳虚血を起こさないために血圧は術前値か，あるいは少し高めくらいの狭い範囲に維持する必要がある。冠動脈狭窄症では，低血圧は冠灌流圧を低下させ心筋虚血を招く。さらに低血圧と頻脈の組み合わせは冠灌流圧の低下，灌流時間の減少，酸素消費量の上昇のため，低血圧単独より心筋虚血を増悪する。

低血圧の対処法は末梢血管抵抗を増加させるか，心拍出量を増やすか，である。いずれが原因か見定めて昇圧薬の投与，心拍出能の増強を図らなければならない（**表17-2**）。心拍出量低下による場合，理論的には，前負荷の増加（輸液，輸血），後負荷の減少（血圧の低下），収縮力の改善を図り，頻発する不整脈にはその治療が必要となる（**表17-3**）。高度の左室機能不全では内科的薬物的治療のみでは末梢・臓器血流が十分に維持できないこともあり，大動脈バルーンのような機械的方法が必要となる。

急な血圧上昇は周術期にはよくみられる。血圧上昇は必ずしも血流増加を意味するものではない。血圧は心拍出×末梢血管抵抗で示されるため，血管抵抗の上昇による高血圧では，血流は逆に減少していることさえある。そのうえ高血圧は心臓の酸素需給のバランス

表17-2　周術期に用いられる強心・昇圧薬

	レセプター	成人1回投与量	連続投与量（μg/kg/min）
フェニレフリン	α	50-200 μg	0.2-3
メトキサミン	α	2-10 mg	
エフェドリン	α, β	5-15 mg	
エピネフリン	α, β	8-100 μg	0.02-0.2
ノルエピネフリン	$\alpha > \beta$		0.02-0.2
ドパミン	α, β, dopaminergic		2-15
ドブタミン	$\alpha < \beta$		2-20

注：薬の用量および選択は，低血圧症の程度，基礎にある疾患，および投薬に対する反応に基づく。

表17-3　心疾患患者の低血圧の治療方法

	後負荷	前負荷	心拍数	心筋収縮力
大動脈弁狭窄症	↑	↑	↓	
僧帽弁狭窄症		↑	↓	
大動脈弁閉鎖不全症	↓	↑	↑	
僧帽弁逆流症	↓	↑	↑	
タンポナーデ		↑	↑	↑
うっ血性心不全	↓			↑

これらは初期治療についてであり，状況に応じて対応しなければならない。例えば，大動脈弁狭窄症において頻脈を抑えることは拡張期冠血流の減少に歯止めをかけるが，極度の徐脈は逆に心拍出量を減少させる。

表17-4　周術期に用いられる血管拡張薬

	作用機序	成人1回投与量	連続注入の初期投与量（μg/kg/min）
ニトロプルシド	一酸化窒素の活性化		0.5
ヒドララジン	一酸化窒素の活性化	5-20 mg	
トリメタファン	神経節遮断	0.5-2 mg	0.5
フェントラミン	αブロッカー	5 mg	
ニトログリセリン	一酸化窒素の活性化		0.2
ニカルジピン	Ca^{2+}チャネルブロッカー		0.1

注：投薬量は，高血圧症の程度，および治療に対する反応に基づいて決める。

を壊す。

　術中の高血圧はしばしば浅麻酔時に急激な侵襲的刺激（喉頭展開，挿管，皮膚切開，胸骨切開，大動脈の操作，覚醒時の痛み）を受けることにより起こる。特に高血圧症の患者に起こりやすい。したがって，血圧降下薬が必ずしも必要なわけではなく，吸入麻酔を深める，麻薬を追加するなどで対処できる。浅麻酔が除外されなお高血圧，頻脈が続く場合，短時間作用性のβブロッカー等の使用を考慮する。βブロッカーは喉頭展開，気管挿管などによる頻脈，高血圧も抑えることができる。クロニジンの術前投与も効果がある。

　高血圧は循環血液量過剰，高炭酸ガス，ハイポキシア（低酸素症），脳圧上昇などによ

っても生じる．血管拡張薬の投与はこれらの原因が除外されてから考えるべきである（表17-4）．大血管手術が行われる患者ではしばしば合併している冠，肺，あるいはその他の全身の血管病変のため予防的にニトログリセリンを投与することもある．

9 術後ケア

　心疾患をもつ患者では，しばしば術直後に呼吸・循環系の著明な変化がみられる．このリスクは，特に上腹部手術，胸部手術あるいは大量の輸液，輸血が行われた場合増加する．ハイリスク患者の術後ケアはICUで行うべきで，開心術，開頭術，大血管手術，大量輸液・輸血後などでは術中のモニターはそのまま続けるべきである．注意すべきは術直後ICUへの搬送の途中である．患者は麻酔から覚めたばかりの呼吸循環が不安定な状態にあり，一方，医師は手術が終わりほっとし気が抜けているときで，またモニターの電源を切っていることもあり患者の状態変化が早期に把握できないことがある．この時期，予期しない高血圧，低血圧，頻脈が発生する．重篤な患者においては搬送の途中もモニターを停めてはならない．

　高血圧，頻脈は術直後に多いが，リスクの高い期間は短く，80％は回復室に入ってから30分〜3時間に起きる．術後の高血圧の原因は，覚醒期のせん妄，不安，痛み，ハイポキシア（hypoxia），高炭酸ガス血症，循環血液量不足，さらに低体温がある．術後高血圧の最大の基礎的因子は術前からの高血圧である．低体温に対する生体の生理的反応は血管の収縮で，これは後負荷を増大させシバリング（shivering）を発生させる．シバリングは酸素消費量を著しく増加させるので，特に心疾患患者においては低体温は精力的に治療すべきである．必要ならば筋弛緩を行い，鎮静化し，人工呼吸を行う．術直後の低酸素血症は原因のいかんを問わず心合併症の危険性を増すため積極的に対処しなければならない．

　痛みは術後高血圧の原因の1つである．したがって，心筋虚血の危険のある者において術後鎮痛処置は不可欠である．硬膜外麻酔などによる鎮痛処置は痛みに伴う高血圧，頻脈を抑え心合併症の危険を減少する．ハイリスクの患者で術中，術後を通じて硬膜外麻酔を受けている者では一般的な術後鎮痛処置を受けている者に比べて心合併症，死亡率が有意に低い，という報告もある．

　術後の高血圧発生は手術の種類にもよる．心，大動脈，頸動脈の手術は術後高血圧を最も起こしやすい．頸動脈手術後の高血圧は脳虚血予防のための生理的反応とも考えられ，また，圧受容体機能の異常によるとも考えられる．いずれにしても術後高血圧の治療においては原因の追究が第一で，原因の除外あるいは治療がされた後，なお残る高血圧に対してのみ短時間作用性の降圧薬を使用すべきである．

参考文献
1) Introduction to Anesthesia, 9th ed, Edited by Lomgnecker DE, Murphy FL, WB Saunders, Philadelphia, 1997

（新井達潤）

第18講 冠動脈バイパス術の麻酔

はじめに

　虚血性心疾患患者に対する治療法として，従来の薬物療法に加えて内科領域では，種々の血管インターベンションが盛んに行われるようになってきた。一方，外科領域でも多枝病変を持つ患者に対し，冠動脈バイパス術が行われている。今後，わが国でも欧米なみに冠動脈バイパス術の症例数が増加していくものと推測できる。虚血性心疾患の麻酔においては，その病態生理や麻酔薬が虚血心に及ぼす影響について精通していなければならない。

　虚血性心疾患の病態生理については，前章で述べられているので省略し，ここでは，冠動脈バイパス術の術前評価，麻酔の実際，術後管理などの臨床的な内容を中心に述べていきたい。また，緊急冠動脈バイパス術や低侵襲性冠動脈バイパス術の麻酔管理についても述べる。

1 術前評価

　冠動脈バイパス術の術前評価として，心筋梗塞の既往の有無，心筋虚血が症候性か無症候性か，心不全の既往の有無，冠動脈病変の重症度，糖尿病や高血圧などの合併疾患の有無，などを把握することが麻酔管理上重要である。

a 胸部X線像

　通常冠動脈疾患患者の心陰影は正常である。心拡大はうっ血性心不全や駆出率の低下を示唆する。肺内血管外水分蓄積のため間質の透過性が低下していることを示す肺うっ血像にも注意すべきである。単純写真でまれに冠動脈の石灰化像が分かることがあり，cine-fluoroscopyでより明確に判別できる。

b 安静時および運動負荷心電図

　冠動脈硬化の判明している患者でも，安静時心電図は正常であることがある。心電図により，急性心筋梗塞のほぼ80％は診断を下すことはできるが，心筋梗塞発症後18カ月以上経過すると，30％の患者で異常Q波が消失したりはっきりしなくなる。したがって，異常所見のある安静時心電図は心筋梗塞の既往，不整脈の存在，急性の虚血発作に関しては有用な情報源となりうるが，心電図上にそれらの所見がないからといって心筋虚血を否定することはできない。

運動負荷心電図は，機能的な心筋虚血発作を検知する上で有用な非侵襲的検査である。心臓手術以外の手術を受ける虚血性心疾患患者においては，運動耐性の程度から周術期の心筋虚血発生の危険度を予測するという点で有用である。しかし，冠動脈バイパス術を前提としている患者では，冠動脈造影で冠動脈の器質的な狭窄部位は判明しており，負荷心電図からそれ以上の情報は得られない。

C 冠動脈造影および心室造影

冠動脈造影により，冠動脈の解剖学的所見，分枝の狭窄の程度，狭窄部より遠位の冠動脈の太さや側副血行路などが明らかとなる。冠動脈バイパス術において，バイパス血管の数および部位を決定するのに重要な情報である。血管腔の横断面で75％以上の狭窄を示す所は，血行動態的に重要な病変部位である。冠動脈造影所見から，心筋の酸素需要が増大したり血流が減少したときに危険な状態となる領域を知ることができる。この情報は術中の心電図モニターの誘導の選択や経食道心エコー（TEE）で壁運動異常を観察するうえで有用である。

左室造影により，駆出率（EF），壁運動の異常，乳頭筋障害による僧帽弁逆流，などの情報が得られる。駆出率は心筋の収縮力の目安となり，造影による拡張終期および収縮終期の心室容量から計算できる。駆出率のデータから冠動脈疾患の重症度を判断したり，心収縮力を抑制する薬物や麻酔薬に対する心筋の反応性を推測する。駆出率が55〜40％の間では左室機能障害は軽度で，通常心不全の徴候はみられない。駆出率が40〜25％になると心不全の徴候が現れる。駆出率が25％以下になると重篤な心不全症状を呈する。

左室壁運動の異常を，低運動性（hypokinesis），無運動性（akinesis），奇異運動性（dyskinesis）の3つに分類し，心収縮がそれぞれ，減少する，欠落する，あるいは収縮期に外方へ壁運動をすることを示している。これらの壁運動の異常を評価することで，心筋梗塞のため組織変化（瘢痕化，線維化）が生じている部位や，心筋虚血のため気絶心筋（スタニング：stunning），冬眠心筋（ハイバネーション：hibernation）の状態になっている部位を把握できる。表18-1に虚血性心疾患患者における心不全の原因を列挙した。

表18-1　虚血性心疾患患者における心不全の原因

---
1. 心筋梗塞による生存心筋量の減少
    1）広範囲梗塞による梗塞部の瘢痕化
    2）多発性梗塞による散在性線維化
2. 残存（生存）心筋の収縮機能低下
    1）現在進行中の心筋虚血（有症候性，無症候性を問わない）
    2）気絶心筋（スタニング）
    3）冬眠心筋（ハイバネーション）
    4）左室リモデリング
3. 機械的障害
    1）乳頭筋不全による僧帽弁逆流
    2）左室瘤
    3）心室中隔穿孔，左室自由壁破裂

（後藤葉一：心筋の冬眠（ハイバネーション）．呼と循47: 571-579, 1999 より一部改変）

d 超音波心エコー図（心エコー図）

心エコー図からは心室腔容量および左室駆出率，各弁の形態や逆流の有無，心室壁の運動異常などの情報が得られる。最大の利点は非侵襲的であることで，繰り返し検査することができ，経時的な変化を観察することができる。壁運動異常が存在する場合には，心エコーによる左室駆出率が，左室造影所見より得られたものと異なることがあるので注意が必要である。術前の心エコー所見は術中の経食道心エコー（TEE）を観察するうえで参考となる。

e タリウム心筋シンチグラフィ

運動負荷時にタリウム心筋シンチグラムと心電図を組み合わせると，局所の虚血の診断に有用である。正常の心筋はタリウムを急速に取り込むが，梗塞部や虚血心筋では，タリウムをまったく取り込まなかったり，不均等に取り込んだりする。

2 術前使用薬と前投薬

虚血性心疾患に対して術前より使用されている亜硝酸薬，カルシウム拮抗薬，β遮断薬，降圧薬などは，原則として手術当日の朝も投与する。亜硝酸薬のテープ製剤を貼付したまま手術室へ入室するのもよい。β遮断薬は直前に中止すると狭心痛や不整脈が増加する可能性がある。しかし，人工心肺離脱困難の可能性を考慮して術前数日～1週間前に中止されている場合もある。

手術直前の精神的緊張は心筋虚血発作の誘発因子となりうるので，適切な鎮静が得られるよう，前投薬およびその投与量を決める。麻薬鎮痛薬（モルヒネ），拮抗性鎮痛薬（ブプレノルフィン），鎮静薬（ジアゼパム，ミダゾラム），ベラドンナ薬（スコポラミン）を組み合わせる。高齢者では過度の鎮静が呼吸抑制を引き起こすため，慎重に投与量を決める。ペンタゾシンは肺および体血管抵抗を上昇させ，虚血心に悪影響を及ぼすため用いない。

最近，周術期の心筋虚血を抑制するために，α_2作動薬であるクロニジンが術前・術中に用いられるようになってきた。中枢神経に対する鎮静作用のため前投薬および麻酔薬の投与量を少なくすることができ，また，術中の循環動態も安定すると報告されている。

3 麻酔法

a 大量オピオイド麻酔

大量にオピオイドを用いる麻酔法は，心臓手術における麻酔法として広く行われているテクニックである。1969年にLowensteinが大量のモルヒネを急速に静脈内投与しても血行動態があまり変化せず，良好な麻酔状態が得られることを報告し，それ以後大量モルヒネ-酸素麻酔が盛んに行われた（p.59参照）。しかし，大量モルヒネ麻酔では術中の健忘が不完全なことがあり，またヒスタミン遊離作用による低血圧，顔面紅潮，気管支攣縮などが問題となった。

モルヒネに代わるオピオイドとして大量のフェンタニル（100 μg/kg）の心臓麻酔への

表18-2 各種オピオイドの薬理学的特徴

種類	等力価量	pK	蛋白結合率(％)	分布容積(l/kg)	クリアランス(ml/kg/min)	排泄半減期(min)
モルヒネ	10mg	7.93	26-36	3.2-3.4	15-23	114
フェンタニル	100μg	8.43	79-87	3.2-5.9	11-21	185-219
スフェンタニル	15μg	8.01	92.5	2.86	13	148-164
アルフェンタニル	750μg	6.5	89-92	0.5-1	5-7.9	70-98

(Stoelting RK: Pharmacology and physiology in anesthetic practice, JB Lippincott, Philadelphia, 1991, pp70-101より一部改変)

使用が1978年にStanleyによって報告された。米国ではその後，スフェンタニル，アルフェンタニルが開発され，フェンタニルともども弁膜疾患，冠動脈疾患での麻酔導入，維持に有用な薬剤として，多くの症例で用いられている。日本ではスフェンタニルやアルフェンタニルは臨床使用が認められていないため，現在のところ大量オピオイド麻酔としては大量フェンタニル麻酔が主流である。表18-2に各種オピオイドの薬理学的特徴を示す。

麻酔に際してオピオイドを主要薬剤として用いた場合，オピオイドにより真の麻酔状態が得られるかという問題を巡っては，なお論争が残っている。オピオイドは完全な意識消失や健忘を起こさず，大量フェンタニル投与患者で時に術中覚醒（awareness）が報告されたことからオピオイドは麻酔薬ではないとも言われている。他方，適正な用量のオピオイドと鎮静薬を適切に組み合わせると，いわゆるバランス麻酔として安定した"麻酔"状態を得ることができる。このためフェンタニル-ジアゼパム，フェンタニル-ミダゾラム，フェンタニル-プロポフォールなどの組み合わせで，麻酔導入，維持が行われている。

大量フェンタニル麻酔におけるフェンタニルの使用量は一般に50〜150μg/kgといわれているが，その麻酔効果にはceiling effectがあり，大量に投与しても気管挿管の刺激や胸骨切開，大動脈周囲の剥離などの外科的刺激に対する反応を十分に抑えられない可能性がある。したがって，麻酔維持にあたってはフェンタニル単独使用にこだわらず，低濃度の吸入麻酔薬を併用することが勧められる。幸い冠動脈バイパス術を受ける患者の大部分は，弁膜疾患患者と違って心機能は比較的保たれており，吸入麻酔薬の使用による心筋抑制は問題になることは少なく，むしろ適度に心筋酸素需要を減少するため虚血心に有利に働く可能性がある。

最近では，術後の人工呼吸の期間を短くし，早期抜管を目指す方向にある。その場合，術中のフェンタニル総使用量を10〜30μg/kg程度にとどめ，吸入麻酔薬を積極的に併用する。患者の年齢，術前の心機能，手術経過などの条件が整えば可能な方法である。

b 吸入麻酔薬

吸入麻酔薬は，麻酔深度を迅速に変えることができ，調節性に富むため，術中の心拍数，血圧の変化に素早く対応できる利点があり，冠動脈バイパス術においても有用である。しかし，吸入麻酔薬には心筋収縮力抑制作用があり，心筋梗塞の既往があって壁運動が低下しているような症例には，予想以上の血圧低下を招き，心筋虚血を誘発する危険性がある。動物実験においてイソフルランは冠動脈盗血（coronary steal）現象を引き起こすと報告されて，冠動脈疾患患者には不適当な麻酔薬と考えられたことがあった。しかし，実際の臨床例で心筋虚血が，イソフルランの冠動脈の直接的拡張作用による盗血現象で生じたのか，イソフルランの体血管拡張作用による血圧低下が冠灌流圧低下を引き起こしたためか，証

明することは困難である。血圧低下に注意すれば，冠動脈疾患患者の麻酔薬として使用しても問題はないとする意見が多い。

　動物実験ではハロタン，イソフルランなどの吸入麻酔薬に虚血後の心筋壊死縮小効果があると報告されている。その臨床での有効性については今後の研究を待たなければならないが，虚血性心疾患患者に対しては，麻酔薬の循環動態に及ぼす影響（血管拡張作用，収縮力抑制作用）を考慮するだけでなく，心筋虚血時に麻酔薬が細胞障害を増強するのか，保護的に作用するのかという点も考慮して，今後麻酔薬を選択していく必要がある。

c 筋弛緩薬

　気管挿管時に使用する筋弛緩薬の選択は，各薬剤の心血管系への副作用を考慮して，患者の状態に応じて行う必要がある。

　スキサメトニウム（1.5～2 mg/kg）は冠動脈疾患患者に用いても問題はないとする意見もあるが，軽度のヒスタミン遊離作用と交感神経刺激作用があり，まれに血圧の上昇や頻脈を起こすため，われわれは使用していない。

　パンクロニウム（0.08～0.1 mg/kg）は，大量を急速に投与した場合，その副交感神経遮断作用や交感神経刺激作用から心拍数の増加，動脈圧の上昇，心拍出量の増加をもたらし，心筋の酸素需要を増加させる。ゆっくり投与すればこれらの循環反応は減少ないし避けることができる。一方で，大量のオピオイド，特にフェンタニルを用いて導入する場合，パンクロニウムによる頻脈傾向はフェンタニルによる徐脈を相殺するのに有用である。

　ベクロニウム（0.08～0.1 mg/kg）は，比較的大量を投与しても動脈圧，心拍数，心拍出量，肺動脈楔入圧をほとんど変化させない。しかし，フェンタニルと併用した場合，著明な徐脈と血圧低下を引き起こすことがあり，特に術前使用薬としてβ遮断薬を投与されているときには注意が必要である。

d 硬膜外麻酔

　硬膜外麻酔の心臓手術への応用は，1970年代より多くの研究がなされている。硬膜外腔へオピオイドを投与するにしろ局所麻酔薬を投与するにしろ，手術侵襲に対するストレス反応を軽減することや心筋虚血発生頻度が減少することなどの利点が論じられてきた。一方で，人工心肺を使用するときは抗凝固療法が行われているため硬膜外カテーテル留置が安全かどうかまだ明確にされていないという問題点があり，硬膜外麻酔の適用は施設によって賛否が分かれている。

4 モニター

　麻酔中のモニターとして，心電図（少なくともⅡおよびV_5誘導の2つをモニターする），観血的動脈圧，肺動脈圧，肺動脈楔入圧，中心静脈圧，心拍出量，混合静脈血酸素飽和度（$S\bar{v}_{O_2}$），経皮的動脈血酸素飽和度（Sp_{O_2}），呼気終末二酸化炭素（Et_{CO_2}），体温（膀胱温，直腸温，手掌温など），尿量，経食道心エコー（TEE）などが一般的に用いられている。hypocapnia（低二酸化炭素血症）は冠動脈収縮の誘発因子になるので，呼気終末二酸化炭素（Et_{CO_2}）分圧をモニターしてnormocapnia（二酸化炭素分圧が正常な状態）に保つことは重要である。心拍出量は最近では連続的に測定する装置が一般的に使われるようになっている。

TEEは冠動脈バイパス術においては，術中の心筋虚血および心機能のモニターとして有用である。心筋虚血が生じたとき，TEEで局所の壁運動の低下が早期の徴候として観察され，術中の心筋虚血のモニターとなる。乳頭筋レベルの短軸像の観察が，3つの主要冠動脈の灌流心筋領域を同時に観ることができるため，推奨されている。ただし，局所壁運動異常の出現が必ずしも心筋虚血を反映しているとは限らないため，その解釈には注意を要する。心電図やその他のモニターの所見と合わせて評価することが望ましい。

5 循環作動薬

循環管理の要点としては，冠動脈への灌流圧を保つために血圧維持（特に拡張期圧）に努めること，心筋の酸素消費量を増加させないよう頻脈と高血圧を避けること，冠動脈の血管トーヌスを上げないことの3点である。冠動脈拡張作用を期待して種々の血管拡張薬が周術期を通して投与され，心拍出量増加，血圧保持の目的でカテコラミンが人工心肺離脱時から術後にかけて投与される。

a 血管拡張薬

ニトログリセリン（0.2〜1 μg/kg/min）が最もよく用いられている。他にイソソルビドやニコランジルも冠動脈拡張薬として用いられる。冠動脈スパズム予防目的でジルチアゼム（0.5〜1 μg/kg/min）を用いることも多い。

b カテコラミン

人工心肺からの離脱時のカテコラミンサポートとしては，冠灌流圧を低下させることなく，かつ，心筋の酸素消費量をあまり増加させず，心拍出量を保持するという観点から，ドパミン（3〜5 μg/kg/min）が第一選択として用いられている。ドパミンでは十分な血圧が得られないときは，ノルエピネフリンを低用量（0.05〜0.1 μg/kg/min）で追加すると冠灌流圧を保つ効果が期待できる。ノルエピネフリンが高用量になれば，後負荷の増大や冠動脈を収縮させる危険性がある。ドパミンやノルエピネフリンで効果の認められない時はドブタミンやエピネフリンを用いるが，通常の冠動脈バイパス術ではこのような薬剤が必要となることはまれである。

c その他

カテコラミンの効果が少ないときやβ受容体の感受性が低下しているようなときには，ホスホジエステラーゼ（phosphodiesterase）Ⅲ阻害薬であるアムリノンやミルリノンが有効な場合がある。

6 術後管理

一般に人工心肺を用いた手術の術後は，血行動態が安定するまでの期間，人工呼吸管理を行う。これにより呼吸筋のエネルギー需要を減少させ，心拍出量減少傾向にある心臓をサポートし，人工心肺後の肺の酸素化能低下や肺水腫に対処する。冠動脈バイパス術に大量フェンタニル麻酔法を用いた場合，術後に比較的長期に人工呼吸管理が必要になる。術後の人工呼吸管理がオピオイドによる呼吸抑制を補うためだけになっている場合もある。

これが肺合併症の発生頻度を高め，集中治療部への入室期間を延長し，経済効率を悪化させているという批判もあり，早期から人工呼吸器よりの離脱（早期抜管）を目指す施設が増えている。早期抜管のためには，比較的低用量（10～30 μg/kg）のフェンタニルと低濃度の吸入麻酔薬の併用やプロポフォールの持続投与などが推奨されている。Higginsは早期抜管の条件として，70歳未満の患者，うっ血性心不全の既往がなく心機能が良好であること，予定手術であること，弁膜疾患の合併がないこと，人工心肺離脱時のカテコラミン必要量が低用量であること，血行再建が良好に施行されていること，などに限定している。

　一方で，術後数時間は人工心肺の影響で，交感神経緊張が続いており，心筋虚血発生の危険性が高く，このような不安定な時期に抜管することに異論を唱える人もいる。いずれにしても，患者の術前状態，術中の血行動態，術後経過を総合的に判断して，人工呼吸器からの離脱を進めていくべきである。特に冠動脈バイパス術後は，血行再建が完了しているとはいえ，心筋虚血発生の危険性は高いので，血行動態の急激な変動は極力避けなければならない。

7 緊急冠動脈バイパス術の麻酔

　不安定狭心症に対する緊急冠動脈バイパス術が1971年に初めて報告されて以来，急性心筋梗塞直後の心筋壊死範囲の拡大防止や，心筋と左心機能温存の目的で緊急冠動脈バイパス術が行われるようになっている。この手術適応の基準は施設により異なるが，通常，不安定狭心症（主幹部病変を含む），急性心筋梗塞でまだ完成していないもの，難治性の虚血性不整脈，冠動脈バイパス術後のグラフト閉塞に対する血行再建術，経皮的冠動脈形成術（percutaneous transluminal coronary angioplasty：PTCA）が不成功に終わり急性の心筋虚血と循環動態の増悪が起こった場合，などが挙げられる。

　急性心筋梗塞は数時間から数日間かかって完成する。心筋梗塞が急性の進行期にある場合は，冠血流再開で回復可能な心筋が多い。梗塞が完成するのに要する時間は，側副血行の程度と冠灌流圧に左右される。また心筋壊死が存在していても，その隣接部位や周囲の虚血部位は壊死を回避できる場合がある。したがって，心筋梗塞が完成するまでに緊急の血行再建を行えば，障害を受け虚血に陥った心筋を救うことが可能になる。

　緊急冠動脈バイパス術を受ける患者は，非常にリスクが高い。心筋梗塞の既往があり，壁の異常運動領域が存在していることが多く，左心機能の低下，左室駆出率の低下，左室拡張終期圧の上昇がみられる。時に心原性ショックや難治性虚血性不整脈のため大動脈バルーンパンピング（IABP）を施行している症例もある。したがって，術前評価は短時間に的確に行わなければならない。責任病変部位はどこか，徐脈，伝導障害，心室性不整脈などの有無，乳頭筋障害に伴う僧帽弁閉鎖不全の有無，低血圧，心原性ショックの有無，などの患者の状態の把握とともに，既往歴や薬物治療の情報収集が必要である。術前に前投薬として鎮静薬を投与することは避けた方がよい。

　麻酔導入前に動脈圧，中心静脈圧，肺動脈圧はモニターするべきである。"ジアゼパム－フェンタニル"や"ミダゾラム－フェンタニル"による導入が一般的である。薬剤の投与は慎重に行い，血圧低下に注意する。プロポフォールは血圧低下作用が強いので用いにくい。筋弛緩薬としてベクロニウムがよい。パンクロニウムは頻脈を伴い，心筋虚血の発生を増加させる。揮発性吸入麻酔薬は心筋収縮抑制作用があるため，患者の心機能が極端に

悪い場合は，血圧低下を来す危険性があるので，慎重に投与するべきである。

8 低侵襲性冠動脈バイパス術

　低侵襲冠動脈バイパス術（minimally invasive direct coronary artery bypass：MIDCAB）とは人工心肺を用いずに常温心拍動下に，小切開（小開胸あるいは小開腹）下に左冠動脈前下行枝あるいは右冠動脈の1枝にバイパスを行うことをいう。また，胸骨縦切開下の心拍動下冠動脈バイパス術（off-pump CABG）も人工心肺を用いないという点で"低侵襲"であるため，広義のMIDCABと考えられている。

　開心術に必須の人工心肺（体外循環）は，その技術的な発達はあってもなお，生体にとっては"必要悪"であり，脳梗塞あるいは肝，腎などの種々の臓器障害を引き起こす危険性がある。したがって，術前より人工心肺に伴う臓器障害発生が危惧されるような条件を持つ患者，すなわち，高齢者，腎不全，肝不全，脳血管障害，悪性腫瘍合併，多発性動脈硬化，呼吸不全などの合併症を持つ患者に対してMIDCABが適応となる。冠血管からみた適応条件としては，拍動下で吻合可能な左冠動脈前下行枝1枝病変あるいは右冠動脈の1枝病変の場合であるが，最近ではMIDCABの手術成績も安定してきたため，多枝病変症例に対する複数のMIDCABも行われている。また，PTCAとMIDCABを組み合わせた治療も行われている。

　MIDCABの利点は，体外循環なしに行われるため，大動脈カニュレーションや非生理的な脳循環による脳神経合併症，血液希釈やヘパリンの使用による血液凝固障害が少ないことである。また，輸血量も減少し，術後挿管時間が短縮し，早期退院が可能で，入院費も削減できる。

　麻酔管理として，前投薬，麻酔導入，術中モニターは通常の冠動脈バイパス術と同様の方法でよい。手術手技によっては分離肺換気を必要とすることがある。MIDCABの麻酔では血管吻合中に手術手技を容易にするため，心拍数と心収縮を抑えることが求められる。通常，βブロッカーであるプロプラノロールやカルシウム拮抗薬のジルチアゼムが用いられ，心拍数を40〜60/minにコントロールする。欧米では超短時間作用性βブロッカーのエスモロールが使用されているが，日本ではまだ使用できない。最近ではスタビライザーなどの外科的な器具が進歩してきたので，極端に心拍数を抑えなくてもよくなっている。逆に心拍数の極端な低下に対処する目的で，ペースメーカを準備しておく必要があり，肺動脈カテーテルを介してペースメーカワイヤーを挿入できるものが推奨されている。

　術中の心筋虚血のモニターとして，複数の誘導の心電図でST-Tの変化に注意する。STの変動幅をトレンドで記録するモニターも有用である。経食道心エコー（TEE）による心筋局所壁運動異常の観察は心筋虚血発見に有用である。TEEは心筋収縮を全体的に観察することができるため，MIDCABのように術野が小さい手術では特に必要なモニターである。連続心拍出量測定モニターは経時的観察はできるが，リアルタイムでないため心筋虚血がかなり進行してから変化し始める。MIDCABでは人工心肺を使用していないため，急激な循環動態の変化，特に心筋虚血発生には対応が遅れる危険性がある。したがって，心筋虚血に対するモニタリングが麻酔管理上重要となる。

　血管吻合時には冠動脈を遮断する必要があるが，このときの虚血による障害を予防する目的で本格遮断前に3〜5分間の短時間虚血と再灌流（ischemic preconditioning）を行う試みがなされている。

術後疼痛は従来のCABGより強い場合があり，肋間神経ブロック，胸腔内局所麻酔薬注入，硬膜外麻酔，モルヒネ投与などの疼痛対策が重要である．

まとめ

　冠動脈バイパス術の麻酔においては，術前の患者の心機能，冠動脈狭窄の程度を十分把握したうえで，麻酔プランを立てることが重要である．手術の侵害刺激により心筋虚血発作を引き起こすことのない十分な麻酔深度を得ることと，麻酔薬によって過剰な心収縮力低下や血圧低下を起こさないこと，の2点を両立させなければならない．オピオイド，静脈麻酔薬，鎮静薬，吸入麻酔薬をうまく組み合わせて，安定した血行動態を提供することが求められる．このために心筋の酸素需給バランスに配慮して，各種の循環作動薬を投与しなければならない．

　緊急冠動脈バイパス術の麻酔では，最も重症の患者が対象であり，麻酔管理，循環管理の技量，経験が求められる．低侵襲性冠動脈バイパス術は，患者にとっては"低侵襲"でも麻酔科医にはストレスの多い，難易度の高い麻酔の一つと考えられる．心拍数のコントロールや心筋虚血予防の対策などいわゆる循環を"制御"する能力が必要である．

　吸入麻酔薬やオピオイドの虚血心筋に対する作用，ischemic preconditioningの心筋保護作用などに関する今後の研究の成果によっては，冠動脈バイパス術において，虚血心筋に保護的に作用するのかという点を考慮して，周術期に用いる各種薬剤を選択していく時代が来ると考えられる．

参考文献

1) 後藤葉一: 心筋の冬眠（ハイバネーション）. 呼と循47: 571-579, 1999
2) Lowenstein E, Hallowell P, Levine FH, et al: Cardiovascular response to large doses of intravenous morphine in man. N Eng J Med 281: 1389-1393, 1969
3) Stanley TH, Webster LR: Anesthetic requirement and cardiovascular effects of fentanyl-oxygen and fentanyl diazepam-oxygen anesthesia in man. Anesth Analg 57: 411-416, 1978
4) Stoelting RK: Pharmacology and physiology in anesthetic practice. JB Lippincott, Philadelphia, 1991, pp70-101
5) Cope DK, Impastato WK, Cohen MV, et al: Volatile anesthetics protect the ischemic rabbit myocardium from infarction. Anesthesiology 86: 699-709, 1997
6) Higgins TL: Pro: early endotracheal extubation is preferable to late extubation in patients following coronary artery surgery. J Cardiothorac Vasc Anesth 6: 488-493, 1992
7) Siliciano D: Con: early extubation is not preferable to late extubation in patients undergoing coronary artery surgery. J Cardiothrac Vasc Anesth 6: 494-498, 1992
8) 小西晃生: MIDCAB. 臨床麻酔 22: 1591-1593, 1998
9) 野村実, 近藤泉, 吉田啓子ほか: MIDCABの麻酔管理. 臨床麻酔 22: 314-319, 1998
10) Jacobsohn E, Young CJ, Aronson S, et al: The role of ischemic preconditioning during minimally invasive coronary artery bypass surgery. J Cardiothorac Vasc Anesth 11: 787-792, 1998
11) 土手健太郎, 新井達潤: Ischemic preconditioning. 臨床麻酔 23: 1011-1017, 1999

（萬家俊博）

第19講 弁膜疾患の麻酔

はじめに

弁膜疾患患者に対する麻酔管理では，それぞれの疾患の病態生理を理解しておくことが重要である．弁膜疾患に対する心臓手術においても，また非心臓手術においても，その手術侵襲の大小はあるが，麻酔管理の要点は同じである．ここでは，代表的な弁膜疾患である大動脈弁狭窄症，大動脈弁閉鎖不全症，僧帽弁狭窄症，僧帽弁閉鎖不全症のそれぞれの病態生理と特徴を述べ，次にその麻酔管理と循環管理の注意点について述べる．

1 大動脈弁狭窄症（aortic valve stenosis : AS）

大動脈弁狭窄症の原因として，先天性，リウマチ性，あるいは石灰化が挙げられる．先天的な大動脈二尖弁は人口のおよそ1％に存在する．そのすべてが弁の狭窄症状を示すのではなく，組織変性が起こり，線維化や石灰化が進行すると大動脈弁狭窄症となる．成人や高齢者の大動脈弁単独の狭窄症としては最も多い原因である．正常の三尖の大動脈弁でも加齢に伴う動脈硬化，石灰化が進行すれば，狭窄症状を呈してくる．リウマチ疾患による大動脈弁狭窄症は通常，僧帽弁疾患と合併していることが多い．

成人の大動脈弁口面積は正常で3.0 cm^2 である．弁口面積が正常の3分の1に減少すると，狭心症，労作性呼吸困難，労作性失神などの症状が出現し始める．大動脈弁狭窄により左室と大動脈との間に圧較差が生じ，その値は弁狭窄の程度と相関する．左室-大動脈圧較差が50 mmHg以下のときは弁口面積は0.7 cm^2 以上で，軽度の狭窄とみなされる．圧較差が50〜75 mmHgのときは弁口面積はおよそ0.7〜0.6 cm^2，圧較差が75 mmHg以上のときは弁口面積は0.6 cm^2 以下と推定され，高度狭窄とみなされる．

大動脈弁狭窄のため左室は肥大し，仕事量は増大する．安静時には無症状であることが多いが，運動負荷時には，1回拍出量や心拍数の増加，左室-大動脈圧較差の増大，左室充満圧の上昇などにより心仕事量はさらに増大し，心筋酸素需要が増加するため，狭心症状が出現することがある．特に灌流の悪い心内膜下領域で梗塞を生じる危険性もある．したがって大動脈弁狭窄症では頻脈は絶対に避けなければならない．血液が狭窄部を通るためには時間を要するため頻脈では十分拍出できず大動脈圧が下がり，冠血流が減少すること，冠血流のための拡張期時間が短くなること，同時にただでさえ乏血状態にある肥大心筋の運動回数が増加するため，心筋虚血が2重，3重に増悪する．

呼吸困難は初期には労作時にだけ生じるが，心不全が進行すると安静時にも起こる．労作性失神は運動負荷で誘発される低血圧が原因と考えられている．運動により末梢血管は

拡張するが，弁狭窄のため1回拍出量が制限されているため，血管拡張に見合うだけの拍出量増加が起こらず，動脈圧が低下する。動脈圧の低下は心筋虚血を招き，さらに心拍出量が低下し悪循環へと陥る。麻酔導入時にもこれと同様の機序で，血圧低下，脳血流減少が起こる危険性がある。

心室肥大により心室の電気的な不安定性が増し，心室性不整脈が起こりやすい。心筋虚血が心室性不整脈の原因である可能性も考慮しなくてはならない。石灰化が弁から刺激伝導系にまで進展すれば，完全房室ブロックが生じる可能性もある。左室充満圧が増大し，左房の拡大，負荷の増大が進めば，心房細動を起こす。僧帽弁疾患のない大動脈弁狭窄症患者でも10％に心房細動を合併するといわれている。心房細動で心房収縮（atrial kick）が消失した場合，心拍出量減少にさらに拍車がかかり，病態を悪化させる。

2 大動脈弁閉鎖不全症（aortic valve regurgitation：AR）

大動脈弁閉鎖不全症は，大動脈二尖弁，感染性心内膜炎，リウマチ疾患，急性大動脈解離，大動脈弁輪拡大，Marfan症候群，など種々の原因で起こる。急性大動脈解離の30％の症例で大動脈弁閉鎖不全症を合併するといわれる。

一度左室から拍出された血液が，拡張期に大動脈から左室へ逆流するため，左室は容量負荷となり，全身への拍出量を正常に維持するために余分な仕事を強いられるようになる。慢性の代償期には左室腔は拡大し，左室肥大が進行する。心室容量，1回拍出量の増加に伴い，駆出率も増加する。

心拍数が増加すれば，拡張期時間が短縮し逆流がある程度減少するといわれている。しかし，最近では心拍数が逆流の程度に及ぼす影響は小さく，末梢血管抵抗の影響の方が大きいと考えられている。運動負荷による心拍数増加と末梢血管抵抗低下は，全身への血液駆出を増加させ，大動脈弁での逆流は減少する。しかし，同時に全身からの静脈還流も増加するため，容量負荷がかかり，肺動脈圧上昇や肺うっ血から呼吸困難を招くという側面もある。

心室肥大や心仕事量増大のため，心筋の酸素需給バランスが崩れ，心筋虚血に陥る危険性がある。さらに大動脈弁での逆流のため拡張期血圧は低下し，冠灌流圧が低下するという悪条件も加わる。

大動脈弁閉鎖不全が急激に発症した場合（感染性心内膜炎や大動脈解離に伴う場合など），左室は腔拡大や肥大などの代償性反応が起こる余地はなく，急性の左心不全に陥る。左室拡張終期圧は上昇し，肺水腫を起こす。左室拡張終期圧上昇は心筋灌流を悪化させ，特に障害されやすい心内膜下領域が虚血に陥る。大動脈内バルーンパンピング（IABP）は大動脈弁逆流があるため適用できない。急性大動脈弁閉鎖不全は極めて重篤で，その緊急手術時の麻酔管理，循環管理には細心の注意が必要である。

大動脈弁閉鎖不全症と大動脈弁狭窄症の合併例では，左室は容量負荷で余分な仕事量増大を強いられているだけでなく，弁狭窄に抗して駆出しなければならず，仕事量，心筋酸素需要は極めて大きくなる。加えて閉鎖不全症のため拡張期圧は低下しているため冠灌流圧は低下し，心筋酸素需給バランスは極めて悪くなる。

3 僧帽弁狭窄症 (mitral valve stenosis : MS)

　僧帽弁狭窄症は通常リウマチ熱が原因となる。リウマチ性炎症により，弁の肥厚と石灰化，交連の癒合や腱索の癒着が生じ，その結果弁口が狭窄し，左房から左室への血液流入が阻害される。リウマチ熱発症から症状出現までに約20年の時間経過がある。

　僧帽弁で血流が妨げられると，左房と左室の間に圧較差が生じる。ダムでせき止められたのと同じ効果で，僧帽弁の手前側（左房）の容量負荷と圧の上昇は，肺血管を介して右心系や体循環の静脈系にまで影響を拡大していく。僧帽弁口面積は正常で4〜6 cm^2 であり，弁口面積が半分になると血行動態の障害が起こり始める。弁口面積が2.0〜3.0 cm^2 では運動時に症状が出現し，1.5 cm^2 以下では安静時でも症状が出現する。弁口面積0.3〜0.4 cm^2 が生命維持の限界と考えられている。

　狭窄が中等度の場合は，安静時の左房圧は通常正常で，明らかな血流障害は認められない。しかし，運動時には左房圧は上昇し，左室の充満を改善して心拍出量を増加させるように働く。一方で，この左房圧上昇は，運動に伴う静脈還流増加と相まって肺うっ血や呼吸困難を引き起こす。左室への流入血流を正常に維持しようと代償するため，左房の拡大，壁肥厚が徐々に進行する。肺うっ血が重篤になり遷延すると，肺高血圧，肺水腫が起こる。このような変化が生じた場合は僧帽弁に対する外科的処置が必要となる。また，肺高血圧は右室に圧負荷を与えて，右室肥大を進行させ，右心不全を招く。放置すると肝うっ血やその他の内臓のうっ血を来す。

　僧帽弁狭窄症では心拍数の増減が，左室の充満や心拍出量に大きく影響する。心拍数が比較的少なく拡張期時間が長いと，狭くなった僧帽弁を通って血液が左室へ流入できる時間が長くなり，心拍出量維持の点で有利である。反対に心拍数が増加すると，拡張期時間が短縮し，左室の充満に十分な時間がとれなくなる。心拍数増加により心拍出量は軽度増加するが，同時に左房圧上昇，肺静脈圧上昇が起こり，肺うっ血や肺水腫へと進展する。

　安静時，左房収縮により左室拡張終期容量は，正常心で約20％，僧帽弁狭窄症で約33％増加するといわれ，僧帽弁狭窄症では左室の血液充満を維持するうえで左房収縮が重要な役割を持つ。臨床的経過をみると，左房の拡大，負荷により，当初は発作性に心房細動を生じるが，やがて心房細動が確立し，心房細動により心房の収縮が消失することで，さらに病態は悪化していく。心房細動では心拍数の増加が容易に左房圧上昇，肺うっ血を引き起こすようになるため，心拍数のコントロールが重要となる。

4 僧帽弁閉鎖不全症 (mitral valve regurgitation : MR)

　僧帽弁閉鎖不全症は多くの原因により起こり，弁尖や交連の形態変化，乳頭筋の機能不全，左室や左房の機能的，形態的変化などにより，弁機能が損なわれる。リウマチ疾患は僧帽弁閉鎖不全症の原因の25〜40％を占め，僧帽弁狭窄症や大動脈弁疾患と合併していることが多い。他に加齢に伴う僧帽弁輪の石灰化，感染性心内膜炎，腱索断裂，僧帽弁逸脱症などが僧帽弁閉鎖不全症の原因として挙げられる。心筋梗塞に伴う乳頭筋断裂による僧帽弁閉鎖不全症もまれにあり，乳頭筋断裂まではいかないまでも心筋梗塞による乳頭筋の機能不全は僧帽弁機能を障害する。拡張型心筋症や心筋梗塞に伴うびまん性の左室腔の拡大は，弁輪の拡大とともに僧帽弁の位置や乳頭筋の張力を変化させ，僧帽弁閉鎖不全症

の原因となる。

　血行動態の特徴としては，慢性の容量過負荷に伴う左房腔，左室腔の拡大と左室肥大が挙げられる。1回拍出量の一部は左房へ逆に駆出され，大動脈へ駆出された量と合わせて全1回拍出量となる。左室は効率の悪い仕事を行っていることになるが，見方を変えると抵抗の小さい左房へ駆出できる余地があることで，左室は収縮期にその内腔を十分小さくすることができる。そのため，経過が長くて心機能が低下していても左室駆出率はまったく正常であることが多く，その心機能を過大評価してしまう恐れがある。また，弁置換術や弁形成術などの術後に，左房への逆流という緩衝がなくなったために急激に左室腔が拡大し，左心不全に陥る危険性がある。

　末梢血管の収縮は駆出時の抵抗（後負荷）を増大させ，僧帽弁の逆流は増え，全身への拍出量は減少する。逆に末梢血管の拡張は僧帽弁閉鎖不全症にとって有利に作用する。急速な左室容量負荷は僧帽弁輪をさらに拡大させ，逆流を増大させる。血管拡張療法などによる左室の容量負荷減少は，僧帽弁機能を改善し，逆流を減少させる。陽性変力作用薬は左室容量，逆流を減少させ，血行動態に有利に働く。心拍数の増加は左室腔を小さくし僧帽弁機能を改善する。逆に心拍数の減少は，僧帽弁逆流を増加させ，全身への駆出を減少させて有害である。拡大した左房はある程度，左室からの逆流の圧を抑えるが，病態が進行した場合，肺動脈圧は上昇し，肺うっ血を招き，さらに右心不全へと進行する。

5 術中管理

　弁膜疾患に対する手術は通常，循環機能不全が進行する前の代償された時期に行われる。この時期の患者は一見健康で安定しているように見えるが，心血管系の予備能は低下している。代償機転は安静時の心機能を維持するのに十分有効であるが，運動負荷時にはその平衡は崩れ，機能低下が顕在化する。うっ血性心不全は代償不全に陥っている徴候である。

　したがって，手術中は心血管系を"安静"状態に維持することが重要となる。弁膜疾患患者に対して最も優れた麻酔法というものは存在しない。以下に述べる循環の指標をもとに，個々の疾患の病態を考慮して，麻酔法や使用薬剤を選択し，術中管理を行う必要がある。

a 動脈圧

　虚血性心疾患の麻酔管理では，冠灌流圧（＝大動脈拡張期圧－左室拡張期圧）の維持を主眼にして動脈圧をコントロールする。同様に心室肥大のある弁膜疾患患者においても，冠灌流圧維持が重要である。正常では冠血流は自己調節され，低灌流圧下でも冠血管拡張により血流は維持されるが，肥大心ではこの自己調節能が失われている可能性がある。また，心室内圧の上昇で，安静時でさえすでに心内膜側の心筋は代謝亢進状態で冠血管は最大限に拡張している。したがって，心内膜側の冠血流は冠灌流圧に依存しており，冠灌流圧低下によりただちに冠血流は減少する。

　低血圧に対する治療は，末梢血管抵抗と心拍出量の双方を考慮したうえで行う。麻酔導入時の血圧低下には，麻酔薬の投与速度をゆっくりすること，患者をhead-down positionにすること，輸液負荷を行うなどで対処する。これらの処置で適切な血圧が維持できないときは，さらなる治療が必要となる。低用量のエフェドリン（2.5～7.5 mg）は末梢血管

抵抗と心拍出量を上昇させて動脈圧を上昇させ，同時に心拍数も増加させる。低用量のフェニレフリン（50 μg）は末梢血管を収縮させて動脈圧を上昇させる。しかし，心収縮力の増強なしに，前負荷，後負荷のみを上昇させると，患者によっては心室の拡大，充満圧の急激な上昇が起こる危険性がある。そのため，フェニレフリンは大動脈弁狭窄症患者では比較的問題なく使用できるが，大動脈弁閉鎖不全症や僧帽弁閉鎖不全症では逆流をさらに増悪させる恐れがある。心室機能が低下し心不全を呈している患者でも，フェニレフリンは病態を悪化させる。

低血圧が一時的な末梢血管抵抗の低下や循環血液量の減少で起こっているのではなく，低心拍出量による場合は，上記の低用量の昇圧薬では反応は少なく，強力な陽性変力作用を持つカテコラミンの投与が必要となる。低心拍出量状態に伴う低血圧の治療では，心室充満圧，末梢血管抵抗，心拍数，カテコラミン，血管拡張薬などの複雑な因子を考慮して行わなければならない（p.233「虚血性心疾患の麻酔」参照）。

b 心拍数

弁膜疾患の手術では，心拍数は重要な意味をもち，心筋機能や血行動態に大きな影響を及ぼす。

心室肥大や虚血性心疾患を合併する患者では，比較的少ない心拍数は有利に働く。拡張期時間が長くなることで，心内膜側や狭窄冠動脈の末梢側の血流が維持される。逆に心拍数が増加すると，拡張期時間の短縮に伴い心筋灌流時間が短縮して血流量が減少する。

僧帽弁狭窄症において，徐脈は左房から左室への血液流入時間を延長させて有利に働き，頻脈は逆に血行動態を悪化させ，肺うっ血を引き起こす。一方，僧帽弁閉鎖不全症において適度な頻脈は，僧帽弁逆流を少なくし，左室腔を小さくさせ，血行動態に有利に作用する。

大動脈弁狭窄症では，心拍数の過度の増加と減少はいずれも好ましくない作用をもたらし，適切な心拍数を決定するのは難しい。頻脈は心筋の酸素需給バランスを大きく損ね，心筋虚血を招く（p.253「大動脈弁狭窄症」参照）。徐脈も低血圧を伴って有害な反応を引き起こす。すなわち，大動脈狭窄症では1回拍出量が制限されるため，徐脈により心拍出量が減少し，動脈圧も低下する。動脈圧の低下は冠灌流を低下させ悪循環を招く。

大動脈弁閉鎖不全症では，徐脈は拡張期を延長させ逆流の時間を増やすことになり，血圧を低下させる。逆に脈拍の増加は逆流を減少させ，心拍出量の増加および左室拡張終期圧の低下をもたらす。そのため，冠灌流量が増加し，心筋の酸素需給バランスが改善する。

手術中に心拍数が増加したとき，どうするかについては判断に迷うことが多い。交感神経過緊張に伴う頻脈は人工心肺の前でも後でも，ただちに麻酔深度を調節して治療する。特に心筋肥大や虚血性心疾患がある場合は必ず対処しなければならない。頻脈が心機能低下に伴って起こっている場合は判断が難しくなる。心拍数を下げることで心拍出量をさらに低下させる恐れがある。一方で心筋虚血により心機能が低下し，頻脈が起こっている患者では，心拍数を下げることで心機能の改善をみる場合がある。いずれにしても心拍出量低下に伴う頻脈の治療は，肺動脈楔入圧や左房圧をモニターしながら慎重に行うべきである。頻脈の治療にはフェンタニルやスフェンタニルが有効で，頻脈性の心房細動にはジゴキシンがよい。低用量のエスモロール（βブロッカー：日本ではまだ使用できない）が収縮力に影響なく，心拍数をコントロールできるといわれている。カテコラミンサポート下

の頻脈に対しては，カテコラミンを変更することも一つの方法である。

c 心室充満圧，前負荷

弁膜疾患では常に心室充満圧が高いとは限らない。安静時には心室充満圧はまったく正常で，運動負荷時などのストレス下で上昇することがある。心機能が低下して心室充満圧が上昇している場合，充満圧を下げる治療は心機能を改善させる。一方，コンプライアンスが低下している肥大心では，心拍出量を良好に維持するためには高い心室充満圧（前負荷）が必要となる。

手術中，循環動態の安定のために，心室充満圧を適切に保つ必要がある。一般に輸液などの容量負荷は心室充満圧を上昇させ，心拍出量を増加させるが，個々の患者の病態（心室肥大，心室コンプライアンス，心収縮力など）によって適切な心室充満圧は異なる。容量負荷と血管拡張療法の組み合わせで心室充満圧を適切にコントロールする。

麻酔導入時，麻酔薬の血管拡張作用は心室充満圧を低下させ，血圧低下を招く。これに対しては容量負荷（輸液）やhead-down positionが有効であり，血管収縮薬の投与も速やかに心室充満圧を上昇させる。反対に上昇しすぎた充満圧を下げるには，血管拡張療法が有効となる。

大動脈弁狭窄症では，肥大しコンプライアンスの低下した左室のため，心室充満圧は上昇している。このとき充満圧を下げるため前負荷を下げると，心拍出量を減少させてしまう。僧帽弁狭窄症で肺動脈楔入圧が高い症例は，僧帽弁狭窄が高度であることを示唆しており，血管拡張薬は前負荷を下げ，心室の血液充満をさらに減少させて病態を悪化させる危険性がある。反対に僧帽弁閉鎖不全症で肺動脈楔入圧の高い場合，血管拡張療法は，肺動脈圧，左室充満圧を低下させ，心機能を改善し，心拍出量を増加させる。大動脈弁閉鎖不全症でも血管拡張療法は血行動態に有利に働く。

d 低心拍出量

弁膜疾患では，その病変が進行しても代償機転が働くため，通常安静時の心拍出量は保たれている。低心拍出量状態を呈するときは，病状がかなり進行していることを示唆する。安静時の心拍出量は保たれていても，運動負荷時に酸素需要に見合うだけの心拍出量が得られるかという点では問題がある。

また，弁膜疾患では通常，左室か左房の充満圧が高く，肺うっ血や肝うっ血が起こる準備状態にある。事実，弁膜疾患では，低心拍出量状態に伴う症状よりも，うっ血に関連した呼吸困難などが主症状であることが多い。一見うっ血症状がない患者でも，左室拡張終期圧や容量を増やし代償していることがあり，外からの軽度の容量負荷で容易にうっ血症状を呈する危険性がある。

麻酔導入から人工心肺までは，動脈圧が適切であれば，心拍出量が低くても積極的に治療する必要はない。全身麻酔下にある患者は全身の酸素需要が低下しているからである。しかし，通常は充満圧の低下，大動脈弁や僧帽弁の逆流量の減少，心拍出量の増加を期待して，血管拡張療法が行われる。人工心肺より離脱後は，十分な心拍出量を維持するために血管拡張療法に加えて陽性変力作用薬の投与を積極的に行う必要がある。**表19-1**に低心拍出量状態に対する治療方針を示す。

表19-1 低心拍出量状態に対する治療方針

1. 酸塩基平衡異常，電解質異常の補正
2. 心筋虚血の有無の検索，十分な酸素化
3. 心収縮力増強…陽性変力作用薬投与
4. 後負荷の減少…血管拡張療法
5. 適正な前負荷の維持…血管拡張療法で前負荷が減少した場合，適正なレベルまで輸液で補う。
6. 大動脈内バルーンパンピング（IABP）…心筋虚血が疑われるときは早期より施行

e 血管拡張療法

　低心拍出量状態に対する血管拡張療法は，心室が血液を駆出するにあたって，末梢血管抵抗（後負荷）を減少させれば，より多くの血液が駆出され，心室は十分に小さくなることができるという原理によっている。十分な心室充満圧（前負荷）があれば，この血管拡張療法により，効果的に心拍出量を増加させることができる。陽性変力作用薬を併用すればさらに有効に心拍出量の増加が得られる。また，血管拡張療法は心拍出量を増加させるだけでなく，心室容量を減らし壁張力を小さくさせ，心筋酸素消費を減少させるため，心筋の酸素需給バランスを改善させる。

　使用薬剤として，ニトロプルシドとニトログリセリンの使用頻度が最も多い。ニトロプルシドは動脈系の拡張作用がニトログリセリンよりも強い。両者とも冠動脈の拡張作用を併せ持つ。アムリノンやミルリノンは血管拡張作用を併せ持つ陽性変力作用薬である。種々の麻酔薬は，直接的な血管拡張作用と交感神経抑制作用を介する間接的な血管拡張作用がある。プロスタグランジン類（PGE_1，PGI_2）も血管拡張薬として有用であり，日本ではPGE_1が広く用いられている。

f 陽性変力作用薬

　陽性変力作用薬は収縮力を増強することで心機能を改善させる。通常は血管拡張療法と併用されることが多い。カテコラミンは心筋細胞の表面に存在するβ_1アドレナリン受容体を刺激して収縮力を増強する。通常は，神経終末から分泌された内因性のノルエピネフリンがこの受容体を刺激して，細胞内のサイクリックAMP（cAMP）を増加させ，その作用を現す。しかし同時に心筋の酸素消費を増加させるので，心筋虚血には常に注意する必要がある。

　手術室において最もよく用いられるカテコラミンはドパミンとドブタミンである。エピネフリンは心不全の治療薬としては最も強力で効果的な薬剤で，ドパミンやドブタミンで無効なとき選択される。イソプロテレノールは主に肺高血圧症に対して肺血管拡張を期待して用いる。ノルエピネフリンは低血圧の治療として短期的に用いるには良いが，長期的にはそのα作用が臓器血流を減らし有害に働く。アムリノンやミルリノンは，ホスホジエステラーゼ（phosphodiesterase）を阻害して細胞内cAMPを増加させることで陽性変力作用を発揮する。β作用薬と併用も有用である。

g 麻酔薬

　心機能が低下している弁膜疾患患者において，周術期の循環動態の急激な変化は極力避けなければならない。それまで何とか平衡を保っていた状態を崩してしまうからである。

麻酔は外科手術の侵害刺激を抑えることで，自律神経反射に伴う心血管系の反応を最小限にする。最近ではフェンタニルやスフェンタニルなどの麻薬が侵害刺激を抑えるのに十分な鎮痛作用を持つと考えられている。弁膜疾患患者に対する最適の麻酔方法というものはないが，強力な麻薬とベンゾジアゼピンの組み合わせが，有効かつ安全である。フェンタニル（米国ではスフェンタニルが多い）とミダゾラムの組み合わせがよく用いられ，それに加えて低濃度の吸入麻酔薬（イソフルランやセボフルラン）を，意識消失を確実にし，末梢血管抵抗をコントロールする目的で用いる。心臓手術では大量フェンタニル麻酔が行われるが，左室機能が低下していれば，血圧が著しく低下する危険性がある。吸入麻酔薬も症例によっては，たとえ低濃度であっても，血圧低下や心収縮力低下を招く恐れがあり，慎重に投与する必要がある。徐脈を避けたい症例では，麻薬による徐脈傾向に拮抗するため筋弛緩薬としてパンクロニウムを用いた方がよい。

まとめ

　弁膜疾患患者では，圧過負荷（大動脈弁狭窄症）や容量過負荷（大動脈弁閉鎖不全症，僧帽弁閉鎖不全症）のため左室肥大が存在するが，通常は代償され左室機能が保たれていることが多い。手術や麻酔のストレスが加わっても，十分な予備能がある場合は，問題なく経過する。しかし，予備能が低下している症例では，周術期に心機能が著しく低下し，血管拡張薬や陽性変力作用薬などの薬理学的サポートや人工呼吸などの機械的サポートが必要になる場合がある。個々の患者において，冠血流，特に心内膜下領域の血流を保ち，心機能を最大限に維持するという観点から，麻酔薬や循環作動薬を選択する必要がある。

参考文献

1) Sill JC: Anesthesia for valvular heart disease. Cardiovascular anesthesia and postoperative care,. Edited by Tarhan S, Year Book Medical Publishers, Chicago, 1989, pp213-260
2) Jackson JM, Thomas SJ: Valvular heart disease. Cardiac anesthesia, Edited by Kaplan JA, WB Saunders, Philadelphia, 1993, pp629-680

（萬家俊博）

第20講 先天性心疾患の麻酔

1 小児，特に新生児，乳児の循環生理の特徴

a 心機能と解剖

　未熟な心筋組織，特に新生児，乳児の心筋組織では，弾性収縮組織が少なく（成人の約半分），心筋コンプライアンス（拡がりやすさ，伸びやすさ）は小さい。これは，新生児，乳児では前負荷を増しても1回拍出量はそれほど増加しないこと，および圧負荷，容量負荷に対処する能力が劣ることを意味している。したがって，小児，特に新生児，乳児では心拍出量を正常に保つためには心拍数の維持が重要となる（新生児のプルキンエ線維は成人に比較し，再分極が速く，活動電位の持続が著しく短いため，200回/分以上の心拍数にも耐えることができる）。また，新生児，乳児では心筋組織の未熟性に加え，心筋のβ受容体の数が少ないため，カテコラミンに対する反応が悪い。このため成人に比べ多量のカテコラミンを必要とすることがある。

　さらに新生児では両心室の大きさ，壁厚がほぼ同じであるため両心室の機能は相互に影響し合う。すなわち，片方の心室が不全状態になり充満圧が上昇すると，中隔が反対側に偏位し，他方の心室の1回拍出量は減少する。新生児，乳児にうっ血性心不全が生じると，両心室不全が生じることになる。

　卵円孔は，生後に起こる肺血流量の増加，左房圧の上昇によって，生後数時間で機能的には閉鎖するが，解剖学的な閉鎖には生後1年を要する。このため乳児期に何らかの原因で右心系の圧が上昇すると，右-左シャントが生じる可能性がある。

　動脈管は，動脈血酸素飽和度の上昇および血中プロスタグランジン濃度の低下に反応して，機能的には生後24～48時間で閉鎖するが，解剖学的閉鎖には数週間を要する。プロスタグランジンE_1は動脈管の機能的閉鎖を遅らせ，高濃度酸素の吸入やインドメタシン（プロスタグランジン合成阻害薬）は機能的閉鎖を促進する。

b 肺血管系の発達

　正常では肺血管抵抗（PVR）は生後24時間で急速に低下し体血管抵抗よりも小さくなり，生後3カ月ではほぼ成人の値に近くなる。左-右シャント疾患のように肺血流量の増加が続くと，血管平滑筋が反応性に肥大し，その結果肺小動脈腔は狭小化し，肺血管抵抗は増大する（閉塞性肺血管病変）。

　筋性成分の多い未熟な肺血管あるいは血流の増加によって閉塞性変化を来した肺血管は，低酸素血症などに対する反応性が強い。低酸素性肺血管収縮は成人よりも正常新生児

ではるかに強い。

新生児期，乳児期に未熟であった心臓・肺血管の解剖，生理は，3～4歳になるとほぼ成人と同様の形態，機能を持つようになる。先天性心疾患の麻酔を行うにあたって，新生児，乳児，幼児期前半の小児に対しては特に慎重な麻酔管理を要する。

c 後天性心疾患と先天性心疾患の相違点

先天性肺疾患では，心肺系の発育が未熟であること，心内シャントとそれに関連した肺血流量の変化が問題になること，病変が非常に多様，複雑であること，肺以外の病変によって低酸素血症を呈すること，などの特徴がある。このため後天性心疾患とは異なった麻酔管理を必要とする。

2 麻酔管理の基礎

a 麻酔に使用する薬剤と心収縮力

ハロタン，イソフルラン，セボフルランなどの吸入麻酔薬は用量依存的に心収縮力，心拍出量，血圧を低下させる。心収縮力の抑制はハロタンが最も強く，セボフルランが最も弱い。心機能の保たれた症例での麻酔導入や大動脈縮窄症手術時などに発生する血圧上昇のコントロールには，吸入麻酔薬はよい適応となる。一方，中等～重症の左心不全に陥り心血管系に予備力の少ない症例，右－左シャントのため動脈血の酸素化が著しく制限されている症例では吸入麻酔薬の使用は避けた方が安全である。

亜酸化窒素は陰性変力作用を有するため，異常な心臓では心筋抑制が起こり，心拍出量，血圧，心拍数の軽度の低下をもたらすことがある。吸入麻酔薬と同様に心血管系に予備力の少ない症例では慎重に使用すべきである。

フェンタニルは心収縮力を抑制することは少なく，麻酔導入の際に大量使用しても血行動態の変動はわずかである。したがって，うっ血性心不全疾患，チアノーゼ疾患，混合疾患などのすべての重症心疾患に使用することができる。しかし，大量のフェンタニルを使用すると，迷走神経刺激作用によって徐脈を来すことがある。

ケタミンは直接的には負の変力作用を有するが，交感神経刺激作用によって相殺されるため，臨床的には心抑制に伴う症状が出現することは少ない。

ベンゾジアゼピン系薬物は単独で使用した場合，心血管系への作用は少ない。大量に使用したり，麻酔や強力な吸入麻酔薬と併用したときには，心収縮力は抑制される。

b 体血管抵抗と肺血管抵抗のコントロール (表20-1)

先天性心疾患では体血管抵抗のほかに肺血管抵抗をコントロールする必要がある。

肺血管抵抗をコントロールする最も安全かつ確実な方法は，換気条件のコントロールである。高濃度酸素の吸入，低炭酸ガス血症（Pa_{CO_2} 20 mmHg，pH 7.6）は肺血管抵抗を低下させ，逆に低濃度酸素の吸入，低酸素血症，高炭酸ガス血症，呼気終末陽圧，アシドーシスは肺血管抵抗を増大させる。肺血管抵抗を増大させたくない症例（ファロー四徴症など）では，吸入酸素濃度を上げ，肺の過膨張を避けつつ過換気気味に人工呼吸を行う。一方，肺血管抵抗を低下させたくない症例（心室中隔欠損症など）では，吸入酸素濃度を制限し，Pa_{CO_2}を正常に保ちながら呼気終末陽圧を併用して陽圧換気を行う。

表20-1 肺血管抵抗に影響する因子

増加	減少
低酸素血症	高濃度酸素吸入
高炭酸ガス血症	低炭酸ガス血症
アシドーシス	アルカローシス
気道内圧上昇，呼気終末陽圧，無気肺	
血管収縮薬	血管拡張薬
	一酸化窒素
多血症（高ヘマトクリット）	貧血（低ヘマトクリット）
低体温	
手術操作（肺動脈などへの操作）	

　血管拡張薬は肺血管だけでなく体血管にも作用し，時には肺血管抵抗よりも体血管抵抗を下げる。このため血管拡張薬を用いて肺血管抵抗を選択的に下げ，シャント量を変化させようとすると，思わぬ結果を招くことがある。一方，体血管抵抗，後負荷を下げることによって高血圧をコントロールして心機能を改善させる方法，さらにカテコラミンを併用して心拍出量を増加させるという方法の有用性は確認されている。ニトログリセリンは肺血管に，ニトロプルシッドは体血管に比較的強く作用する。プロスタグランジンE_1は動脈管開存の維持に有効である。

　α刺激薬は肺血管抵抗よりも体血管抵抗を増大させる。肺血流量が血圧に依存している病態（Blalock-Taussig shunt）やファロー四徴症でのanoxic spellの発生時などに適応となる。

　一酸化窒素（吸入投与）は肺胞膜から血中へ拡散する間に急速に不活性化されるため，体血管抵抗に影響を与えることなく，選択的に肺血管抵抗を下げる。肺高血圧を合併した症例，Fontan手術のような右心バイパス手術後の循環維持など，肺血管抵抗の上昇によって血行動態が悪化する病態に効果が期待できる。

　吸入麻酔薬は肺血管抵抗よりも体血管抵抗を低下させる。亜酸化窒素は成人では肺血管抵抗を増大させると報告されているが，小児ではいまだ確定されていない。肺高血圧症で肺血管抵抗の高い症例，右－左シャントにより肺血流が減少している症例では，亜酸化窒素は使用しない方が無難である。

　フェンタニルは肺血管抵抗，体血管抵抗をほとんど変化させず，反応性肺血管収縮を抑えることができる。

　ケタミンは成人では肺血管抵抗を増大させると報告されているが，小児では換気がよければ肺血管抵抗は増大することはない。また，ケタミンは体血管抵抗を下げないので，麻酔導入に使用しても血圧が低下することは少ない。このため，うっ血性心不全，チアノーゼ疾患の両者の麻酔導入や心カテーテルなどの麻酔に使用しやすい。

　ベンゾジアゼピン系薬物は臨床使用量では体血管抵抗を保つことができる。しかし，大量に使用した場合や麻薬や強力な吸入麻酔薬と併用した場合には，心収縮力の抑制あるいは体血管抵抗の低下により血圧が低下することがある。

C シャントの方向と流量を規定する因子

1）シャント病変単独の心疾患（心室中隔欠損症）

シャントの方向と流量を規定する第1の因子は欠損孔の大きさである。

欠損口が小さい場合，左心室と右心室の圧較差は大きくなる。シャント流量は主として両心室の圧較差によって決定され，肺血管抵抗/体血管抵抗比の影響は小さくなる。シャント流量は極端な血圧の変動がない限り比較的一定しており（欠損口の大きさに応じた流量が流れる），シャントの方向は通常左－右シャントである。これをrestrictiveシャントと呼ぶ。

次に欠損口が大きくなり，その大きさが大動脈弁の弁口面積と等しいか，あるいはそれを越えるようになると，両心室の圧較差は小さくなり（欠損孔の大きい症例では左右の心室は等圧となる），シャントの方向と流量は両心室の圧較差よりも肺血管抵抗/体血管抵抗比によって制御されるようになる。これをnon-restrictiveシャントと呼ぶ。

さらに欠損口が大きくなった病態，すなわち単心室，総動脈幹症のように左心室と右心室が共通腔を形成するようになると，両心室の圧は等しくなり，シャントの方向と流量は完全に肺血管抵抗/体血管抵抗比によって決定される。

2）シャント病変に部分的閉塞性病変を合併した心疾患（ファロー四徴症）

ファロー四徴症では，大動脈弁の弁口面積とほぼ等しい大きさの心室中隔欠損が存在する。このためファロー四徴症は部分的閉塞性病変を合併したnon-restrictiveシャントと考えられ，右－左シャントの流量は各心室の出口から遠位側の抵抗，すなわち右室流出路の

MEMO ● 1　hypoxic spell

可変性の右室流出路（漏斗部）攣縮や体血管抵抗の低下などにより，急速に肺血流量の減少，右－左シャントの増加が起こり，動脈血酸素飽和度の著しい低下やチアノーゼが発生することをhypoxic spellという。漏斗部攣縮はカテコラミン遊離を起こすような刺激（興奮，静脈注射などの疼痛刺激，気管挿管など），手術中の操作（心膜切開，右室流出路操作，心房カニューレーションなど）で誘発されやすい。早期診断にはパルスオキシメータによる動脈血酸素飽和度の急激な低下，呼気終末炭酸ガス濃度の低下，術野の暗赤色化が有用である。治療の基本は体血管抵抗の上昇，肺血管抵抗の低下，漏斗部痙攣の解除で，①100％酸素による換気，②α受容体昇圧薬の投与，③輸液の負荷，④低濃度ハロタンの吸入あるいはフェンタニルの投与，⑤重炭酸ナトリウムの投与，⑥β遮断薬（プロプラノロール0.5～1.0 μg/kg）の投与を行う。上記の治療に反応しないときには，早急に体外循環を開始する。

術前にhypoxic spellをたびたび起こしているような症例では，プロプラノロールを予防的に投与する。このような症例では，麻酔導入中や人工心肺離脱時に徐脈性不整脈，収縮不全などのβ遮断作用が出現することがある。このためプロプラノロールを手術当日の朝まで投与するのか，それとも手術開始12～24時間前に投与を中止するか外科医と検討しておく必要がある。

狭窄の程度，肺血管抵抗，体血管抵抗によって制御される．なかでも右室流出路の狭窄の程度はファロー四徴症のシャント流量を考えるうえで最も重要な因子となる．

まず右室流出路の狭窄が強い重症ファロー四徴症では，通常，狭窄部位より下流の肺血管抵抗は右室流出路の狭窄によって生じる抵抗に比べて著しく低いので，肺血管抵抗がシャント流量に寄与する割合は小さくなる．シャント流量は，肺血管抵抗/体血管抵抗比というよりも体血管抵抗の影響を強く受ける．

右室流出路の狭窄が弱い場合，例えばチアノーゼのあまり見られない"pink tetralogy"のような症例では，肺血管抵抗の変動がシャント流量に影響する割合が増し，シャント流量は肺血管抵抗/体血管抵抗比によって規定されるようになる．

また，右室流出路の狭窄は，可変的要素を持つ漏斗部狭窄と狭窄が固定した肺動脈弁輪部・肺動脈狭窄からなる．漏斗部狭窄が何らかの原因で突然攣縮を起こした際には，肺血流量は一層減少し，極度の低酸素血症を来し，hypoxic spell（→MEMO 1）を起こす．

3）シャント病変に完全閉塞性病変を合併した心疾患（肺動脈弁閉鎖）

この心疾患では，欠損口は通常2カ所，例えば肺動脈弁閉鎖では卵円孔と動脈管の開存が存在する．

肺動脈弁閉鎖では，全身から右心房に還流した血液はすべて卵円孔を通過し，左心房で肺静脈血と混合して左心室に至る．卵円孔でのシャントの方向は固定化されており（右→左シャント），流量は両心房の圧較差によって決定される．

次に，動脈管では，その内径が小さいときには，restrictiveシャント，つまりシャント流量は主として大動脈と肺動脈の圧較差によって規定される．一方，動脈管の内径が大きくなるとともに，シャント流量はnon-restrictiveシャントに準じた因子，すなわち肺血管抵抗/体血管抵抗比の影響を強く受けるようになる．

3 先天性心疾患の病態生理と麻酔上の注意点

肺血流量の増加・減少とチアノーゼの有無により，表20-2のようにうっ血性心不全疾患，チアノーゼ疾患，混合疾患に分類することができる．

a うっ血性心不全

1）心室中隔欠損症（単純シャント病変）

a）病態生理
①血流は通常左心室から右心室にシャントするため，肺血流量は増加し左心室に容量負荷がかかる．
②容量負荷の増大によって左心室が拡大し，Frank-Starling曲線が下降する点に至ると，うっ血性心不全に陥り，さらに進行すると肺うっ血，肺水腫が発生する．
③肺では，肺うっ血，肺間質浮腫，細気管支周囲の浮腫などによって肺コンプライアンスの低下や末梢気道の閉塞が起こり，呼吸仕事量が増加する．また，細気道閉塞の強い症例や肺水腫を併発した症例では，血液の酸素化が障害される．
④肺血流量の多い症例では，肺細小動脈，肺動脈の拡張により気道が圧迫され，無気肺，嚢胞を形成することがある（図20-1）．また，気道分泌物が増加し，呼吸器感染症を

表20-2 先天性心疾患の分類

肺血流量	チアノーゼ性	非チアノーゼ性
増加	心腔内血液混合により低酸素血症を来す疾患 ・総肺静脈還流異常 ・両血管右室起始症 ・総動脈管症 大血管転位により低酸素血症を来す疾患 ・大血管転位症 （大きなVSDを有する）	心房または心室に容量負荷がかかる疾患 ・心房中隔欠損 ・心室中隔欠損 ・心内膜症欠損 ・動脈管開存症
正常		心室に圧負荷のかかる疾患 ・大動脈縮窄症 ・大動脈弁狭窄症（肺動脈狭窄症）
減少	右－左シャントを来す疾患 ・ファロー四徴症 ・三尖弁閉鎖症 ・肺動脈閉鎖症 ・肺動脈狭窄症 ・Ebstain病	

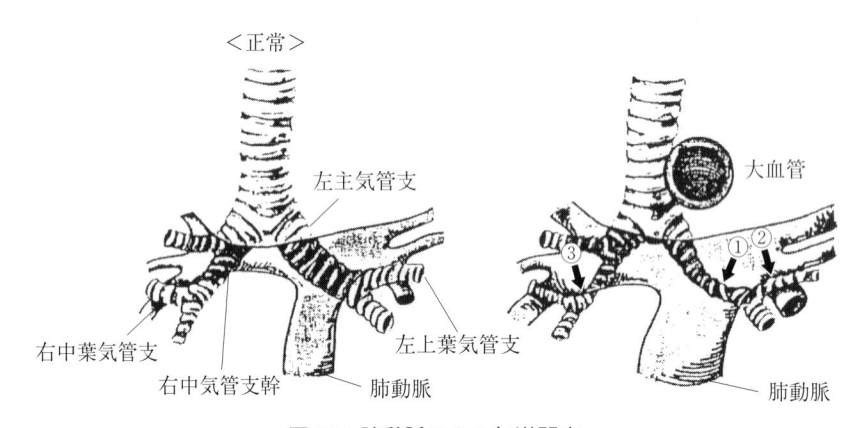

図20-1 肺動脈による気道閉塞
（好発部位：①左主気管支，②左上葉気管支，③右中気管支幹）

起こしやすい。
⑤肺血流量の増加は肺血管の閉塞性病変（肺小動脈内膜の増殖・閉塞）を引き起こし（pulmonary vascular obstructive disease→MEMO 2），肺血管抵抗を増大させる。最重症化すると閉塞性病変は不可逆性となり，右－左シャントとなる（Eisenmenger syndrome→MEMO 2）。

b）麻酔管理のポイント
非拘束型シャントでは，肺血管抵抗/体血管抵抗比の管理が重要となる。
①まず体血管抵抗を正常に保つ。
②肺血管抵抗を下げない。肺血管の閉塞性病変のために肺血管抵抗が高くなっている症

例では，肺血管抵抗を上げないように管理する。
③心不全が強い症例には，心筋収縮力を抑えるような薬剤は避ける。

2）大動脈縮窄症（閉塞型病変）

a）病態生理
①心室に圧負荷がかかる病態で，肺血流量は通常正常である。
②閉塞性疾患で，管前型（左鎖骨下動脈と動脈管の間に狭窄）と管後型（動脈管より遠位部に狭窄）分けられる。管後型では，狭窄がひどいと左心不全症状を呈する。管前型では，心室中隔欠損症を合併することが多く（大動脈縮窄複合），複雑型シャントとなる。血流は左心室から右心室，肺動脈に流れ，下行大動脈への血流は動脈管を介して供給される。この型では狭窄が強く，新生児期に心不全症状がでることが多い。

b）麻酔管理のポイント
①適正な心拍数を保つ。
②体血管抵抗を上げない。特に新生児では心室コンプライアンスが小さいので，高度の体血管抵抗の増大には耐えられない。
③大動脈縮窄複合では，動脈管の閉塞を防ぐためプロスタグランジン E_1 を持続静注し，肺血管抵抗を下げないように管理する。

b　チアノーゼ疾患

1）ファロー四徴症（部分閉塞病変を合併した複雑シャント）

ファロー四徴症は右室流出路狭窄，心室中隔欠損，大動脈騎乗位（大動脈右方偏位），

MEMO●2　肺血管閉塞性病変（pulmonary vascular obstructive disease）と Eisenmenger syndrome

正常な新生児では出生後，末梢肺動脈，肺小動脈の中膜平滑筋の退化，肺血管の内径増大により，肺血管抵抗は急速に低下する。しかし，左－右シャント，両方向性シャントにより肺血流量の増加が続くと，肺小動脈の中膜筋層は反応性に肥厚し，内膜の細胞増殖が起こる。この結果，肺小動脈の内腔は狭くなり，線維化を伴って血栓が形成される。最終的には，肺血管抵抗は体血管抵抗を凌駕し，右－左シャントが優位となる。わが国ではこれを Eisenmenger syndrome とよぶ。このような肺血管閉塞性病変は不可逆的であり，外科的に修復してもよくなることはまれである。

肺血管閉塞性病変は基礎心疾患から，
①大きい心室中隔欠損，太い動脈管，心内膜床欠損など（左－右シャント。生下時から肺高血圧症があり2～3歳以後に肺血管閉塞性病変が進行する）
②心室中隔欠損を伴う完全大血管転位，両大血管右室起始，肺動脈狭窄のない単心室など（両方向性シャント。生下時あるいは乳児期から肺高血圧症があり，幼児期以後に肺血管閉塞性病変が進行する）
③心房中隔欠損など（小児期には肺高血圧症がなく，成人になってから肺高血圧症と肺血管閉塞性病変が生じる）
の3群に分けられる。

右室肥大からなるが，病態は右室流出路狭窄と心室中隔欠損によって決定される（図20-2）。

a）病態生理
　①大きい心室中隔欠損のため，機能的には単心室に近く，両心室の収縮期圧はほぼ等圧となる。これに右室流出路狭窄が加わるため，肺血流量は減少し，大部分の右心室の血液は心室中隔欠損を通って直接大動脈に拍出され，動脈血酸素飽和度は低下する。
　②肺血流量が減少しているため心室中隔欠損症のような閉塞性病変は生じず，通常は肺動脈圧は正常または低下している。
　③漏斗部の攣縮によってhypoxic spell（→MEMO 1）が発生する。
　④低酸素血症のため，赤血球数が増加する。ヘマトクリット値が60〜65％を超えると血液粘稠度が上昇し，血栓の危険性が増し，血液凝固機能が障害される。

b）麻酔管理のポイント
　①体血管抵抗を下げない。
　②肺血管抵抗を増大させない。
　③前負荷を維持し右室容量を十分に保つ。
　④麻酔深度を適正に保ち，心筋収縮力を過度に上昇させない。

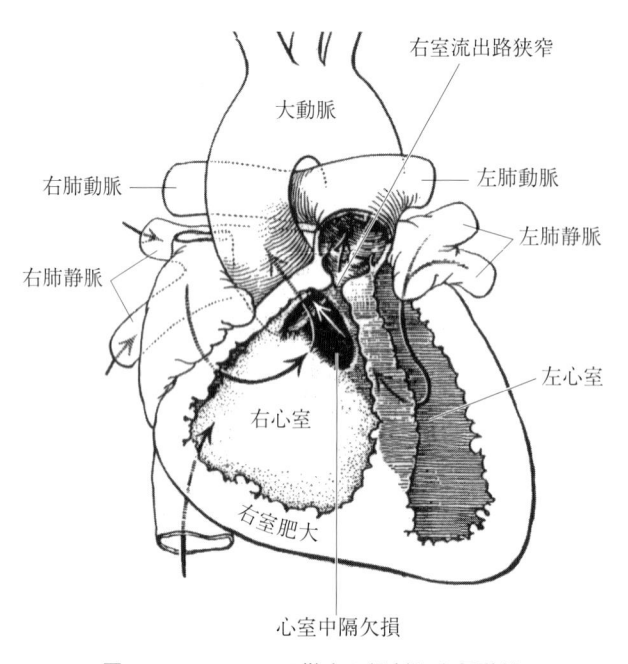

図20-2　ファロー四徴症の解剖と血行動態

C　混合群（うっ血性心不全とチアノーゼ）

1）総動脈幹症

胎生期に大動脈，肺動脈の基部が分離せず1本の動脈幹として存在し，大きな心室中隔欠損上にまたがり左右両室からの血流を受ける。

a) 病態生理

肺動脈狭窄の有無により実際の血行動態は複雑である。

① 心腔内血液混合により低酸素血症を来す。欠損口は大きく（共通腔），両腔の圧較差はなくなり，両腔の血液は完全に混合される（2方向性シャント）。シャント流量は完全に肺血管抵抗/体血管抵抗比に依存する。

② 肺循環系が低圧系であるため肺血流量は増加し，これが左室に返ってくるため左室に容量負荷がかかる。

③ 肺血管抵抗が下がり肺血流量がさらに増加すると，左心室に容量負荷がかかり左心不全を起こす。同時に大動脈血流量が低下し，主要臓器への灌流が減少し代謝性アシドーシスが発生する。一方，体血管抵抗が低下すると右-左シャントが増加し，血液の酸素飽和度は低下する。

④ 肺血流量の増加により肺血管の閉塞性変化が起こる。

b) 麻酔管理上の注意点

① 体血管抵抗を正常に維持する。
② 肺血管抵抗を下げない。
③ 心筋収縮力を抑えるような薬剤は避ける。

4 麻酔管理の実際

うっ血性心不全群とチアノーゼ群の代表的疾患である心室中隔欠損症とファロー四徴症を中心として解説する。

a 術前評価

うっ血性心不全群（心室中隔欠損症）では，まず体重増加の程度，哺乳状態，身体活動度から心肺機能の障害の程度を把握する。身体所見で頻呼吸，頻脈，肝腫大と頸静脈の拡張が認められる場合中等度以上の心不全症状があることを意味する。頻回の呼吸器感染症の既往がある症例では，術中，術後に気道分泌物が増加することが多い。また，呼気性の喘鳴が聴取され，胸部X線写真で肺の囊胞性病変が認められる場合，拡張した肺動脈によって気管支が閉塞している可能性がある。このような症例では術後に長期人工呼吸を要することも少なくない。

チアノーゼ群（ファロー四徴症）では，頻脈，頻呼吸が代償機構として認められることが多い。このチアノーゼ群の小児は哺乳が困難なため年齢の割に小さいことが多いが，うっ血性心不全群のようにるい痩が強いということは少ない。運動時に突然うずくまったり，チアノーゼが増強する場合，右室流出路が非常に不安定であることを意味する。

混合群では，うっ血性心不全とチアノーゼに対する配慮が必要である。

心臓カテーテル検査では，解剖学的な評価のほかに，肺血流量/体血流量，肺動脈圧/体動脈圧，肺血管抵抗/体血管抵抗のそれぞれの比についてチェックしておく。肺血管抵抗が上昇しているときには，可逆的な因子があるかどうか調べておく。

b 前投薬，術前絶飲食

生後6カ月未満の患児，重症のうっ血性心不全，チアノーゼ，呼吸困難のある患児には，鎮静薬は投与せず，硫酸アトロピン（0.02 mg/kg）のみ筋注する。生後6カ月以上で心不

全のない症例あるいは軽い心不全症状のある症例では硫酸アトロピン（0.02 mg/kg）筋注，ミダゾラム（0.05〜0.1 mg/kg）筋注あるいはジアゼパムのシロップ（0.3〜0.5 mg/kg）経口投与を行う。

　チアノーゼ疾患では，啼泣などによる急激な酸素消費量の増加を抑えるため術前に鎮静した方がよい。ミダゾラム（0.05〜0.1 mg/kg）筋注，硫酸アトロピン（0.02 mg/kg）筋注，さらに強い鎮静を必要とする場合には塩酸モルヒネ（0.2 mg/kg）筋注を追加する。前投薬によって呼吸抑制が起こった場合，肺血管抵抗の増大から右－左シャントが増加する可能性があるので，注意深い観察が必要である。

　術前の絶飲食は患者の年齢や心臓の病態によって決める。多血症のあるチアノーゼ患児で，6時間以上の水分制限を要する場合には，術前に静脈路を確保し輸液を行う。

c モニター

　パルスオキシメータ，前胸壁聴診器，心電図をモニターして麻酔を導入する。その後，通常観血的血圧測定のため橈骨動脈にカニュレーションを行い，次に中心静脈カテーテルを挿入する。内頸静脈，鎖骨下静脈，大腿静脈のほかに外頸静脈を使用する。小児では肺動脈カテーテルは挿入できないことが多い。左房圧は，術野から左房へカニューレを挿入して測定し，容量負荷と心機能の指標として使う。

d 麻酔方法（体外循環前）

　「低血圧を生じさせないこと」，「気道を確保して適切な呼吸管理を行うこと」，これが先天性心疾患に共通した麻酔管理の基本である。以下心室中隔欠損症（うっ血性心不全群），ファロー四徴症（チアノーゼ群）を中心に麻酔法を解説する。

　軽症の心室中隔欠損症，ファロー四徴症では，気道を確保し，慎重に麻酔を導入，維持すれば吸入麻酔薬，静脈麻酔薬のどちらを使用してもかまわない。左－右シャントでは，肺血流量増加のため吸入麻酔薬による導入は速く，静脈麻酔薬による導入は肺への再循環のため（体循環が減る）遅れる。右－左シャントでは逆になる。

　中等症・重症心室中隔欠損症では，麻酔の導入・維持にケタミン，フェンタニルを用いる方が安全である。大量フェンタニル麻酔法は心筋抑制が少なく，肺血管の反応性を減弱させるため，重症患者には最適の麻酔法である。しかし，大量のフェンタニルを使用すると，迷走神経刺激作用によって徐脈を来すことがある。これに拮抗するため，筋弛緩薬としてパンクロニウムを使うのもひとつの方法である。吸入麻酔薬が必要なときには，低濃度からゆっくり慎重に使用する。人工呼吸はPa_{CO_2}を正常に保ち，吸入酸素濃度を制限し，必要であれば呼気終末陽圧を併用して陽圧換気を行う（吸入酸素濃度を制限すべき先天性心疾患→MEMO 3）。

　中等症・重症ファロー四徴症では，ケタミン，フェンタニル（大量フェンタニル麻酔法）を基本として麻酔管理を行う。この疾患では啼泣やバッキング，交感神経の緊張による頻脈，心筋収縮力の増強，低血圧はhypoxic spellの誘因となる。まず麻酔深度を適切に保ち，バッキングや体動を防ぐため必要十分量の筋弛緩薬を使用する。吸入麻酔薬は右室漏斗部の弛緩に有効であり，必要であれば低濃度で慎重に使用する。次に，前負荷を維持し右室容量を十分に保つため，中心静脈圧や術野からの右房の張り具合を指標として容量負荷を行う。体外循環までの輸液量は10〜15ml/kg/minである。また，ファロー四徴症では，側副血行路の発達のため手術中に多量の出血を起こすことがあり，出血に対しては早めに輸

血を行い，低血圧を起こさないようにする。人工呼吸は，Pa_{CO_2}を低めに保ち，気道内圧を過度に上昇させないように行う。

総動脈幹症のような混合群では，うっ血性心不全群に準じて麻酔管理を行う。この疾患でも高濃度酸素の吸入は血流量を増加させ，血行動態を悪い方向に導く（→MEMO 3）。

シャントを有する先天性心疾患の麻酔でもう一つ注意しなければならないのは，静脈路から絶対に気泡を入れないことである。右－左シャント疾患だけでなく，左－右シャント疾患であっても，陽圧呼吸，咳などによって右心系に過剰な圧が加わると右－左シャントが起こり，静脈系に注入された空気が体循環系に入り，空気塞栓を起こす可能性がある。シャント孔の大きな左－右シャント，肺動脈圧の高い症例では注意が必要である。

e 体外循環

体外循環中の血液凝固反応を抑えるため，ヘパリンを2,000～3,000単位/kg静注し，ACT（activated clotting time）を400秒以上に保つ。亜酸化窒素を使用している場合は亜酸化窒素を止め，100％酸素にする。大動脈，大静脈にカニュレーションされ完全に体外循環に移行したら，人工呼吸，輸液を停止する。適切な麻酔深度を保ち，体動，シバリングを防止するため，体外循環装置の充填量から麻酔薬と筋弛緩薬の追加投与量を算出する。低血圧には昇圧薬を，高血圧にはまず麻酔薬を投与し，効果が不十分であれば血管拡張薬を投与する。代謝性アシドーシスや乏尿が続く場合，体外循環の灌流量，灌流圧などを調

MEMO ● 3　吸入酸素濃度を制限すべき先天性心疾患

a）肺循環に容量負荷が加わる心疾患：大きな心室中隔欠損症，完全型心内膜症欠損症，総動脈幹症など

高濃度酸素の吸入は肺胞気酸素濃度およびPa_{O_2}の上昇を介して肺血管抵抗を下げる。このため，必要以上に吸入酸素濃度を上げると肺血管抵抗/体血管抵抗比が低下し，大きな心室中隔欠損を介して肺血流量が増加し，肺循環系への容量負荷が助長される。Sp_{O_2}が95％前後になるように吸入酸素濃度を調節する。

b）肺循環・体循環が動脈管に依存する心疾患

成熟児では動脈管はPa_{O_2}の上昇によって閉塞する。このため肺循環あるいは体循環が動脈管を介する血流に依存する心疾患では，高濃度酸素の吸入によって循環動態が悪化し致死的状態になる。

c）肺循環が動脈管に依存する心疾患：肺動脈閉鎖症など

肺血流は動脈管を介して大動脈から供給されるため，動脈管が閉塞すると肺血流は途絶え死に至る。プロスタグランジンE_1持続静注下に，Pa_{O_2}を25～40mmHgに保つように吸入酸素濃度を調節し，代謝性アシドーシスが進行しないように呼吸・循環管理を行う。

d）体循環が動脈管に依存する心疾患：大動脈縮窄複合・離断など

下半身への血流は，主として左心室→右心室→肺動脈から動脈管を介して供給される。動脈管が閉塞すると，下行大動脈への血流量が著しく減少し，代謝性アシドーシスや腎不全を来し，最終的にはショック状態となる（ductal shock）。プロスタグランジンE_1持続静注下にできるだけ吸入酸素濃度を抑え，肺血管抵抗を下げないように呼吸管理を行う。

べる。体外循環中には脱血カニューレの閉塞などによって起こる顔面のうっ血がないことを確かめる。

f 体外循環からの離脱と術後管理

　まず左室充満圧を適正化する。乳児期には心室コンプライアンスが低いうえ，手術の影響を受け一層コンプライアンスが低下し，高い充満圧（左房圧で8〜15 mmHg）を必要とすることがある。次に心拍数と調律を適正化する。徐脈の場合，β作用薬であるイソプロテレノールを投与し，必要であればペーシングを行う。術前から心不全のある症例，左房圧，心拍数ともに保たれているにもかかわらず血圧，心拍出量が低い症例には，積極的にカテコラミンを投与する。ドパミン（5〜10 μg/kg/min），ドブタミン（2〜10 μg/kg/min），イソプロテレノール（0.1〜0.5 μg/kg/min）を第1選択薬として使用し，循環動態の改善が得られないときにはエピネフリン（0.05〜0.1 μg/kg/min）を併用する。循環動態が安定した段階で，プロタミン（1.5 mg/kg）を静注し，ヘパリンを拮抗する。

　術前に肺高血圧が認められた症例，特に肺動脈圧/体動脈圧が0.7以上の症例では，体外循環からの離脱期など根治手術後早期に，肺高血圧危機（pulmonary hypertensive crisis）を起こすことがある。これによって肺血流量が急激に減少し，全身状態が悪化する。体外循環離脱後には肺血管抵抗を上昇させないように全身管理を心がける。また，術前に著しい肺高血圧の認められた症例，呼吸器感染症を繰り返した症例，呼気性の喘鳴の認められた症例では，気道分泌物の増加などにより長期の人工呼吸を必要とすることが多い。

　ファロー四徴症では，右心室切開，肺動脈弁切開による肺動脈逆流などが加わり，右心不全に陥りやすい。中心静脈圧をやや高めに，肺血管抵抗を低く管理する。左室容量の小さい症例では，左心不全を来しやすい。心拍数を増加させ，心拍出量を保つように管理する。中心静脈圧と左房圧をモニターすべきである。両者の許容範囲は狭い。

〈渡辺敏光〉

第21講

呼吸器疾患と麻酔

1 基本的な呼吸生理

a 肺でのガス交換：酸素の取り入れとCO_2の呼出

　肺の主要な働きは，肺胞中の酸素を血液中に摂取し（酸素化，酸素加），逆に血液中の炭酸ガスを肺胞へ排出するガス交換機能である。ガスはその分圧差勾配により肺胞と肺毛細血管の間に介在するⅠ型肺細胞，間質，血管内皮細胞を通り抜け移動する。肺構築は，generation 0の気管から2分岐を繰り返し，generation 23の肺胞に至る。成人の気管の直径を1.6 cmとするとその断面積は約2 cm^2になる。一方，肺胞の総断面積を約10 m^2（諸説ある）とすると，気管の5万倍に相当する。今，500 mlを1秒で吸気すると，気管でのガス流速は250 cm/secとなるが，肺胞では5×10^{-3} cm/secとなり，肺胞でのガス移動における対流（convection）の役割はほとんど失われ，分子拡散（molecular diffusion）が主要メカニズムとなる。

　肺はガス交換機能の他に，代謝臓器としても重要な働きをしており，Ⅰ型肺細胞，血管内皮細胞も含め，数十種類の細胞群で構築されている。Ⅱ型肺細胞は肺サーファクタントを産生，分泌して肺胞の表面張力を低く保ち，肺胞の虚脱を防止している。また，Ⅱ型肺細胞は障害された肺を修復するとき，Ⅰ型肺細胞に変換し，肺構築を回復する。アンギオテンシンやプロスタグランジンなど多くの物質が肺血管を通過する間に，転換，代謝される。肺を摘出してしまうと，人工肺でガス交換を完全に代行しても代謝機能を代行できないので，生体は数日で死に至る。

　呼吸運動（換気）がなくても，高濃度の酸素（例えば100％ O_2）を気管内に吹送すると，気管と肺胞との酸素分圧較差は高く保たれる。末梢組織で酸素が消費されるため，分圧差により酸素は肺胞から継続的に血液中に拡散していく。したがって，肺胞が虚脱しない限り，高濃度酸素の気管内吹送で生命を維持するに足る動脈血酸素分圧（Pa_{O_2}, mmHg）を維持できる。肺胞気の酸素分圧（PA_{O_2}, mmHg）は「肺胞気方程式」で算出できる（→MEMO 1-A）。Pa_{O_2}はPA_{O_2}に依存し，肺の酸素化能の指標として，肺胞気酸素分圧と動脈血酸素分圧の差 A-aD_{O_2} = PA_{O_2} − Pa_{O_2}が用いられる。A-aD_{O_2}が小さいほど肺の酸素化能が良いことになる（→MEMO 1-B）。

　一方，CO_2の肺胞気（PA_{CO_2}, mmHg）と大気との分圧差は約40 mmHgと小さく，また広い肺胞領域から狭い気管へと分子拡散だけで移動するのは不可能で，CO_2排出には呼吸運動（換気）が必要である。動脈血CO_2分圧をPa_{CO_2}（mmHg），肺胞換気量を$\dot{V}_A$（l/min），CO_2排出量を$\dot{V}_{CO_2}$（ml/min）とすると，$Pa_{CO_2} = 0.863 \times \dot{V}_{CO_2}/\dot{V}_A$という「肺胞換気方程式」

が導かれる（→MEMO 1-C）。安静時の炭酸ガス産生量$\dot{V}_{CO_2}$は一定であるから，Pa_{CO_2}と$\dot{V}_A$は反比例し，$\dot{V}_A$が2倍になればPa_{CO_2}は1/2になる。

1回肺胞換気量（V_A, ml）は一回換気量（V_T, ml）から生理学的死腔量（V_D, ml）を引いたものである。V_Aはガス交換（CO_2呼出）に関与しているガス量を，V_Dはガス交換（CO_2呼出）に関与していないガス量を示す。生理学的死腔量＝解剖学的死腔量＋肺胞死腔量，で示され，解剖学的死腔量（成人：約150 ml）は気道の死腔量を，肺胞死腔量は肺胞レベルでの死腔量を意味する。病的肺では生理学的死腔量が増加するが，それは主に肺胞死腔量の増加に起因する（→MEMO 2）。一回換気量を大きくとると生理学的死腔量も増えるが，両者の差としての1回肺胞換気量は増すので，少ない換気回数で必要な肺胞換気量を得ることができる。

MEMO●1

A．肺胞気方程式

$P_{AO_2} ≒ P_{IO_2} - P_{ACO_2}/R ≒ P_{IO_2} - Pa_{CO_2}/R$
   $≒ F_{IO_2} \times (760 - 47) - Pa_{CO_2}/R$

P_{IO_2}：吸入気酸素分圧（mmHg），760 mmHg：1気圧での水銀柱圧，47 mmHg：37℃での飽和水蒸気圧，F_{IO_2}：吸入気酸素分画，P_{ACO_2}：肺胞気のCO_2分圧（mmHg），Pa_{CO_2}：動脈血CO_2分圧（mmHg），R：呼吸商（1分間のCO_2産生量/1分間のO_2消費量，通常は0.8〜1.0）。

B．空気吸入時のP_{AO_2}とA-aD_{O_2}

いま1気圧の空気（F_{IO_2}＝0.21）を呼吸し，Pa_{CO_2}＝40 mmHg，R＝0.8とすると，P_{AO_2}＝0.21×（760－47）－40/0.8 ≒ 100 mmHgとなる。Pa_{O_2}＝90 mmHgならば，A-aD_{O_2}＝100－90＝10 mmHgとなる。近年よく用いられるkPa（キロパスカル）単位は，1気圧＝760 mmHg＝101.3 kPaの関係となる。天気予報でよく目にするhPa（ヘクトパスカル）単位では，1気圧＝1,013 hPaである。hは面積のha（ヘクタール）＝100 a（アール）で分かるように100倍を意味し，1 kg＝1,000 gで分かるようにkは1,000倍を意味する。したがってk＝10 hとなり，1気圧＝1,013 hPa＝101.3 kPaとなることが容易に理解できる。このことを記憶しておけば，mmHgとkPaとの変換に不要な常数を覚える必要はないし，その他のときにも融通がきく。

C．肺胞換気方程式

血液中の酸素含量（Ca_{O_2}, ml/dl），CO_2含量（Ca_{CO_2}, ml/dl）や，酸素消費量（$\dot{V}_{O_2}$, ml/min），CO_2排出量（$\dot{V}_{CO_2}$, ml/min）は一般的にstandard temperature and pressure, dry（STPD）の標準状態で表示し，V_T（ml），V_D（ml），$\dot{V}_A$（l/min）や分時換気量（$\dot{V}_E$, l/min）はbody temperature and pressure, saturated with water vapor（BTPS）で表示する。

BTPSでのCO_2排出量を$[\dot{V}_{CO_2}]$とすると，
$[\dot{V}_{CO_2}] = 1,000 \times \dot{V}_A \times Pa_{CO_2}/760$
これに温度補正を行ってSTPDに直すと，
$\dot{V}_{CO_2} = 273/(273＋37) \times [\dot{V}_{CO_2}] = 273/310 \times [\dot{V}_{CO_2}]$
   $= 273/310 \times 1,000 \times \dot{V}_A \times Pa_{CO_2}/760$
よって，
$Pa_{CO_2} = 0.863 \times \dot{V}_{CO_2}/\dot{V}_A$

b ヘモグロビン

ヘモグロビン分子は分子量が約64,500で，2種類のポリペプチド鎖（α鎖，β鎖）がそれぞれ2本ずつ，計4本が集まって構成されている。各々のポリペプチド鎖には，O_2と可逆的結合を行うヘム（Fe^{2+}－プロトポルフィリンIX）の1分子が結合している。したがって，ヘモグロビン1分子は4個のヘムを持ち，4分子のO_2と結合することができる。α鎖は141個のアミノ酸，β鎖は146個のアミノ酸からなり，ヘムはα鎖の87番目のアミノ酸であるヒスチジンと，β鎖とはポリペプチド鎖92番目のヒスチジンと結合している。また，同一のポリペプチド鎖のアミノ酸どうし，異なったポリペプチド鎖のアミノ酸どうしなどで弱い結合があり，さらにα鎖のヘムは58番目のアミノ酸とも弱く結合するなどして，ヘモグロビン分子は特徴的な立体構造をとっている（図21-1）。この立体構造は，H^+（pH），CO_2，2,3-DPG（diphosphoglycerate），温度などで変化を受け，O_2との結合性，親和性に影響を及ぼす。

$Hb \cdot O_2 + H^+ \Leftrightarrow H \cdot Hb + O_2$

$Hb \cdot O_2 + CO_2 \Leftrightarrow CO_2 \cdot Hb + O_2$

$Hb \cdot 4(O_2) + 2,3\text{-DPG} \Leftrightarrow Hb \cdot 2,3\text{-DPG} + 4(O_2)$

（Hb：還元ヘモグロビン，$Hb \cdot O_2$：酸化ヘモグロビン）

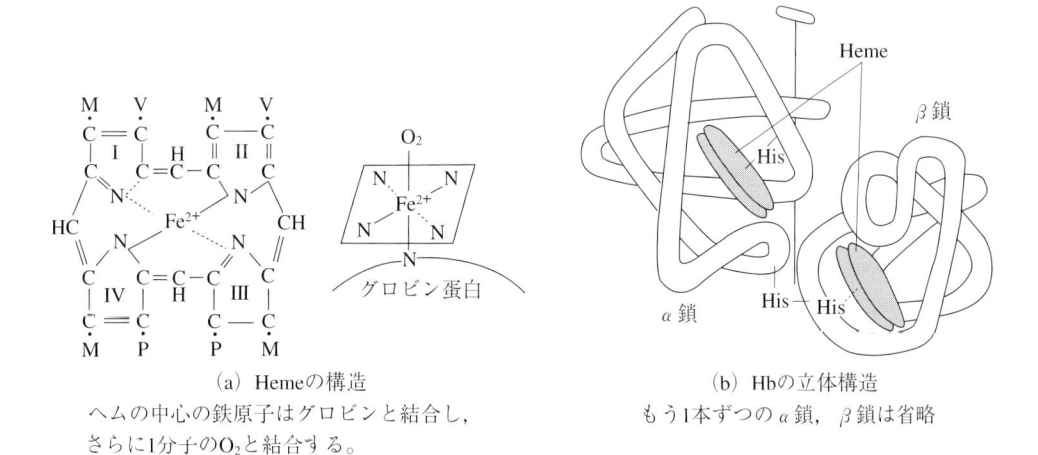

(a) Hemeの構造
ヘムの中心の鉄原子はグロビンと結合し，さらに1分子のO_2と結合する。

(b) Hbの立体構造
もう1本ずつのα鎖，β鎖は省略

図21-1 ヘムとヘモグロビンの構造

MEMO ● 2　生理学的死腔量の求め方

死腔方程式（Bohr式のEnghoff変形式）から生理学的死腔量（V_D）が求められる。

呼気の平均CO_2分圧を$P\bar{E}_{CO_2}$とすると，

$V_D/V_T = (P_{A_{CO_2}} - P\bar{E}_{CO_2})/P_{A_{CO_2}} = (P_{a_{CO_2}} - P\bar{E}_{CO_2})/P_{a_{CO_2}}$

または，1分間の換気回数をRR（回/min）とすると，

$(V_T - V_D) \times RR \times P_{a_{CO_2}}/760 = [\dot{V}_{CO_2}]$

よって，

$V_D = V_T - [\dot{V}_{CO_2}] \times 760/(RR \times P_{a_{CO_2}})$

上記の化学平衡式で示されるように，H^+，CO_2，2,3-DPGの増加は，HbとO_2との結合量を減らす方向に働く。温度の上昇はHbの立体構造を変化させ，やはりO_2との親和性を低下させる。逆に，O_2とHbが結合すると，生じたHb・O_2は立体構造が変化してより強い酸となり，H^+，CO_2，2,3-DPGとの親和性が低下する。胎児ヘモグロビン（HbF）は2,3-DPGとの反応性がほとんどなく，O_2との親和性が大人のHbより強い。

グロビン蛋白のポリペプチド鎖末端や側鎖のアミノ基，カルボキシル基，そして特にヒスチジンにあるイミダゾール基はbufferとして重要な緩衝作用を有しており，ヘモグロビン緩衝系といわれる（図21-2）。例えば，赤血球中の炭酸脱水酵素（carbonic anhydrase）による$CO_2 + H_2O \rightarrow H_2CO_3 \rightarrow H^+ + HCO_3^-$の反応で生じる多量の$H^+$を緩衝することができる。このとき赤血球中で産生されるHCO_3^-は，末梢組織で産生されたCO_2が変換されたもので，CO_2が肺で呼出されるまでの重要な運搬形となっている。また，Hbのアミノ基は，CO_2と反応してカルバミノCO_2となり（$R-NH_2 + CO_2 \Leftrightarrow R-NHCOO^- + H^+$），これも重要な$CO_2$運搬体となっている。

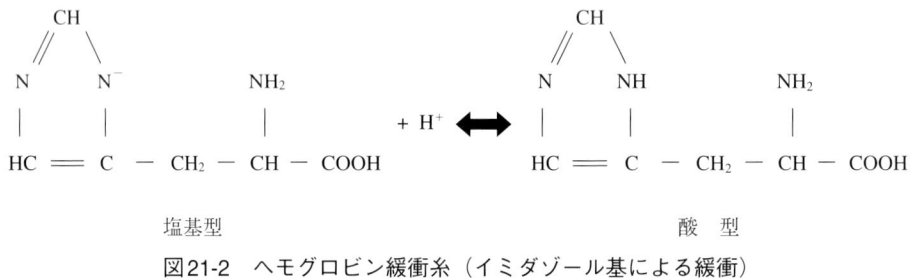

図21-2 ヘモグロビン緩衝系（イミダゾール基による緩衝）

C 血中のO_2，CO_2動態

1）血中のO_2

酸素は血液中にヘモグロビン（Hb）と結合した形と，血漿に溶存した形で存在し，その総和を血中酸素含量（O_2 content，ml/dl）と呼ぶ。血漿溶存酸素量は，ヘンリーの法則（溶存ガス量は接する気相のガス分圧に比例する）に従って血中酸素分圧（P_{O_2}，mmHg）に正比例する。

血漿溶存酸素量（ml/dl）＝ 0.0031（ml/mmHg/dl）× P_{O_2}（mmHg）

一方，Hb 1 gに酸素は1.39 ml結合できる（→MEMO 3）。

HbがO_2と結合する割合（酸素飽和度）は酸素分圧に相関するが，それは直線関係では

MEMO ●3 Hb 1gに結合するO_2量

Hbは1 molが約64,500 g，1 mmolは64.5 gだから，Hb 1 gは1/64.5 mmolとなる。したがって，Hb 1 gにはO_2が4/64.5 mmol結合でき，容量になおすと22.4（ml/mmol）× 4/64.5（mmol）≒ 1.39 mlとなる。

ただし，実際の血液ではCO-HbやMet-Hbなど酸素との結合能力のないHbが数％混在しているため，実測ではHb 1 gに結合する酸素量が1.30～1.34 mlと測定されることが多い。

なく，特殊なS字状カーブを描く（酸素解離曲線）（図21-3）。例えば，Po_2が10, 20, 30, 40, 50, 60, 70, 80, 90, 100 mmHgとすると，O_2と結合するHbの割合はそれぞれ13, 35, 57, 75, 83, 89, 93, 95, 97, 98％である（→MEMO 4）。この縦軸が酸素飽和度（％），横軸が酸素分圧（kPa, mmHg）で表記される酸素解離曲線はさまざまな因子によって形状が変わるが，正常曲線より左，右に移動したものを，それぞれ左シフト，右シフトと呼ぶ。O_2と，H^+，CO_2，2,3-DPGは，Hb分子との親和性に競合的に作用し，酸素解離曲線のシフトに影響する。CO_2が増加すればO_2とHbの親和性は低下し，同じ酸素分圧でも酸素飽和度は減少する（ボーア効果）。pHが下がってH^+が増加すれば，同様にO_2とHbの親和性は低下し，同じ酸素分圧でも酸素飽和度は減少する（H^+ボーア効果）。すなわち，酸素解離曲線は右にシフトする。保存血は2,3-DPGが減少しており，O_2とHbの親

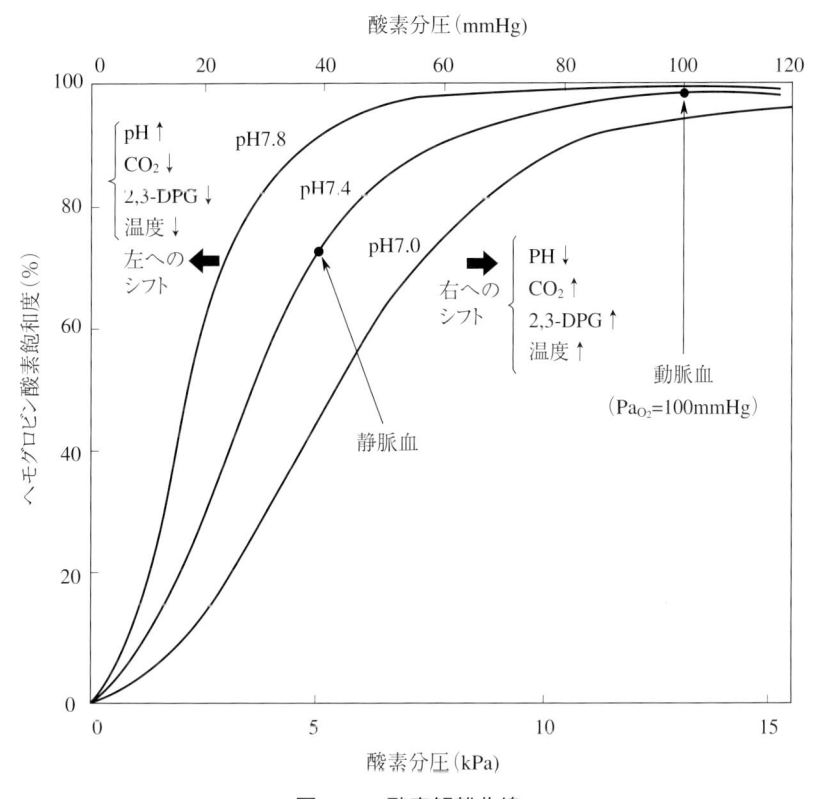

図21-3 酸素解離曲線

MEMO●4　血中O_2含量の求め方

A氏のHb＝15 g/dl，動脈血酸素分圧（Pa_{O_2}）＝100 mmHg，混合静脈血酸素分圧（$P\bar{v}_{O_2}$）＝40 mmHgとすると，動脈血酸素含量（Ca_{O_2}）＝1.39×15×0.98＋0.0031×100＝20.7 ml/dl，混合静脈血酸素含量（$C\bar{v}_{O_2}$）＝1.39×15×0.75＋0.0031×40＝15.7 ml/dlとなる。A氏の心拍出量（cardiac output：CO）が6 l/minであれば，A氏の酸素消費量＝（20.7－15.7）ml/dl×60 dl/min＝300 ml/min。R＝0.8のとき，A氏のCO_2産生量＝300×0.8＝240 ml/minとなる。ヒトの安静時酸素消費量は5 ml/kg/min，CO_2産生量は4 ml/kg/minとされている。

和性が高まって酸素解離曲線は左にシフトする。温度の上昇は酸素解離曲線を右にシフトさせる。

Pa_{O_2}が100mmHg，混合静脈血酸素分圧（$P\bar{v}_{O_2}$）が40mmHg前後の生理的範囲内では，同じ動－静脈O_2分圧較差でも，酸素解離曲線が右にシフトすれば動－静脈O_2飽和度較差は拡大して末梢組織への酸素供給量は増え，左にシフトすれば逆になり酸素供給量は減る。胎児ヘモグロビン（HbF）は2,3-DPGとの親和性が低く，酸素解離曲線は成人のそれより左にシフトしている。酸素解離曲線が左にシフトした場合，生理的範囲ではHbは酸素を離しにくく，組織への酸素供給量は減少する。しかし，胎児は酸素分圧が20～30mmHgの低いレベルで酸素供給を行っているので，動－静脈O_2飽和度較差は非常に大きくなり，酸素供給量を多く維持できる。

2）血中のCO_2

CO_2は血液中では，溶存CO_2，HCO_3^-，カルバミノCO_2の3つの形で存在している。溶存CO_2は0.03（mmol/mmHg/l）×Pa_{CO_2}（mmHg）が血漿および赤血球中に溶解（ヘンリーの法則）し，Pa_{CO_2}＝40mmHgとすると0.03×40＝1.2mmol/l存在する。HCO_3^-は動脈血血漿中に24mmol/l含まれ，赤血球中には15mmol/l含まれる。カルバミノCO_2は，蛋白質のアミノ基（-NH_2）とCO_2がカルバミノ結合（R-$NHCOO^-$＋H^+）したもので，大部分がヘモグロビン蛋白と結合して2.4mmol/l存在する。正常なHb値の血液では，血漿と赤血球に含まれるCO_2の総和（CO_2含量）は，動脈血で21.5mmol/l（＝21.5mmol/l×22.4ml/mmol＝48ml/dl），静脈血で23.3mmol/l（＝23.3mmol/l×22.4ml/mmol＝52ml/dl）とされ，約2/3が血漿中に，1/3が赤血球中に存在する。

血液全体のCO_2を形態別にみると，溶存CO_2 5%，HCO_3^- 85%，カルバミノCO_2 10%となる（その内訳は，血漿中の溶存CO_2とHCO_3^-の形でそれぞれ全体の3%と60%，赤血球中の溶存CO_2，HCO_3^-，カルバミノCO_2としてそれぞれ全体の2%，25%，10%とされている）。

血液中の溶存CO_2，HCO_3^-，カルバミノCO_2の総和がCO_2含量（mmol/l）で，CO_2含量を縦軸に，CO_2分圧（kPa，mmHg）を横軸にプロットすると炭酸ガス解離曲線が得られる（図21-4）。前述したように，O_2とCO_2はHb分子との親和性に競合作用があるので，同じCO_2分圧でもO_2分圧が高いほど血液中のCO_2含量が減ることになる（ホールデン効果→MEMO 5）（図21-4）。したがって，肺で混合静脈血がO_2を取り込んで動脈血化するとき，HbのCO_2親和性が低下し，より効率的に肺からのCO_2呼出が行われる。逆に，末梢組織から排出されるCO_2がHbに移行することで，HbのO_2親和性が低下し，末梢組織ではHbからのO_2放出が促される。

末梢組織で産生されたCO_2は分圧較差で血液に入り，赤血球中の炭酸脱水酵素の働きでCO_2＋H_2O→H_2CO_3→H^+＋HCO_3^-の反応が進む。赤血球中で増加したHCO_3^-は濃度勾配により血漿中に移動し，その移動とカップリングしてCl^-が逆に赤血球中に入る（chloride shift）。赤血球中では全体的に陰イオン濃度が高くなり，浸透圧が上昇するので，水も赤血球中に移動する（water shift）（図21-5）。肺毛細血管では上記の反応が逆に進んでHCO_3^-はCO_2へ変換され，CO_2ガスとして肺から呼出される。この機序によるCO_2排出量は全体の約2/3とされている。その他，肺でHbとO_2が結合するとカルバミノCO_2がCO_2に変換され，CO_2ガスとして肺から呼出される。その量は約1/3とされている。さらに，少量ではあるが，溶存CO_2の静脈－動脈での分圧差に相当する量が呼出される。

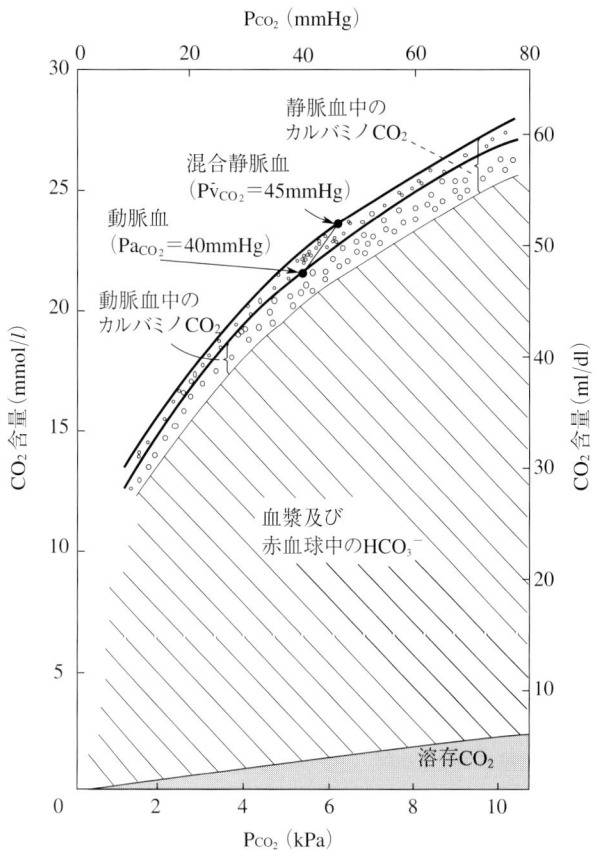

図21-4 炭酸ガス解離曲線

MEMO ● 5　ホールデン効果の機序

　ホールデン効果には2つの機序が働いていると考えられている。1つは，図21-2の化学平衡式で示される。Hb分子のヒスチジンにあるイミダゾール基は，蛋白緩衝系で重要な働きをしており，HbはO_2と結合したHb・O_2となると酸性度が増し，図21-2のイミダゾール基の式が左方向に移動してH^+を遊離する。増加したH^+は赤血球中のHCO_3^-と反応してCO_2となるので，同一のP_{CO_2}条件下でのHCO_3^-，すなわちCO_2含量は減少することとなる。もう一つの機序は，還元Hbの4本のポリペプタイドN末端のアミノ基とCO_2との間でのカルバミノ結合である。R-NH_2 + CO_2 ⇔ R-$NHCOO^-$ + H^+の平衡式がHbとO_2が結合することで左方向に移動し，CO_2が遊離してくる。

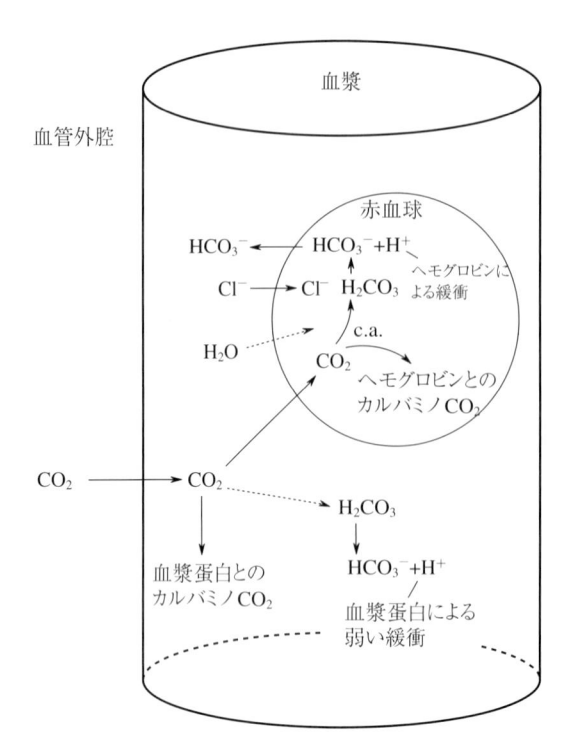

図21-5 末梢組織で産生されたCO_2の血液中での反応
(c.a.：carbonic anhydrase)

d 換気血流比の不均等，肺内シャントとは

　理想的な酸素化能をもつ肺では肺胞酸素分圧＝動脈血酸素分圧となるが，実際には肺胞酸素分圧＞動脈血酸素分圧（A-aD_{O_2}＞0 mmHg）となる。これには，①酸素の拡散障害，②解剖学的シャント（true shunt），③換気血流比不均等，が関与する。拡散障害は肺胞膜の肥厚（肺水腫，肺胞蛋白症）や肺毛細血管の拡大（肺うっ血）などで肺胞気と血液の距離が遠くなることにより起こる。解剖学的シャントは気管支静脈の一部や冠静脈の一部（テベシアン静脈）が直接左心系に灌流し，心拍出量の1～2％にあたる静脈血が動脈血に混合する。臨床における肺の酸素化障害を考えるとき，拡散障害や解剖学的シャントが問題となることは少なく，換気血流比の不均等が最も影響するとされる。例えば肺炎のときの低酸素血症も，主に換気血流比の不均等によると考えてよい。

　換気血流比（$\dot{V}_A/\dot{Q}$）とは，肺胞換気量（$\dot{V}_A$）と肺血流量（$\dot{Q}$）のバランスを表す指標である。肺胞換気量と肺血流量のつりあった理想的な肺では$\dot{V}_A/\dot{Q}=1$となりガス交換の効率が最も良い。しかし，肺は3億個もの肺胞からなっており$\dot{V}_A/\dot{Q}=1$の理想的な肺胞ばかりではなく，さまざまな$\dot{V}_A/\dot{Q}$をもつ肺胞の集まりなので実際の$\dot{V}_A/\dot{Q}=0.8$である。すなわち肺胞の一部は$\dot{V}_A/\dot{Q}>1$の状態で血流量に比較して換気量が多くなっている。これはガス交換に関与しない肺胞死腔（無駄な換気）がある状態で，それを死腔様効果という。このような肺胞が増えると主にCO_2の排出が阻害される。また一部の肺胞は$\dot{V}_A/\dot{Q}<1$の状態で血流量に比較して換気量が少なくなっている。すなわちガス交換されずに肺静脈側へ素通りする血流が存在する状態で，それをシャント様効果という。

　シャントとは$\dot{V}_A/\dot{Q}=0$と定義され，混合静脈血がまったくガス交換を受けずに肺静脈へ

還流する状態を意味する。この$\dot{V}_A/\dot{Q}=0$の肺胞を流れる肺血流量をシャント血流量（Qs）と呼び，Qsを全肺血流量＝心拍出量（Qt）で除したものがシャント率（Qs/Qt）である。換気血流比不均等が大きくなってシャント血流量が増加すると，肺での酸素化は著明に障害される（→MEMO 6，MEMO 7）。

2 機能的残気量

呼吸（自発呼吸，加圧人工呼吸）をしているとき，呼気終末時に肺内に残存するガスの量を機能的残気量（functional residual capacity：FRC）という。機能的残気量は，肺から肺毛細血管への酸素の取込みに重要な意味をもつ。機能的残気量が正常であれば，肺毛細血管に隣接する末梢気道，肺胞が十分広がっており，ガス交換が効率的に行えるが，機能的残気量の低下は末梢気道，肺胞の虚脱を意味し，肺内シャント（Qs/Qt）が増加して

MEMO●6　肺を通らない血流：シャント

普通，全身を循環して右心系へ戻ってきた血液（混合静脈血）は，肺を通過するうちにガス交換を受け動脈血化されて全身へ送り出される。しかし，正常なヒトでも心臓や肺を栄養した血液の一部は肺を通らないで左心系へ入るのでガス交換を受けない。これが解剖学的シャント（true shunt）である。一方でEisenmenger化した先天的心房中隔欠損症や肺動静脈瘻は病的シャントである。また，同じ肺の中でも血流量に比して換気量の少ない部分では，ガス交換できずに肺を素通りする血液がある（シャント様効果）。例えば，正常立位時の肺底部（Westのzone 3）や血管拡張薬投与時，無気肺や片肺換気時に見られる。

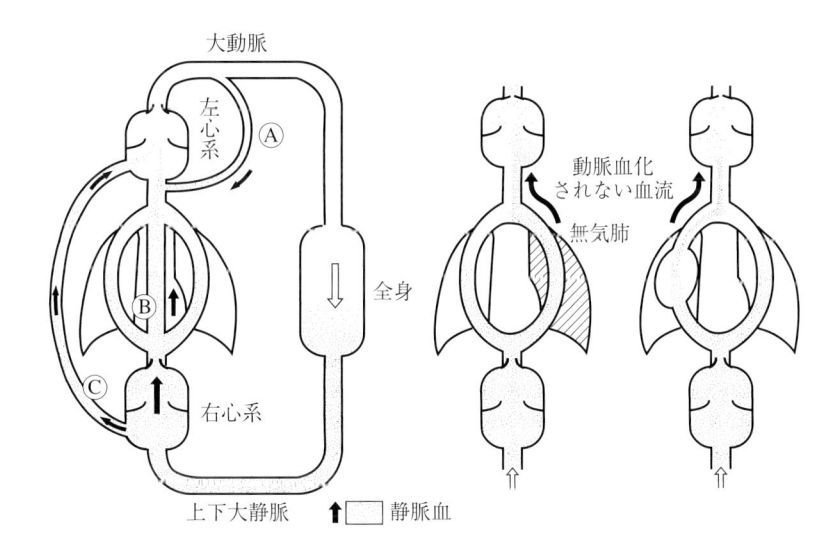

a. シャントとは，肺を通らない血流である。
Ⓐ 解剖学的シャント（気管支動脈，テベシアン静脈）
Ⓑ 肺動静脈瘻　　　　　　　　　　　　　｝病的シャント
Ⓒ Eisenmenger化したASD

b. 無気肺や肺炎があると…
片肺換気時も同じである。換気されていない所を通る血液は酸素化されずに動脈側へ通り抜ける。

c. 血管拡張薬を投与すると…
換気に対して血流量が増え，十分ガス交換をされずに動脈側へ通り抜ける。

Pa_{O_2}が低下する。立位，坐位では重力で横隔膜が引き下げられて胸腔の容積が増し，成人男性の坐位での機能的残気量は約3 l ある。仰臥位では重力による横隔膜の引き下げがなくなって，坐位より機能的残気量は減少し（約2.5 l），頭部を下げて足を挙上した体位（トレンデレンブルグ体位）では，腹腔内容が横隔膜を圧迫して胸腔容積はさらに減少し，機能的残気量は約2 l に低下する。特に肥満体のヒトは，仰臥位になっただけでも機能的残気量は大きく低下する。肋間筋も胸郭容積を保持するように働いているので，麻酔薬で意識をとり，筋弛緩薬で肋間筋の緊張を除くと胸郭容積は減少し，機能的残気量は低下する。

このような全身麻酔，筋弛緩薬使用による機能的残気量の減少とそれに伴うPa_{O_2}低下には，①$F_{I_{O_2}}$を上げる，②上半身を挙上する，③呼気の終末に陽圧（positive end-expiratory pressure：PEEP，p.327「機械的人工呼吸」参照）を加える，などで対処する。PEEPは3～10 cmH$_2$Oを選択する。10 cmH$_2$O以上のPEEPでは胸腔内圧の上昇のため静脈還流が障害されて低血圧を生じる。また，気道内圧が上昇して肺が過伸展し，肺が障害される危険性がある（圧外傷，barotrauma，ventilator-induced lung injury）。

3 術前肺機能検査

呼吸器の術前検査として，肺活量（VC），％VC，努力性肺活量（FEV），一秒量（$FEV_{1.0}$），一秒率（$FEV_{1.0}$％），最大呼気流量（MEFR）などの肺機能検査（p.13参照）と，胸部X線撮影を行う。これらに異常があれば，65歳以上の高齢者では，動脈血液ガス検査，場合によってはCT，MRI検査を追加する。％VC＜80％を拘束性障害，$FEV_{1.0}$％＜70％を閉塞性障害と呼び，両値ともに異常低値であれば混合性障害と呼ぶ。空気吸入下での動脈血液ガスの正常値はPa_{O_2} 75～95 mmHg，Pa_{CO_2} 35～45 mmHgである。Pa_{O_2}は加齢とともに低下し，70歳では約75 mmHgになる。空気吸入下でのPa_{O_2}≦60 mmHgが"呼

MEMO●7　シャント率の計算

動脈血の酸素分圧（Pa_{O_2}）とヘモグロビン酸素飽和度（Sa_{O_2}）と混合静脈血の酸素分圧（$P\bar{v}_{O_2}$）とヘモグロビン酸素飽和度（$S\bar{v}_{O_2}$）が分かればシャント率は計算できる。

100％酸素を20分間吸入させ全肺胞を100％酸素で満たせば，換気血流比の低い肺胞を流れる血液も十分酸素化されるので，まったく換気されていない部分を流れる血液量，すなわちシャント率を以下の式から計算できる。

$$\text{シャント率}(\dot{Q}s/\dot{Q}t) = 0.003(P_{A_{O_2}} - Pa_{O_2}) \div [(Ca_{O_2} - Cv_{O_2}) + 0.003(P_{A_{O_2}} - Pa_{O_2})]$$

このときの肺胞酸素分圧（$P_{A_{O_2}}$）＝670 mmHgで，動脈血酸素含量（Ca_{O_2}）と混合静脈血酸素含量（Cv_{O_2}）は1.34×Hb濃度×Hb酸素飽和度＋0.003×酸素分圧の式から計算する。

例えば，100％酸素吸入下で，Pa_{O_2}＝400 mmHg，Sa_{O_2}＝100％，$P\bar{v}_{O_2}$＝40 mmHg，$S\bar{v}_{O_2}$＝75％，Hb濃度＝15 g/dlであれば，シャント率＝12％となる。

吸不全"と定義されている。

呼吸，循環，輸液，その他の術中全身管理の進歩に伴い，低肺機能患者でも多くは安全に手術を受けられるようになってきた。しかし，％VC＜30％，$FEV_{1.0}$％＜50％，Pa_{O_2}＜50 mmHgなど高度の低肺機能患者では，術後肺合併症，術後人工呼吸管理の頻度は増加し，侵襲の大きな食道癌などの長時間手術や，胸部（肺，胸郭）手術ではさらにそのリスクは増す。

4 術前処置

肺機能の正常な予定手術患者は特別な術前処置は必要としない。喫煙が肺機能，したがって麻酔に及ぼす影響は大きい。1週間程度の短期間の禁煙では呼吸機能の改善は認められず，改善には月単位の禁煙が必要である。ただし，短期間の禁煙でもCO-Hbを減らす効果はある（→MEMO 8）。感冒，上気道炎は，分泌液が増加するとともに，気道の過敏性を亢進させるので，分泌液による術後無気肺，気管支攣縮を生じやすい。風邪症状のある場合は，2〜3週間手術を延期した方がよい。

拘束性，閉塞性肺障害患者，老人には術前呼吸訓練を行う。ゆっくりと大きく腹式呼吸をさせ，吸気は鼻腔から行い，呼気は口をすぼめてゆっくり呼出させる。この方法はPEEPを加えたのと同様の効果がある。市販の呼吸訓練用器具も有用である。慢性気管支炎，肺気腫，気管支拡張症などの慢性肺疾患者には，エアゾール吸入療法，肺理学療法（スクイージング，タッピング，バイブレーション，体位排痰法など），間欠的陽圧呼吸（IPPB）を選択して行う。エアゾール吸入には気管支拡張薬，ステロイド，喀痰融解薬，気道分泌促進薬などを入れ，間欠的陽圧呼吸法を用いて行うことが多い。

MEMO●8　喫煙は百害あって一利なし

喫煙により気道粘膜は常に刺激されて分泌物が増加し，繊毛運動が障害される。さらに，長期にわたる喫煙は肺気腫など慢性閉塞性肺疾患を起こす。そのため，喫煙者では術中に予期せぬ低酸素血症を起こしたり，術後には気道分泌物が多くて喀出できず，無気肺や肺炎などの肺合併症を起こすことが多い。

また，喫煙によってヘモグロビンの10％前後を一酸化ヘモグロビンが占めるようになる。一酸化ヘモグロビンは酸素運搬にまったく役に立たないうえ，経皮的酸素飽和度測定値を見かけ上良くみせるのでやっかいである。経皮的酸素飽和度が100％を示していても，実際のヘモグロビンの酸素飽和度が90％ということがある。

禁煙によって一酸化ヘモグロビンは1日（18時間）くらいで正常化するが，気道分泌物が減って繊毛運動が回復するのには1カ月（3週間）くらいかかる。「手術が決まれば即禁煙！　でないと必ず死ぬような目に合うよ」くらい言わないとダメである。

5 気管支喘息患者の麻酔

　気管支喘息は虚血性心疾患と並んで麻酔科医にとって最もストレスのかかる病態の一つである。術前コントロール不良の場合は，麻酔導入，気管挿管直後，麻酔覚醒時に気管支攣縮発作を起こす可能性が高く，最悪の場合は重積発作に陥る。

　ステロイド吸入薬（プロピオン酸ベクロメタゾンなど）とβ刺激気管支拡張薬の吸入（プロカテロール，サルブタモールなど）で術前コントロールする。さらにステロイド（プレドニゾロン朝5mg，夕5mg）を手術1週間前から，遅くとも手術1〜2日前から手術当日朝まで経口投与する。アミノフィリン，テオフィリンがすでに使用されていればそのまま継続投与して良いが，投与されていなければ新たに処方する必要はない。

　麻酔法の選択は，できるだけ気管挿管による気道刺激を避けて硬膜外麻酔，脊椎麻酔単独で行う考えと，気道確保のために積極的に気管挿管する考え方がある。下肢や下腹部の仰臥位手術で，いつでも気道確保できる状況にあれば硬膜外麻酔，脊椎麻酔単独でもかまわない。しかし，高位の硬膜外麻酔，脊椎麻酔で胸部交感神経がブロックされ，迷走神経優位になると，気管支喘息が誘発されやすくなるといわれる。下肢や下腹部の仰臥位手術以外では気管挿管全身麻酔を選択すべきであろう。

　全身麻酔は従来から吸入麻酔薬が好んで用いられている。いずれの吸入麻酔薬にも気管支拡張作用があるからである。治療抵抗性の喘息発作が吸入麻酔薬で寛解したという報告も数多い。しかし，臭いの強い吸入麻酔薬は注意が必要で，臭い刺激で咳が誘発され，時に喘息発作を引き起こすことがある。静脈麻酔ではミダゾラムかジアゼパムとケタミン，フェンタニルを用いる。筋弛緩薬は非脱分極性のベクロニウムやパンクロニウムを用い，十分な筋弛緩を得て気管挿管をする。浅い麻酔深度での気管挿管は喘息発作を誘発するため，十分麻酔深度を深めてから行う。最近はプロポフォールによる導入も好まれている。リドカイン1〜2mg/kgの静脈内投与は気管挿管時の気道の過敏性を下げる。チアミラールやチオペンタールの使用に関しては意見が分かれる。チアミラール，チオペンタールでは相対的副交感神経優位となって気管支喘息を誘発するので禁忌とする意見と，麻酔深度が浅すぎるのが発作誘発の原因で，十分麻酔深度を深めてから気管挿管すれば問題ないとする考えもある。麻酔導入，維持にはヒスタミン遊離作用のある薬剤を避け，気管平滑筋弛緩作用のある吸入麻酔薬を主に用いて麻酔深度を十分に深めることが肝要である。非脱分極性筋弛緩薬の拮抗薬であるネオスチグミンはアセチルコリンを遊離するために副交感神経が優位となり気管支喘息を誘発するので禁忌とする意見もあるが，筋弛緩が残ったままより，筋力を十分回復させた方が良いとする意見もある。最近はアトロピン1，ネオスチグミン2の割合で投与すれば問題なく使用できるとの報告も多い。麻酔覚醒時も気管支喘息が誘発されやすい。自発呼吸が出てくれば麻酔が深い未覚醒のまま抜管し，覚醒するまで経鼻エアウェイで気道確保をするなどさまざまな工夫がなされている。

　もし気管支喘息を発症したら，100％酸素の吸入と吸入麻酔薬で麻酔を維持しながら，β刺激気管支拡張薬の吸入とステロイド（ヒドロコルチゾン，メチルプレドニゾロンなど）の静脈内投与を行う。必要に応じてβ刺激薬（エピネフリン，イソプロテレノールなど）を注意深く皮下もしくは静脈内投与する。アミノフィリンは第一選択薬とはならず，中毒症状を起こしやすいため，むしろ投与してはいけないとする意見もある。

6 肺疾患と麻酔

　慢性気管支炎，肺気腫，気管支拡張症はCOPD（chronic obstructive pulmonary disease：慢性閉塞性肺疾患）と呼ばれ，慢性肺疾患を代表する。これら肺疾患患者の肺は慢性炎症が実質，間質に及んで組織破壊を生じており，感染を合併していることも多い。上述したように，術前の呼吸訓練，エアロゾール吸入療法，肺理学療法とともに，感染のコントロールが必要となる。肺組織が脆弱なので，高い気道内圧，大きな一回換気量での人工呼吸は避ける。圧外傷で気胸を生じる場合があるので，術前・中・後の注意深い両肺野の聴診は欠かせない。気胸を疑った場合，ただちに胸部X線写真を撮り，気胸が生じていればドレーンチューブを挿入して持続吸引する。緊張性気胸は致死的合併症となる。術後に抜管するか，気管挿管したまま人工呼吸管理をするかは，患者の病態，手術侵襲度に応じてあらかじめ決めておき，手術終了時に最終決定する。

　術後疼痛は胸郭運動，呼吸運動を障害し，患者自身の喀痰排出努力を抑制するため，無気肺やmicroatelectasisから低酸素血症を生じ，また肺感染症の原因ともなる。輸液量が正常範囲内にあっても，手術，麻酔の影響により水分が肺間質，実質に移行し，肺は多少とも浮腫状になって術後1～2日は肺酸素化能が低下する。術中，術後の過剰輸液を避けるとともに，適切な術後疼痛管理を行うことは術後肺合併症の防止に重要である。硬膜外カテーテルを挿入し，局所麻酔薬（1％リドカイン，0.25％ブピバカイン）と少量の麻薬性鎮痛薬（モルヒネ，フェンタニル）や拮抗性鎮痛薬（ブプレノルフィン，ブトルファノール）を硬膜外腔に投与して除痛するのが望ましい。硬膜外カテーテルを挿入できないときは，麻薬性鎮痛薬や拮抗性鎮痛薬を筋肉内，静脈内，持続静脈内投与し，さらに非ステロイド性抗炎症薬（NSAIDs）を投与して十分な除痛をはかる。術後に患者が不穏状態になるのは痛みのためが多い。このとき判断ミスで鎮静薬（ミダゾラム，ジアゼパム，フルニトラゼパムなど）を使用すると，除痛が得られないため不穏状態が増強され，過剰投与になりやすく，気道確保ができていない状況では舌根沈下などから重大な事故となりやすい。

7 開胸手術の麻酔

　肺腫瘍，肺気腫などの肺切除術や，食道癌，胸部大動脈瘤切除術などでは開胸手術になる。このとき両側肺を膨らませた状態で換気すると，手術の視野が妨げられて手術に支障を来す。そのため，手術中は手術側の換気を止めて肺を虚脱させ，対側の肺だけで片肺換気を行う。

　気管挿管は，ユニベントチューブかダブルルーメン気管支チューブを用いて行う。ユニベントチューブは手術側肺の虚脱はできるが，分泌物の吸引や手術側肺への酸素投与がしにくい。その点，ダブルルーメン気管支チューブは分泌物の吸引が容易で分離肺換気が可能な点で優れており，最近は主にこれを用いる。

　片肺換気時には当然，肺内シャントが著しく増えるので，100％酸素での換気が必要となる場合が多い。それでもPa_{O_2}が80 mmHgを切るような場合は手術を中断し，Pa_{O_2}が改善するまで両肺換気に戻す。虚脱側肺の主気管支まで細いカテーテルを挿入し，O_2を吹送するO_2 insufflationで酸素化を改善する方法も試みられる。しかし，肺が完全虚脱した

状態ではガス交換面積がないので，PEEPを加えるなどある程度肺を膨らませる工夫をし，ガス交換面積を確保しなければ効果は少ない．胸腔鏡下の手術でもダブルルーメン気管チューブを挿管し，同様の呼吸管理を行う．

麻酔は何を用いてもよいが，術後疼痛が強いので（呼吸運動は止められないため），硬膜外麻酔は必ず併用する．

8 術後呼吸管理

人工呼吸の換気方式には，間欠的陽圧換気（intermittent positive pressure ventilation：IPPV），持続陽圧換気（continuous positive pessure ventilation：CPPV），同期性間欠的強制換気（synchronized intermittent mandatory ventilation：SIMV），圧補助換気（pressure support ventilation：PSV）などがある．肺胞の虚脱を防いで換気血流比を改善し，肺での酸素化（Pa_{O_2}）を改善する目的で呼気終末陽圧（positive end-expiratory pressure：PEEP）が用いられる．CPPVとはIPPVにPEEPを加えた換気方式である．IPPV，CPPVでは，自発呼吸がないときは設定された換気回数と一回換気量（従量式）もしくは最高気道内圧（従圧式）で人工呼吸のサイクルが行われる．自発呼吸があるときは，患者の吸気努力による人工呼吸器回路内陰圧をトリガーとして人工呼吸器が作動し，設定した一回換気量もしくは最高気道内圧に達するまで強制換気を行う．SIMVは，自発呼吸はあるがそれだけでは分時換気量が不十分なとき，吸気努力をトリガーとしてその不足分を強制換気（従量式，従圧式）で補う方法である．PSVは，患者の1回の換気運動のうち，吸気開始時に設定気道内圧まで機械で吸気補助を行い，その後の吸気は患者自身に行わせる方法で，従圧式換気補助の一方法である．換気補助は行わず，自発呼吸下にPEEPを加える持続呼気陽圧法（continuous positive airway pressure：CPAP）もよく用いられる（p.327「機械的人工呼吸」参照）．

術後人工呼吸管理の主目的は，換気力低下と喀痰排出力低下に対する換気補助と喀痰吸引，あるいは術中の体液再分布に伴う肺水腫状態から生じる低酸素血症への対処である．通常は鎮痛・鎮静薬を持続投与し，筋弛緩薬は使用せずに自発呼吸を残す．SIMV＋PSVで3～5cmH$_2$OのPEEPを加える．例えば，SIMVでの強制換気回数を10回/min，その換気量を500ml（従量式）もしくは最高気道内圧を25cmH$_2$O（従圧式）とし，PSVの補助圧を10～15cmH$_2$Oとする．自発呼吸が強くなるにしたがい，強制換気回数を減らし，PSVの補助圧を下げていく．PSV単独での管理を行った後，CPAPに移行し，問題なければ気管チューブを抜去し，酸素マスクで管理する．

参考文献
1) Applied respiratory physiology, 4th ed, Edited by Nunn JF, Butterworths, London, 1987
2) 諏訪邦夫: 血液ガスの臨床, 中外医学社
3) 中島重徳編: 肺機能検査, 金芳堂

（津野恭司・中西和雄）

第22講 特殊疾患の麻酔

はじめに

　術前に何らかの合併症をもつ患者では，手術は単純であっても麻酔管理が困難な場合がある．例えば，呼吸器疾患や循環器疾患では呼吸・循環系の不安定さから麻酔開始から終了までまったく気が抜けない．逆に肝疾患のように見た目には術中異常がないにもかかわらず術後に肝不全を起こす場合もある．したがって，麻酔を行うにあたっては各種疾患の病態生理についてよく理解しておかなければならない．本講では多くの疾患のうち，肝疾患，腎疾患，神経・筋疾患，糖尿病および内分泌疾患患者の麻酔について述べる．

1 肝障害患者の麻酔

　肝の重量は体重の2％にすぎないが，心拍出量の25％の血流を受けている．そのうち70〜80％は門脈から，残りの20〜30％は肝動脈から受けるが，酸素の供給はそれぞれ50％ずつである．肝は生体内物質の代謝，解毒，排泄の中心であり，造血，凝固にも関与する一大生化学工場である．このため肝機能障害者では手術・麻酔などの侵襲に対する予備力が著しく減少している．肝障害が進行すると多臓器障害（MOF）に移行することが多く，生命活動における肝の重要性が示されている．

a 術前の肝機能評価

　ウイルス性肝炎では血清GOTおよびGPT値が100 IU/l以下に回復するのを待って手術を行うことが望ましい．胆道閉塞により血清総ビリルビン値が上昇している場合は，体外へのドレナージによりビリルビン値を下げておく．血漿アルブミンは肝で生成されるが，3.0 g/dl以下になると浮腫や腹水を来すので術前に補正する．また，浮腫や腹水の治療に用いる利尿薬による低カリウム血症や代謝性アルカローシスの補正も必要である．凝固因子も肝で生成されるため，PT値（プロトロンビン時間：正常80〜100％）が60％以下の症例では新鮮凍結血漿の投与を行う．門脈圧上昇に伴う脾機能亢進により血小板数が減少していることが多く，大手術では血小板の補給が必要となる．ICG消失率は肝の血流量とよく相関し，肝硬変では0.1以下となることが多く，0.04以下では手術の予後は悪い．一般的にChildの分類Cに属する患者は予後が悪い（表22-1）．Childの分類では"栄養状態"という主観が入っているため，Pughらは後年"栄養状態"のかわりに"プロトロンビン検査"をとり入れ，Aを1点，Bを2点，Cを3点として，その総合点（5〜15点）でgrade A：5〜6点，grade B：7〜9点，grade C：10〜15点に分け評価する方法を発表した．

表22-1 肝硬変のChild分類

	A	B	C
血清ビリルビン (mg/dl)	2.0以下	2.0〜3.0	3.0以上
血清アルブミン (g/dl)	3.5以上	3.0〜3.5	3.0以下
腹水	なし	治療奏効	治療抵抗性
意識レベル	正常	軽度異常	肝性脳症
栄養状態	良好	ほぼ良好	不良

　前投薬は，鎮痛剤，鎮静剤ともに肝で代謝されることが多く，肝機能不全がある場合，作用時間が延長するため少量投与が原則である。

b 麻酔上の注意点

　臨床使用量の局所麻酔薬は肝毒性はなく全身への影響も少ない。エステル型局所麻酔薬は肝で生成されるpseudocholinesterase（偽コリンエステラーゼ）で代謝されるため，作用が長引くことがある。アミド型も肝で代謝されるため分解が遅延する。したがって，肝障害患者では局所麻酔薬中毒を来しやすくなるため局所麻酔薬は減量して使用する。

　脊椎麻酔，硬膜外麻酔が高位（T_5）に及べば，血圧が低下し肝血流が低下する。血圧低下は肝血流を減少させるが，昇圧の目的で用いられるノルアドレナリン（ノルエピネフリン）などのα刺激薬は内臓血管を収縮し，かえって肝血流を減少させる。したがって，十分な輸液と肝血流を増加させるドパミンやドブタミンが第一選択となる。硬膜外麻酔単独では局所麻酔薬の使用量が多くなるため，局所麻酔薬中毒に注意する。

　静脈麻酔薬のチオペンタールやプロポフォールなどは，血中でアルブミンとよく結合する。低アルブミン血症では結合する量が少なくなるため，薬効を示す遊離型が増加し，作用が増強する。これらの薬剤では血圧低下により肝血流も減少するため，投与は少量にする。ケタミン，フェンタニル，モルヒネは肝で代謝されるため作用時間が延長するが，肝血流に対しては影響しない。しかし，NLA（ニューロレプト麻酔）としてドロペリドールを併用すると，心拍出量の低下に伴い肝血流は低下する。

　吸入麻酔薬では，ハロタン肝炎に代表されるように麻酔後の肝障害について多くの報告があるが，その因果関係についての結論はまだでていない（p.43「吸入麻酔薬」参照）。肝血流，あるいは供給酸素濃度の低下状態ではハロタンなどのハロゲン化合物を吸入させると肝細胞壊死を起こすことから，ハロタンの嫌気性代謝物による肝毒性説が有力である。一方，2カ月以内の反復暴露により肝障害が増加することからアレルギー反応なども関与していると考えられている。吸入麻酔薬はいずれも血圧および肝血流を用量依存性に低下させるが，その程度はハロタンが最も著しく，イソフルランが最も軽微である。また，肝での代謝率もハロタンが20％と最も高く，イソフルランが0.2％と最も低いことより，肝障害患者においてはイソフルランが最も適していると考えられる。

　亜酸化窒素は肝血流を10％程度減少させるが肝毒性はない。

　筋弛緩薬については，スキサメトニウムはpseudocholinesteraseで分解されるため作用時間が延長する。ベクロニウムは主に肝で代謝されるため作用時間が延長する。パンクロニウムは主に腎から排泄されるが，一部肝で代謝されるため作用時間が延長する。アトラクリウムは血漿中でホフマン排泄と加水分解で代謝されるため肝機能には影響されない。

c 低血圧麻酔

術中の出血量を減少させる目的で低血圧麻酔を行うこともある。降圧薬の中でプロスタグランジンE_1およびニトロプロシッドは血圧を低下させても肝血流を減少させないのでよく使用される。トリメタファンは肝血流を減少させるので避けた方がよい。ニカルジピンやニトログリセリンについては両方の意見がある。

d その他

手術，麻酔によるストレスはカテコラミンの遊離を促し肝血流を減少させる。特に上腹部の手術では，肝動脈や門脈の圧排，肝の脱転などにより肝血流は50％以下になることもある。肝血流のモニタリングとして，肝静脈内カテーテルによる肝静脈血酸素飽和度の持続的測定が有用である。肝が過度に圧排されると数秒以内に肝静脈血酸素飽和度が低下することが観察でき，リアルタイムに肝の酸素供給・需要バランスを知ることができる（p.115参照）。

肝障害患者の麻酔では，肝血流および酸素含量の保持が最も重要であるが，その他以下の3点にも留意する。

①呼気終末持続陽圧（PEEP）は下大静脈圧を上昇させ肝血流の低下を来すのであまり使用しない方がよい。
②術中の大量輸血は，術後にビリルビン処理のため肝に負荷をかける。
③高血糖は乳酸アシドーシスの原因になるので術中の糖の投与は12.5 g/hr程度でよい。

2 腎障害患者の麻酔

腎は生体内の不要な代謝産物あるいは有害物を体外に排泄し，また血液の浸透圧やpHの調節および血漿組成の調節などを行い，体内環境の恒常性を維持する。したがって，腎機能障害では血清電解質や酸塩基平衡の異常，高血圧や浮腫，貧血，心血管系の異常を来す。腎機能障害患者の麻酔では，①腎機能の検査結果をよく吟味し，障害の程度を把握し，②随伴する合併症を知り，③腎に負担をかけない麻酔薬および麻酔法を選択し，④術中は腎血流および尿量を増すような薬物投与を行うことが重要である。

a 術前評価

糖尿病や高血圧，腎炎の既往のある患者では腎機能検査の結果を吟味する必要がある。1日尿量の減少，尿中蛋白陽性，血清BUNあるいはクレアチニンの上昇があれば糸球体濾過量をよく反映するクレアチニンクリアランスを測定する（表22-2）。

表22-2 腎機能検査

		正常	軽度障害	中等度障害	高度障害
糸球体	クレアチニンクリアランス（ml/min）	80～125	50～80	10～50	10以下
	血中クレアチニン（mg/dl）	0.6～1.3	1.3～3.0	3.0～8.0	8.0以上
	BUN（mg/dl）	10～20	20～30	30～100	100以上
近位尿細管	PSP排泄試験（％）15分値	25～40	15～25	10～15	10以下
遠位尿細管	1日尿量（ml）	1,500～2,000	1,000～1,500	500～1,000	500以下

未治療の腎機能障害ではさまざまな合併症がみられる。水分貯留による高血圧，うっ血性心不全，胸水・心囊液の貯留，血清ナトリウム・カルシウムの低下，カリウムの上昇，代謝性アシドーシス，貧血などである。貧血はエリスロポイエチン産生の低下が主因と考えられているが，ヘマトクリット値が25％以上あれば急いで補正する必要はない。体液・電解質の補正，管理のため術前に血液透析を必要とする場合もある。

b 麻酔上の注意

前投薬は，通常量であれば鎮痛薬，鎮静薬，ベラドンナとも使用できる。

局所麻酔薬は腎機能に影響しない。血圧低下に伴う腎血流の減少に注意すれば，脊椎麻酔，硬膜外麻酔のいずれも選択できる。

静脈麻酔薬では，チオペンタールなどの血清アルブミンとよく結合する薬物では，血清アルブミンの低下に伴い遊離型が増加し，薬理作用は増強する。ジアゼパム，ミダゾラムなどのベンゾジアゼピン系鎮静薬やフェンタニル，モルヒネなどの麻薬は肝で代謝されるが，腎機能障害者では作用が増強されるという報告もあり，使用量は少し減らして用いる方がよい。ケタミンは腎から排泄される割合が高いので作用は延長する。

吸入麻酔薬の代謝産物で腎障害を誘発する可能性のあるものはトリフロロ酢酸と無機フッ素である。特に無機フッ素は腎障害を起こすことが報告されており，血清の許容濃度は$50\,\mu mol/l$である。現在は使用されていないメトキシフルランは$2.5\,MAC\cdot hr$以上でこのレベルを超え，多尿性の腎障害を起こす。ハロタンおよびイソフルランは無機フッ素の生成は少なく，エンフルランおよびセボフルランでは長時間の麻酔で$50\,\mu mol/l$を超えることもある。しかし，臨床的にセボフルランによる腎障害は報告されていない。

筋弛緩薬については，スキサメトニウムは血清カリウム値を約$0.5\,mEq/l$上昇させるため，高カリウム血症の場合は禁忌である。ベクロニウムは主に肝で代謝されるが，一部は腎から排泄されるため作用時間は少し延長する。パンクロニウムは主に腎から排泄されるため延長する。アトラクリウムは血漿中でホフマン排泄と加水分解で代謝されるため腎機能には影響されない。ガラミンは80％以上腎から排泄されるため，高度延長する。筋弛緩薬の拮抗に用いる抗コリンエステラーゼ薬も50％が腎から排泄されるため，過量投与はすべきでない。

低血圧麻酔は術中の出血量を減少させる目的で用いる。降圧薬の中でプロスタグランジンE_1，ニカルジピンは腎血流を減少させないが，トリメタファンは腎血流を減少させる。

手術，麻酔によるストレスは，レニン・アンギオテンシン系を賦活して腎血流を減少させるため，十分な輸液とドパミンなどの腎血流を増加させる薬物の使用が勧められる。吸入麻酔薬はほとんどが腎血流を減少させるが，イソフルランではその作用は少なく，比較的安全に用いられる。

ジギタリスは主に腎から排泄され，有効血中濃度と中毒濃度の幅が狭いため厳重な注意が必要である。アミノグリコシド系抗生物質は腎排泄性で腎障害を来しやすく，筋弛緩薬の作用を増強するため，術中の使用は避ける。

3 神経・筋疾患患者の麻酔

a 重症筋無力症

重症筋無力症は，神経・筋接合部のアセチルコリン受容器が自己抗体により破壊されて数が減少し，アセチルコリンに対する感受性が低下する疾患で，疲れやすさと筋力低下を示す。眼輪筋に限局する軽症タイプと，全身の筋に及ぶ重症タイプがあり，麻酔管理上は全身タイプが問題となる。

1）抗コリンエステラーゼ薬

患者はほとんどの場合，術前に抗コリンエステラーゼ薬（神経筋接合部でアセチルコリンの分解を抑制する）を経口投与されている。しかし，抗コリンエステラーゼ薬の投与量が少ないと筋力低下を生じ，投与量が多くてもアセチルコリン量が過剰となり筋力低下を来すため，術前・術後の抗コリンエステラーゼ薬の適量投与に留意する。抗コリンエステラーゼ薬は術中の筋弛緩薬の作用に影響を及ぼすため，通常，術当日の朝は投与しない。ただし，重症型では経口薬から調節性の良い静注薬へと変更して投与し，術後早期は抗コリンエステラーゼ薬の投与をせず様子を観察し，呼吸筋の筋力低下があれば人工呼吸を行う。

通常例で術後に人工呼吸の必要性を予測する因子として，疾患の期間，重症度（球麻痺の存在），抗コリンエステラーゼ薬やステロイドの投与量，肺活量（2 l 以下），吸息力（30 cmH$_2$O 以下），呼息力（40 cmH$_2$O 以下），手術部位（胸部および上腹部）などがある。人工呼吸からの離脱は，抗コリンエステラーゼ療法を再開し，肺活量 15 ml/kg 以上，吸息力 30 cmH$_2$O 以上になったときから開始する。呼吸筋が正常であっても口腔咽頭の脱力がある場合は，抜管後に呼吸困難を訴えることがある。

2）筋弛緩薬

重症筋無力症では多くの場合イソフルランなどの吸入麻酔のみで術中必要な筋弛緩を得ることができる。筋弛緩薬の投与がどうしても必要なときは，筋弛緩モニターを見ながら非脱分極性筋弛緩薬を少量ずつ投与する（ベクロニウムでは投与量は正常の 30〜60％）。脱分極性筋弛緩薬については，患者がこの薬剤に対し抵抗性をもつ時期があることや phase II block に移行し筋弛緩が遷延することがあり，症例により効果が一定しないので通常は用いない。筋弛緩に影響する薬物（アミノグリコシド系抗生物質，カルシウム拮抗薬，鎮静薬）の投与にも注意する。硬膜外麻酔の併用は吸入麻酔薬の使用量を減らすことができ，術後鎮痛にも役立つため有用であるが，エステル型局所麻酔薬を使用すると分解が遅れ（抗コリンエステラーゼ薬を使用しているとエステル型局所麻酔薬分解作用のあるコリンエステラーゼが減少している）毒性が高まるため，使用量を減らす。

b 筋ジストロフィー

進行性筋ジストロフィー，筋強直型筋ジストロフィーともに，脱分極性筋弛緩薬により筋硬直を来し，高カリウム血症を生じることがあるため用いない。非脱分極性筋弛緩薬に対しては正常反応かやや延長を示す。筋強直型筋ジストロフィーでは抗コリンエステラー

ゼ薬でも筋硬直を来すことがある。いずれの型も病状が進行すると，呼吸筋障害や心筋障害を来すため，術中，術後の呼吸，循環管理に注意が必要である。

c 筋萎縮性側索硬化症

脳幹部の運動神経核の変性とそれに基づく四肢の運動神経変性を特徴とする。麻酔上問題となるのは呼吸筋の麻痺である。可能なかぎり筋弛緩薬の使用は避け，術後は筋力が回復するまで人工呼吸を行う。脱分極性筋弛緩薬は高カリウム血症を生じることがある。非脱分極性筋弛緩薬に対する感受性は高い。したがって，使用量を少なくする。

d 脊髄外傷

脊髄が損傷を受けるとそのレベル以下の対麻痺を起こし，神経・筋の変性を生じる。急性損傷では，血管運動反射の消失や損傷部位以下の血管虚脱によりショック状態になることがあるため，循環管理が主体となる。慢性期には，膀胱や直腸の膨満等の刺激に交感神経系が反応して血圧の著明な上昇，徐脈，発汗，排尿，排便などを来すautonomic hyper-reflexiaが生じる。この反応は，損害部位がT_7以上のときに著明に起こる。理由は，上位からの抑制がなくなっているため，膀胱などからの刺激により損傷部位以下の自律神経系が過度に興奮し著明な高血圧となったとき，損傷部位が低ければ損傷部より上の血管が拡張することで代償できるからである。したがって，脊髄への刺激の入力や交感神経反応を脊椎麻酔や全身麻酔（深麻酔）などにより抑制することが大事である。体温調節は皮膚循環にかなり依存しているため，末梢血管の拡張する術中，術後は保温に留意する。麻痺部以下の骨格筋は，除神経後には過敏状態（denervation super sensitivity）になっており，脱分極性筋弛緩剤の投与は強いfasciculationを起こし，骨格筋からカリウムの遊離を来して高カリウム血症を引き起こすため禁忌である。

4 糖尿病患者の麻酔

糖尿病の原因は，膵臓からのインスリン分泌不全，あるいは末梢組織におけるインスリン感受性の低下である。糖尿病はインスリン依存型糖尿病とインスリン非依存型糖尿病に大別され，前者は若年発症型，後者は成人発症型とほぼ同意である。インスリン依存型糖尿病では，患者自身のインスリン分泌がほとんどないために定期的にインスリンを注射する必要があり，1回の注射を中止するだけで容易にケトアシドーシスに陥る。幸い日本人の糖尿病のほとんどはインスリン非依存型糖尿病で，軽症の場合は食事療法によるカロリー制限と運動療法で高血糖を予防できる。しかし，中等症以上では経口糖尿病薬あるいはインスリン製剤の投与を行う必要がある。

糖尿病の合併症としては，長期生命予後の点からは，動脈硬化，微小血管障害（腎，網膜など）があり，急性の，あるいは周術期の問題点としてケトアシドーシス，易感染性，自律神経障害がある。これらのうち重要であるにもかかわらず意外に知られていないのが自律神経障害（心臓交感神経機能障害を含む）である。このため麻酔薬による循環抑制，体位性低血圧等が起きやすく，ストレスに弱くなる。手術侵襲は交感神経系を緊張させ，異化ホルモン（カテコラミン，コルチゾール，グルカゴン）の分泌を増すため，高血糖になりやすい（surgical diabetes）。糖尿病患者ではこの傾向が強く出る。また，尿糖により多尿（浸透圧利尿）となり，慢性的な脱水状態にあることが多く，全身麻酔導入時に低血

圧を来しやすい。

手術・麻酔を行う際の糖尿病のコントロールは，空腹時血糖 150 mg 以下，食後 2 時間血糖 200 mg 以下，1 日尿糖 10 g 以下，尿中ケトン体陰性，HbA_{1c} 6 ％以下を目安とする。術当日は絶食にするので朝から 10 ％ブドウ糖の点滴を行い，いつも投与しているインスリンの半量を投与する。術中は血糖を測定しながらブドウ糖（少なくとも 10 g/hr 以上）とインスリンを投与し，血糖値を 120 ～ 250 mg/dl にコントロールする。

5 内分泌疾患患者の麻酔

人体の中の内分泌器官には，下垂体前葉，下垂体後葉，甲状腺，副甲状腺，副腎髄質，副腎皮質，膵臓などあり，それぞれが重要な役割を果たしているが，中でも甲状腺と副腎髄質は麻酔管理上問題が多い。

a 甲状腺

甲状腺機能亢進症では，術前に抗甲状腺薬の投与を行い，甲状腺機能の正常化（euthyroid）を待って手術をするのが基本である。未治療患者の緊急手術の場合は β 遮断薬が必要となることがある。甲状腺クリーゼは術後 4 ～ 16 時間後に起こることが多いが，術中に起こることもあり，高熱，頻脈，不整脈を主症状とする。治療としては表面冷却や冷たい輸液の大量点滴，β 遮断薬の投与，副腎皮質ステロイド（末梢組織での T_4 から T_3 への転換を阻害する）の投与がある。麻酔薬に関しては交感神経系の亢進を促すケタミンなどは避ける。

甲状腺機能低下症では，逆に低血圧や徐脈，胸水，心囊液の貯留を来していることがあり，術前に甲状腺ホルモンの投与を行い甲状腺機能の正常化を図る。甲状腺機能低下症患者では副腎皮質機能の低下を合併している場合が多いので，術前にヒドロコルチゾンの投与を行う。麻酔薬を含めたすべての抑制薬に対する感受性が高いため，心筋に抑制作用のある吸入麻酔薬やチオペンタールなどで急激な血圧低下を来すことがあり，使用量を減少させる必要がある。

b 副腎髄質

褐色細胞腫は副腎髄質や傍神経節に存在するクロム親和性細胞より発生するカテコラミン産生腫瘍であり，術前から持続型あるいは発作型の高血圧，頭痛，発汗，動悸などの症状を呈する。術前処置としては，α ブロッカーを投与し血管拡張をさせておき体液の増量（術後の血圧低下を予防）と血圧の安定化を図る。頻脈，不整脈に対して β ブロッカーが必要な場合もある。術中は必ず観血的動脈圧を測定しながら，高血圧に対しては α ブロッカー（作用発現の早いフェントラミン），ニトロプロシッド，プロスタグランジン E_1，Ca 拮抗剤（ニカルジピン）などを用い，不整脈に対してはリドカイン，β ブロッカーなどを投与しつつ循環管理をする。腫瘍から産生されるカテコラミンがアドレナリン優位か，ノルアドレナリン優位かによって薬剤の投与法は違う。一般的にアドレナリン優位の腫瘍摘出の場合の方が心室性不整脈が多発し，循環管理に難渋する。腫瘍摘出後は血圧が低下することが多いため，ノルアドレナレンを用意しておく。麻酔に関しては，調節性に富む吸入麻酔薬を中心にフェンタニルを補助的に用いるのがよい。硬膜外麻酔も侵害刺激をブロックするため有用であり，全身麻酔に併用する。

参考文献

1) Vender JS, et al: Anual refresher course lectures, 1997
2) Miller RD: Anesthesia, Churchill Livingstone, New York, 1994
3) 釘宮豊城, 高橋成輔, 土肥修司: 周術期管理, メジカルビュー社, 東京, 1996

〔多保悦夫〕

第23講 脳外科手術の麻酔

1 脳循環の基礎知識

a 脳血流

脳血流は左右の内頸動脈と椎骨動脈によって維持され，90％は内頸動脈から，10％が椎骨動脈から供給されている。内頸動脈は頸動脈孔から，椎骨動脈は大後頭孔から頭蓋内腔に入る。頭蓋内では左右の椎骨動脈が合流して1本の脳底動脈になる。左右の内頸動脈，脳底動脈とその分枝は，脳底部で互いに吻合して大脳動脈輪（ウィリス環）を形成しており，一部の動脈に閉塞性障害が生じた場合にも，吻合部を介して閉塞部末梢への血流は維持される（図23-1）。

平均動脈圧60〜160 mmHgの範囲では，脳血流量は自己調節機構が働いて一定に保たれている。その範囲外では，個体による違いはあるが，脳血流量は動脈圧に依存して増減す

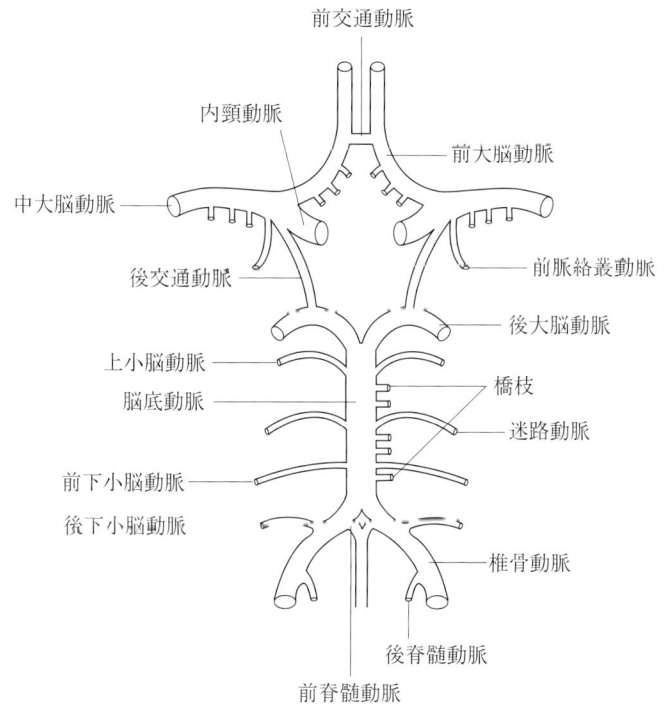

図23-1　大脳動脈輪（ウィリス環）

る。脳血流量の自己調節機構は，脳外傷，低酸素血症，痙攣，慢性の高血圧，糖尿病など，さまざまな要因で障害される。二酸化炭素は脳血管を拡張し，脳血流を増加させる。Pa_{CO_2}が20〜60 mmHgの範囲では，Pa_{CO_2}の1 mmHg上昇に対し，脳血流量は0.02 ml/g/minの割合で直線的に増加し，脳容量も0.0004 ml/g増加する。Pa_{CO_2}が10〜20 mmHgで脳血流量は最低になる。CO_2は細胞外液のpHを低下させることにより脳血管拡張に働くが，CO_2は血管壁を容易に通過・拡散し，細胞外液に至るので，Pa_{CO_2}の変動による脳血流量の変化は非常に速い。一方，Pa_{CO_2}を一定にして動脈血のH^+，HCO_3^-のみを変動させると，これらイオンの細胞外液への移動は緩徐なため脳血流量の変化は遅い。

b 脳 圧

頭蓋内容量のうち脳実質が84％，血液が4％，脳脊髄液は12％を占める。脳脊髄液は成人で1分間に0.3〜0.35 ml，1日に450〜500 ml産生される。成人の脳脊髄液は約150 mlなので，1日に3回，脳脊髄液は入れ代わっている。脳室脈絡叢で産生された脳脊髄液は，くも膜下腔に循環してくも膜絨毛から吸収され，矢状洞に入る。脳浮腫，腫瘍，脳動脈瘤破裂などによる出血，脳静脈還流障害などで頭蓋内容量が増し，頭蓋内圧が上昇してくると，脳血流量や脳脊髄液を減少させ頭蓋内圧を下げようとする代償機転が働く。しかし，代償機転の限界に達すると，頭蓋内容量が少し増加するだけで頭蓋内圧は著しく上昇する（頭蓋内コンプライアンスの低下：図23-2）。頭蓋内圧の正常値は10〜15 mmHgで，15 mmHg以上は異常とされ，40 mmHgが4時間以上続くと致死的である。脳圧上昇の問題点は，圧上昇により脳内毛細血管が閉塞することである。毛細血管血流が保持できる最低血管内圧は約30 mmHgとされ，脳圧がこれを超えると組織灌流が阻害される可能性がある。頭蓋内圧を下げるには，過換気（Pa_{CO_2} 25〜30 mmHg），頭部挙上，脳脊髄液ドレナージ，頭蓋内占拠物（脳腫瘍，血腫など）の外科的除去や，浸透圧利尿薬，ループ系利尿薬，バルビタール，ステロイド，Ca拮抗薬，βブロッカーなどの薬剤が使用される。

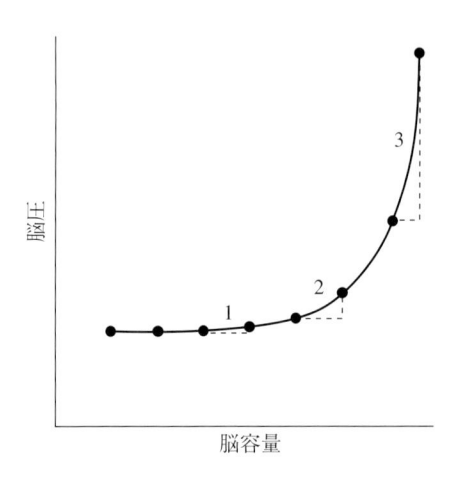

図23-2 脳圧と脳容量の関係
平坦部の1では脳容量が増加しても脳圧はほとんど上昇しない。2では脳容量の増加に応じた脳圧の上昇が生じ，3ではわずかに容量が増しただけで脳圧は著しく上昇する。

c 麻酔薬

脳外科手術の麻酔では，導入と覚醒が速く，脳代謝を下げ，麻酔深度の調節が容易で，あまり脳血流量を増やさず，臓器障害性の少ない麻酔薬が理想的である。麻酔の導入にはバルビタール，プロポフォールが，維持麻酔にはフェンタニル，プロポフォール，吸入ガ

ス麻酔薬のイソフルラン，セボフルランが用いられている。長時間麻酔では，体内代謝率の高いセボフルランよりも代謝率の低いイソフルランが好んで用いられる。麻酔導入時に，気道刺激の軽減あるいは気道刺激によるバッキングを抑制し，頭蓋内圧を下げる目的でリドカイン 0.5 〜 1 mg/kg の静脈内投与も行われる。N_2O は脳血流量を増やし，頭蓋内圧を上昇させ，また空気塞栓時の症状を重篤化させるので，麻酔維持には使用しない方がよい。筋弛緩にはベクロニウム，パンクロニウムなどの非脱分極性筋弛緩薬を用い，脱分極性筋弛緩薬であるスキサメトニウムの使用は避ける。

少なくとも 2 本の末梢静脈ラインをとり，1 本は細胞外液補充液，もう 1 本は必要に応じてブドウ糖を含んだ輸液剤の点滴を行う。術中 6 時間以上ブドウ糖を投与しないと尿ケトン体が陽性になることがある。逆に，高血糖は脳梗塞巣を増大させるので，血糖値を 100 〜 200 mg/dl に維持する。

2 動脈瘤性くも膜下出血

動脈瘤性くも膜下出血（subarachnoid hemorrhage：SAH）の約 10 ％は発症直後に死亡し，25 ％は早期の再出血で死亡している。発症後 24 〜 48 時間以内の早期に手術を行った方が成績は良い。手術成績は 68 ％が good recovery，10 ％は moderate disability，6 ％は severe disability，2 ％が vegetative，14 ％が dead である。入院後に生じる問題点は，①再出血，②血管攣縮，③水頭症，などである。

①再出血：SAH で入院したうち 7 ％が 2 日以内に，20 〜 30 ％が 14 日以内に再出血を起こす。脳動脈瘤クリッピングの術前処置として，安静，鎮静，降圧薬，抗血栓溶解薬などが用いられるが，これらはすべて「両刃の剣」で，安静，鎮静は呼吸器合併症と深部静脈血栓症のリスクを増し，抗血栓溶解薬は再出血を減らす反面，深部静脈血栓と脳血管攣縮を増やす。

②血管攣縮：SAH 発症後 5 〜 10 日で脳血管の攣縮を生じることがある。その原因は明確ではないが，血管外の酸化ヘモグロビンによる NO（一酸化窒素）の減少，エンドセリンの関与などが考えられている。脳血管攣縮には，ニモジピンの投与と積極的な昇圧，輸液がよい。ニモジピンには選択的脳血管拡張作用があり，脳血流量を増やす。以前は血管造影でのみ脳血管攣縮は診断されたが，現在は transcranial Doppler（TCD）ultrasonography が標準的診断法になっている。血管攣縮が生じると TCD での血流速度が増す。

③水頭症：くも膜下腔を占拠する血液がくも膜絨毛を閉塞することにより，20 ％の SAH 患者に水頭症が発症する。

a 重症度

手術リスクと神経学的予後についての情報を提供し，患者の状態に関しての医療者間での意見交換を可能にするために，以下の 5 段階の重症度評価を行う。

＜重症度 1 ＞無症状もしくは軽度の頭痛
＜重症度 2 ＞高度の頭痛，脳神経単独の欠損症状
＜重症度 3 ＞嗜眠（うとうと状態），錯乱，巣状の欠損症状
＜重症度 4 ＞昏迷，中等度〜高度の片麻痺
＜重症度 5 ＞深昏睡，除脳，瀕死状態

麻酔においては以下の3点を念頭におく必要がある。
①患者は麻酔導入前においても急速に状態が悪化する可能性があり，手術計画の変更にもつながる。
②術後に，術前の神経学的状態に戻らなければ，麻酔の影響によるのか，手術上のものによるのか早急な判断が必要となる。
③重症度評価と頭蓋内病変とに良い相関がある。

b SAHの合併症

SAH患者はしばしば不整脈その他の心電図異常を示す（Q-T間隔の延長，T波の平坦化や逆転，S-T低下，U波など）。これらの原因は明らかではないが，カテコラミンの増加，副腎機能亢進，低カリウムが一因に挙げられている。CK酵素は上昇し，左室壁運動異常，心筋虚血が指摘されている。CK酵素上昇時の心筋梗塞との鑑別が問題となるが，重症の心筋障害の発生は極めて少なく（＜1％），再出血の危険の方がはるかに高いので，重篤な左室機能障害があるとき以外は手術を延期すべきではない。低血圧麻酔は避け，術後のモニターを通常より長期に行う。

SAH患者は通常は脱水に陥っている。原因として，ベッド上安静，負の窒素バランス，造血能低下，出血，自律神経失調，central salt wasting syndrome（中央からの影響により腎でのNaCl排泄が促進し，低Na性脱水を生じる）などが挙げられる。

意識のある場合は不安感による高血圧が再出血を引き起こさないか，呼吸抑制が頭蓋内圧を上昇させないかなどを考慮して前投薬の適否を判断する。一般的に重症度1，2には前投薬を投与し，3以上には投与しない。必要なら手術室で投与する。

c モニター

手術中の一般的なモニターとしては，ECG，食道聴診器，末梢神経刺激装置，SpO_2，$EtCO_2$，観血的動脈圧などが用いられる。必要に応じて中心静脈カテーテル，肺動脈カテーテルも使用する。利尿薬のマンニトール，フロセミドが通常投与されるので，尿量は適正輸液の指標とならない。適正輸液の指標としては中心静脈圧がよい。虚血性心疾患のある患者や，脳血管攣縮に対して高血圧維持，大量輸液療法を行うことが予想される患者には肺動脈カテーテルを挿入する。EEGは術中モニターとしてあまり有用ではない。脊髄誘発電位（somatosensory evoked potentials：SEP）は注目を集めているが，SEPの変化をどのように治療に結び付けるか具体的でないため一般化に至っていない。

d 術中再出血

麻酔導入中およびその後の高血圧から，手術室で再出血を生じることがある。麻酔導入とピン固定時に高血圧を生じやすいので注意を要する。十分深い麻酔でも低血圧を生じないよう導入前に10ml/kgの輸液を行う場合もある。チオペンタール3～5mg/kg，ベクロニウム0.1～0.15mg/kg，フェンタニル4～10μg/kgおよび場合によってはN_2Oを併用して麻酔導入し，気管挿管する。フェンタニル1～2μg/kg/hrと吸入ガス麻酔薬（セボフルラン，イソフルラン）かプロポフォールの併用，もしくは吸入ガス麻酔薬単独で麻酔を維持する。その他，導入時にフェンタニルを減らして吸入ガス麻酔薬を併用したり，静脈麻酔薬のプロポフォールを用いたりなど多数の変法があり，麻酔科医の使いやすさ，慣れなどに応じて選択する。

e 低血圧麻酔・低体温

　術後の病態や死亡率に差がなく，利点が少ないので，低血圧麻酔は行われなくなってきた。低血圧麻酔では血中のアドレナリン，ノルアドレナリン，レニン-アンジオテンシンが増加するので，覚醒時にリバウンドの高血圧を生じやすい。中等度の術後高血圧は脳血流を改善する利点があるが，制御できない高血圧では術後の脳内出血を引き起こす。クリッピング後に新たな神経症状が25％（運動系は15％）の患者に生じる。組織の圧迫，低血圧，クリッピングなどによる脳虚血が原因と考えられている。エトミデート，プロポフォール，イソフルランなどは脳代謝を減らすが，特別の脳保護作用は認められない。体温を34℃台に保つ軽度低体温法には脳保護作用があるかもしれないが，その効果は証明されてはいない。逆に術後に虚血性心疾患を悪化させる可能性がある。脳保護が必要なとき，特に一時的な脳血流遮断が10分を超える場合，バルビタールを使用した方がよい。

f 術後合併症

　脳動脈瘤クリッピングの重篤な術後合併症は脳血管攣縮である。欧米ではニモジピンが予防的に広く用いられるが効果は一定せず，高血圧維持，大量輸液療法が唯一受け入れられている治療法である。CTで出血，水頭症，便塞が否定され，TCDで血流速の増加がみられたら，血管攣縮の可能性を考え中心静脈カテーテルあるいは肺動脈カテーテルを挿入し，コロイド輸液を行い（中心静脈圧＝10～12 mmHg，平均肺動脈圧＝15～18 mmHg），ドパミンで昇圧を図る。この方法の合併症は，肺水腫（7～17％），不整脈，心筋梗塞，貧血，脳浮腫などである。

3 脳腫瘍

　脳腫瘍のうち，原発性脳腫瘍が85％，転移性脳腫瘍が15％を占める。原発性脳腫瘍では神経膠腫（glioma）が最も頻度が高く，髄膜腫（meningioma），下垂体腺腫（pituitary adenoma）などがそれに続く。悪性度でgrade ⅠからⅣまで分類され，最も悪性度の高いgrade Ⅳには膠芽腫（glioblastoma），髄芽腫（medulloblastoma）などが含まれる。

　腫瘍細胞から血液凝固促進物質や線溶系阻害物質が分泌されることがあり，悪性脳腫瘍患者には血栓・塞栓症を合併することが多い。DIC（disseminated intravascular coagulopathy）を合併し，術前にヘパリン療法，血小板輸血が必要な場合もある。したがって止血，血液凝固能検査が必須となる。

　脳腫瘍患者の術前評価，前投薬もSAHと同様に行う。脳腫瘍で頭蓋内圧亢進症状のある患者は，基本的にSAHと同様に（SAHでも通常は頭蓋内圧が亢進している）導入時から麻酔を深くし，気管挿管を行い，さらに脳血流量を減らして頭蓋内圧を下げる目的で，過換気を行い，Pa_{CO_2}を25～30 mmHgに維持する。頭蓋内圧が上昇しないよう血圧を患者の通常血圧以下に保つべきであるが，積極的な低血圧麻酔の必要は少なく，収縮期血圧100 mmHg以上で維持することが多い。脳浮腫が悪化しないよう，SAHとは異なって輸液量を控えめにする。教科書的には5 ml/kg/hrとされているが，マンニトール，フロセミド使用で多尿になるので，尿と出血量を差し引いて，1～3 ml/kg/hrのプラスバランスに維持すればよい。アルブミン，ヘスパンダーなどのコロイド輸液は脳浮腫を軽減できる。

4 頭蓋内血流再建術

a モヤモヤ病

　モヤモヤ病とは，内頸動脈終末部に狭窄あるいは閉塞があり，その付近の脳底部にモヤモヤとした網状の異常血管像を示す原因不明の疾患である．前，中大脳動脈，症例によっては全脳主幹動脈が描出されず，これらの異常所見は通常両側性である．小児例は脳虚血症状で発症し，成人例では頭蓋内出血で発症することが多い．本疾患の基本病態は慢性の脳虚血であり，治療として浅側頭動脈-中大脳動脈バイパス術，側頭筋生着術などの血行再建術が行われる．脳血流量がすでに低下しているモヤモヤ血管領域の血流がさらに減少することのないよう，正常血圧，正常換気（Pa_{CO_2} 35～40 mmHg）で麻酔を維持する．

b 内頸動脈内膜剥離術

　高血圧と動脈硬化性血管病変が基礎にあるので，脳血流量の低下を防止するため正常血圧，正常換気（Pa_{CO_2} 35～40 mmHg）で麻酔を維持する．一側の内頸動脈を遮断しても，ウィリス環を通して反対側の内頸動脈や椎骨動脈からの側副血行によりある程度の血流は保持される．遮断部より遠位側の血圧を断端圧（stump pressure）と呼び，収縮期血圧が55～60 mmHg以上あれば短期的には脳虚血は生じにくい．内頸動脈を遮断する場合は，血圧を高めに保って十分な断端圧を維持する．内シャントを作成する場合も，一時的遮断時には血圧を高く維持する．

　術直後2～3％に小梗塞がみられるので，中枢神経系の術後評価を注意深く行う．小梗塞の原因は，血栓，術中の遮断による虚血，脳内出血などである．術後の頸動脈閉塞が1％にみられる．閉塞が手術部位より遠位の内膜剥離による場合や，手術部位が原因の場合は，ただちに再手術を行う．手術部位より遠位に血栓を認めたらただちに抗凝固療法を行う．新しい内膜面にできた血小板凝固塊が微小血栓となって飛ぶため，一過性脳虚血発作が術後しばしばみられる．周術期の一過性脳虚血発作予防に抗血小板薬が有効である．

　手術部位である内頸，総頸動脈の近くを走行する脳神経の障害が約10％にみられる．迷走神経障害により声帯麻痺，喉頭入口部の片側性の知覚低下，嚥下障害，声質の変化を生じる．舌下神経障害により，手術を行った側に舌が偏位する．舌咽神経から発する頸動脈洞神経が頸動脈分岐部の組織中にあり，手術侵襲による頸動脈洞の刺激は，低血圧，徐脈，時に高血圧を引き起こす．顔面神経下顎枝の障害により下部顔面の筋力低下を生じることがある．

　術後出血による血腫で気道圧迫が生じたら，ただちに気管挿管し，気道を確保する．時期を失すると前頸部の膨隆は急速に増大し，咽・喉頭内の視野が狭くなり，気管挿管は難しくなる．

　頸動脈洞にある圧受容体に手術操作が加わるため，術後血圧は変動しやすい．圧受容体が新しい環境に順応するのに約1日かかる．収縮期血圧が100 mmHg前後の軽度の低血圧は，術後2～3時間は普通にみられる．輸液，昇圧薬で収縮期血圧を100 mmHg以上に保つ．逆に，収縮期血圧が200 mmHg以上の高血圧を示す場合は，鎮痛薬，降圧薬で180 mmHg以下に維持する．

5 脳外科手術と空気塞栓症

心臓より25cm以上高い位置にある静脈は，大気圧に対して相対的陰圧となっているため，切開された場合，虚脱しないかぎりは空気を吸引してしまい，空気塞栓症を生じる（→MEMO 1）。特に脳硬膜静脈洞から空気吸引を起こしやすい（脳硬膜静脈洞は周囲から張力がかかっているため虚脱しない）。頭部が心臓より20〜65cm高ければ，空気塞栓症の発生頻度は，体位が仰臥位，腹臥位，側臥位，坐位で各々15，10，18，25％（中心静脈カテーテル吸引法）といわれている。

経食道心エコー（TEE）は心臓中の空気を検出する感度が最も良い。次いで感度の良い前胸部ドプラー聴診では，後頭下開頭術の25〜50％で空気塞栓が証明されている。20〜35％のヒトで卵円孔が残存しているという報告もあり，右房圧が左房圧より高くなると空気は体循環に移行し，重篤な中枢神経障害などを引き起こす可能性がある（paradoxical air embolus）。N_2OはN_2の34倍の血液溶解度があり大量に溶けているため，血中に気泡が生じるとN_2Oは急速に気泡中に移行してその容積を増し，空気塞栓症を増悪させる。

空気塞栓症を疑ったときは，
①脳外科医に知らせ傷口を生食ガーゼなどで塞ぐ。
②100％酸素で換気する（亜酸化窒素の吸入を中止する）。
③中心静脈カテーテルから空気の吸引を試みる。
④それ以上の空気の吸引を生じないよう，術創をパッキングし，片側もしくは両側の頸静脈を圧迫する。
⑤頭部を下げる。
⑥仰臥位にする。

などの処置を行う。気道内圧を上げて中心静脈圧を高めようとしてはいけない。塞栓症と

MEMO 1　血栓，空気塞栓と肺塞栓症

血栓は血液凝固系と線溶系のバランスが乱れたときに生じる。周術期には，①手術侵襲に伴う血液凝固能の亢進，②血管内皮の損傷，③長時間臥位，安静を強いられることに伴う静脈還流低下や血流停滞，などの原因により，血栓，特に下肢の深部静脈血栓が生じやすい。この血栓が局所から離れて静脈還流に沿って右房→右室→肺動脈へ移行し，肺塞栓症を引き起こす。肺塞栓症は手術中よりも，術後数日〜1週間の離床を開始したときに発症することが多く，ショックや心停止にまで至ることも多い。また，空気塞栓症と同様にparadoxical embolismとして，動脈塞栓症も起こりうる。

欧米では，予防をしていない患者の深部静脈血栓症の発生頻度は，一般外科・婦人科手術で約14〜25％，脳外科手術で約22％，整形外科手術で約44〜51％である。同じく予防をしていない患者の肺塞栓症の発生頻度は，一般外科手術で約1〜2％（致死的なものは約0.6〜1.1％），整形外科手術で約4〜7％（致死的なものは約1.6〜4％）である。この疾患の予防対策として，弾性包帯や伸縮圧迫ストッキングの使用，間欠的空気圧迫ポンプの使用などの生理的予防法と，低用量ヘパリン投与などの薬理学的予防法を組み合わせることが推奨され，深部静脈血栓症の発生頻度を下げる効果が報告されている。

相まって静脈還流が阻害され著しい低血圧を来すからである。坐位では気道内圧を上げても脳静脈圧はあまり上昇しない。時に心肺蘇生を行う必要もある。

参考文献

1) Frost EAM: Anaesthesia for neurosurgery. General Anaesthesia, 5th ed, Edited by Nunn JF, et al, Butterworths, London, 1989, pp 911-929

（津野恭司・萬家俊博）

第24講

産科麻酔

1 産科麻酔の特殊性

　産科麻酔の最大の目的は母児の安全を確保することであり，そのために麻酔科医は産婦人科医や小児科医，小児外科医との緊密な連携が必要となる。

　妊娠に伴う母体変化の主因はプロゲステロンあるいはエストロゲンの増加と子宮体積の増大によるが，それによって母体は呼吸，循環，中枢神経系，消化器その他にさまざまな生理，解剖学的変化を生じる。この変化を十分理解することは，安全な麻酔を行うために重要である。さらに，麻酔科医は麻酔計画を立てるとき麻酔薬や麻酔方法が妊婦と胎児の双方に及ぼす影響を考慮しなければならない。

2 妊産婦の特徴と麻酔管理上の問題点

a 心・循環系

　妊娠時は非妊娠時に比べ心拍出量の増加がみられるが，妊娠7～8カ月で最大となる。心拍数と1回拍出量が増加し，後負荷が減少する。また，妊娠子宮の増大により子宮血流量は増加し，妊娠末期には心拍出量の約10％を占めるようになる。妊娠子宮の増大による下大静脈や腸骨静脈の圧迫は心臓への血液還流量を減少させ，心拍出量を減少させる。このため，母体は低血圧，悪心，ふらつきなどを起こす。また，いわゆる仰臥位低血圧症候群を生じやすい。

　妊娠に伴い母体の全血液量は増加する。妊娠8カ月で最大となり約1,000～1,500 ml増加するが，分娩後6カ月で元に復する。血液量の増加は主に血漿量の増加であり妊婦は相対的貧血になりやすい。しかし，ヘモグロビン値が11～12 g/dl以下になることは少ない。妊婦が習慣的喫煙者の場合は多血症の傾向が加わることもある。

b 呼吸器系

　妊娠時には気道粘膜の浮腫や充血のため鼻閉，咽頭炎，上気道閉塞が起こりやすく，わずかな刺激（エアウェイ・胃管の挿入，吸引，挿管）で出血が起こりやすく，マスク換気が時に困難になる。気管チューブは内径（ID）が6.0～7.0 mmの細目を用意する。

　横隔膜は挙上するが，肋軟骨関節が緩み胸郭が広がるため肺活量は減少しない。呼吸数はほとんど変化しないか，やや増加する。プロゲステロンの二酸化炭素（CO_2）に対する感受性亢進作用により一回換気量も増加するので，結果として分時換気量が非妊婦よりも

約50％増加し，動脈血液中の二酸化炭素分圧（Pa_{CO_2}）は比較的低値となりアルカローシスに傾く。換気量が増大する結果，全身麻酔の導入と覚醒は非妊婦より速い。安静時の酸素需要の増加とairway closureが生じやすいことで，妊婦は容易に低酸素に陥る。喫煙，肥満などは妊娠経過中のガス交換効率を低下させるため，注意が必要である。

c 中枢・末梢神経系

妊娠子宮による腹腔内圧の上昇で，硬膜外腔の静脈が膨大拡張し，硬膜外麻酔時に局所麻酔薬の血管内注入の危険性が増大する。また，硬膜外腔やくも膜下腔の容積も減少するため，脊椎麻酔や硬膜外麻酔時には麻酔域が拡がりやすく，血圧低下を起こしやすい。したがって，注入麻酔薬は少なめにすべきである。

d 消化器

妊娠中は妊娠子宮により胃の位置が変わり，食物停留時間も長いので，妊婦は常に胃内容が残存（full stomach）していると考えて対処すべきである。胎盤由来のガストリンが増加し，胃内容のpHが低下する。意識消失を伴う全身麻酔や伝達麻酔で麻酔レベルが高位になった場合，咳反射が低下し，誤嚥の危険性が増加する。

胃内容の逆流が起こり，肺への誤嚥によってMendelson症候群（→MEMO 1）が起こる。緊急帝王切開術が行われる場合は，胃内容が充満（full stomach）しており危険性が高い。無症候性の食道裂孔ヘルニア合併例でも逆流が起こりやすい。pH 2.5以下の胃液を25 ml以上誤嚥することが危険性の目安とされるため，ラニチジン，シメチジン，ファモチジンなどのH_2ブロッカーやメトクロプラミドなどを術前に投与し，pHを上げ，嘔気を軽減する。帝王切開術時の最大の事故原因は胃内容の嘔吐・逆流による窒息とそれに引き続く肺合併症であるため，麻酔導入前までに可能な限り胃を空虚にしておく必要がある。

e 肝 臓

肝血流は妊娠経過中は変化せず，肝機能も一般には正常範囲内で推移するが，アルブミンは減少，グロブリンは増加の傾向を示す。プロゲステロンあるいはその分解産物の抑制作用のため薬物の代謝率は多少低下している。

MEMO 1　Mendelson症候群（Mendelson syndrome）

嘔吐や逆流のため胃内容が気管内に入ると，血液や水を誤嚥したのに比べ，重篤な肺炎を起こす。full stomach患者の麻酔導入で起こりやすい。1946年，Mendelsonは全身麻酔下経腟分娩で誤嚥性肺炎を起こした66例について詳細な報告を行ったので，以後，分娩中の妊婦に発症した誤嚥性肺炎をMendelson症候群と呼ぶようになった。彼はこの症候群の臨床的経過を明らかにしたのみならず，ウサギ肺を用いて実験的考察をも加えた。すなわち，「ウサギ肺に酸を滴下すると直後にチアノーゼが起こり，努力呼吸が見られ，ピンク色の泡沫状浸出液を喀出し，数分〜数時間で死亡する。しかし水あるいは中性の水性吐物を気管に入れると，短時間のチアノーゼと努力呼吸がみられるが，2〜3時間で元に戻る」と述べている。

f 腎　臓

クレアチニン・クリアランスは妊娠中増加するが，子宮増大による大動脈圧迫と腎血流量減少のため，妊娠後期に非妊娠時の水準まで減少することがある。腎機能としては水分や電解質の再吸収を増加させる方向に向かう。しかし，アミノ酸や糖については再吸収が間に合わず尿糖やアミノ酸尿がみられることがある。麻酔科的には妊娠中毒症に伴う腎不全への対策が重要である。

g 妊娠に伴うその他の注意点

1）手術体位による損傷

妊娠時には弾性線維や結合組織が柔軟化するため，手術体位で関節などが過進展しやすく，かえって損傷を起こしやすくなる。恥骨結合の離開は産後の下半身痛の原因となる。

3 各種薬物の胎児への影響

a 麻酔薬の胎盤移行に関する原則的事項

母体から胎児への薬物移動のルートとしては胎盤経由，羊水経由などがあるが，特に前者の役割が大きい。薬物の胎盤への移行に影響を与える条件として，薬物の脂溶性，pKa，蛋白結合率などが，また胎盤側では胎盤血流量，発育程度，代謝能，血液胎盤関門などが問題となる。そのほかに母体や胎児の蛋白量，胎児血液のpH，循環動態，血流分布なども薬物の胎盤通過性に大きな影響を与える。特に，薬物特性や胎盤血流量，胎児の蛋白量は重要である。一般に薬剤は分子量が小さいほど，脂溶性が高いほど，またイオン化していないものほど生体膜を通過しやすく，胎盤通過性も高い。分子量350〜450以下の物質は胎盤を通過するが，1,000を超える場合は通過しにくい。また，チオペンタールなどの生理的pH内の脂溶性物質は胎盤を通過するが，スキサメトニウムやクラーレなど4級アミン（イオン化）を持つ筋弛緩薬の胎盤移行性は低い。バルビタールや局所麻酔薬などでは母体血と胎児血とで蛋白結合の程度が異なるので，胎盤移行度はそれぞれの血液中の蛋白量で異なってくる。胎盤血流も薬物の移行度を左右する。臍帯血のpHは母体血より低いので非解離の塩基性薬物は胎児側に移行したのちにイオン化し，トラッピングされて母体に戻らず胎児の血中濃度が高くなることがある。一般には妊娠子宮のトロホブラスト（胎盤絨毛上皮細胞）層は薄くなり，薬物の通過はむしろ容易になっている。

b 胎児における薬物代謝

胎盤を通過した薬物は量的には少なく，通常は十分に希釈される。しかし，胎児や新生児の血液脳関門（BBB）は成人より薬物を通過させやすく，さらに炭酸ガスが蓄積し低酸素血症を伴うときは細胞膜の透過性が亢進するので，胎盤を通過した薬物は種類によっては胎児抑制の危険性がある。胎児腎の薬物排泄能は成人よりも劣るので，薬物やその代謝産物が蓄積しやすい。

c 催奇形性

従来，受精後2週から8週の器官形成期間に手術を受けた（当然麻酔も受けた）妊婦で，奇形症候群の発生率が増加した報告はなかった。しかし最近，全身麻酔を受けた女性の児では中枢神経奇形が増えている可能性を指摘した報告もある（Am J Public Health, 1994）。一方，妊娠初期の手術や麻酔は妊娠継続に悪影響を与え，時に低体重児が産まれるともいわれ，この時期は原則として手術や麻酔を避けるべきである。また，妊娠後期にインドメタシンを投与すると動脈管の早期閉鎖が生じて新生児に肺高血圧症が起こる危険性がある。

4 産科麻酔に用いられる薬物

a 吸入および揮発性麻酔薬

これらは一般に胎盤を通過する。

1）亜酸化窒素（笑気）

子宮の収縮にはほとんど影響がない。デマンドタイプの吸入器で投与する。亜酸化窒素で奇形が生じたという明らかな証拠はないが，妊娠初期に本薬に暴露されるとDNA合成が障害される可能性や，奇形発生が増加する可能性はある。死産や早産の頻度が増える可能性もある。

2）ハロタン

子宮の収縮力を著明に抑制する。2～17分の吸入でその78％まで胎盤経由で胎児に移行し，スリーピング・ベイビーの原因にもなるため最近は使用されない。

3）エンフルラン

子宮収縮を抑制するがハロタンほどではなく，帝王切開にも用いられる。

4）イソフルラン

血圧上昇や頻脈が起こりやすく，強い気道刺激性があり，日本の産科での使用頻度は少ないが，米国では一般に使用されている。低濃度で用いるため，頻脈は気になるほどではない。

5）セボフルラン

ハロタン，エンフルラン，イソフルランなどと同様に濃度依存性に子宮筋を弛緩させる。最も調節性が良いため，産科麻酔にもよく用いられている。

b 筋弛緩薬

1）スキサメトニウム

胎盤移行性の可能性はあるが臨床上は無視できる。緊急帝王切開術時の筋弛緩薬として

現在でも用いられる。母親が異型血漿コリンエステラーゼを持ち，スキサメトニウム投与により無呼吸が遷延する場合，児の血漿コリンエステラーゼのタイプを調べておく必要がある。児が異型homozygousの場合，無呼吸を起こすことがあるからである。

2）非脱分極性筋弛緩薬

ガラミンは分子量が小さく胎盤移行が容易で産科麻酔には不適当である。これ以外のパンクロニウムを含む非脱分極性筋弛緩薬のほとんどは脂溶性が低くイオン化傾向が強いので胎盤移行性はほとんどないと考えられていた。しかし，実際にはわずかな胎盤移行性が認められているが臨床的には問題はない。現在では中時間作用性で調節性が良いベクロニウムが最もよく用いられている。

c 静脈麻酔薬

1）チオペンタール

子宮収縮にはほとんど影響を与えない。脂溶性が高く，容易に胎盤を通過するが，蛋白結合率が高く，母体血中半減期が極めて短いために，4 mg/kg以下の使用量では新生児の抑制はみられない。

2）麻薬

モルヒネやペチジンなどの麻薬は，それぞれ臨床薬用量10 mg，100 mg程度では子宮収縮に実際的な影響を与えない。しかし，胎児の呼吸が投与後2時間を過ぎてから抑制される危険があるため，分娩後の新生児の呼吸状態を十分監視しなければならない。麻薬による新生児の呼吸抑制を防止するために麻薬拮抗薬であるナロキソンを母体に投与することがあるが，麻薬の投与効果が減殺されるので投与時期に注意を要する。ペンタゾシンはペチジンよりも胎盤通過性が少ないので時に投与される。しかし，これらの薬物はいずれも調節性に難点があるため，わが国では周産期管理に積極的には使用されていない。フェンタニルは脂溶性が高く胎児への移行性が高いが，5 µg/kg静注では母体の血液中濃度は1.0 ng/mlであり，分娩10分後の新生児の血液中濃度は0.3 ng/mlと低く，児の抑制傾向はないと考えられている。しかし，麻薬を用いた麻酔では新生児の呼吸抑制は起こると考えていた方が無難である。

3）マイナートランキライザー

一般的には胎盤移行は速やかである。ジアゼパムは脂溶性が高く5〜10分で母体血・胎児血濃度が平衡に達し，新生児での半減期は31±2.2時間とされ，アプガースコアの低下の一つの原因となる。胎児血液の蛋白結合率は母体より低いため，胎児血液中のジアゼパム濃度は母体よりも高い。しかし，母体への投与量が0.2〜0.3 mg/kgでは分娩児への影響はほとんどないか，わずかに筋肉の緊張が低下する程度と報告されている。

d 昇圧薬

産科麻酔で理想的な昇圧薬は子宮胎盤血流量を減少させることなく，母体の血圧を上昇させる薬剤である。エフェドリンはα，β受容体の双方を刺激して，血圧を上昇させ，子宮胎盤血流量を減少させないため，母体の低血圧に対するファーストチョイスの薬剤であ

る．フェニレフリンはα作用により昇圧させるため，子宮胎盤血流量を減少させる．

e 子宮収縮薬

1) 麦角アルカロイド

産後出血を抑えるために用いられる．この薬剤は心血管系に対する作用をもち，血管収縮や高血圧，冠動脈の攣縮を起こすことがある．特に妊娠中毒症患者では著しい高血圧を来す可能性がある．

2) プロスタグランジン$F_2\alpha$

術野から子宮筋肉内に投与されることがある．血圧上昇作用があり，高血圧や心疾患の既往のある妊婦では使用は避けた方がよい．また，気管支攣縮を起こすことがあり，気管支喘息の患者には用いない方がよい．

3) オキシトシン

麦角アルカロイドやプロスタグランジン$F_2\alpha$の投与を行えない患者の産後出血のコントロールに用いることがある．循環系に対する作用は前述の2種の薬物に比べ弱い．

5 帝王切開術の麻酔

a 適 応

前置胎盤，切迫子宮破裂，児頭骨盤不適合（CPD），妊娠中毒症，分娩停止，胎児仮死など母体および胎児側要因による産科的緊急事態が緊急帝王切開術の適応となる．一方，帝王切開の既往がある場合や分娩予定日超過などでは安全のため予定帝王切開術が選択されることが多い．

b 麻酔法の選択

手術時間が比較的短時間であり，胎児への麻酔薬の暴露を最小限にするため，脊椎麻酔を選択する場合が多い．無痛分娩のため硬膜外腔にカテーテルが留置されている場合や予定手術の場合は硬膜外麻酔を行うこともある．大量出血などで循環系が不安定だったり，意識状態の低下，痙攣や興奮を伴う場合や，緊急性が極めて高くて脊椎麻酔の余裕のないときは全身麻酔を選択する．

c 術前診察と術前輸液

一般的な術前診察に加えて，最終の経口摂取時間と内容，ベッドに仰臥するときに妊婦にとって最も楽な姿勢はどれかを聞いておく．麻酔の方法を説明し，不安を取り除くようにする．また担当医から，現在の週数，妊娠中の経過，産科的合併症の有無，現在の胎児の状態を確認しておく．また，麻酔による低血圧を防ぐため，麻酔導入30〜60分前に乳酸加リンゲル液500〜1,000 mlの輸液を行う．長時間絶飲食を行っている妊婦以外は原則としてブドウ糖を含まない輸液を使用する．過度のブドウ糖液負荷は胎児の高血糖を起こし，インスリン分泌が促進して，娩出後，児の低血糖を招く恐れがあるからである．

d 前投薬

　妊婦に対する前投薬は不要とする考えもある。自律神経反射を防止するためアトロピン0.3～0.5 mgのみを筋注で投与するのも一つの方法である。緊急時には食事をとってから時間がたっていないことも多く，Mendelson症候群の危険を防ぐため胃酸分泌抑制薬としてH₂ブロッカーを投与する。

e 麻酔の実際

1）脊椎麻酔の実際

　脊椎麻酔施行前には必ず全身麻酔にいつでも移行できる準備をしておく。術後の頭痛を避けるため穿刺針は細い25ゲージ針を用いる。局所麻酔薬は一般外科での下腹部手術の2分の1から3分の1量で有効な場合が多く，アドレナリン無添加のジブカインを1.3～1.8 ml，テトラカインでは8～9 mgを投与する。現在の帝王切開では，下腹部正中を臍下部より大きく開くため，腹膜の牽引痛を防ぐには，T_4までの麻酔高を得ておいた方がよい。麻酔後，仰臥位にした後，一般的には腹部を左方に圧排し仰臥位低血圧症候群（supine hypotensive syndrome→MEMO 2）に注意しながら，頻回に血圧測定を行い，点滴速度を速くし，収縮期血圧が100 mmHgを下回ったら，昇圧薬（エフェドリン）投与を早目，早目に行う。

2）全身麻酔の実際

　産科における全身麻酔は，全身状態が悪く，緊急性が高く，痙攣や高血圧を伴っており，区域麻酔の余裕がない場合に選択される。全身麻酔では，子宮筋の弛緩とスリーピング・ベイビーの分娩を防止する必要がある。麻酔で使用する薬物のほとんどすべてが多少とも胎児に抑制的影響を与えるので，麻酔導入後ただちに手術が行えるように準備しておく。パルスオキシメータを装着し，酸素を吸入させて麻酔導入中の母体の低酸素を予防する。嘔吐に備えて太い吸引チューブを手元に準備した後，チオペンタール3～4 mg/kgとスキサメトニウム1 mg/kgまたはベクロニウム0.1 mg/kgを静脈投与し，嘔吐や胃内容の逆流に備え輪状軟骨を圧迫（cricoid pressure→MEMO 3）しながら急速導入を行う。妊婦の上気道は充血し，浮腫状であるため，適当と思われるサイズより細目のチューブ（内径6.5～7 mm）を用いて愛護的に挿管する。揮発性麻酔薬は程度の差があっても子宮筋を弛緩させるので，経過中比較的低濃度使用を心がけ，分娩後には投与を中止するのがよい。児娩出後は子宮収縮薬を投与するが，このとき血圧変動や心電図変化に十分注意しなければならない。

MEMO●2　supine hypotensive syndrome
　　　　　増大した子宮により下大静脈が圧迫され，心臓への静脈還流が障害されるために生じる低血圧をいう。多くの妊婦では子宮を左側に押す，あるいはベッドを左下に傾けることにより，下大静脈の圧迫を除くことができる。麻酔下，特に脊椎麻酔や硬膜外麻酔では血圧低下が強く現れやすい。

3) その他の麻酔

反復帝王切開や胎位異常などの理由で予定帝王切開術が行われるときは，ブピバカインやメピバカインなどによる腰部硬膜外麻酔を行うこともある。脊椎麻酔ほどではないが血圧の低下に注意が必要である。皮膚切開部と子宮の知覚を考慮にいれると $T_6 \sim S_4$ までのブロックは必要である。硬膜外麻酔は十分な麻酔効果を得るために時間がかかることが欠点である。

6 妊娠中毒症，子癇（妊娠中毒症による痙攣）

本症では胎盤血流が低下して血管内皮細胞障害が起こり，PGI_2 の産生が障害され PGI_2/TXA_2 の不均衡が生じてエンドセリン産生，血液凝固系の異常が生じる。母体高血圧，腎機能不全，浮腫が初期症状で，循環血液量減少による血液濃縮からDIC準備状態に陥る。子癇は重症の妊娠中毒症によって起こった痙攣で，妊娠中のものを妊娠子癇，分娩時のものを分娩子癇，産褥期に起こったものを産褥子癇という。治療としてヒドララジン，ニトログリセリン，カルシウム拮抗薬などによる血圧・循環管理が重要である。硫酸マグネシウムやラベタロールも使用される。硫酸マグネシウムを用いる場合，本薬が子宮収縮抑制薬であることに注意する。実際に痙攣が起こったときはマイナーまたはメジャートランキライザー，バルビタールを投与し，場合によっては挿管による呼吸管理を行う。妊婦を左側臥位から仰臥位に戻したとき拡張期血圧が 20 mmHg 以上，急に上昇すれば重症妊娠中毒症あるいは子癇の危険があり（Rollover Test），硫酸マグネシウムの投与が考慮される。

妊娠中毒症を合併した妊婦の帝王切開では個々の状態に合わせた麻酔法を選択する。よく管理された状態で止血，凝固系に異常がなければ，脊椎麻酔あるいは硬膜外麻酔法を選択するが，血圧下降に十分な注意が必要である。不安定な全身状態や，DICの合併，常位胎盤早期剥離の合併，意識レベルの低下などを伴うときは全身麻酔を選択する。全身麻酔

MEMO ● 3　急速導入と cricoid pressure

full stomachの患者に気管挿管をする際，誤嚥を防ぐために cricoid pressure を用い急速導入が行われる。

急速導入の方法は初め数分間 100 %酸素を吸入し，スキサメトニウムによる筋肉の攣縮（fasciculation）を防ぐため，少量の非脱分極性筋弛緩薬を投入後，cricoid pressure を行いつつ十分量のスキサメトニウムを投与し，その後ただちに入眠量のチオバルピタールを投与し気管挿管を行う。マスクをかぶせてから気管挿管を終了するまで，胃内へ空気を送り込まないため補助呼吸は行わない。チオバルピタールをスキサメトニウムの後に投与するのは無換気の時間を短くするためである。

cricoid pressure は Sellick's maneuver とも呼ばれる。誤嚥を防ぐ最も簡単で良い方法である。助手が親指と人差し指で輪状軟骨を食道の方へ強く押しつけ，胃からの逆流を防止する。輪状軟骨は後面も軟骨組織でできているため，食道を圧迫することができる。押しつける圧は 100 mmH$_2$O 以上必要である。重要なことは挿管の途中に何かの拍子で力を緩めることがないこと，また輪状軟骨と甲状軟骨を間違えないことである。

を行う前には誤嚥性肺炎の予防のためH_2ブロッカーに加えてメトクロプラミドの静脈投与を行う。挿管の刺激や浅麻酔下での執刀の刺激で血圧が200 mHg以上に上昇することがあり，母児に悪影響を及ぼす恐れがあるため，効果発現が早く，調節性の良い降圧薬（ニトログリセリン，ニカルジピンなど）の準備が必要である。また，浮腫は気道にも生じており，マスク換気や気管挿管が困難な場合もある。また，子癇発作の予防のために，硫酸マグネシウムが投与されている場合には，筋弛緩薬に対して感受性が高くなっているため，術中追加投与をするときは，末梢神経刺激装置を用いて慎重に行うべきである。児娩出後の子宮収縮剤はオキシトシンを使用する。麦角アルカロイドやプロスタグランジン$F_2\alpha$の投与は母体に著しい高血圧を起こす危険性が高い。

7 経腟分娩に対する鎮静，和痛（無痛分娩）

a 麻薬，鎮静薬，精神安定剤

これらの少量は子宮収縮にはほとんど影響しないが胎児への移行の可能性がある。子宮口が3指程度開大したときにモルヒネ8〜10 mgあるいはペチジン50〜100 mgをアトロピンまたはスコポラミンとともに筋注すれば鎮痛，鎮静効果が得られる。妊婦の呼吸が抑制されたり児心音が徐脈になればナロキソンで拮抗する。分娩1期後半に行う。

b 亜酸化窒素投与法

亜酸化窒素を50〜70％の酸素と混合したプレミキシング・ガスをデマンド・タイプの吸入器あるいは麻酔器で分娩第1期の終わり頃から吸気に合わせ間欠的に投与させる。鎮痛のみの浅麻酔に止める。

c 硬膜外ブロック

T_{11-12}に入る子宮体部の知覚神経をブロックする方法では子宮収縮は影響を受けず分娩1期が短縮する傾向があり，S_{2-3}へ入る頸部や産道の知覚をブロックすれば頸管は拡張し分娩2期がわずかに延長する。これらを組み合わせると全分娩経過を無痛にすることができる。そのため，硬膜外カテーテルは2本挿入し，分娩第1期では腰部のカテーテル（L_{1-2}より挿入）からT_{10}-L_1のブロックを目的で0.125％ブピバカインを注入する。使用濃度や投与量が多くなると分娩が遷延する可能性がある。分娩2期では仙骨裂孔から挿入したカテーテルから濃度を濃くして注入し，会陰部をブロックする。

施設によっては，硬膜外カテーテルを腰部から1本のみ挿入し，局所麻酔薬やオピオイドを単独あるいは併用して，和痛を図る方法が行われている。

d その他

サドルブロックでは頸管以下の産道の完全無痛が得られ鉗子分娩も容易になる。第1期後半から適応となる。陰部神経ブロック（pudendal nerve block）はS_{2-4}からの3本の神経が仙棘靱帯で1本になる部分でブロックする。分娩第2期の鎮痛に用いる。頸部傍神経ブロック（paracervical blockを用いる）は一期に用いられ子宮口開大時の疼痛緩和に行う。胎児徐脈を引き起こし得るので注意する。

8 HIV対策

　産婦人科領域では医療スタッフが大量の血液に暴露されることは日常的に見られる。多くのHIV感染妊婦は無自覚のことが多く，予期せぬ垂直および水平感染の危険性がある。HIV抗体検査を必要に応じて行うことが患者自身にも生まれてくる子供にも，また他者への感染防御対策上も極めて大切である。

〔渡辺謙一郎・首藤聡子・照井克生〕

第25講 小児麻酔

1 新生児・乳児の生理学的・解剖学的特徴

a 呼吸器系

　在胎24〜26週になると，肺胞と肺毛細血管の接近，表面活性物質の産生が起こり，子宮外での生活が可能となる。肺胞の数と径は8歳頃まで増加し，その後は肺胞，気道の径が大きくなり，15〜18歳で成人と同じ機能になる。

　新生児・乳児では，肺の弾性線維が脆い，気道の支持組織が脆弱である，胸郭が柔らかく肋骨が肺を支持する力が弱い（胸腔内陰圧を維持する力が弱い）などの理由から，小気道の閉塞，air trapping，陥没呼吸が発生しやすい。年少児ではclosing capacity（肺内ガスを呼出してゆくとき，肺内気量の減少により細気管支が閉鎖しはじめるときの肺内気量）は機能的残気量より多く，通常の呼吸の際にも一部の肺胞は虚脱している。

　これらに加えて，気道径が小さい，横隔膜，肋間筋のⅠ型筋線維が少ない（Ⅰ型筋線維は反復運動を支える）という特徴がある。これらは粘膜浮腫や気道分泌物で容易に気道抵抗が上昇すること（気道抵抗は気道半径の4乗に反比例する），それに伴って呼吸仕事量が増加し，呼吸筋疲労が起こりやすいことを意味している。

　新生児の体重当たりの一回換気量と死腔換気率は成人とほぼ等しい。一回換気量が15〜20ml（全肺容量の10％相当：成人450〜500ml）程度と少ない新生児，乳児では，フェイスマスクや挿管チューブ，人工鼻などの死腔が呼吸機能に大きく影響する。

　肺胞換気量と機能的残気量の比は，新生児で5：1，成人で1.5：1である。つまり新生児では機能的残気量（肺内の空気の貯蔵）は少なく，したがって，気道閉塞などによって外界から酸素が取り入れられなくなると急速に低酸素血症に陥る。また，吸入ガス濃度の変化がただちに動脈血中のガス濃度の変化として反映されるため，吸入麻酔薬による導入，覚醒は成人に比べて速い。つまり，小児は機能的残気量による緩衝作用が小さい。

　新生児，乳児では，口・咽頭腔の大きさに比べて相対的に舌が大きく，鼻腔，咽頭部が狭いため，分泌物の増加，粘膜の腫脹などにより気道閉塞が発生しやすい。このほかに喉頭が第3〜4頸椎と高い位置にあること（成人では第5〜6頸椎），喉頭蓋が短く，喉頭入口部を鋭角に覆っていることから，喉頭鏡の操作は成人に比較して難しい。また，喉頭は漏斗状で，輪状軟骨部が声門部よりも狭い。これは挿管チューブが声門を通過できてもその下部でつまる可能性があること，また声門下浮腫が発生しやすいことを意味する。声門から気管分岐部までの距離は，新生児では3〜4cm，2歳児で約5.0cm，6歳児で約5.7cmである。新生児未熟児では気管支挿管や自然抜去が起こりやすい。左右気管支の角度は成

表25-1 新生児と成人の呼吸機能

	新生児	成人
呼吸数（回/min）	30〜40	12〜16
一回換気量（ml/kg）	6〜8	7
死腔換気率	0.3	0.3
機能的残気量（ml/kg）	27〜30	30
気道抵抗（cmH_2O/ml）	25〜30	1.6
酸素消費量（ml/kg/min）	6.8	3.3
肺胞換気量（ml/kg/min）	100〜150	45〜60

人と同様で垂直線を基準にして右は31度，左は49度である（表25-1）。

b 心・循環系

出生後，呼吸の開始により肺内に空気が入り肺が膨らみ肺血管抵抗が低下すると，肺動脈圧は下がり，卵円孔は機能的に閉鎖し，動脈管を介してのシャントは左－右となる。動脈管は機能的には生後24〜48時間後に閉鎖するが，解剖学的閉鎖には数週間かかる（移行型循環：胎児型循環から成人型循環への移行期）。卵円孔の解剖学的閉鎖には3〜12カ月を要する。この時期に低酸素血症，高炭酸ガス血症などの肺血管抵抗を増大させるような因子が加わると，肺動脈圧は上昇し，卵円孔，動脈管は再開通し，右－左シャントが生じる。その結果，低酸素血症はさらに進行し，アシドーシスが発生するという悪循環を形成する。この状態が胎児循環残存症（persistent fetal circulation：PFC）で，未熟児，感染症，低体温症，横隔膜ヘルニアや胎便吸引症候群の新生児に発生することが多い。

新生児，乳児の心筋組織では，弾性収縮組織は成人の約半分で，心筋コンプライアンスは小さい（心臓が拡がりにくい）。これは圧負荷，容量負荷に対処する能力が劣ることを意味する。したがって，小児，特に新生児，乳児では心拍出量を正常に保つためには心拍数の維持が重要となる。徐脈は危険の徴候で，脈拍数が80/min以下では著しい低酸素血症や副交感神経反射の存在を考慮すべきある。

循環血液量は新生児80〜85 ml/kg，乳児80 ml/kgで，成人の65 ml/kgより多い。新生児はα受容体や圧受容体反射の発達が未完成であるため，出血に対して血管収縮作用は弱く，血圧が低下しやすい。圧受容体の反射は麻酔薬によって抑制的影響を受けるので，新生児，未熟児では出血に対して早期の適切な輸血が必要である。

c 体液組成・電解質・腎機能

全水分量は新生児，乳児，成人でそれぞれ体重の80，70，60％を占める。新生児は体重当たりの細胞外液量（extracellular fluid：ECF）の比率が大きく，細胞外液量/細胞内液量が約1であるのに対し，成人や幼児では約1/2である。未熟児では細胞外液量が細胞内液量よりも多い。新生児，乳児では水分の代謝回転が成人より早いため，水分補給のわずかな遅れが脱水につながる（表25-2）。

新生児期には，腎灌流圧が低く，糸球体，尿細管機能がともに未熟であるため，腎機能は成人に比べて著しく劣る（糸球体，尿細管機能は生後約20週にはほぼ成熟し，2歳までに完成する）。その特徴は，糸球体濾過率の低下（成人の15〜30％），濃縮力の低下である。このため新生児・乳児期には，薬物やその代謝物の腎でのクリアランスが低下するだ

表25-2 体液組成（体重に対する割合％）

	新生児	乳児	幼児	成人
全体の水分量	80	70	60	60
細胞外液	40	30	20	20
細胞内液	40	40	40	40

けでなく，水分や電解質の負荷に弱い．また，尿細管はアルドステロン，抗利尿ホルモンに対する感受性が低いかあるいは閾値が高いため，ナトリウムの再吸収率は低い（ナトリウム保持能力が弱い）．ナトリウムの摂取制限，下痢などによる大量のナトリウム喪失によって低ナトリウム血症になりやすい．

低カルシウム血症は新生児，特に未熟児，糖尿病の母親から出生した児，クエン酸血の輸血を受けた児に起こりやすい．イオン化カルシウムが1.0 mmol/l以下であれば塩化カルシウムを投与する．

d 肝機能と血液凝固系

未熟児や新生児では肝でのグルクロン酸抱合能は年長児に比して低い．このため新生児では黄疸がよくみられる．モルヒネ，バルビタールなどの薬物のdrug elimination half-lifeは延長する．新生児・未熟児では，肝でのグリコーゲンの貯蔵量が少なく，低血糖（40 mg/dl以下）に陥りやすい．高血糖は頭蓋内出血の原因となる．空腹時血糖値を85〜125 mg/dlの範囲に保つことが望ましい．

ビタミンK依存性凝固因子であるⅡ，Ⅶ，Ⅸ，Ⅹ因子の濃度は低く，プロトロンビン時間やAPTTは延長している．（しかし，抗凝固因子の産生が少ないため新生児の血液は凝固しやすい．）

e 体温調節

新生児・乳児は，皮下脂肪が少ない，グリコーゲン貯蔵がわずかである，体重に比べ体表面積が大きいなどのため，体温調節能力が低い．麻酔中は環境温に左右され，体温が下降しやすい．新生児，未熟児のneurtal temperature（酸素消費量を最も少なくするための環境温）はそれぞれ32℃と34℃，critical temperature（正常な体温を保てなくなる環境温）はそれぞれ23℃と28℃である．

生後3〜6カ月の乳児ではふるえによって熱産生を増加させることができず，交感神経支配の褐色脂肪組織（brown adipose tissue）が熱産生の主体となっている．この褐色脂肪組織による熱産生ではノルエピネフリンの分泌が亢進し，酸素消費量は増加する．強い寒冷刺激が長時間続くと，低酸素症，代謝性アシドーシスが起こることがある．

2 新生児・乳児の麻酔薬に対する反応

a 吸入麻酔薬

小児では肺胞換気量と機能的残気量の比が成人よりもはるかに高い．このため，吸入麻酔薬の肺胞濃度は成人に比べ急速に上昇する．このほかに呼吸数が多い，心係数が大きい，

血管に富んだ臓器への血流分布が多いなどの理由から，成人に比べて吸入麻酔薬による導入，覚醒は速い。また，一般的にMACは大体6カ月までの乳児で最も高く，年齢が大きくなるとともに低下する。つまり小児では適切な麻酔深度を維持するために，高濃度の吸入麻酔薬を必要とする。これらは麻酔導入時に吸入麻酔薬の血中濃度が急激に上昇し，それによって循環系が抑制され，血圧が著しく低下する可能性があることを示唆する。

1）ハロタン（halothane）

ハロタンは麻酔導入，覚醒が速やかなこと，気道の刺激性がほとんどないこと，術後の嘔吐の発現が少ないことなどから，小児では広く用いられてきた。乳児のMACは1.20％で，成人の0.75％より高い。麻酔の導入・維持には成人に比べやや高濃度を必要とする。強い心筋抑制作用を有するため，新生児，先天性心疾患児に使用する際には注意を要する。ハロタンによる肝障害の発生は小児では成人よりも少ない。その原因は明らかではない。最近では，心刺激性や悪性高熱症との関連から使用頻度は減少している。

2）イソフルラン（isoflurane）

イソフルランはハロタンに比較し，心筋抑制作用が少ない，心拍数を減少させない，脳酸素代謝率を低下させる，脳圧に対する影響が少ないといった利点を有する。しかし，刺激臭や気道刺激性が強く（喉頭痙攣，咳の発生頻度が高い），麻酔導入に際して血圧上昇や頻脈が見られるため，その適応は限られる。

3）セボフルラン（sevoflurane）

セボフルランは血液/ガス分配係数は0.6と小さく，麻酔導入・覚醒が早い。MACは成人1.71〜2.1％，乳児2.5〜3.2％で，麻酔導入・維持には成人に比べて高濃度が必要である。心筋抑制作用はハロタン，イソフルランに比べて少ない。心刺激性は少なく，カテコラミンとの併用によっても不整脈を誘発することが少ない。また，気道刺激性が少なく，ほぼ無臭であるため，マスクによる導入をはじめ小児麻酔全般に適する。

4）亜酸化窒素（N$_2$O：笑気）

亜酸化窒素の吸収・排泄は年少児ほど速やかである。亜酸化窒素の肺血管/体血管抵抗比に対する影響は小児ではまだ確定されていない。肺高血圧症で肺血管抵抗の高い症例，右－左シャントの強い症例では，亜酸化窒素は使用しない方が無難である。

b 静脈麻酔薬（表25-3）

年少児では，麻酔導入前に静脈路の確保が困難であるため，静脈麻酔薬による麻酔の導入が行われることは少ない。しかし，静脈路が確保できている場合には成人と同様に静脈麻酔薬による導入は可能である。

1）チオペンタール（thiopental）

小児においても最も使用されている静脈麻酔薬のひとつである。麻酔導入に4〜5 mg/kgが静脈内投与される。新生児では著しい血圧低下が発生することがある。ポルフィリン症患者には禁忌である。喘息児や神経・筋疾患児には避けた方がよい。脂肪の少ない小児，特に新生児，栄養状態の悪い乳児に使用する際には慎重に投与する。

表25-3 小児薬用量

チアミラール	4〜6 mg/kg
フェンタニール	0.5〜2.0〜5 μg/kg（im/iv）（初回）
メペリジン	1.0〜1.5 mg/kg
モルヒネ	0.05〜0.2 mg/kg
ナロキソン	0.005〜0.01 mg/kg（im/iv）
スキサメトニウム	1.0〜1.5 mg/kg
パンクロニウム	0.05〜0.1 mg/kg
ベクロニウム	0.05〜0.1 mg/kg，追加 0.05 mg/kg
ネオスチグミン	0.06〜0.07 mg/kg（iv）
アトロピン	0.01〜0.02 mg/kg（≦0.5 mg）
フロセミド	0.5〜1.0 mg/kg
ドパミン	1.0〜10.0 μg/kg/min
エピネフリン	0.02〜0.1 μg/kg/min
イソプロテレノール	0.05〜0.1 μg/kg/min
アムリノン（乳児投与量）	0.5〜3.0〜4.5 mg/kg，維持量 10 μg/kg/min
リドカイン	0.5〜1.0 mg/kg

2）ケタミン（ketamine）

成人よりは比較的大量を要する。麻酔時間は1〜2 mg/kgの静脈内投与で約10分，5〜7 mg/kgの筋肉内投与で約20分である。完全覚醒までの時間は前者で60分，後者で180分とされる。ケタミンは負の変力作用を有するが，交感神経刺激作用によって相殺される。体血管抵抗は下げない。上気道の反射は保たれ，気管支拡張作用がある。一方，分泌物の増加，喉頭痙攣によって上気道閉塞を来すことがある。年少児では静脈内投与によって一過性に呼吸停止を伴うこともある。投与時には人工呼吸の準備が必要である。頻回の手術が必要になる熱傷患児の植皮術の麻酔に最適である。脱水傾向のある児，先天性心疾患児，喘息児の麻酔導入に適している。上気道感染症，頭蓋内圧亢進（脳圧亢進作用がある），痙攣を合併した症例には使用しない。

3）プロポフォール（propofol）

導入・覚醒が速やかである。ボーラス投与によって収縮期血圧は中等度低下することがある。短時間の手術（中心静脈穿刺）や検査時の鎮静に適している。脂質代謝異常の患者には慎重に投与する。現在まで小児例での使用経験は乏しい。

4）ミダゾラム（midazolam）

水溶性で，筋肉，経口，経鼻，直腸のいずれの投与法によっても急速に吸収される。麻酔導入だけでなく麻酔前投薬，長期呼吸管理患児の鎮静にもよく使用されている。麻薬と併用すると無呼吸を起こすことがあり注意を要する。麻酔導入には0.15〜0.3 mg/kgを静脈内に投与する。フルマゼニル（アネキセート™）で特異的に拮抗できる。

5）麻薬類

a）モルヒネ（morphine）

モルヒネは新生児・乳児では脳血管関門を容易に通過するうえ，肝でのグルクロン酸抱合能が未熟なため，作用が延長し，呼吸抑制が起こりやすい。6カ月以上の乳児では成人と同じように使用できる。循環系への抑制は少ない。しかし大量に使用すると，ヒスタミン遊離により血管が拡張し血圧が低下する。心臓大血管手術に使用されることがある。通常 0.2〜3 mg/kg を静注する。

b）フェンタニル（fentanyl）

フェンタニルは通常 NLA（neuroleptanesthesia）として小児においてよく使用される麻薬である。作用発現は速く，作用時間は短い。しかし大量に投与された場合には，長時間作用性の麻薬と同様の薬力学的動態を示す。循環系に対する影響は少なく，心収縮力を抑制しない。このため大量フェンタニル麻酔法として心血管手術に広く使用されている。迷走神経刺激作用によって徐脈を来すことがある。

C 筋弛緩薬（表25-3）

1）脱分極性筋弛緩薬

a）スキサメトニウム（suxamethonium）

水溶性が高く，細胞外液に急速に分布する。新生児，乳児では体重当たりの細胞外液量が多いため，必要用量は成人に比して多い（成人必要量の 1.5〜2倍：1.5〜2.0 mg/kg 静注）。筋肉内投与も可能で，4〜5 mg/kg を投与する。効果時間は数分〜20分である。線維性筋攣縮（fasciculation）は3歳以降に明らかになってくる。

スキサメトニウムによりミオグロビン血症，咬筋硬直，高カリウム血症や悪性高熱症などの重篤な合併症が発症することがある。ハロタンと併用した場合，咬筋硬直の発生頻度は約1％と報告されている。また，小児では投与直後，特に2回目の投与直後に著しい徐脈や心停止を来すことがある。これは通常アトロピンの静注に反応する。小児では初回投与直前にアトロピンを静注しておくべきである。このほか眼圧上昇，胃内圧上昇による逆流に注意が必要である。さらに熱傷，外傷，脊髄損傷，長期臥床および循環血液量の減少を伴うアシドーシス患者ではスキサメトニウムは高カリウム血症の原因にもなる。このため最近では本薬剤の使用頻度は減少している。

2）非脱分極性筋弛緩薬

新生児は成人に比べて非脱分極性筋弛緩薬に感受性は高いが，体重あたりの必要量は成人とほぼ同量である。また，非脱分極性筋弛緩薬に対する反応は個体差が大きい。一般的に年少児ほど作用時間は延長する。これらは，新生児の分布容量が大きいこと，神経筋接合部や排泄機能の発達に個体差があることによる。新生児に非脱分極性筋弛緩薬を使用する場合，その反応を確かめながら増量していく方法（滴定法）で必要最少量を投与する。新生児，乳児では呼吸仕事量の増加によって呼吸不全に陥る危険性があるため，麻酔終了時には非脱分極性筋弛緩薬の拮抗をする。

a）ツボクラリン（tubocurarine）

ヒスタミン遊離作用，交感神経遮断作用があるため血圧が低下する。これは吸入麻酔薬

の併用によって増強する。現在では古典的存在となっている。

b) パンクロニウム（pancuronium）

ヒスタミン遊離作用は少ない。交感神経刺激作用のため心拍数が増加する。年少児ではこの傾向が強い。腎から排泄されるため，腎障害患者への投与は慎重にする。初回に0.1 mg/kgを投与し，必要に応じてその約1/4を追加投与する。作用発現は成人よりも早く乳幼児で1～2分，長時間作用性で投与後約45分で75％ブロックまで回復する。

c) ベクロニウム（vecuronium）

ヒスタミン遊離作用はない。排泄は主として胆道系を介して行われるため，閉塞性肝障害では排泄が延長する。腎機能障害時にも使用できる。初回量は0.1 mg/kg。追加量はその4分の1である。作用時間は20～30分でパンクロニウムに比べて短い。大量投与で作用発現時間が短縮する。また，頻脈傾向はなく，その他循環系への影響も少ないため，挿管操作，各種手術に汎用されている。

3 麻酔前評価・前投薬

a 術前診察

術前診察では保護者だけでなく患児（特に幼児）に対しても，実際に使用するマスクを見せたりしながら麻酔方法などについて分かりやすく説明し，両者の不安をできる限り取り除く。

理学検査では，
①中枢神経系：精神・運動機能発達状態，大泉門の緊張度
②呼吸器系：呼吸数，呼吸音，呼吸パターン，気道の通過障害（舌や下顎の大きさ，扁桃肥大）
③循環器系：血圧，心拍数，心雑音，不整脈，末梢循環の状態，脱水症状
④消化器系：消化管通過障害，腹部膨満，胃内容
⑤その他：合併外表奇形，顔貌（Pierre Robin症候群，Treacher Collins症候群，Hurler症候群では気管挿管困難が多発）

について注意深く観察する。

また，睡眠時のいびき，予防接種の実施時期，アレルギー疾患の既往，ポルフィリン症などの遺伝性疾患，血縁者を含めた悪性高熱の有無について確認しておく。

未熟児で生まれ，受胎後週数が46週未満（60週までという報告もある）では全身麻酔後に無呼吸，低酸素血症，徐脈発作を起こす頻度が高い。特に術前無呼吸発作のある症例，respiratory distress syndrome（呼吸促迫症候群），bronchopulmonary dysplasia（気管支肺異形成）の既往のある症例では頻度が高い。その既往について確認しておく。

術前検査は血液一般検査，胸部単純X線検査のほか，簡単な肝・腎機能検査，血清電解質を行う。

b 予定手術の延期

表25-4に予定手術を延期する基準を示す。ワクチン摂取後2～4週間（生ワクチン4週間，不活化ワクチン2週間）は免疫の抑制によって細菌感染が起こりやすいため，定期手術は避けた方がよい。風邪症状については，単なる上気道炎では症状消失後2週間，下気

表25-4　予定手術を延期する基準

1. 急性伝染病のある場合
2. 発熱（直腸温38℃以上，腋窩温37.5℃以上）
3. 生ワクチンを使用して4週未満，不活化ワクチンを使用して2週未満
4. 下痢または嘔吐
5. 貧血（Hb値10g/dl以下）
6. 心疾患を合併し，さらに専門医の術前評価，治療を必要とする場合
7. 呼吸機能障害が著明で，保存的治療で機能改善が期待できる場合
 （例えば気管支喘息の発作中）

道炎では6週間以上待つことが勧められているが，実際の対処には苦慮する。単なる風邪と思っていても重篤な疾患が隠されていることがある。また，風邪のシーズンでは2週間，6週間と待つ間に再度風邪をひくこともある。患児の症状，手術の緊急度などすべてを総合し，適切な判断を下さなければならない。

c 前投薬（premedication）

　患児の年齢，手術侵襲，手術時間に応じて前投薬の種類と投与量を決定する。小児麻酔では短時間手術が多く，強い鎮静は麻酔覚醒や術後の食事摂取の遅れにつながり好ましくない。逆に十分量の鎮静薬を投与してもまったく効果の認められないことも多く，小児麻酔における麻酔前投薬の指示は難しい。

　6カ月未満の乳児，新生児では鎮静薬は投与しない。年長児では体重当たり成人よりやや多量に必要になる。鎮静薬は主として筋注あるいは経口投与する。筋注にはミダゾラム（0.05～0.1 mg/kg），経口投与にはジアゼパムシロップ0.3～0.5 mg/kgがよく用いられる。ミダゾラムも経口投与が可能で，静注用製剤（苦みがある）を甘いシロップに溶解し，0.3～0.5 mg/kg経口投与する。筋注は麻酔開始30～45分前に，経口投与は麻酔開始1.5～2時間前に行う。

　麻酔導入時の徐脈や分泌抑制のためアトロピンなどのベラドンナ薬を投与する。アトロピンは麻酔開始30～45分前に，新生児では0.05～0.1 mg，乳児（10kg未満）では0.1～0.15 mg，幼児（10～40kg）では（0.1＋0.01×体重）mgを筋注する。麻酔導入後に静脈内投与する場合もある。

　食道裂孔ヘルニアや食道胃逆流症のある場合にはH_2ブロッカーを投与する。

d 絶飲食時間

　麻酔前の長時間の経口摂取制限は脱水，発熱，代謝性アシドーシスの原因となる。乳幼児では麻酔導入の2～3時間前まで水分摂取を許可することが多い。6カ月以下の乳児では麻酔導入の4～6時間前までミルクを，2～3時間前まで水分摂取を許可する。幼児では欲しがれば麻酔導入の6時間前にビスケット数枚程度の軽食をとらせ，3～4時間前まで水分摂取を許可する。学童期の小児では欲しがれば麻酔導入の8～9時間前に幼児と同様に軽食をとらせ，3～4時間前からは水分摂取を禁じる。

4 全身麻酔法

　年長児では成人とまったく変わらない麻酔法が行われる。気道維持の方法として，1歳以上の患児の短時間・小規模手術ではマスク麻酔が選択され，新生児や乳児では確実に気道を確保するため1時間以内の手術であっても気管挿管を行う。吸入麻酔薬は，麻酔導入・覚醒が速やかなこと，刺激臭が少ないことからセボフルランがよく使用されている。心臓手術では，小児においても大量～中等量フェンタニル麻酔法が主流である。新生児でかつて使用されたJackson-Rees法（亜酸化窒素，筋弛緩薬使用）は鎮痛作用が弱く，患児のストレス反応を十分に抑えることができない。フェンタニルあるいは低濃度吸入麻酔薬を併用すべきである。

a 麻酔回路とモニター

　小児用麻酔回路には，気道抵抗と機械的死腔が少ないこと，加温加湿が可能であること，回路の軽いこと，空気流量計が付加されていることが必要である。

　Jackson-Rees回路は主として15kg以下の小児，特に新生児，乳児に使用される。この回路は軽くて弁機構がなく，呼吸抵抗や機械的死腔が少ない。再呼吸を防ぐため分時換気量の2～3倍の新鮮ガス流量を使用する。バッグの容量は患児の肺活量とほぼ同じ容量のものを使う（新生児500ml，幼児1,000ml）。気道の乾燥を防ぐため，加湿・加温器を回路中に組み込むか人工鼻を用いる。

　体重が15～20kgを超える頃から半閉鎖循環式回路が使用できる。回路には死腔の小さいコネクターと細い蛇管を使用する。

　医用機器の開発により，種々の呼吸，循環モニターが利用可能になってきたが，現在でも胸壁聴診器（心音の強弱がある程度血圧の変動を反映する），食道聴診器による呼吸音・心音聴取が重要であることに変わりはない。このほか必須のもとして心電図，血圧（新生児ではドプラー法），連続的体温，経皮的動脈血酸素飽和度（パルスオキシメータ），呼気炭酸ガス濃度，尿量の測定が挙げられる。大手術や呼吸循環系に異常の認められる患児には，観血的動脈圧，中心静脈圧測定が行われる。

b 全身麻酔導入法

1）吸入麻酔薬による導入

　この方法は大多数の小児で適応となる。精神的悪影響や分泌亢進などを防止するため十分な鎮静下に麻酔導入を行う。啼泣状態で麻酔を導入すると，その後も泣きじゃくり呼吸（sobbing respiration）が続き，特にマスクによる換気が障害される。玩具を持たせ，あるいは好みの果物などの匂いのエッセンスをフェイスマスクに塗布して円滑な麻酔導入を図る。導入には酸素，亜酸化窒素とともに揮発性麻酔薬（ハロタン，セボフルラン）を顔面からやや離れた位置から流下し（このときマスクを持った手を患児の顔に接触させ，ガスの拡散防止とマスクの位置の安定を図る），睫毛反射が消失した時点でフェイスマスクを顔面に密着させる。揮発性麻酔薬は0.5～1.0％から開始し，数呼吸ごとに0.5％刻みで濃度を上げていく。ハロタンでは2％（一時的には2.5％），セボフルランでは5％まで上げることができる。導入中に息ごらえが生じても，むやみに強制換気をすべきではない。こ

れによって咳や喉頭痙攣が誘発される可能性がある．意識がなくなれば静脈路を確保し，必要に応じて筋弛緩薬を投与して気管挿管する．静脈路が確保されるまでは，必要以上に麻酔が深くならないように注意する．

2）静脈麻酔薬による導入

静脈路が確保できている場合にはチオペンタール4～6 mg/kg，あるいはミダゾラム0.15～0.3 mg/kgを投与する．プロポフォールは調節性がよく最近では小児にも用いられ，就眠量は0.5 mg/kg/minまたは2～2.5 mg/kgである．

3）筋注による導入

精神発達遅延あるいは麻酔前投薬の効果が不十分で吸入麻酔薬による緩徐導入ができない患児では，この方法が適応となる．通常ケタミン5～10 mg/kgが筋注され，3～5分後には効果が現れる．多くの場合患児は泣きじゃくっており，口腔，上気道の分泌物は亢進している．麻酔前投薬としてアトロピンが投与されていない場合には，ケタミンと同時にアトロピンを筋注するか，あるいは意識消失後ただちに静脈路を確保しアトロピンを静注する．

C 気管挿管

1歳以上の患児の短時間・小規模手術ではマスク麻酔が選択されるが，新生児や乳児では1時間以内の手術であっても気管挿管を行う．気道閉塞の危険性のある場合には，吸入麻酔薬を用いて深麻酔下に自発呼吸を残して気管挿管を行う．

年長児では挿管時，成人と同様にsniffing position（嗅ぐ姿勢）をとる．乳児，特に新生児では後頭部が大きいため，頭部を過伸展しない方が挿管しやすい．喉頭鏡にはマッキントッシュ型とミラーなどの直型があるが，新生児，未熟児では喉頭，喉頭蓋の形状から直型喉頭鏡が操作しやすい．

気管チューブは10歳以下の小児では細めのカフなし気管チューブ，すなわち20～25 cmH$_2$Oの加圧でリークのあるものを使用する．挿管操作中に声門下で抵抗を感じたら，無理をせず1サイズ細いチューブに変える．

気管チューブの太さ（内径）は，
- 新生児 ……………… 2.5～3.0 mm
- 1歳 ………………… 4.0 mm
- 2歳以上 …………… 4.0＋年齢/4 mm

を目安とする．

声門から気管分岐部の距離は，新生児では3～4 cmである．通常，新生児では声門から約2 cmの深さに固定する．頭部を前後屈すると気管チューブ先端が2 cm前後ずれるので，体位変換時の気管チューブ抜去あるいは気管支挿管に注意する必要がある．

気管チューブの固定（前門歯列からの長さ）は，
- 未熟児 ……………… 6～8 cm
- 満期新生児 ………… 9～10 cm
- 1歳 ………………… 11 cm
- 2歳 ………………… 12 cm
- 2歳を超えた小児 … 12＋年齢/2 cm

を目安とする。

　未熟児や新生児あるいは一般状態不良の患児では覚醒挿管（awake intubation）が選択される。挿管操作時，助手が患児の両肩をしっかり固定することが重要である。また，新生児，未熟児では時に食道挿管と気管挿管の判別が困難なことがある。これには呼気終末炭酸ガス濃度の測定が有用である。

　気管挿管困難症は両側口唇口蓋裂，先天奇形（Pierre Robin症候群，Treacher Collins症候群など），偶然発見される喉頭蓋嚢胞などで認められる。ラリンジアルマスクや細径の気管支ファイバーの扱いに習熟しておく必要がある。

d 麻酔の維持

1）術中輸液と輸血

　術中輸液については，
　a）生理的維持輸液
　b）術前の絶飲食に対する輸液
　c）手術侵襲による細胞外液の移動に対する輸液
　d）出血に伴う細胞外液の移動に対する輸液
を考慮し，輸液量，輸液の組成を決定する。

a）生理的維持輸液

　Hollydayらの式が広く使用されている。この式では体重を W（kg）とすると，維持輸液量は，
　・10 kgまで　…………4×W ml/kg/hr,
　・10 kg〜20 kg………40＋2×（W－10）m/hr
　・20 kg以上　…………60＋1×（W－20）ml/hr
である。例えば，15 kgでは 40＋2×5＝50 ml，25 kgでは 60＋1×5＝65 mlとなる。ブドウ糖は乳幼児では5％ブドウ糖液，新生児，特に未熟児では5〜10％ブドウ糖液を用いる。通常，維持輸液の電解質組成は0.25 N（1/4）生理食塩水とする。

b）術前の絶飲食に対する輸液

　輸液量は時間当たりの維持輸液量×絶飲食時間となる。推定水分欠乏量の半量を最初の1時間で，残りを次の1〜2時間で投与する。健康な小児の予定手術では，術前数時間の絶飲食による欠乏を補正する必要はない。

c）手術侵襲による細胞外液の移動に対する輸液

　損傷組織への細胞外液の移動，手術野からの不感蒸泄がこれにあたる。手術の部位（体表＜腹腔），規模，時間に左右される。この細胞外液の移動は手術開始後2〜3時間が最大である。開腹手術，特に広範囲に腸管を露出するような症例では予想以上に多い輸液が必要となる。乳酸あるいは酢酸リンゲル液などの細胞外液型輸液を投与する。小規模手術では1〜3 ml/kg/hr，中規模手術では3〜5 ml/kg/hr，大規模手術では5〜7 ml/kg/hrを投与するという報告がある。

　これらの3つの要素を総合し，
　①体表面の小手術では，5％ブドウ糖加1/4生理食塩水を用いて3〜4 ml/kg/hrの維持輸液を行う。
　②開胸手術，脳外科手術などでは4〜6 ml/kg/hrを5％ブドウ糖加乳酸リンゲル液ある

いは酢酸リンゲル液で補充する。
　　③開腹手術などの大手術では5〜15 ml/kg/hr（平均的には8 ml/kg/hr）を5％ブドウ糖加乳酸リンゲル液あるいは酢酸リンゲル液で補充する。

という方法が簡単で臨床的には有用である。

d）出血に対する輸液・輸血

　正常児では出血量が10〜15 ml/kg以上，あるいはHt 30％以下になった場合に輸血を開始する。出血量が10 ml/kgまでは出血量の2〜3倍量の乳酸加リンゲル液，あるいは等量の膠質液（5％アルブミン液など）で補う。出血量が10〜15 ml/kgの範囲では，膠質液で補正するか，あるいは患児の状態，手術の状況に応じて輸血を開始する。輸血時期の遅れによって輸液量が大量になった場合には，維持輸液量を減らすなどの処置を行い，輸液バランスを保つ。輸血や新鮮凍結血漿を大量かつ急速に投与する場合，未熟児や新生児では，必要に応じてカルシウムを投与する。

2）体温管理

　新生児，未熟児では低体温に傾きやすく，幼児では覆い布（清潔シーツ）によるうつ熱のため体温の上昇がよくみられる。通常手術台にブランケットを敷き，厚めのシーツを介してウォーマーにより保温（水温：38〜40℃），冷却（水温：20〜25℃）を行う。新生児，未熟児では四肢の露出部を綿包帯，アルミホイルで包み，熱の放散を防ぐ。また，麻酔導入，覚醒時にはラジアントウォーマー下に処置を行い，体温の低下を防ぐことが重要である。手術室の室温は，新生児では27〜28℃，乳児では25〜26℃に保つ。

3）呼吸管理

　年少児，特に新生児，乳児では，できる限る用手換気に努めるべきである。これにより気道分泌物貯留などによって発生した気道閉塞症状を早期に発見でき，速やかに対処できる。新生児では一回換気量を増やさず，換気回数を多くする方法がよい。過換気にならないように注意する。PEEPなどを必要とするような患児には小児専用人工呼吸器を用いるのも一法である。未熟児では未熟児網膜症を防ぐため，動脈血酸素分圧を60〜80 mmHg，SpO_2を90〜95％と低めに保つようにFIO_2を調節する。

e　覚醒・抜管

　抜管は，換気量が十分に回復していること（努力肺活量が15 ml/kg以上），咽・喉頭反射が出現していること，呼びかけに開眼ができるなど合目的な行動がみられることを確認し，気道および口腔内を十分に吸引した後，最大吸気に合わせて行う。挿管困難症，口腔内手術後の症例では，完全な覚醒を確認後に抜管する。覚醒が遅延する場合には，低体温，麻酔薬の影響，筋弛緩薬の影響などを考慮し検索する。非脱分極性筋弛緩薬を使用した場合には，呼吸運動がみられてからアトロピン0.01〜0.02 mg/kgとワゴスチグミン0.04〜0.05 mg/kgで拮抗する。フェンタニルによる呼吸抑制にはナロキソン（naloxone）0.01 mg/kgで拮抗する。

　抜管後は回復体位（Sims' or recovery position）にし，パルスオキシメータ監視下に酸素を吸入させ速やかに回復室あるいは病室に搬送する。受胎後週数が46週未満の未熟児で生まれた場合には無呼吸発作が発生する危険性がある。呼吸状態を十分に監視する。術後嗄声が続き，声門下狭窄が疑われる場合にはラセミックエピネフリンの吸入が有効である。

5 小児に行われる区域麻酔

全身麻酔の併用が必要であること，合併症の早期発見が困難であることなどから，その適応は限られる。

a 脊椎麻酔

脊髄の下端は新生児ではL_3付近にあり，成長とともに上方へ移行する。脊髄損傷を防ぐため，L_{4-5}あるいはL_5-S_1間で穿刺する。

脊椎麻酔は5～6歳以上なら一応可能である。7～10歳未満の小児では低血圧がみられることは少ない。しかし，小児に不必要な恐怖や不安を与える可能性があり，他の麻酔法を試みるべきである。

b 硬膜外麻酔

泌尿器科手術などの下腹部手術では術後鎮痛に使用されることがある。新生児では硬膜下端はS_3付近で終わる。

1）仙骨麻酔

下腹部から下肢にかけての手術・処置・血管造影などを行うとき，血管攣縮・血栓形成防止の目的で全身麻酔に仙骨麻酔を行うことがある。局所麻酔薬の使用量はSpiegelの式 $V(ml) = 4 + 1/2(D - 15)$（V：局所麻酔薬必要量（ml），D：C_7～仙骨裂孔間距離（cm））が参考になるが，この量は乳幼児では過量になりやすい。一般的には体重からその使用量を決めることが多い。1％リドカイン，1％メピバカインまたは0.25％ブピバカインを1～1.2 ml/kg（≦20 ml）注入する。

2）小児持続硬膜外麻酔

局所麻酔薬の初回投与量として1％リドカインを0.5 ml/kg，追加投与には60分ごとに0.25 ml/kgとし，総投与量は1.5 ml/kg以下が安全とされる。小児では容易に極量に達し局所麻酔薬中毒が生じるため，投与量に注意が必要である。

（渡辺敏光　渡辺謙一郎・津野恭司）

第26講

機械的人工呼吸

はじめに

　人工呼吸器は近代医学が生み出した画期的な医療機器のひとつで，これにより文字どおり何万，何十万という人々の生命が救われている。近代に至るまで呼吸が止まるということは，すなわち死を意味した。人工呼吸器の出現のおかげで呼吸停止＝死という概念が打ち破られたが，逆に脳死などのやっかいな問題を抱え込むことにもなった。これは人工呼吸器の威力の一端を示すものであると言うこともできる。いずれにしろ近代のクリティカル・ケア・メディシンは人工呼吸器なしでは成り立たない。

　現在，各施設で，種々の人工呼吸器を用いて人工呼吸療法が行われているが，その目的は酸素化の改善と換気の補助である。具体的にいうと，

①血液ガスの正常化

②呼吸困難および呼吸筋による過剰な酸素消費の改善（呼吸不全のときには全エネルギーの40～50％が呼吸仕事量に使われるのでその改善）

③気道肺胞の分泌物や滲出液の除去

などが挙げられる。普通，日本では人工呼吸器のことをレスピレータというが，人工呼吸器はあくまで換気を補助する機械なので，ベンチレータ（換気器）の方が正しい。

1 人工呼吸器の歴史

　陽圧式人工呼吸器ができる原理となった最初の機械は1900年頃にできた。生体は生理的には陰圧式の呼吸を行っているが，陰圧式人工呼吸器（▶MEMO 1）は構造的にも難しく，患者にとっても必ずしも心地良いものではない。初期の陽圧式人工呼吸器はふいごのようなものを足で踏んでガスを送り，先端の管を気管内に入れて換気をした（図26-1）。足で押し込んだガスを肺に入れて親指で吸気・呼気を調節する。吸気の時には親指で回路をぴったり閉め，呼気の時にはゆるめてガスを逃がす。この基本構造は現在の人工呼吸器とまったく同じものである。ガスを送る部分とガス排出を制御する部分，この2つが人工呼吸器の基本構造である。

　初めて陽圧式人工呼吸器ができたのは1950年頃である。このとき，吸気が陽圧ということでIPPV（intermittent positive pressure ventilation，間欠的陽圧換気）と名付けられた。現在，IPPVは完全に機械による換気ということでCMV（controlled mechanical ventilation，調節呼吸）ともいわれる。

　最初の人工呼吸器が用いられたのは，肺炎や肺水腫などの肺機能が悪い患者にではなく，

換気障害が主病態であるポリオ（→MEMO 2）に対してであった。人工呼吸器の発達には，ポリオの大流行があったのは有名な話である。肺は，胸郭の動きにより吸気と呼気を繰り返す。吸気では胸郭が広がり，それにつられて肺が広がる。次いで胸郭がしぼむことによって肺もしぼみ，呼気となる。ポリオによる呼吸筋麻痺では肺自体には問題がないにもかかわらず，換気不全のために呼吸不全となる。この呼吸不全に対し，陽圧式の人工呼吸はすばらしい効果を示した。この頃よく用いられていた"鉄の肺"による陰圧式の人工呼吸よりも効果的であることが分かり，人工呼吸は陽圧式人工呼吸に移行した。

MEMO●1　鉄の肺，鎧型人工呼吸器

1929年Drinkerはタンク型人工呼吸器を発展させ，小児麻痺の患者に用いた。これは，鉄の肺や鎧型人工呼吸器と呼ばれ1950年代まで流行した。これらの人工呼吸器は患者の頸部から下をタンクに入れたり，胸部のまわりを密閉した上で，胸郭に定期的に陰圧を作り出すことにより呼吸させよるものであった。

この換気様式は生理的ではあるがコンプライアンスの低下した重症呼吸不全に対しては無力であった。また，患者の全身的管理が困難であった。

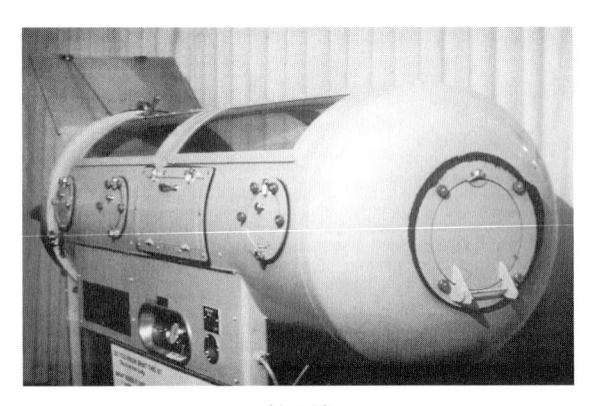

鉄の肺

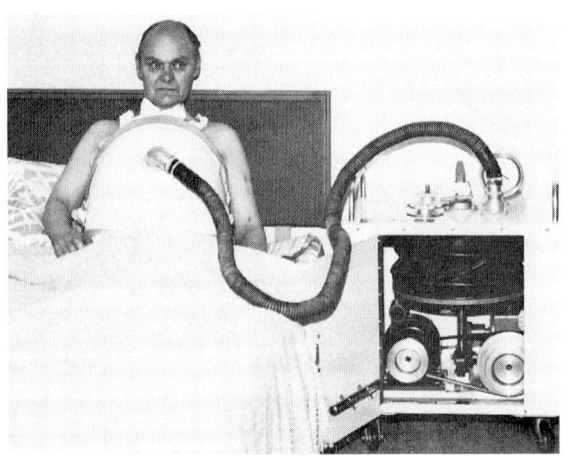

鎧型人工呼吸器

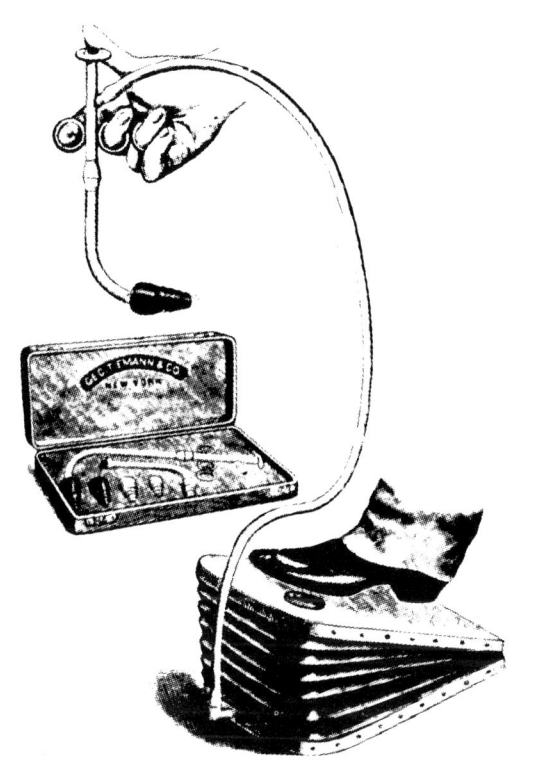

図26-1　O'Dwyerの人工換気装置

　人工呼吸が肺機能障害患者に用いられるようになったのは，1960年代の終わりに呼気終末陽圧（positive end-expiratory pressure：PEEP，→MEMO 3）が臨床に応用されだしてからである。それまでは，胸腔内に持続的に陽圧をかけると静脈還流が阻害されショックになると信じられており，人工呼吸は換気不全の人にのみ用いられていた。PEEPがそれほど循環系に悪影響を及ぼすこともなく，肺の酸素化能を改善することが認識され，肺炎や肺水腫などの肺が悪い患者にも人工呼吸療法が施行されるようになり，現在の人工呼吸療法の繁栄を導いた。それと平行してIPPV，IMV，PSなど種々の換気モードが開発されていった。
　現在，換気モードはますます多様化している。その原因としては，ひとつはエレクトロニクスの発達で人工呼吸器に種々のフィードバック機構などを付けることができるように

MEMO 2　ポリオの大流行

　1952年，ポリオが北欧で大流行した。これは呼吸不全の患者の治療に大きな影響を及ぼした。このとき気管切開による気道確保と用手的間欠的陽圧呼吸が，それまでの鉄の肺による治療より有効であることが示された。この用手的人工呼吸を交代で24時間行うためには大勢の人が必要で，ほとんどすべての医学生がかり出された。授業はこの流行が過ぎ去るまで延期された。今日の人工呼吸療法の始まりである。また，このような重症の呼吸不全を一カ所に集めて治療するという集中治療の概念もはじめて生まれた。

なったこと，もうひとつは肺胞や間質が強い傷害を受けた強い肺障害・呼吸不全の患者に効果的な換気モードがなかったからであるである．

2 基本的な換気モード

a 調節呼吸（controlled mechanical ventilation：CMV）

IPPVとも間欠的陽圧換気ともいう．1950年代最初に作られた換気モードである．調節呼吸とは，自発呼吸の有無にかかわらず，すべての換気が人工呼吸器によって行われる．無呼吸あるいは自発呼吸の弱い患者には使用は容易であるが，自発呼吸の残っている場合には患者自身の呼吸努力とぶつかる（fighting）ことがあり，鎮静薬や筋弛緩薬が必要なことが多い．

調節呼吸では，換気が換気する気量で規定されるか，気道内圧で規定されるかで，volume controlled ventilation（VCV：従量式），pressure controlled ventilation（PCV：従圧式）に分けることができる．従量式では，設定された一回換気量は保証されるが，逆に設定量を無理にでも押し込むため，気道内圧が上昇して圧外傷（barotrauma）を起こす危険性がある．一方，従圧式では設定された気道内圧に到達するまでは換気が行われるが，設定の気道内圧になると呼気に変わるので，気道抵抗が大きい場合，必要量が入っていないうちに呼気に切り替わることがある．また実際に何ml肺に入ったのか分からない．最近の人工呼吸器（サーボ300）ではPRVC（pressure regulated volume control）が装着されているものもある．すなわち，基本的には従量式だが，圧外傷を避けるため圧上限を設定しているモードである．もし換気量が足りない場合は圧上限値まで吸気を続け換気量を保証し，先に圧が上限に達したら圧外傷を避けるため設定気量が入っていなくても呼気に切り変わる．従量式と従圧式の欠点を補正する換気モードでよく用いられている．

b 間欠的強制換気（intermittent mandatory ventilation：IMV）

間欠的強制換気（IMV）は自発呼吸と機械的人工呼吸が並存する方法である．人工呼吸の合間に自由に自発呼吸が行える．1973年の最初のIMVは自発呼吸の合間に，自発呼吸に関係なく指定された間隔頻度で強制換気が繰り返される方法で，自発呼吸の呼気相と機械の吸気相がぶつかるとfightingを起こすことがあった．もちろんIPPVでも自発呼吸がでてきたら同じようなことが起こる．このfightingは患者にとってかなりの負担となるので，これを改善し，一定間隔で換気を行うのではなく，一定の時間内に設定された換気が患者の自発呼吸とぶつかることがないよう，患者の自発呼吸にあわせて強制換気を行う同調式

MEMO●3　PEEP導入の頃

　PEEPが臨床に導入され始めたのは，1969年Ashbaughにより，ARDSにCPPVが有効であると報告されてからである．それまでは，Cournand（ノーベル賞受賞者）らにより気道内陽圧人工呼吸が循環系を抑制することが強調されすぎていた．中心静脈圧より高い胸腔内陽圧を持続的にかけるとショックになると信じられ，間欠的陽圧呼吸をするにしてもできるだけ平均気道内圧を低くすべきであるという考え方が支配的であった．

間欠的強制換気（synchronized intermittent mandatory ventilation：SIMV）が開発された。最近の人工呼吸器では新生児用を除いてほとんどがSIMVである。SIMVはCMVからのウィーニング（離脱）する過程でよく用いられ，すべてを調節呼吸にするほどでもないけれども少し人工換気を加える必要性があるような症例に幅広く用いられている。一方，IMVは現在新生児，乳児の人工呼吸管理によく用いられる。新生児，乳児はfightingが少ないからである。

c プレッシャーサポート（pressure support ventilation：PSV）

PSVは現在最もよく用いられるモードの一つであるが，なかなか理解しにくいようである。PSVは患者の自発呼吸の始まりを機械が感知して，吸気の全期間にわたり設定した圧（例えば10 cmH$_2$O）だけ陽圧をかけ，患者に吸気をしやすくする。従来の補助呼吸時には患者が自発呼吸を行うとレスピレータがその陰圧を察知して設定量の1回換気を行う。患者が吸気を開始し，回路内が陰圧になったとき十分量のガス流量が供給されなければ患者は空気が足りないと感じる（air hunger）。また，一回換気量が固定されていれば，より大きな呼吸を行いたくてもできない。PSVでは患者が吸気を開始し，回路が陰圧になるとただちに回路内を設定圧（例えば10 cmH$_2$O）にするよう十分量のガスが供給され患者の吸気相を通じ持続する。したがって，患者は空気が足りないと感じることはほとんどない。PSVの終わりは，患者の自発呼吸の吸気量の減少を人工呼吸器が感知して終了する。PSVでは，患者が少なく吸えば少ない流量，多く吸えば多い流量が得られるので，一回換気量と呼吸数は患者自身が決めることになる。PSVの利点は，自発呼吸を補助し，呼吸仕事量を軽減することであるが，欠点としては，自発呼吸を引き金とするので無呼吸では使えないことで，また回路の漏れがあっても作動しない。一回換気量が呼吸のたびに変動するがこれは利点でもある。

d 呼気終末陽圧（positive end-expiratory pressure：PEEP）

PEEPが人工呼吸療法に取り入れられたことにより人工呼吸の適応が一気に広がったことは先にのべた。PEEPは換気を補助するモードではなく，肺の酸素化を促進する方法である。低酸素血症に最も有効な対処法は吸気の酸素濃度（F$_{IO_2}$）を上げることである。しかし，吸気の酸素濃度が60％を超え長期に人工呼吸を行うと酸素中毒（→MEMO 4）を起こし肺障害を悪化し，不可逆性の肺線維症を起こす。したがって高濃度酸素を長時間吸

MEMO ● 4　酸素中毒

酸素中毒としては成人では肺線維症，未熟児では未熟児網膜症がよく知られているが酸素中毒はほとんどすべての動物と臓器にみられる。酸素中毒の機序としては，高酸素環境に暴露されると細胞内に大量の活性酸素が生成され，抑制系で処理しきれずに活性酸素により代謝障害や細胞構成成分の変性が生じ，細胞の機能障害，壊死から臓器不全を来す。治療法はなく，唯一できることは高濃度酸素投与を回避することである。酸素中毒による肺障害は24時間以内では回避できる。未熟児における酸素中毒，未熟児網膜症はよく知られている。これを避けるためPa$_{O_2}$を60～80 mmHgに保たなければならない。

入させるべきではなく，例えば100％O_2の場合24時間以内に留めるべきである。しかし短期間のうちに肺機能が改善されなければどうすればよいか。高濃度酸素の持続は肺線維症を起こすし，酸素濃度を下げればハイポキシア（低酸素症）になる。このジレンマを救うのがPEEPである。PEEPは酸素化効率を上げるので吸気の酸素濃度を抑えつつ動脈血酸素分圧を保つことが可能である。

PEEPは各種換気モードの呼気終末を陽圧に保ち，呼気相における肺胞虚脱を防ぐ。今まで述べた調節呼吸，補助呼吸，自発呼吸の呼気終末には肺胞は外圧に開放されるため膨らんでいた肺胞はぺしゃんこになる。風船の場合と同じで，いったん潰れた肺胞を膨らますにはかなり力がいる。風船を膨らますときに最初にぐっと力を入れないと膨らまないが，いったん膨らむとあとは軽い力で膨らむ（Laplaceの法則）。PEEPによりこの肺胞の虚脱を防ぎ膨らませ続け機能的残気量を増加させておくと吸気時に吸入気が肺胞に入りやすく，また，吸気相・呼気相を通じてガス交換が可能になることから酸素化能が著しく改善する。

適応は重症例（$F_{IO_2} > 0.5$でPa_{O_2} 60以下）で，条件が許せば高いPEEP（15～20 cmH$_2$O）をかけることもある。また2～5 cmH$_2$Oの低いPEEPは肺の虚脱を防ぎ，循環系などへの影響も少ないので頻用される。欠点としては，高いPEEPを用いると胸腔内圧が上昇し，その結果，静脈還流が阻害され心拍出量の減少，腎血流の低下，頭蓋内圧上昇，肝のうっ血が起こる。さらに気道内圧の上昇は気胸，皮下気腫などの圧外傷を起こす。

e 持続気道陽圧 (continuous positive airway pressure：CPAP)

自発換気にPEEPを併用するのがCPAP（continuous positive airway pressure）である。この方法は，しっかりした自発呼吸があるにもかかわらず，低酸素血症のある症例に用いられる。利点として人工呼吸にPEEPを用いた場合（CPPV）より平均気道内圧が低く維持できることである。調節呼吸（陽圧）のうえに高いPEEPをかけると，ますます気道内圧が上昇し，静脈還流の減少，圧外傷を招く。そのため，自発呼吸がしっかりしている患者には自発呼吸を残してPEEPを用い，気道内圧をより低く維持できるCPAPがよい。しかし，呼吸不全が進行し，換気の障害が併発するような場合には速やかに鎮静下に調節呼吸にする。酸素消費量が増大している患者（発熱や敗血症の患者），胸郭異常や骨折（肋骨骨折など）などで効率よく自発呼吸ができないも同様である。

3 人工呼吸中の留意点

a 気道確保・加湿

人工呼吸を行うときには，ほとんどの場合，気管挿管が必要である。通常，2週間くらいまでの短期間なら経口挿管，もっと長期になるなら気管切開が適応となる（もちろん個々の状況によって異なる）。気管挿管，気管切開では吸入気は鼻の機能（加温・加湿）をバイパスするので，呼吸回路内に加温加湿器を組み込む必要がある。これを忘れると気管支，細気管支が乾燥し呼吸パラメータが急激に悪化する。人工呼吸器をセットアップしたとき加温加湿器への水の注入と温度のチェックを忘れてはならない。

b 気管内吸引

　人工呼吸中は上述のように気管挿管をされ，繊毛上皮の活動が著しく阻害される。このため自力では気道内分泌物の除去が困難である。したがって，気道内分泌物，異物は外部から除去する。気管，気管内の分泌物を除去することにより換気効率を上げ，感染症を防御する。吸引は清潔なピンセットや手袋を用いできるだけ無菌的に行う。気管分岐部を刺激し咳を誘発する。できるだけ短時間で気管内吸引を終了し，終了したあとには，必ずジャクソンリース回路を用い一時的に加圧し，無気肺を予防することが大切である。人工呼吸が長期にわたるときには，気管支ファイバーを用いて貯留した分泌物を確認して吸引することも重要である。

c モニター

　人工呼吸中患者にはモニターは必須である。モニターは3つのカテゴリーに分けることができる。

①酸素化と換気のモニター

　パルスオキシメータでSa_{O_2}を測定しPa_{O_2}の代用とし，終末呼気CO_2（Et_{CO_2}）を測定しPa_{CO_2}の代用とする。1日に数回は動脈血ガス分析をする必要がある。

②換気力学的指標のモニター

　気道内圧（最高，最低，平均）と換気量（1回，分時）を常にモニターする必要がある。これらは多くの場合，人工呼吸器に内蔵されている。

③機械的換気が生体に及ぼす影響を観るモニター

　人工呼吸を始めると吸気が陽圧になるので循環系のバイタルサインも変動する。血圧，脈拍，CVPなどに十分注意する。

d 鎮　静

　人工呼吸中の患者は意識が明瞭であると，不安，苦痛，不眠を訴え，また意志の疎通が十分にできないこともあり，精神症状を呈する場合もある。そのため，ウィーニング（人工呼吸器からの離脱）中や，すぐにも抜管する場合を除いては鎮静が必要となる。鎮静により不安や苦痛を緩和し，人工呼吸器との不調和を軽減し，呼吸負荷を軽減する。一方，過度の鎮静は呼吸，循環の抑制など副作用も多く，適切な鎮静を維持することが重要である。われわれの施設では通常，ミダゾラムとブトルファノールの混合液か，プロポフォールを持続静注している。ミダゾラムなどの鎮静剤のみの投与では，精神的な抑制がとれて，余計に不穏になることも有り，ほとんどの場合ブトルファノールなどの鎮痛薬を同時に投与している。患者の状態，バイタルサインをみながら，気管内吸引の刺激で眼が覚めるくらいの鎮静がよい。

e 合併症

　どんなに注意して人工呼吸を行っていても合併症を起こすことがある。合併症は3つのカテゴリーに分かれる。

①気道確保に伴うもの

　経鼻・経口挿管，気管切開による気道損傷，気道感染，喀痰喀出困難，発声不能など。

②陽圧換気に伴うもの

圧損傷，気胸，気縦隔，皮下気腫など。陽圧呼吸での気胸（緊張性気胸，tension pneumothorax）は時に致命的である。胸腔内圧の上昇により静脈還流が阻害され，心拍出量の減少，腎血流の低下，頭蓋内圧上昇，肝うっ血，四肢末端の浮腫が起こる。

③その他

加湿の不足（加温加湿器の水の入れ忘れ）や過多（加温加湿器の調整ミス）。消化管出血，精神症状など。

f ファイティングのチェックポイントと処置

人工呼吸中の最も頻度の高いトラブルとしてファイティング（fighting）がある。いわゆる人工呼吸の呼吸と自発呼吸の呼吸が合っていない状態（ぶつかる）である。

ファイティングのチェックポイントとしては，

①呼吸器は正しく作働しているかどうか（人工呼吸器の設定は合っているか）
②分泌物貯留による気道の閉塞はないか
③低酸素血症，高炭酸ガス血症などの異常はないか
④意識レベルは適当か
⑤肺は硬くないか（気胸，特に緊張性気胸など起こしていないか）
⑥最後に麻薬，鎮静薬などを投与したのはいつか，

などである。これに対する処置としては，まず，アンブバッグ，ジャクソンリース回路での一時的加圧（ジャクソンリース回路の方が肺の抵抗が分かりやすく，患者に最も優しい換気方法である）を行う。可能であれば人工呼吸からのウィーニングをすすめるようにモードを切り替えたり，換気条件の変更をする。そうでなければ，薬物の投与（麻薬，鎮静薬，筋弛緩剤）を行う。

g 人工呼吸からのウィーニング

患者の状態が良くなるとウィーニング（weaning：離脱）を開始する。ウィーニング開始基準としては，

①自発呼吸数 30回/min 以下
②肺活量 12〜15 ml/kg 以上（大人で 500〜600 ml くらい）
③最大吸気力 25 cmH$_2$O 以上
④F$_{IO_2}$ = 0.4 で Pa$_{O_2}$ 70 mmHg 以上
⑤Pa$_{CO_2}$ 45 mmHg 以下
⑥全身状態の安定（感染，発熱，出血などがなく，血圧，脈拍が安定しており，意識状態も安定している）

などがある。

実際の方法としては，患者の状態を観ながら，調節呼吸（CMV）から SIMV + PSV とし，次に SIMV の呼吸回数を少しずつ減らして PSV とする。PSV にしたら，PSV の圧を徐々に減らしていき CPAP とする。CPAP になったら今度は PEEP の圧を下げていき，T ピースによる自発呼吸とし気管挿管を抜管する。人工呼吸が長引いたり，自発呼吸が十分でないときは，自発呼吸の時間を次第に延ばしていく ON-OFF 法によるウィーニングも行う。

一方，残念ながら，ウィーニングを中止しなくてはならない場合もある。

その状態としては，
① ウィーニング前の状態よりも10回/min以上の呼吸数増加（呼吸数が30回/min以上）
② 循環動態変化：20回/min以上の脈拍増加（心臓に問題のない人は呼吸に負担がかかるとまず頻脈になる），血圧上昇，低下
③ 発汗，不穏状態，意識レベル変化
④ 動脈血ガス分析値の悪化：P/F比200以下（P/F比＝$Pa_{O_2}/F_{I_{O_2}}$，正常では400以下はない），Pa_{CO_2} 55 mmHg以上
⑤ パルスオキシメータのSa_{O_2}が90％前後まで低下

などがある。その他いわゆる臨床症状の悪化，例えば呼吸困難が強くなって不穏になる，発汗が増えるなどのときはウィーニングを中止し，それ以前の呼吸モードに戻す方が患者にとって有利である場合が多い。

おわりに

人工呼吸器を患者に装着する前にチェックをすることは当然であるが，装着した後にも作動性，患者との適合性を必ずチェックをする必要がある。チェック項目は酸素濃度，一回換気量，呼吸数，分時換気量，PEEP，最高気道内圧などで，アラームの設定も見直す。最も重要なことは，十分に患者を観察することである。そのうえで，必要なモニターが装着されているか確認する。患者の状態が安定してからも，医師，看護婦それぞれの立場から注意深く患者を見守る。人工呼吸器は，生命維持装置とも呼ばれ，呼吸が停まったり減弱している人にとってはまさに命綱である。一瞬の油断が命取りになるので十分な注意が必要である。

参考文献
1） 天羽敬祐: 機械的人工呼吸, 真興交易医書出版部, 東京, 1991
2） Kirby RR, Smith RA, Desautel DA: Mechanical ventilation, Charchil Livingstone, 1985
3） 沼田克雄: 人工呼吸治療. 集中治療大系, 朝倉書店, 東京, 1988
4） 岡元和文: 機械的換気と肺損傷. 集中治療 10, 1996
5） 天羽敬祐編: 人工呼吸注のトラブルと対策. 集中治療 8, 1996

（土手健太郎）

第27講 血液浄化法

はじめに

　コルフらが開発した人工透析法は，腎不全患者の維持療法として，主として慢性疾患に用いられてきた。しかし，現在では，機器，技術，方法に改善が加えられ，術後や外傷後の急性腎不全のみならず，肝不全，敗血症，薬物中毒にも適応が拡がり，血液浄化法として集中治療室における重症者治療の最大の武器の一つとなっている。

　血液浄化法とは，心，腎，肝の機能不全により量的・質的に異常を生じた血液を，体外に取り出し，拡散，限外濾過，吸着などの物理的原理を適用し，浄化した上で体内に戻す治療手段の総称である。血液浄化法を方法による違いで分類すると，腹膜をフィルターにする腹膜灌流と，血液を体外に取り出しフィルターや吸着カラムを用い施行する血液透析，血液濾過，血液濾過透析，血漿交換，血液吸着とに分けられる。除去したい血中の物質によってフィルターや吸着カラムを決定し，病態に応じた血液浄化法を選ぶ。すなわち電解質などの小分子量物質を中心に除去するなら血液透析，アルブミンやグロブリンなどの高分子量物質を中心に除去するなら血漿交換，薬物などの特定の物質のみを除去したい場合には血液吸着を選択する。

1 ブラッドアクセスと抗凝固薬

　血液浄化法を行う際には，体外循環のための血液の出入口（ブラッドアクセス）が必要である。ICUではほとんどの場合，ダブルルーメンカテーテル（double lumen catheter：二腔カテーテル）をブラッドアクセスとして用いる。ダブルルーメンカテーテルとは，2本のカテーテルを合わせ1本にした型をとっており，1本挿入することで脱血，送血の双方が可能になる。脱血側を手許側に，返血側を先端にして再循環を少なくしている。最近の医療材料の進歩に伴い，柔軟でしかも強い材質を用いたものが多数市販されている。ダブルルーメンカテーテルは，短時間で比較的容易に挿入できる。また長時間の連続使用も可能であり，保守・管理を十分に行えば長時間にわたる頻回の血液浄化にも使用することができる。カテーテル留置場所には大腿静脈，内頸静脈，鎖骨下静脈が用いられる。

　血液浄化法施行時の抗凝固薬として，ヘパリンが用いられてきたが，この場合，出血が問題となる。この問題を解決し，出血傾向のある重症患者にも比較的安全に急性血液浄化法を行うことができるようになったのはnafamostat mesilate（NM，フサン®）が血液体外循環時の抗凝固薬として用いられるようになってからである。NMは分子量539daltonの蛋白分解酵素阻害薬であり，トリプシン，カリクレイン，プラスミン，補体などを強力に

阻害するとともに，血液凝固系のトロンビン，Xa因子，XIIa因子および血小板凝集をも抑制する。半減期が5〜8分と適度に短いために，体外循環回路内では血液が凝固しない程度にNMの濃度を高く保ち，体内では出血しない程度に濃度を低く保つことが可能である。そのため，ヘパリンと比較して出血性の合併症が著しく少ない。NM投与量の決定ためのベッドサイドモニターとしてACT（activating clotting time）が有用で，ACTを150秒前後（正常では100〜120秒）に保つようにする。通常は0.3〜0.6 mg/kg/hrぐらいの投与量となる。

2 血液透析（hemodialysis：HD）（図27-1）

　血液透析は，血液と透析液とを半透膜である透析膜を介して接触させ，濃度勾配により生じる溶質の移動（拡散）により水や小分子量物質の除去を行う血液浄化法である（図27-2）。透析膜の孔経は分子量約10,000の物質まで除去可能で，Na，K，尿素，尿酸，クレアチニンなどの分子量の小さい物質は透析されるが，蛋白質，蛋白結合物質，血球，細菌などのより大きい物質は透析されない。透析液の組成は，腎不全物質の血中からの拡散を促進させるために尿素やクレアチニンは加えず，体液の電解質バランスを保つためにKは低濃度（2 mEq/l），Na，Ca，重炭酸は適量加えられている。

　血液透析時の水分除去は限外濾過による（図27-3）。透析膜を介した拡散のみでは，水分の移動はない。血液側圧を透析液側に比べ高くする（血液側に圧を加えてもよいし，透析液側を比較的陰圧にしてもよい）ことにより水分が除去される。この圧差を調節することにより除水量を調整する。限外濾過による水分除去能は限外濾過率として示され，これは，膜の厚さと孔の大きさにより規定される。

　血液透析は，水分および低分子量物質の除去能力が高いため，数時間での急激な体液バランスの補正の必要な場合にのみ行われる。しかし，透析により急速に血液内物質の除去が行われると，血液浸透圧の低下に起因すると思われる特異な症状（不均衡症候群）を呈することがある（→MEMO 1）。通常は，緩徐に体液バランスを変化させる持続血液濾過，持続血液濾過透析が推奨される。

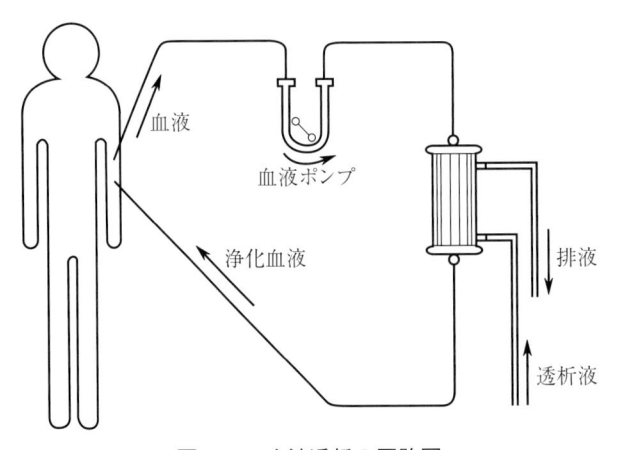

図27-1　血液透析の回路図

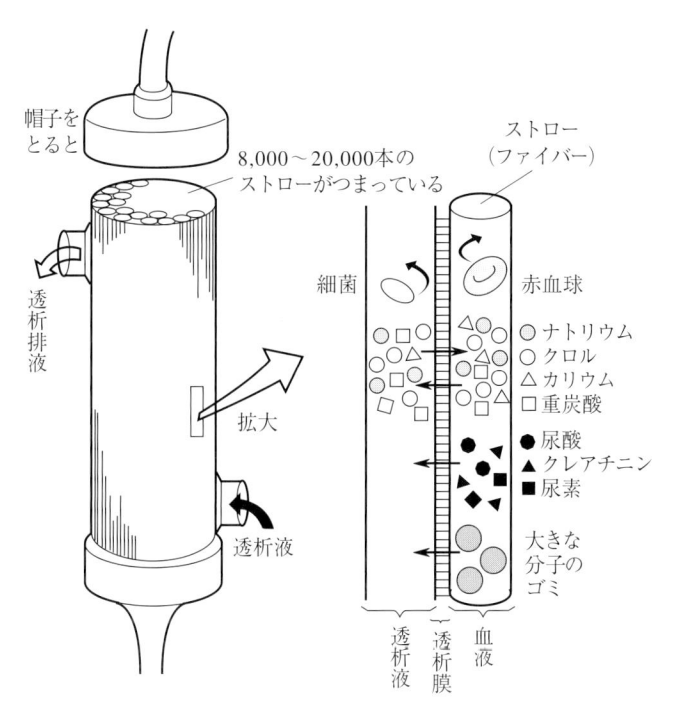

図27-2　拡散の原理
(椿原美治: これからの透析ガイド. 南江堂, 東京, 1997より)

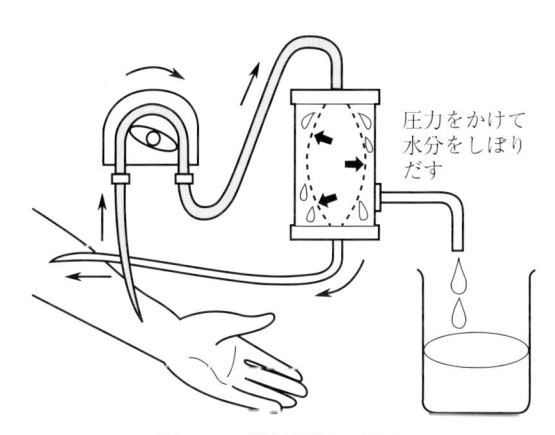

図27-3　限外濾過の原理
(椿原美治: これからの透析ガイド, 南江堂, 東京, 1997より)

MEMO●1　不均衡症候群

　　透析により急激にNaや水が患者の体内から除去されると，頭痛，悪心・嘔吐，痙攣，意識障害，血圧低下などを伴う症候群が出現することがある。この症候群を不均衡症候群と呼ぶ。その原因として，透析により血液の浸透圧が下がるが，血液脳関門は物質の透過が遅いため，脳内の浸透圧は高いまま残り，浸透圧差によって水が脳内に入って脳浮腫を生ずることが考えられている。

3 持続血液濾過（continuous hemofiltration：CHF）（図27-4）

　血液濾過とは血液濾過膜を介して限外濾過の原理で多量の水・電解質とともに体内不要物質を除去し，このとき失われた水・電解質を必要な量補充する方法である。濾過膜の外側に透析は流さない。濾過膜の孔経は透析膜とほぼ同じであるが，圧力を加えることで水や物質の除去を行うので透析では除去できない分子量10,000〜50,000の尿毒症物質が除去できる。そのほか，本法の利点としては，溢水状態にある患者に対し効率よく除水できること，血液透析に比較して施行時の循環動態が安定していること，透析器が必要なく血液回路とフィルターさえあればどこでも施行可能なことなどがある。図27-4には血液ポンプが組み込まれているが，動脈側から脱血し，静脈側へ送血する場合，ポンプがなくても実施可能である。しかし，血液濾過は溶質除去効率が悪いという欠点がある。血液透析では透析器を通過する血液が浄化されるが，血液濾過では血液の一部を除去し，それを置換液で補い希釈する形をとっているためである。透析と同等な効果を得るためには15〜20 l/dayの置換が必要である。そのため，通常のCHFでは十分対応できない無尿の患者では，間欠的なHDを組み合わせることが必要である。現在では，単純に除水のみを行いたい場合などを除き，溶質除去効率の良いCHDF（次項）が用いられることが多い。

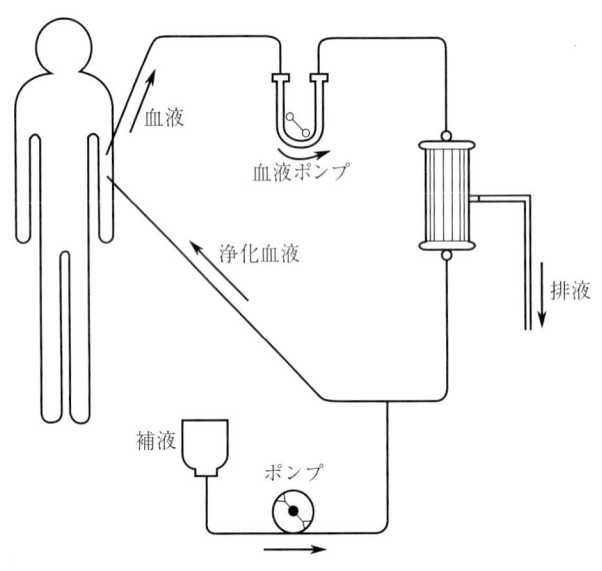

図27-4　持続血液濾過の回路図

4 持続血液濾過透析（continuous hemodiafiltration：CHDF）（図27-5）

　CHDFは血液濾過と血液透析の両方を合わせた血液浄化法で，急性血液浄化法のなかで最も頻用されており，適応も広く，各種急性腎不全や多臓器不全，慢性腎不全患者の周術期にも用いられる。本法では持続血液濾過（CHF）を施行する際の濾過膜の外側を，500〜1,000 ml/hr程度の少量の透析液を血液とは逆向きに流す。この透析による物質移動が，CHFの溶質除去効率の悪さを補い，CHDFのみでの無尿の患者の管理を可能とした。濾過

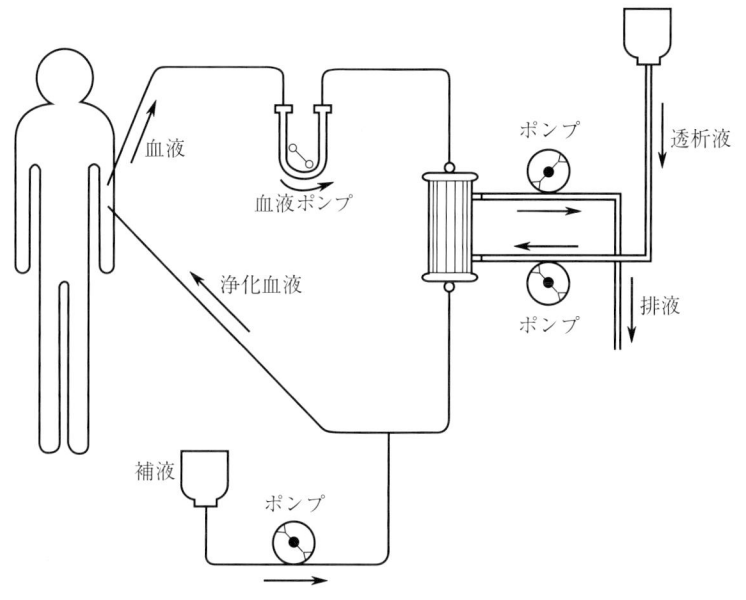

図27-5　持続血液濾過透析の回路図

透析膜の孔径は前述の透析膜や濾過膜とほぼ同じであるが，血液濾過の利点も合わせ持つために中分子量物質も十分除去できる。

通常のCHDFに必要な濾液量を得るためのhemofilter膜面積は$0.3 \sim 0.6 \, m^2$で十分で，このことが回路全体の血液充填量を小さく保つことにも役立っている。膜素材はPMMA（polymethylmethacrylate）膜，PAN（polyacrylonitrile）膜，PS（polysulfone）膜が頻用されている。これらの膜自体による差は，まだ十分検討されていないが，どの膜を用いても臨床上はそれほど変わらないとされている。

現在CHDF時の透析液は，濾過後の置換液としても用いられるため，滅菌したものが必要である。透析液の陰イオンとしては代謝，循環動態に与える影響などから酢酸イオンより重炭酸イオンが優れている。これらのことから，CHDF用の透析液としては，滅菌済みの重炭酸を使用する透析液（サブラッドB®）が多く用いられているが，特別な場合（著明なカリウムの上昇や，普通にCHDFをしていてもカリウムの上昇が是正できない場合）は，生理的食塩水，8.4% $NaHCO_3$などで透析液を自作して使用する。実際にCHDFを行う時は，透析液として$300 \sim 500 \, ml/hr$流し，濾液量として$500 \sim 1,000 \, ml/hr$を得るようにし，濾過後の置換液として$300 \sim 500 \, ml/hr$で戻す。病態に応じてこれらの量を調整するが，重症例ほど多量の透析液，濾液量，置換液を必要とすることが多い。

5 腹膜透析

腹膜には半透膜としての性質がある。腹膜透析はこの腹膜を透析膜として使用するもので，本質的には血液透析と同一原理によっている。腹膜穿刺により腹腔内にカテーテルを挿入し，これを通じて透析液を注入し，老廃物質を透析液へ拡散させて排液・除去し，水分・電解質，酸塩基平衡の是正を行う治療法である。透析液の灌流法には，一方から透析液を持続的に入れ，他方より持続的に排出する持続的灌流法と，一定時間腹腔内へ貯留させたのち排出させる間欠的灌流法とがあるが，後者が一般的である。

透析によって除去すべき物質には，尿素などの小分子量物質だけでなく，尿毒症毒素と考えられている中分子量物質がある．腹膜はこの中分子量物質の透過性に優れており，腹膜透析患者には尿毒症性末梢神経障害の発生が少ないといわれている．さらに腹膜透析は，設備，装置，操作が簡単で，どこでも施行できる．病態に応じた透析液の調整が可能であり，透析効果が緩徐であるため不均衡症候群の発生が少なく，透析導入期には利用価値が高い．循環器系への負荷が少なく，水分の除去効果が優れているので，心不全，肺浮腫に対する治療法としても好都合で，小児，高齢者，重症心血管系の合併症をもつ症例，開心術後で血液浄化の必要な症例などが適応となる．

透析液は，腹膜刺激のないことが必要であるが，通常は市販されているもので十分である．透析液の電解質組成は細胞外液組成に近似しているが，Kは含まず，アルカリ化薬として乳酸を加えており，さらに浸透圧を高めるためにブドウ糖を低浸透圧液で$13 \sim 16 g/l$，高浸透圧液では$70 g/l$含有している．

成人の腹膜透析では，体温に加温した透析液を，穿刺直後は$500 \sim 1,000 ml$ぐらい注入して排液させ，その流量，血液の混入の有無などを確認する．異常がなければ灌流量を$1,500 \sim 2,000 ml$に増やしていく．20分間で注入し，腹膜内滞留時間を$80 \sim 140$分，排液時間を20分とし，$2 \sim 3$時間で1サイクルが完了する．これを$24 \sim 48$時間は連続的に行いその効果を確かめ，今後の方針を決める．数サイクルしても排液に血液が混入する症例では腹壁，腸管，膀胱，下大静脈などの損傷の可能性もあり，検索する必要がある．排液に20分以上要する場合には，回路およびカテーテルの位置を再点検する必要がある．

6 血漿交換 （図27-6）

血漿交換とは，血液を体外に取り出し，血漿成分を分離し，これを病因物質を含むものとしてすべて廃棄し，健常者から得た血漿成分で置換する方法をいう．この方法は，蛋白結合性物質や免疫複合体などの高分子量物質を含む毒性物質，病因物質を除去するだけでなく，不足したアルブミンや凝固因子などを大量に補充することができる．

血漿交換の適応は，劇症肝炎，食道静脈瘤破裂などによる慢性肝不全の急性増悪，消化器外科術後などの重症肝不全が中心となる．しかし，これらの疾患においては実際には原

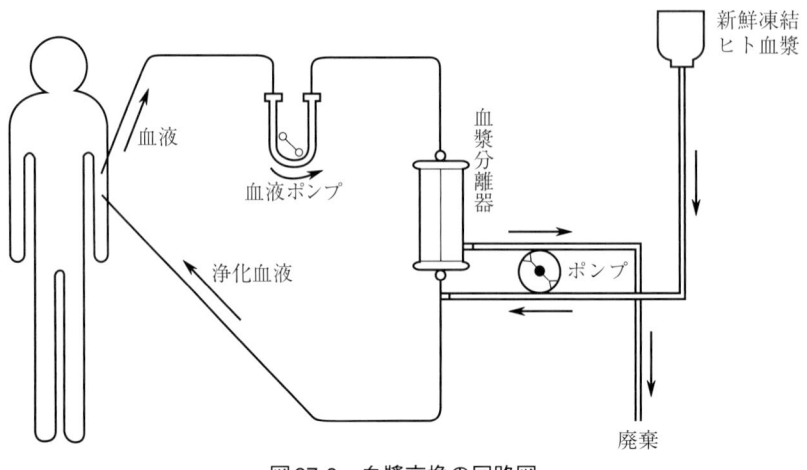

図27-6　血漿交換の回路図

因除去的療法が講じられなければ、血漿交換療法のみによる救命は困難である。その一方、原因除去が困難な場合でも、肝臓は旺盛な再生能力をもつので、肝再生により肝機能が回復するまでの期間を血漿交換で乗り切ることができれば臨床的意義は非常に大きい。そのため原因不明の劇症肝炎（急性型，亜急性型），妊娠性脂肪肝，ショックやDICによるMOFに付随する肝不全に対しても血漿交換の適応は拡がりつつある。また、肝移植までのつなぎの治療法としても重要である。

血漿交換用の膜型血漿分離器は、膜面積$0.2 \sim 0.8 m^2$，膜孔径$0.2 \sim 0.6 \mu m$で，分子量10,000,000以下の物質は透過する。通常の血漿交換では分離血漿は全量廃棄されるため、分離血漿と同量の置換補充液を同時に投与することが必要である。置換補充量の総量は、1回の血漿交換療法で体重の4〜5％が適当であり、3.5〜4lになる。置換補充液としては、新鮮凍結ヒト血漿（FFP）を用いる。新鮮凍結ヒト血漿はさまざまな抗原，抗体を含むため、アレルギー反応，発熱，アナフィラキシーを生じる危険性があり、さらにウイルス感染の可能性がまったくないわけではない。しかし、血漿交換の最大の適応となる肝不全では凝固因子が欠乏しており、この凝固因子を大量に補えることに血漿交換の意義があるので、副作用に注意しつつFFPを使用すべきである。

7 血液吸着・血漿吸着（図27-7，図27-8）

血液吸着（hemoadsorption）とは、血液を体外に取り出し、血流中から薬物などの病因物質を疎水結合や静電結合を利用し吸着し、特異的に取り除き、浄化したうえで体内に戻す治療手段の総称である。血液吸着・血漿吸着では、病因物質に応じて吸着カラムを選択し、個々の症例に合致した治療を行う必要がある。緊急時においては、適切な血液吸着カラムを選択することは患者の予後に直接的な影響を与える。

血液吸着で最も使用されている吸着剤としては長い間、活性炭が挙げられていたが、近年、エンドトキシン除去を目的としポリミキシンBを吸着剤とした血液吸着が多用されている。

活性炭は多孔性構造で、表面にカルボキシル基，水酸基などの活性基を持ち、分子量100〜10,000前後の、種々の物質、特に蛋白結合物質を吸着する。現在市販されている活性炭による吸着剤は、①急性腎不全治療を目的としたもの、②バルビタール剤、フェニト

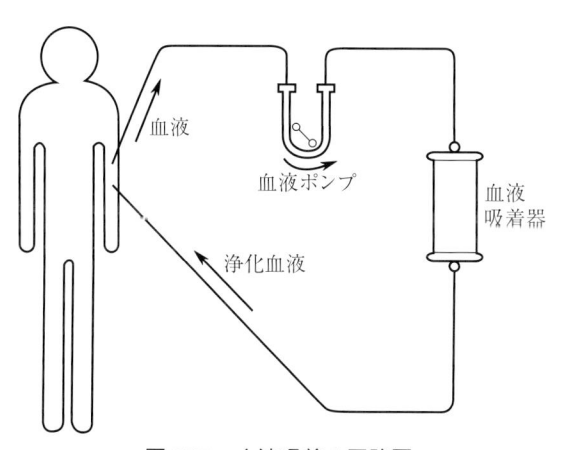

図27-7　血液吸着の回路図

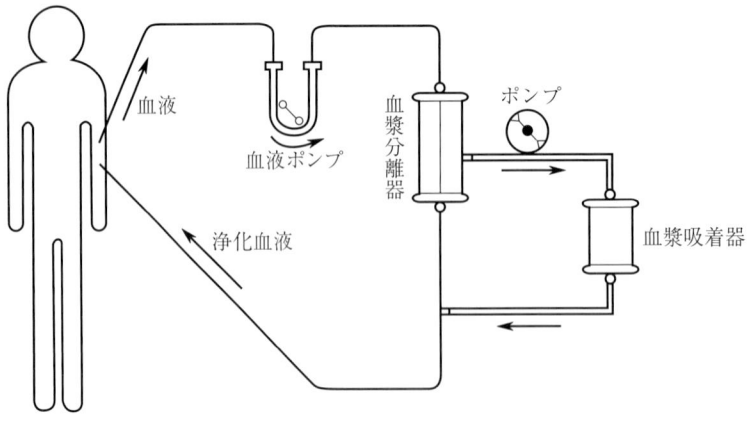

図27-8　血漿吸着の回路図

イン，バルプロ酸，カルバマゼピンなどの薬物中毒療法を目的としたもの，③ビリルビン除去を主目的としたもの，の3種類である．

　エンドトキシン吸着は，エンドトキシンを中和するポリミキシンBをポリスチレン系繊維に固定（PMX®カラム）し，エンドトキシンを特異的に吸着除去する方法で，敗血症性ショックの患者に有効性が認められている．通常，血液流量を80～100 mlとして2時間施行する．2時間PMX®カラムを用いた血液吸着を行うことにより血中のエンドトキシン濃度は有意に低下し，心拍数，血圧，心拍出量，末梢血管抵抗の正常化傾向が認められる．また，グラム陽性菌による敗血症性ショックでも少量のエンドトキシンを除去することで全身状態が改善することがあり，敗血症の直接原因を除いた後も遷延する敗血症性ショックに有効である．

　血漿吸着（plasmadsorption）とは，体外に導き出した血液を，まず血球成分と血漿成分に分離し，その血漿成分の中からある種の物質を吸着，除去した後，先に分離した血球成分と合わせ，体内に戻す血液浄化法である．血漿吸着は血液吸着と違い，血漿成分のみを吸着させるため，吸着剤による赤血球の破壊，血小板の凝集などが少なく生体適合性の面で有利である．また，ほとんどの吸着剤が病因物質のみを選択的に除去できるため，最も理想的な血液浄化法と考えられ，今後の発展が期待されている．現在最も用いられている血漿吸着はビリルビン吸着で，他にリウマチ因子や免疫複合体を選択的に吸着するものもある．

参考文献
1) 平澤博之: 急性血液浄化法, 総合医学社, 東京, 1994
2) 前田憲志: 人工透析・CAPD, 永井書店, 東京, 1995
3) 椿原美治: これからの透析ガイド, 南江堂, 東京, 1997
4) 平澤博之: 緊急血液浄化法. 救急医学 17: 125, 1993
5) 杉澤裕ほか: 特集血液浄化法. ICUとCCU 14: 795, 1990
6) 片山浩治: クリアランスからみた持続血液浄化法の比較. 日集中医誌 5: 115, 1998

（土手健太郎）

第28講

酸塩基平衡

はじめに

酸塩基平衡はそれだけで1つの専門領域を形成できる高度な物理・化学の世界で，門外漢には立ち入りがたいところがある．しかし，われわれ臨床家に必要なのはその臨床的応用であって，そのために必要な基礎知識，データ解析力および臨床適応法を獲得すれば十分である．

1 酸と塩基

酸 (acid) とは水素イオン (H^+) の供給体 (donor) であり，塩基 (base) とは水素イオンの受容体 (acceptor) であると定義される．HClやH_2SO_4は水溶液中でH^+を離し，H^+を供給するので酸である．一方，Cl^-やSO_4^{2-}は水素イオンを受け取るので塩基である．

$HCl \Leftrightarrow H^+ + Cl^-$

$H_2SO_4 \Leftrightarrow 2H^+ + SO_4^{2-}$

水溶液中で水素イオンを多量に解離するものを強酸と呼び，ほとんど解離しないものを弱酸という．塩酸はすべての分子が解離してしまうが，酢酸の場合にはわずか1％しか解離せず，残りの99％は分子の形のままで存在する．したがって，塩酸は強酸であり，酢酸は弱酸である．

$100\,HCl \Leftrightarrow 100\,H^+ + 100\,Cl^-$

$100\,CH_3COOH \Leftrightarrow H^+ + CH_3COO^- + 99\,CH_3COOH$

水溶液においてどれだけ解離するかはそれぞれの酸で決まっている．この解離式の両辺には質量作用の法則が成立し，例えば酢酸では，

$([H^+] \times [CH_3COO^-]) / [CH_3COOH] = K$（定数）

となる．このKを解離定数 (dissociation constance) という．

酸塩基平衡の測定は水素イオン濃度の測定と考えて臨床的には支障ない．ちょうど血液中のナトリウムが135 mEq/l，あるいは塩素が109 mEq/lというように，水素イオン濃度がどのくらいかを測定しているのである．

2 pH表記とその問題点

水はH^+とOH^-に解離する．25℃における水の解離定数は10^{-14}で，$[H^+] \times [OH^-] = 10^{-14}$となる（[ ]はイオン濃度を表す）．$H^+$と$OH^-$は等しいから，水素イオ

ン濃度［H^+］は10^{-7} mol/lである。これは0.0000001 mol/lにあたり，mmol/lで表すと0.0001，μmol/lでは0.1，ナノ（n）を用いて表すと100 nmol/lとなる。このように，小数点以下をいくつも書き並べるのは手間がかかるし，nmol，μmolという単位で表すのも日常にはなじまない。そこで1907年，Sørensenはp Hという表記法を提案した。これはH^+のモル濃度の負の対数をとったもので，pH＝－log［H^+］となる。したがって，pHは水素イオン濃度の"べき数"にマイナス（－）を付けたものになる。例えば，0.1 mol溶液は1/10，つまり10^{-1}で，pHは1となる。水は1/10^7，つまり10^{-7}でpHは7となり，酸性が強いほどpHが小さくなる。

　pHで表すと数字が簡単で分かりやすい。しかし，かえって複雑な面もある。例えば，pH 6と7はpHではわずか1の差であるが，水素イオン濃度の差は10倍であり，pH 6と8では水素イオン濃度の差は100倍になる。pHにおけるヒトの生存限界はpH 6.8～7.8とされ，このように書くと非常に狭い範囲でしかヒトは生きられない感じがする。しかし，水素イオン濃度でみるとpH 6.8では正常（pH 7.4）の約4倍，pH 7.8では正常の40％で，生理的状態の400％と40％という範囲になる。つまりヒトは10倍のH^+の変化に対応できるのである。

　このような場合，pHで表記するより水素イオン濃度で表記し，生存可能範囲は150～15 nmol/lと書いた方が分かりやすい。またpHの測定値などを計算するとき，数字をそのまま加減乗除して計算値を出すことはできない。これはpHが対数に基づく表記法だからである。一方，nmolで示すとこのような混乱は生じない。例えば計算問題などで，5％ブドウ糖の注射液はpH 4.5であるが，このようなpHの低い液を大量に投与しても血液のpHは大丈夫であろうかというとき，pHで考えると難しいがnmol/lで考えれば答は簡単にでる。pH 4は水素イオンに換算すると10^{-4}mol/l，すなわち0.1 mmol/lのことである。この液を1,000 ml投与しても注入される水素イオンは0.1 mmolにしかならず，細胞外液のHCO_3^-量300 mmolからみるとまったく問題にならない。

　どちらの表記法にもそれぞれの利点，欠点がある。臨床では数字が簡単で，すでに慣れ親しんできたpHで表記することが多い。しかし，データを統計処理，計算する場合にはnmolで表した方が有利である。

　ここで1つ銘記すべきは，酸塩基平衡では，極々わずかな量の水素イオン濃度を問題にしている，ということである。例えば，血液中のNa^+濃度であれば135 mEqという量であるが，血液の水素イオン濃度はその100万分の1が問題になっている。つまり，ごく微量な水素イオンが生命活動において非常に重要な作用をしているのである。

3　水素イオンの生物学的意義

　水素イオンすなわちプロトンは極めてユニークなイオンで，その有効径は10^{-13}cmで，他のイオンの10^{-8}cmに比べれば極めて小さい。しかし，非常に高い荷電をもっているので，水溶液中では裸のプロトンの形で存在することはなく，ほとんどすべてH_2Oと反応してH_3O^+のような水化イオンの形で存在している。これはしばしばハイドロニウムイオンと呼ばれる。体液中のハイドロニウムイオンの多くは$H_5O_2^+$，$H_7O_3^+$，$H_9O_4^+$の形であるが，水化の程度はイオン濃度や温度によって異なる。このハイドロニウムイオン，つまりH^+は径が小さく電荷が強いため，体液中では他の分子のマイナスに荷電した部分と結合し，強い相互作用を起こす。例えば，酵素蛋白と結合して酵素蛋白の形を変え，その性

状，作用に大きな変化をもたらす。解糖系の酵素活性はH^+濃度により大きく左右され，pHが5.7から7.8になるとphosphofructokinaseの活性が高まり，好気性代謝は15倍にもなる。すべての酵素はそれぞれ至適pHを持っており，これよりもpHが大幅に外れると酵素は本来の働きができなくなる。H^+はカテコラミンとβ受容体との結合にも関係する。pHが7.4以下だと結合は抑制され，pHが6.5程度では結合は50％になる。H^+は巨大分子の形を変えることによって血液凝固や筋肉の収縮にも影響を及ぼす（→MEMO 1）。

4 H^+の処理機構

ヒトが生物としてエネルギーを使い生活を営むとき，定常的に酸性代謝物質が産生される。ヒトは細胞代謝によって1日に炭酸に換算して約500g，炭酸ガスにして13,000mmol，290lを発生する。これは1規定の塩酸に換算すると約10l，10規定の濃塩酸に換算して1lに相当する。また，蛋白代謝で硫酸およびリン酸を，リン脂質の代謝でリン酸を，糖代謝では乳酸や焦性ブドウ酸を生じる。これら代謝産物は量的には炭酸ガスの1/100にすぎないが，炭酸ガスと違って揮発性ではない（つまり呼吸によって排泄されない）。さらに直接的に酸性物質を経口摂取することもある。これらの酸から発生するH^+をうまく処理しなければ生体のpH環境は壊れる。

生体ではpHの恒常性を維持するための巧みな3つの水素イオン調節システムが機能している。①血液内の緩衝系，②肺での炭酸ガスの排出（呼吸性の調節），③腎臓でのH^+の排出とHCO_3^-の再吸収（腎性の調節），の3つである。血液内緩衝系は，水素イオンが最終処理施設である肺，腎へ運ばれる間，血液のpHが大きく変化するのを防ぐ。3者は密接に関連して相互作用が行われる。

5 血液内緩衝系

血液内の緩衝系は，強い酸やアルカリをより弱い酸やアルカリにし，あるいは中和し，肺，腎で水素イオンの最終処理が行われるまでの血液のpHの乱れを小さくする。緩衝作用は，弱酸とその共役塩基の組合せ，あるいは弱塩基とその共役酸の組合せのいずれでも行うことができる。生体では，弱酸とその共役塩基の組合せが緩衝作用を担っている。こ

MEMO 1　バルビタール中毒

H^+は薬物のイオン化の度合いにも影響を与える。フェノバルビタールのHenderson-Hasselbalch式（本文参照）は，pH＝7.2＋log［イオン化フェノバルビタール］／［非イオン化フェノバルビタール］で，解離恒数が7.2であるから，pH 7.2のときイオン化したものとイオン化していないものとの割合が50％ずつである。このpHがよりアルカリ側に傾けばイオン化の量が増え，酸性側に傾けば非イオン化の量が増える。イオン化したものは細胞膜，血液脳関門を通りにくいが，非イオン物質は一般に自由に通過する。

これを利用して薬物の排泄を促進することができる。例えば，バルビタール中毒のとき血液のpHを上昇させればイオン化が増え，細胞内に取り込まれにくくなり，また糸球体から濾過されたときも再吸収を受けにくく，結果的に排泄が促進される。

のような緩衝溶液は，強酸が加えられると弱酸に，強アルカリを加えるとそれをよりアルカリ度の低い共役塩基に変える性質がある。代表的な緩衝系として重炭酸緩衝系，リン酸緩衝系，ヘモグロビン緩衝系，蛋白緩衝系などがある。一般的な形で表すと $H \cdot Buf \Leftrightarrow H^+ + Buf^-$ となり，この系に水素イオンが加わると反応が左に進み，水素イオンの量が減少する。強塩基が加えられると反応が右に進み，水素イオンが遊離して塩基を中和する。

a 重炭酸緩衝系とリン酸緩衝系

生体においては，種々の緩衝系の中で重炭酸緩衝系が最も重要である。それはこの系がオープンシステムで効率が良いからである。重炭酸緩衝系の反応を緩衝系の一般式に当てはめると，

$$H_2CO_3 \Leftrightarrow H^+ + HCO_3^-$$

となる。これは溶液の中で H_2CO_3，H^+，HCO_3^- が混ざり合って存在し，酸（H^+）が加えられると HCO_3^- と反応して H_2CO_3 を作り，また塩基が加えられると H^+ が消費されるため反応が右へ進むことを示している。ここで重要なのは，この式で見る限り，酸がどんどん加えられると HCO_3^- が消費され，H_2CO_3 が蓄積して反応が左に進まなくなり，酸を処理できなくなるはずである。しかし実際には H_2CO_3 が水と炭酸ガスに分解するため，

$$H_2O + CO_2 \Leftrightarrow H_2CO_3 \Leftrightarrow H^+ + HCO_3^-$$

となる。これが生体における酸塩基平衡で最も重要な反応式である。この式は，この系に酸（H^+）が加えられると炭酸ができ，炭酸は水と炭酸ガスになるため，炭酸ガスが肺から排出されれば反応は左に進行し，つぎつぎと H^+ が処理される（ただし HCO_3^- の供給が必要である）ことを示している。したがって，HCO_3^- の供給（腎での H^+ の処理を通じて供給される）が続けば，換気が行われる限り H^+ の処理が可能である。リン酸緩衝系など他の緩衝系では，反応が一方へ進めば一方の濃度が濃くなり反応が進まなくなる。

$$H_2PO_4^- \Leftrightarrow H^+ + HPO_4^{2-}$$

例えば強酸 HCl が入ってくると，

$$NaH_2PO_4 + NaCl \Leftrightarrow HCl + Na_2HPO_4$$

（リン酸は共役塩基として Na をもつため上式では Na を付けた）

の反応式で左へ進む。しかし，Na_2HPO_4 が蓄積してくれば反応は進まなくなる。アルカリを加えたときも，

$$NaOH + NaH_2PO_4 \Leftrightarrow Na_2HPO_4 + H_2O$$

で，反応は右に進むが，NaH_2PO_4 が蓄積してくれば右への反応は進まなくなる。

しかし，重炭酸系は換気によって炭酸ガスの濃度を低下させることが可能で，HCO_3^- の供給が続く限り反応を進めることができる。そのため，この系はオープンシステムと呼ばれる。重炭酸緩衝系は pK（6.1）からみるとリン酸緩衝系（6.8）に比べ緩衝能力が低いはずであるが，このオープンシステムのため生体で最も重要な緩衝系になっている。しかし，逆に換気が行われなければ反応式は炭酸でとまり，H^+ の処理が行き詰まり H^+ が増加することになる（呼吸性アシドーシス）。

b Henderson-Hasselbalch の式

重炭酸緩衝系のファクターと pH の関係を規定するのが有名な Henderson-Hasselbalch の式である。

$$pH = pK + \log([HCO_3^-]/[H_2CO_3])$$

この式の意味するところは，pHを決定するものは［HCO_3^-］と［H_2CO_3］の2つで，しかもその比である，ということである。これは臨床で重要な意味を持つ。一方が何かの原因で著明に増加しても他方が同時に増加すればpHの変化は少なくて済む。H_2CO_3はP_{CO_2}に比例するから，この式は

$$pH = pK + \log([HCO_3^-] / [S \times P_{CO_2}])$$

とすることができる。

ここでpK = 6.1，S = 血液に対するCO_2の溶解度係数 = 0.03 mmol/l/mmHg。いま，動脈血のP_{CO_2} = 40 mmHg，［HCO_3^-］= 24 mmol/lであれば，その動脈血のpH = 6.1 + log(24/0.03 × 40) = 6.10 + log 20 = 7.40 となる。

重炭酸緩衝系の［HCO_3^-］の値は主に腎臓の働きによって決まり，［$S \times P_{CO_2}$］は肺の働きによって決まる。したがって，Henderson-Hasselbalchの式は，pH = pK + log（［腎臓の働き］/［肺の働き］）= pK + log（［代謝性因子］/［呼吸性因子］）と考えることができる。

c 蛋白（ヘモグロビン）緩衝系

蛋白は両性電解質で，溶液のpHにより荷電が変化し，酸または塩基として働く。蛋白の両性電解質としての性質は，それを構成する多数のアミノ酸の性質によって決まる。蛋白分子末端に位置するアミノ基（-NH_2），カルボキシル基（-COOH），イミダゾール基，フェノール基などが緩衝作用を発揮する。血液中の蛋白の主なアミノ酸のpKは，血液のpKより低いので，蛋白は酸として働き，解離した蛋白分子は陰性に荷電している（Pr^-で表す）。血液中の蛋白ではヘモグロビンが最も強い緩衝作用を持ち，それには含まれるヒスチジンのイミダゾール基が主に関与している。

6 炭酸ガスの処理

生体の中で最も大量に産生される酸は炭酸ガスに由来する。大量の炭酸ガスを最終処理施設の肺まで運ぶ際，血液のpHが過度に下らないようにいろいろの工夫がなされている。炭酸ガスは以下の3通りの方法で組織から肺まで運搬されている。

①血液に溶解（炭酸ガスとして運搬）…5％
②カルバミノ結合……………………10％
③重炭酸塩（HCO_3^-）………………85％

組織で発生した炭酸ガスは拡散によって血液中に出てくる。そのうち5％は溶解炭酸ガスとして肺まで運ばれる。10％は血液中の蛋白のアミノ基（-NH_2）とカルバミノ結合をして運ばれる。

$$R \cdot NH_2 + CO_2 \Leftrightarrow R \cdot NH \cdot COO^- + H^+$$

この反応は血漿蛋白のNH_2基でも起きるが，ほとんどはヘモグロビン蛋白で行われる。上の式に見られるようにこのときH^+が生じるが，このH^+はヘモグロビンが処理（主としてイミダゾール基）してpHが変化しないようにする。残りの85％，つまりCO_2の大部分は赤血球内でcarbonic anhydrase（炭酸脱水酵素）により水と結合しH_2CO_3となり，次いで$H^+ + HCO_3^-$に変えられる（p.280「図21-5」参照）。このH^+もやはりヘモグロビンが処理し，HCO_3^-は濃度勾配によって血漿中に出ていく（Hamburger effect）。それに伴い，HCO_3^-とは逆方向にCl^-と水が赤血球中へ移動する（chloride shift, water shift）。

Hbは炭酸ガス運搬，pHの調整に重要な役割をする。HbのFe原子にO_2がついた酸化Hb

はH$^+$を離しやすく，O$_2$を離した還元HbはH$^+$と結合しやすい。このH$^+$との結合，解離を行うのはヘモグロビン蛋白のイミダゾール基である。

$$H^+ + \underset{\text{蛋白}}{N} \Leftrightarrow \underset{\text{蛋白}}{NH^+} \quad （イミダゾール基）$$

NH$_2$基にも同様の作用があり，HbがO$_2$を離すとCO$_2$と結合してカルバミノを作りやすくなり，O$_2$と結び付くとCO$_2$を離しやすくなる。このようにHbはH$^+$の運搬に極めて都合の良いようにできている。組織の奥深く入ったHbはそこで酸素を離す。するとH$^+$およびCO$_2$と結合しやすくなる。組織からCO$_2$とH$^+$を受け取ったHbは肺へいく。肺でO$_2$と結合すると酸化HbとなりH$^+$を離す。放出されたH$^+$は重炭酸と結合し炭酸ガスとなって肺から出ていく。また同時にNH$_2$基に結合していたカルバミノはCO$_2$を離す。

7 腎臓による調節

腎臓の基本的な機能は水分，電解質の調節であるが，同時にpHの調節を行っている。生体内で多量に産生される酸のうち，二酸化炭素由来の酸はCO$_2$として肺から排出されるが，不揮発性の酸は腎から排出される。

腎から酸を出すときH$^+$のままで排出するのが最も単純である。腎は実際にH$^+$として酸を排出しており，そのため尿のpHは4.6～7.8の間を変化する。しかしpH 4.6というのは水素イオン濃度にして血液の800倍であり，濃度勾配に逆らって排出するのはこれが限界である。これだけ濃縮して排出しても1日に排出できるH$^+$は0.05 mEqで，1日に排出しなければならない不揮発性酸50 mEqの1/1,000にすぎない。酸を構成している陰イオンを，Na$^+$やK$^+$などの陽イオンを使って中性塩として排出すると尿のpHは下がらずに済むが，Na$^+$やK$^+$が欠乏してしまう。1日50～80 mEq発生する酸を排泄するためにNa$^+$を使用すると，体内のNa$^+$は10日で1/2になってしまう。

腎は尿のpHを下げることなく，しかもNa$^+$，K$^+$を失うことなく酸を効率よく排泄するために重炭酸緩衝系，リン酸緩衝系（滴定酸の排泄），およびアンモニアの生成を利用している。

8 重炭酸の再吸収

腎臓は1日に40～80 mEqの不揮発性酸を排出し，HCO$_3^-$を再吸収している。腎臓が再吸収するNa$^+$，水などは，実際糸球体で濾過されたものであるが，HCO$_3^-$は濾過されたものではなく，尿細管細胞の中で作られたものである。しかし結果的には糸球体濾液中のHCO$_3^-$を再吸収したのと同じことになる。この機構は以下のとおりである。

糸球体で濾過され尿細管を流れるNa$^+$は，体にとっては重要な浸透圧物質であり尿細管細胞内へ再吸収される。このとき尿細管細胞から見返りにH$^+$（あるいはK$^+$）が尿細管腔内へ排出される。このH$^+$は尿細管内のHCO$_3^-$と結合し水と炭酸ガスとなる。CO$_2$は自由に細胞膜を通過するので尿細管細胞へ入り，水と結合してCO$_2$ + H$_2$O ⇔ H$_2$CO$_3$ ⇔ H$^+$ + HCO$_3^-$の反応でH$^+$とHCO$_3^-$となる。前述したように，このH$^+$が尿細管腔に分泌され，尿細管細胞内のHCO$_3^-$を中和する。一方，尿細管細胞の中に残ったHCO$_3^-$は電気的濃度勾配に従い血液内へ入っていく。したがって，尿細管細胞は全体的に見れば，H$^+$

を1つ捨てることによりHCO_3^-を1つ補充していることになる。尿細管細胞中には多量の炭酸脱水酵素が存在し，尿細管細胞内で$CO_2+H_2O\Leftrightarrow H_2CO_3$の反応を促進し，これに引き続いて$\Leftrightarrow H^++HCO_3^-$の反応が生じることにより一連の代謝サイクルが円滑に繰り返される（図28-1）。

　この重炭酸再吸収システムは，リン酸，アンモニアの生成でも同じで，結果的にはH^+を1つ捨てHCO_3^-を1つ取り込んでいる。アンモニア（NH_3）は尿細管細胞内でグルタミンあるいは他のアミノ酸から生成される。荷電がないため細胞膜を自由に通過し尿細管に至る。ここでClと結び付いたH（H·Cl）と結合しNH_4Clとなる（図28-2）。これにより尿細管内のH^+を減少させpHを上げ，H^+の分泌をしやすくする。したがって，尿が酸性になればなるほどNH_4Clの分泌は増加する。つまりアンモニアの分泌を調節しているのは尿細管内のpHである。ここでも排出されたH^+と等量のHCO_3^-が血液中に再吸収される。

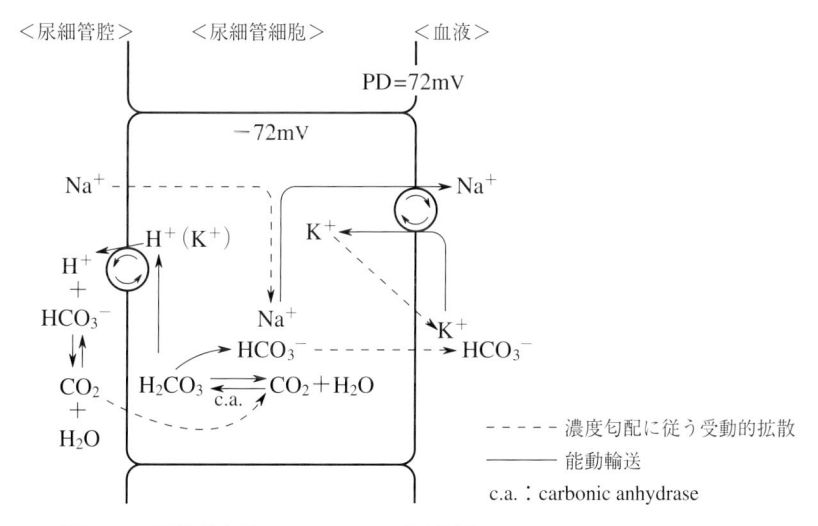

図28-1　尿細管細胞でのHCO_3^-の再吸収

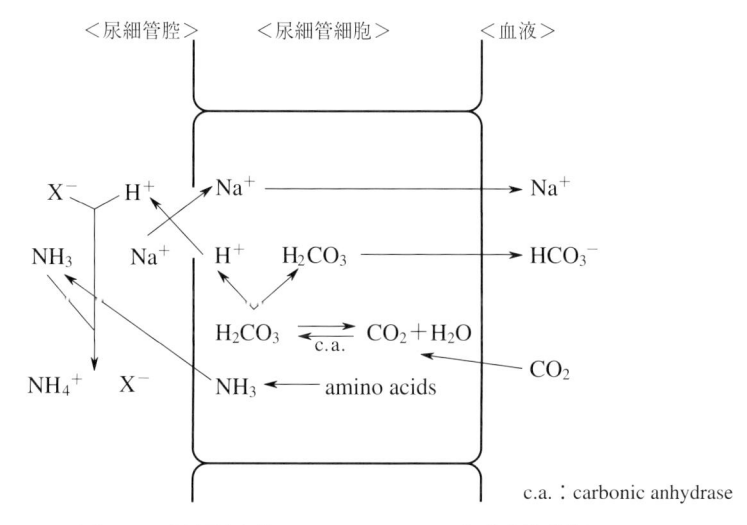

図28-2　尿細管細胞でのアンモニアの生成分泌機転

9 H^+とK^+

　酸塩基平衡においてH^+とK^+は重要な働きをし，また相互に密接な関係にある。H^+（陽イオン）濃度の変動によって他の陽イオン濃度が影響を受けるが，中でもK^+は最も影響を受けやすい。それはK^+が細胞外に少なく，細胞内で最も多い陽イオンであるためで，H^+の異常にはK^+の異常がほとんど常に存在する。結論的に言えば，K^+とH^+は結果的に同方向に動く。つまり血中にH^+が増加するとK^+も増え，H^+が低下するとK^+も低下する。

　まず，細胞外H^+が増加すると，濃度勾配に従ってH^+は細胞内へ入り，電気的勾配のバランスを取るため代わりに細胞内K^+が外へ出る（細胞膜を通して3個のK^+が移動すると，1個のH^+と2個のNa^+が逆方向へ移動する，図28-3a）。逆に，細胞外H^+が減少するとH^+は細胞内から細胞外へ出，代わりにK^+が細胞内に入る（図28-3b）。濃度勾配に従って動くイオンの玉突現象で，アシドーシスは細胞内K^+を細胞外へ移動し，アルカローシスは細胞外K^+を細胞内へ移動する。したがって，アシドーシスは高K血症を，アルカローシスは低K血症を起こしやすい。しかし現実には，高K血症は腎からのK^+排泄を増加させ，またアルカローシスの際も体内にH^+を残しておく必要性から，腎は代わりにK^+排泄を増加させるので，どちらの場合も長く続けばK^+欠乏状態を起こす。

　さて，pHの異常はK^+異常を起こすが，逆にK^+異常がpHの異常を引き起こす。低K血症は細胞内K^+を細胞外へ移動させ，その代わりに細胞外H^+が細胞内へ入る。つまり細胞外はアルカローシスとなる。高K血症は細胞外K^+を細胞内へ移動させ，その代わりに細胞内H^+が細胞外へ出る。つまり，細胞外はアシドーシスとなる。これらを総合すると，pHの異常が先でも，K^+の異常が先でもH^+とK^+は結果的には同方向に移動する。つまり，血中K^+の増減はそのままH^+の増減となる。以前K^+が酸性物質と考えられたゆえんである。したがって，pHに異常が見られた際にはK^+異常に原因がないか確かめる必要がある。

　H^+とK^+の関係を示す興味深い現象としてparadoxical aciduria（逆説的酸性尿）がある。この現象は，体内にK^+欠乏が起きるとアルカローシスになるが，そのとき尿もアルカローシス（アルカリを捨てるため）になりそうなものなのにアシドーシスになることをいう。まず低K血症が起きると尿細管細胞からK^+が血中へ出て行き，代わりにH^+が細胞内へ入ってくる。上述のように，腎は尿細管内を流れてきたNa^+を再吸収するとき，見返りとしてH^+を出す（身体はこれによりアシドーシスを軽減する）。このとき実際にはH^+ばかりではなくK^+も出している（図28-1）。低K血症があると，尿細管細胞のK^+が減少するためK^+を排出することができずH^+を多く排出することになり，アルカローシスであるにも関わらず尿が酸性となる。身体は酸を喪失するためますますアルカローシスに傾く。このような病態では，カリウムの補充を行わないとアルカローシスは是正できない。

　高K血症では逆になる。K^+が細胞内に移動し，代わりにH^+とNa^+が細胞内から外（血中）へ移動する。このため尿細管腔へ分泌されるH^+が減少し，K^+が増える。その結果，尿細管から再吸収されるHCO_3^-が減少し，尿はK^+とHCO_3^-の多いアルカリ尿となる。このように，血漿はHCO_3^-の少ない酸性であるにもかかわらずアルカリ尿が出る，というパラドキシカルな状態が出現する。

　腎臓でのHCO_3^-の再吸収にはPa_{CO_2}，Cl^-も影響する。Pa_{CO_2}が上昇すると腎でのH^+の

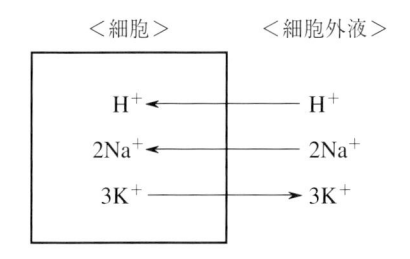

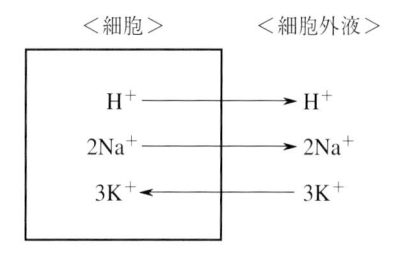

(a) 細胞外液にH^+が増加した場合　　(b) 細胞外液にH^+が減少した場合

図28-3　K^+の増減に伴うK^+, H^+, Na^+の細胞への出入り

分泌が増え，HCO_3^-の再吸収が増加し，pHを正常値に戻す方向に動く．血漿中のCl^-とHCO_3^-の濃度の増減は反対方向に動き，Cl^-とHCO_3^-の濃度の合計が一定の値に保たれる（全陽イオンの和と陰イオンの和は等しいため）．低Cl血症では，腎臓でのHCO_3^-の再吸収が増え，血漿中のHCO_3^-も増加し，アルカローシスになりやすく，高Cl血症では逆にHCO_3^-の再吸収は減り，血漿中のHCO_3^-は減少しアシドーシスに傾きやすい．

10 酸塩基平衡の測定

市販の血液ガス測定装置で血液を分析するとpH, P_{CO_2}, P_{O_2}, base excess (BE), bicarbonate (HCO_3^-), standard bicarbonate (SBC), total CO_2など多数の項目値が得られる．しかし，血液ガス測定装置で直接測定されているのはpH, P_{CO_2}, P_{O_2}だけで，それ以外の項目は計算式から求められている．これらのうち臨床で酸塩基平衡の診断を行う場合に必要となるのはpH, P_{CO_2}, HCO_3^-あるいはBEである．P_{O_2}は酸塩基平衡障害の背景を示すことができるが，酸塩基平衡診断に直接的に関与する因子ではない．

P_{CO_2}は"呼吸性因子"を表す．正常値は40 ± 5 mmHgで，Pa_{CO_2}上昇によりpHが低下した場合を呼吸性アシドーシス (respiratory acidosis)，その逆を呼吸性アルカローシス (respiratory alkalosis) と呼ぶ．

HCO_3^-は，正常値およそ25 mEq/lで，"血漿中の実際の重炭酸イオン濃度"を表す．これが増加すれば代謝性アルカローシス，減少すれば代謝性アシドーシスの方向に向かっていることを意味する．現在のところ直接測定できず，計算により求められる．

BEは全血における標準状態からの塩基（アルカリ）の過不足を表し，BEがプラスならば塩基が過剰，マイナスならば塩基の不足を意味する．BEがマイナスの場合はbase deficitとも呼ばれる．BEは塩基の測定値ではなく計算によって求められたものであるが，正常値からの偏位を示しているため，酸塩基平衡障害の診断，治療に有用である．例えばBE$=-10$ mEq/lであれば，代謝性の酸の増加があるとただちに判断することができる．これをアルカリ投与によって治療する場合には，アルカリ投与量（mEq）$=$体重（kg）$\times 0.2 \times (-BE)$，で簡単に必要量が算出できる．ここで体重（kg）$\times 0.2 =$推定細胞外液量（l）である．BEはBE$=$BB$-$NBB（Normal BB）と定義される．ここでBB (buffer base) は"生理的pHでH^+と結合できる塩基の総量"で，HCO_3^-以外の塩基を[Buf^-]で表すと，BB$=$[HCO_3^-]$+$[Buf^-]となる．NBBはpH 7.4, Pa_{CO_2} 40 mmHg（標準状態）のときのBBである．これらの定義，言葉にはそれぞれ歴史的な経緯があるが，臨床ではBEを知ることで十分である．

11 酸塩基障害の診断

血液の正常pHは7.35～7.45である。この正常範囲よりpHが低下した場合をアシドーシス，増加した場合をアルカローシスという。pHの変化を起こす原因は呼吸性障害と代謝性障害の2つに分かれる。呼吸性酸塩基障害はP_{CO_2}の上昇あるいは低下が原因でpHが正常範囲を逸脱した場合をいう。代謝性障害は，呼吸性でない原因で起こるすべてのpH異常を指し，原因は酸または塩基が体内に入ってくる場合（薬物，食物），体内で発生する場合（糖尿病），体外へ出ていく場合（嘔吐，下痢），蓄積する場合（尿毒症）などがある。pHに異常が起こった場合，それをもとに戻そうとして代償作用が働く。最初の病態によるpHの変化を1次性変化と呼ぶ。1次性変化が呼吸性の場合，代償機転は代謝性であり，1次性変化が代謝性の場合，代償は呼吸性である。pHの値は1次性変化と代償性変化の和として表れる。Henderson-Hasselbalchの式に示される通り，pHは代謝性要素であるHCO_3^-と呼吸性要素であるH_2CO_3との比によって決定される。したがって，一方が変化（増減）したとき，他方が同方向へ変化（増減）すれば代償が行われる。呼吸性アシドーシスがはじめにあり，それを代償するために代謝性要素，すなわちHCO_3^-が増加した場合，呼吸性にはアシドーシスであり，代謝性にはアルカローシスを示す。このとき臨床的に呼吸障害が認められれば呼吸性アシドーシスが1次性変化で，代謝性の変化は代償性であることが分かる。しかし，例えば，呼吸状態が改善し，pHが正常範囲に戻っているにもかかわらず，代謝性因子のHCO_3^-の増加が残っている場合，どちらが1次性変化か分かりにくい場合もある。pHの判定においては臨床経過を追って測定を行い，総合的な診断を下す必要がある。1次性障害が1つだけではなく2つ以上あり，呼吸性，代謝性にまたがる場合を混合性障害という。呼吸性疾患と糖尿病が合併した場合などがそれである。両因子がpHを同じ方向へ動かすよう働くこともあるし，反対方向へ向かうこともある。この場合も臨床病態に基づいて診断を下すことが肝心である。

【症例1】

72歳，女性。陳旧性肺結核があり，％VC 77％，一秒率45％であった。腰部脊椎管拡張術が予定された。手術室入室時の動脈血ガスは，吸入酸素濃度21％（F_{IO_2} 0.21）で，

  pH..................7.407
  Pa_{CO_2}..............49.1 mmHg
  Pa_{O_2}................69.3 mmHg
  HCO_3^-...........30.3 mmol/l
  BE.................5.3 mmol/l
  乳酸...............6 mg/dl
  anion gap........10.7 mmol/l （→MEMO 2）

【解説】

陳旧性肺結核による慢性の呼吸性アシドーシス（Pa_{CO_2}の増加）があり，そのため腎臓によるHCO_3^-の再吸収が増加（代償機転）し，その結果BEが＋に傾き（代謝性アルカローシス），pHが正常範囲内に維持されている。肺機能障害のためPa_{O_2}が低い。

【症例2】

症例1の患者を麻酔導入，気管挿管し，人工呼吸を開始した。人工呼吸開始10分後の動脈血血液ガスはF_{IO_2} 0.5で，

　　pH...................7.570
　　Pa_{CO_2}...............30.7 mmHg
　　Pa_{O_2}.................271 mmHg
　　HCO_3^- ....28.2 mmol/l
　　BE ....6.1 mmol/l
　　乳酸 ....6 mg/dl
　　anion gap........9.1 mmol/l

【解説】

　過換気によりCO_2が排出され低下し，急性の呼吸性アルカローシスを生じた。それを代償する腎でのHCO_3^-の排出が間に合っていない。しかしCO_2の減少に伴い$CO_2 \Leftrightarrow H_2CO_3 \Leftrightarrow H^+ + HCO_3^-$の反応が左に進んだため$HCO_3^-$が少し低下している。代謝性アルカローシスに呼吸性アルカローシスが合併したため，pHの著しい増加を来している。BEの5.3から6.1 mmol/lへの増加は，塩基を中和していた酸が低下したため塩基が過剰になったと考えるとよい。

【症例3】

　73歳，男性。慢性閉塞性肺疾患に肺炎を併発し，呼吸障害が急速に増悪した（左）。マスクによるO_2 10 l/minの吸入で2時間後には右のようになった。

　　pH...................7.268..................7.215
　　Pa_{CO_2}...............62.2 mmHg ....78.0 mmHg
　　Pa_{O_2}.................104 mmHg ....169 mmHg
　　HCO_3^- ....27.5 mmol/l...........30.4 mmol/l
　　BE ....0.6 mmol/l..........0.1 mmol/l
　　乳酸 ....8 mg/dl...............8 mg/dl
　　anion gap........13.6 mmol/l........13.7 mmol/l

【解説】

　呼吸機能不全による呼吸性アシドーシスがあり，2時間後により強くなっている（Pa_{O_2}は酸素吸入で改善している）。腎臓によるHCO_3^-の再吸収増加が不十分のためpHの低下は著しい。2時間後のHCO_3^-の増加は$H_2O + CO_2 \Leftrightarrow H_2CO_3 \Leftrightarrow H^+ + HCO_3^-$の反応が右に進んだためである。BE，乳酸値，anion gapからは代謝性の酸塩基平衡異常は認められない。

> **MEMO ● 2　anion gap**
> 　anion gap ＝ $Na^+ － (Cl^- + HCO_3^-)$，もしくは ＝ $(Na^+ + K^+) － (Cl^- + HCO_3^-)$で定義され，血中陽イオン量と陰イオン量の差を示す。Anion gapの増大は不揮発性有機酸の増加を意味し，代謝性アシドーシスの指標に利用される。K^+を除いた場合（前式）の正常値は8～16 mmol/lである。

【症例4】

40歳，女性。呼吸機能は正常。手術室入室時（F_{IO_2} 0.21）と，麻酔導入後気管挿管し，2時間人工呼吸（F_{IO_2} 0.5）を行った後の動脈血血液ガスは，

	手術室入室時	2時間後
pH	7.412	7.508
Pa_{CO_2}	42.0 mmHg	28.1 mmHg
Pa_{O_2}	96.2 mmHg	301 mmHg
HCO_3^-	26.2 mmol/l	22.2 mmol/l
BE	1.9 mmol/l	0.4 mmol/l
乳酸	5 mg/dl	20 mg/dl
anion gap	12.5 mmol/l	14.9 mmol/l

【解説】

急性の呼吸性アルカローシスである。乳酸が20 mg/dlに増加し，BEが低下し，anion gapが上昇している。さらに乳酸が増加してBEが－に傾くと，代謝性アシドーシスを合併した複合型酸塩基障害となる。

【症例5】

65歳，男性。急性白血病に肺炎，敗血症を併発した。F_{IO_2} 1.0の人工呼吸下で，

pH	7.225
Pa_{CO_2}	36.8 mmHg
Pa_{O_2}	50.0 mmHg
HCO_3^-	14.7 mmol/l
BE	－11.7 mmol/l
乳酸	163 mg/dl
anion gap	31.3 mmol/l

【解説】

低酸素血症，末梢循環不全により乳酸が急増し，強いアシドーシスとなり，HCO_3^-とBEが低下した。代謝性アシドーシスの病態である。乳酸の増加によりanion gapも増大している。

【症例6】

32歳，女性。姑と口論していたら急に呼吸困難を訴え，意識がおかしくなって全身硬直状態となり，救急車で来院した。

pH	7.720
Pa_{CO_2}	14.0 mmHg
Pa_{O_2}	124.0 mmHg
HCO_3^-	18.7 mmol/l
BE	0.3

【解説】

著しい呼吸性アルカローシスがある。過換気症候群である。過換気症候群は神経質な女性に多く，何らかのストレスが加わるとそれがトリガーとなって過換気を行い呼吸性アルカローシスとなり，それに伴ったさまざまな症状を呈し，その症状によって不安状

態が増強し,さらに過換気を行うという悪循環を生じる。HCO_3^-が18.7と低下したのは$CO_2 \Leftrightarrow H_2CO_3 \Leftrightarrow H^+ + HCO_3^-$の反応が左に進んだためである。

【症例7】

　生来健康であった18歳の男性。入院3日前に嘔吐しはじめた。同じ時に口渇,多飲,多尿に気付いている。症状が持続し経口摂取が不能で,意識障害が現れ,昏睡状態で入院した。入院時脈拍118,血圧130/0。速い大呼吸をした。皮膚・粘膜乾燥著明。腹部に異常所見はなかった。体重50kg。尿糖3+,ケトン体3+,血糖500mg/dl,BUN 140mg/dl,Na^+ 125mmol/l,K^+ 3.8mmol/l,Cl^- 90mmol/l。

	入院時	6時間後	48時間後
pH	7.14	7.42	7.40
Pa_{CO_2}	21.1 mmHg	35.2	41.0
Pa_{O_2}	114 mmHg	97.0	90.1
HCO_3^-	7.4 mmol/l	23.0	24.5
BE	-19.7 mmol/l	-0.2	0.1

【解説】

　HCO_3^-が10以下のとき,代謝性アシドーシスの存在は確実である。患者は高度の糖尿病でケトン体の産生が著しく,ケトン体に起因する代謝性アシドーシスに陥っている。これをを代償するためKussmaul大呼吸を行い,Pa_{CO_2}が低下している。6時間後の動脈血pHは炭酸水素ナトリウムの投与によって正常化し,それに伴い換気も落ちついてきた。

参考文献

1) 越川昭三: 酸塩基平衡の知識,中外医学双書,中外医学社
2) 本田良行: 酸塩基平衡の基礎と臨床―基礎編.,真興交易医書出版部
3) Nunn JF: Applied respiratory physiology, 4th ed, Butterworths, London
4) 山林一ほか: 血液ガス―分かりやすい基礎知識と臨床応用,医学書院

　　　　　　　　　　　　　　　　　　　　　　　　（新井達潤・津野恭司）

第29講

痛みとその治療

A. 痛みに関する基礎的事項

1 痛みの定義

痛みは外傷や病気による組織傷害に伴って起こり，その治癒後にも続く場合がある。また心理的機序によっても起こる。

医学的な痛みの定義としては，1986年の国際疼痛学会の用語委員会の「痛みは組織傷害に関連して起こる，またはこのような言葉を使って述べられる不快な感覚的および感情的な体験」が広く受け入れられている。組織損傷に伴い，"痛い"という感じ（感覚）と同時に，非常に嫌な感じ（不快な感情）が起こるが，この定義では，痛いという感覚と不快な感情が起こった場合を，組織損傷の有無に関係なく痛みとみなし，医学的な対象にしている。

2 痛みの神経機構

a 侵害受容性入力の伝達機構

1）末梢神経

末梢組織に，組織を損傷する可能性のある刺激，侵害刺激が加えられると，一次侵害受容性ニューロンのA-delta線維およびC線維の自由神経終末で，侵害刺激が電気信号に変換され，神経興奮が起こる。これらの神経線維の細胞体は脊髄神経節（または脳神経の知覚神経節）に位置している。侵害受容線維には，機械的，熱，冷および化学的刺激のいずれか単独の刺激に反応するタイプと複数の刺激に反応するタイプがある。

痛みを起こす生体内の物質である内因性の発痛物質として血漿，血小板，炎症細胞，損傷細胞などに由来するブラジキニン，セロトニン，ヒスタミン，H^+などが見いだされている。これらの物質は，組織損傷部位で産生または放出され侵害受容器上のそれぞれの受容体に結合し，Na^+チャネルなどを開き脱分極を起こし神経を興奮させる。内因性の発痛物質の多くは，それぞれの物質間で相加・相乗作用を有し，侵害受容器を過敏化，すなわち感作する。プロスタグランジンは組織傷害部位で産生され，これ自体の発痛作用は弱いが，侵害受容器を感作することにより痛みの発生に重要な働きをしている。

一次侵害受容性ニューロンはサブスタンス-P（s-P），CGRP（calcitonin gene-related peptide），VIP（vasoactive intestinal peptide），ソマトスタチン，グルタミン酸など多種類のアミノ酸および神経ペプチドを合成し保有している。これらの物質の多くは侵害刺激により一次ニューロンの中枢端から遊離され，後角ニューロンの受容体に結合する。これらの物質の内でs-P，グルタミン酸が侵害受容性の伝達物質と考えられている。これらの物質の中には，軸索反射により逆行性に伝播した神経興奮により，神経末梢端で遊離されるものがある。s-Pは，これらの物質のなかで最も重要であり，血管拡張，血管の透過性の亢進，血漿の漏失などを起こし，浮腫を発生させるとともに血漿中の発痛物質を神経末端へ近づけ痛みを増強する。

2）脊髄

　脊髄の灰白質はRexedにより細胞構造の違いから12層に分けられ，現在それぞれの層の解剖学的，生理学的特徴が明らかになってきている（図29-1）。一次侵害受容性ニューロンは主に第Ⅰ，Ⅱ，Ⅴ層に終止する。第Ⅰ，Ⅱ層は，侵害刺激のみに反応する特異的侵害受容性ニューロンが多い。第Ⅴ層には非侵害性から侵害性の広い範囲の刺激に反応する広作動域ニューロンが多く，またいくらかのニューロンでは体性および内臓の組織からの一次ニューロンが集まり関連痛の発生に関与している部位と考えられている。脳幹，視床などに神経線維を送る投射ニューロンの多くは第Ⅰ，Ⅴ層に位置している。他方，第Ⅱ層のニューロンは神経伝達物質，神経抑制物質を多く含み，その軸索は他のニューロンとシナプス結合をしており，シナプスでの伝導を抑制，または促進する。ゲートコントロール説（p.362参照）で後角への末梢入力を制御していると考えられている膠様質（substantia gelatinosa）は第Ⅱ層である。

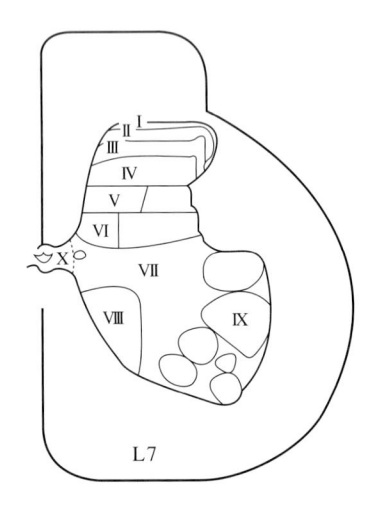

図29-1　Rexedによる脊髄灰白質の区分（ネコの第7腰髄レベル）
(The Management of Pain. Vol 1, Edited by Bonica JJ, Philadelphia, Lea & Feriger, 1990, p41 より)

3) 脊髄の上行路と高位中枢（図29-2）

侵害受容性入力を伝える脊髄後角の投射ニューロンの神経線維は，脊髄交叉をして反対側の前側索を上行する。これらの侵害受容性ニューロンは，投射先により脊髄視床路，脊髄網様体路，脊髄中脳路などに分類される。

侵害受容性ニューロンの高位中枢への投射経路は機能的，解剖学的に2つに大別される。その一つは脊髄の前側索を上行し，視床の特殊核である後外側腹側核でシナプスを変え大脳皮質の感覚野に終る系統発生学的に新しい経路である。人間でよく発達し伝導速度が速く，身体各部からのニューロンの局在性（体部位局在性）が明瞭で，痛みの弁別に関与すると考えられている。他の一つは脊髄の前側索を上行して脳幹網様体の諸核群，視床の非特殊核群である内側核群や髄板内核群などに達し，さらに辺縁系や前頭葉に広範囲に投射する系統発生学的に古い経路である。この経路は多くのシナプスを変えて上行し，伝導速度は新しい経路に比して遅い。この経路の興奮は反射性に呼吸，循環および内分泌を亢進

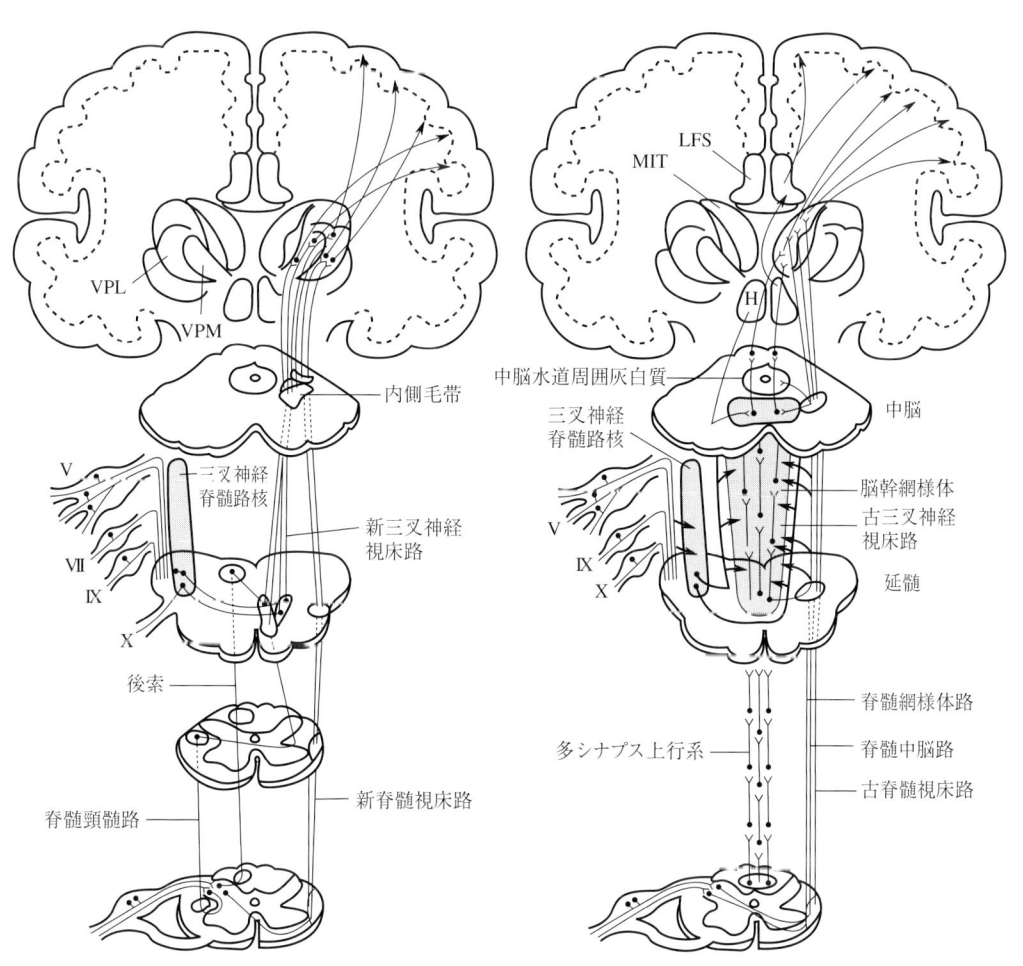

VPL：後外側腹側核　　VPM：後内側腹側核　　LFS：大脳辺縁・前脳系
MIT：内側，髄板内核　　H：視床下部

図29-2　侵害受容性入力の上行系
（The Management of Pain. Vol 1, Edited by Bonica JJ, Philadelphia, Lea & Feriger, 1990, p89 より）

し，また痛みに伴う忌避反応や苦痛，怖れなどを起こす．

侵害受容性の入力が最終的に到達し痛みを感じる痛みの中枢がどこにあるかは興味深い．大脳皮質の体性感覚野，視床などがその候補に挙がったが，それらの部位の破壊では，痛覚が軽度に低下するのみであり，痛みも一時的にしか軽快しない．これらのことから脳の広い領域が痛覚および痛みの認識に関与し，それらの領域は強い補完作用を有すると考えられる．

b 痛みの調節機構

痛みの強さは，必ずしも刺激の強さと相関しない．損傷や炎症部位では軽い刺激で強い痛みが起こるが，競技や戦争中の負傷では，刺激の強さに比べ痛みの程度は弱い．また注意を痛みに向けると痛みを強く感じ，他に向けていると痛みを忘れる．さらに偽薬（プラセボ）の投与，催眠術などで痛みが軽減する．これらの事実から生体には痛みの抑制および促進機構が存在することが分かる．

MelzackとWallは1965年に臨床経験および実験結果からゲートコントロール説を提唱した（図29-3）．彼らは，末梢からの侵害性入力を修飾するゲート機構を脊髄に想定し，このゲート機構は末梢入力の種類および中枢からの下行性のインパルスの影響を受けると述べている．この仮説は大論争を巻き起こし，実験的結果と合わない点も指摘されたが，基本的な概念は正しいと評価されている．現在では侵害受容器および侵害受容系の各シナプスレベルで調節機構が存在することが明らかになっている．

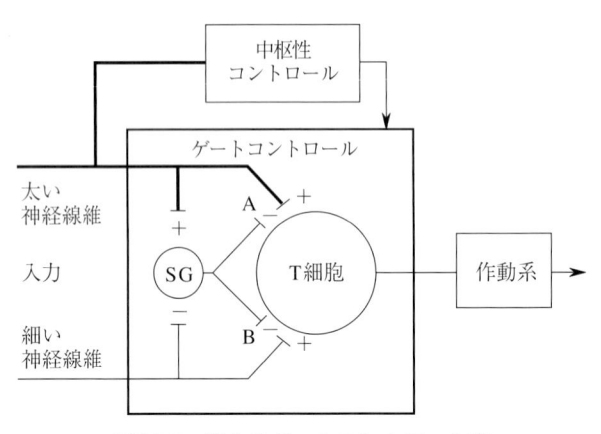

図29-3 痛みのゲートコントロール説

太い線維と細い線維とも膠様質（substantia gelatinosa：SG）と一次中枢伝達細胞（transmission cell：T細胞）の両方に投射する．膠様質から求心性線維の終末にかかる抑制効果は太い線維の活動により増強（A），細い線維の活動により減弱（B）される．中枢性のコントロールの引き金は太い線維系から中枢性コントロール機構に向う線で示されている．中枢性コントロール機構がゲートコントロール系に投射する．T細胞は作動系に投射する．＋は興奮，－は抑制を示す．

（Melzack R, Wall PD: Pain mechanisums new theory. Science 150: 975, 1965 より）

1）侵害受容器

組織の損傷や感染により炎症が起こると，その部位は痛覚過敏およびアロディニア（→MEMO 1）の状態になり痛みが起こりやすくなる。これらの状態は主に炎症部位で産生，放出されるプロスタグランジンなどの炎症性の活性物質による侵害受容器の感作による。また一方では，炎症や組織損傷により末梢神経組織でのオピオイド受容体が増加し，免疫細胞からオピオイドが分泌され受容体に作用し，痛みを和らげるように働く。

2）脊髄

脊髄の後角は，末梢からの入力が中枢神経に入る部位であり，侵害受容性入力を中枢に伝えようとする機構と，それを抑制しようとする機構が複雑に入り組み侵害受容性入力の調節をしている。

脊髄由来もしくは脳からの下行性のニューロンはいろいろな神経伝達物質を含んでいる。その中でオピオイド，ノルエピネフリン，セロトニン，ガンマアミノ酪酸（γ-aminobutyric acid：GABA），アセチルコリンなどは侵害受容性入力を減少させる作用を有している。これらの物質の受容体はシナプス前およびシナプス後に存在し，シナプス前では，末梢神経末端からの神経伝達物質の放出を抑制し，シナプス後では上位中枢への投射ニューロンもしくは介在ニューロンに働き脱分極を抑制する。内因性のオピオイドペプチド（→MEMO 2）であるエンケファリンは第Ⅰ,Ⅱ,Ⅴ層の後角ニューロンに特に多く含まれており，末梢神経から侵害性のインパルスが到達すると，後角ニューロンからエンケファリンが放出され，シナプス後に作用して上行性の侵害性の出力を制御する。同時にシナプス前に作用して神経伝達物質の放出も抑制する。脳幹からの下行性のセロトニンおよびノルエピネフリン含有ニューロンも後角細胞に作用して抑制効果を発揮する（図29-4）。

組織損傷やC線維の繰り返しの刺激により後角ニューロンが感作される。感作されると，後角ニューロンの自発発射の増加，発射閾値の低下および後発射の増加が起こる。このような状態では，末梢からの侵害受容性入力が弱い場合でも，また入力がないときでも，痛みが起こるようになり，アロディニアや痛覚過敏の原因の一つとなっている。この後角ニューロンの感作にはN-methyl-d-aspartic acid（NMDA）受容体が関与する。

MEMO●1　アロディニア

通常痛みを起こさない刺激，例えば軽く触れる，軽く押さえる，温冷などの刺激で痛みが起こる状態のこと。しばしば痛みのある部位で観察される。

MEMO●2　オピオイドペプチド

オピオイド受容体に特異的に結合してオピオイド様の作用を発現する一群の内因性オピオイドの総称である。メチオニンエンケファリン，ロイシンエンケファリン，βエンドルフィンなど約20種類が知られており，中枢神経系に広く分布し，痛みを制御している。

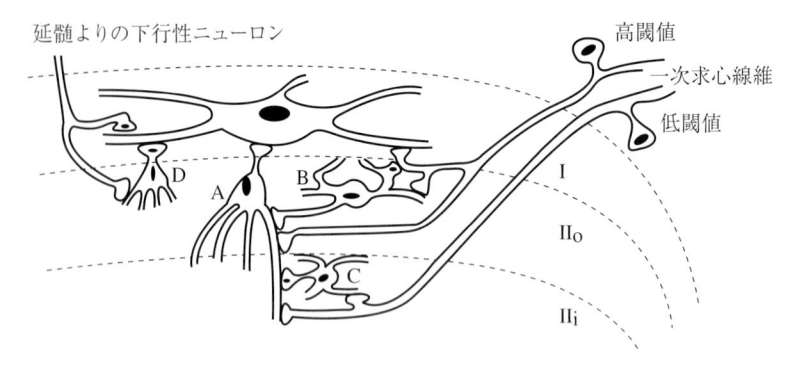

図29-4 後角表層の局所回路
この図は脊髄の後角表層での求心線維の終末および局所回路を示す。高閾値の一次求心線維からの侵害受容性入力がⅠ層の投射ニューロンを興奮させる。同じ求心線維はⅡoにある興奮性の介在ニューロン（A）および抑制性の介在ニューロン（B）を興奮させる。興奮性の介在ニューロン（A）はさらに投射ニューロンの興奮性を高め、抑制性の介在ニューロン（B）は投射ニューロンを抑制する。

低閾値の一次求心線維は興奮性の介在ニューロン（A）を興奮させ投射ニューロンに興奮を伝える。他方Ⅱiの介在ニューロン（C）への非侵害受容性の入力は投射ニューロンに抑制的に働く可能性がある。下行性の抑制系は直接投射ニューロンに影響を及ぼすか、抑制性の介在ニューロン（例えばエンケファリン含有介在ニューロン（D））を興奮させ、投射ニューロンを抑制する。
（Textbook of Pain, Edited by Wall PD, et al. Edinburgh, Churchill Livingstone, 1994, p248 より）

3）その他の調節機構

ある部位に疼痛刺激を加えると他の部位の痛みが減弱することは臨床的によく経験される。動物実験では後角の広作動域ニューロンの活動が、他のいろいろな部位の侵害刺激で抑制され、特に同側の同じ髄節レベルの神経の求心性の刺激で最も強く抑制されることが明らかになっており、広範囲性と分節性の脊髄での抑制機構が存在することが示されている。

4）痛みの調節系の機能および意義

内因性の痛みの調節系がヒトで実際に働いているか、またどのような状態のときに働くか、そして生体にどのような意義をもつかは臨床上大切である。

オピオイドの拮抗薬であるナロキソンの投与は、痛みのない状態のヒトでは痛覚閾値を変化させないが、術後痛を増強することが示されている。このことは、オピオイド系の鎮痛機構は通常働いていないが、持続する侵害刺激が加わった場合に賦活することを示している。慢性痛患者にナロキソンを投与しても痛みが増強しないことから、慢性痛にはオピオイド系の抑制機構は働いていないと推察される。一方、プラセボ鎮痛（→MEMO 3）や針、経皮的電気神経刺激（TENS）、トリガーポイントへの注射などによる鎮痛がナロキソンで部分的に拮抗されることを示す報告があり、このような鎮痛ではオピオイド系の賦活が部分的に関与している可能性がある。

痛みが生体防御反応を惹起する点から考えると，それを抑制することは生体には不利であるが，痛みを抑制して苦痛を除去する意義は大きい．他方，痛みを増強ないし促進する系は，侵害性入力により効果的に痛みを起こし，痛み本来の防御機構を活性，賦活させる意義がある．

3 痛みの悪循環

損傷を受けた患者の一部には，損傷が治癒しても痛みが持続し，痛みの領域の骨，筋肉が萎縮し，次第に痛みの範囲が拡大し，機能障害が強くなる例がある．この典型例がcomplex regional pain syndrome（CRPS，p.380参照）である．この一連の過程の進展機序の詳細は不明であるが，「脊髄に入った侵害受容性入力が後角ニューロンを感作し，痛みが起こりやすくなり，また前角および側角ニューロンを興奮させ，運動および交感神経興奮を起こす．その結果，筋肉の収縮および末梢血管の収縮により循環障害を起こし発痛物質などが蓄積し，これらの物質が侵害受容性入力を増加させ悪循環を形成する」とする説がその説明に広く用いられている．

4 痛みの分類

痛みの分類法はいくつもあるが，発生機序および治療法を考えるうえで有用な神経損傷の有無，あるいは損傷の治癒したかどうかによる分類がよく用いられている．

a 侵害受容性の痛みと神経因性の痛み

1）侵害受容性の痛み

侵害受容性の痛みは骨折，捻挫，組織炎症などにより侵害受容器が刺激されて起こる痛みである．痛みはずきずき，拍動性などの性質を有し，腫脹，発赤や圧痛，痛覚過敏，アロディニアなどの痛覚異常を伴う（発症機序はp.359「痛みの神経機構」参照）．

2）神経因性の痛み（ニューロパシックペイン）

末梢神経損傷，脊髄損傷，視床出血などの神経系の傷害によって起こる痛みは神経因性の痛みと呼ばれている．神経因性の痛みでは，痛みは傷害された神経支配領域に起こり，種々の性質の痛みが起こる．痛みの領域には，痛覚過敏，アロディニア，不快な感じや知

MEMO●3　プラセボ鎮痛

本来鎮痛効果を有しない薬物の投与や施術により得られる鎮痛．患者の期待や過去の経験がプラセボ効果に影響する．またプラセボ鎮痛は経口投与より注射で，さらにブロックなどの処置，さらに手術で生じやすい．プラセボ鎮痛の生じる頻度は平均33％と言われているが，状況により0からほとんどすべての人に起こる場合まである．プラセボ鎮痛は各種疼痛患者で生じ，プラセボ鎮痛が認められることは心理的機序で痛みが起こっていること（心因性疼痛）を意味しない．

覚，運動，交感神経障害が認められる場合が多い。末梢神経損傷による痛みの発症機序として，損傷神経の過敏化や末梢神経からの侵害性入力や末梢神経の脱神経による後角ニューロンの感作（p.363参照）が考えられている。中枢神経の傷害では，脱神経によるさらに上位の神経の感作が痛みの原因になっていると考えられている。神経因性の痛みは，痛みの程度が強く，痛みの持続期間が長く慢性痛に移行しやすい。

b 急性痛と慢性痛

1）急性痛

急性痛は組織傷害に伴う痛みである。急性痛は，逃避反応を起こして侵害刺激から遠ざけるとともに，疾患，損傷の存在を知らせその部位を固定し治癒を促し，また，痛みの経験により，生体にとって危険な行為を学習する生体防御的役割を有している。これらのことは先天性無痛覚症や神経麻痺により痛覚が消失したヒトの観察で知ることができる。急性痛は，交感神経・副腎髄質系を亢進し，肺胞換気量および酸素消費量の増加，血圧の上昇，心拍数の増加などを起こすとともに腸管運動を抑制する。急性痛の患者に見られる主な精神的反応は"不安"である。

2）慢性痛

慢性痛は組織傷害の治癒後にも続く痛みである。Bonicaは，「慢性痛は通常の急性の病気または損傷が治癒する期間を1カ月以上超えた痛み，または数カ月，数年の間に再発する痛み」としている。ただし臨床的に組織傷害の治癒を判断することは容易でなく，急性痛と慢性痛を区別することは難しい。このために，慢性痛は便宜上痛みの発症から3カ月または6カ月以上続く痛みとする場合が多い。慢性痛には生体防御的な役割はなく，生体を苦しめるという点からそれ自体を一つの病気と見なすことができる。慢性痛では心気症，抑うつ，ヒステリー傾向になり，強い情緒障害が起こる場合もある。通常慢性痛では急性痛で見られるような生理的反応は起こらず，睡眠障害，食欲の障害（低下または過食），便秘，性欲の減退，痛みに対する耐性の減弱などが起こる。慢性痛の発生機序として，末梢組織での炎症の持続や神経系の器質的，機能的異常あるいは心理的作用による侵害受容系の活動亢進が推察されているが，詳細は不明である。どのような人が慢性痛になりやすいか，慢性痛への移行は予防できるのかなどは臨床上重要な問題であるが，現時点では解決されていない。

c 原因部位による分類

1）表在痛

皮膚，皮下組織，粘膜の刺激で起こる痛みであり，局在のはっきりした痛みである。

2）深部痛

a）深部の体性痛

筋肉，腱，関節，骨などの深部の体性組織の刺激で起こる痛みであり，刺激部位の局在性の乏しいびまん性の痛みで，関連痛を伴う場合がある。

b）内臓痛

内臓疾患に伴う痛みであり，病期によりいろいろのタイプの痛みを起こす。その一つは内臓自体の痛みであり内臓の病気の初期に起こるもので，局在性の乏しい鈍痛が体の正中の深部に感じられる。心筋梗塞の初期に胸骨後面に起こる痛みや虫垂炎の初期の心窩部，上腹部痛がこの痛みに属する。他に内臓の刺激で体性組織に起こる関連痛がある。尿管結石のときの背部や鼠径部痛がこれに属する。病巣が壁側組織に及ぶと壁側組織の刺激による局在性のはっきりした痛みが起こる。虫垂炎が破裂し，壁側の腹膜を刺激すると突然右下腹部に痛みを感じるようになるのがこの例である。

3）関連痛

関連痛は原因部位と異なる部位に起こる痛みであり，臨床でしばしば観察される。後角ニューロンは種々の組織から入力を受け，それぞれの組織からの入力は共通の経路を上行するために，局在性の乏しい深部組織の刺激が局在性のはっきりしている体表の組織の痛みとして感じられて，関連痛が起こると考えられている。関連痛は，刺激される組織が深部であるほど，また刺激が強く，刺激時間が長いほど起こりやすい。横隔膜の刺激で肩に，尿管の刺激で下腹部，背部，鼠径部に痛みが起こるように，通常関連痛は原因部位と同じか近接した髄節に相当する表層の体性組織に起こる。上位頸神経領域と三叉神経領域の間では関連痛がよく起こるが，これはこれらの領域からのニューロンが上位頸髄で近接しているためである。まれではあるが，関連痛は異なる髄節に起こる場合もある。

5 痛みの評価法

痛みの強さを，客観的に評価することは難しく，現在使用されている痛みの強さの評価法の多くは患者の主観的な判断による方法である。中でも最も広く使用されているのは視覚的アナログスケール（visual analogue scale：VAS）である（図29-5a）。VASはほとんどの患者で理解可能であり，また測定，評価が簡単で再現性も良い。VASが理解できない子供にはフェイススケール（faces scale：1990）が使用されている（図29-5b）。この他

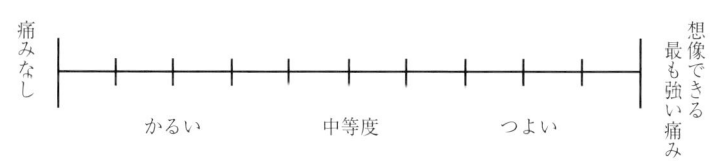

（a）視覚アナログ尺度（visual analogue scale：VAS）

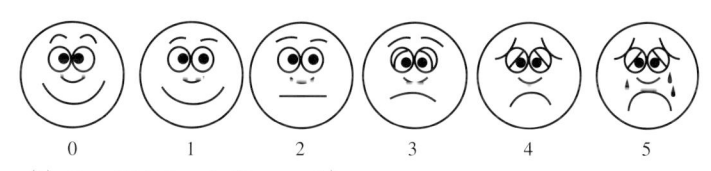

（b）フェイススケール（faces scale）

図29-5　主観的痛みの評価法

（Whaley L, et al: Nursing Care of Infants and Children, ed. 3. ST Louis, Mosby, 1987, p1070 より）

に言葉を並べたもの（例：痛みがない，少し痛む，中等度に痛む，激しく痛む）などがある。

　また，痛みが行動に影響するので，制限される行動の程度により痛みの強さを推定する方法が用いられる場合がある。腰痛の患者では立つ，歩く，ベッド上で安静をとるなどの時間は痛みに影響される。1日に占めるそれらの行動は痛みの強さを示すことが考えられる。障害される行動様式は疾患（例：腰痛と三叉神経痛）によって異なるので疾患ごとに測定する項目を設定する必要がある。この他，どのような薬をどのくらい服用しているかで痛みの程度を評価する方法もある。

B. 痛みの診断と治療

はじめに

　19世紀末に神経ブロックの概念が確立され，その後各種神経ブロックが外科手術に用いられていたが，1950年代になり，神経ブロックが痛みの治療に有用であることが示され，米国で神経ブロックを中心にしたペインクリニックが麻酔科に開設された．わが国では1962年に東京大学医学部麻酔科にペインクリニックが最初に開設され，その後，全国に急速に普及した．現在ペインクリニックでは，神経ブロックばかりでなく，各種の治療法を用いて痛みの治療が行われている．
　ここではペインクリニックの診療に必要な事項を述べる．

1 診察法

　痛みを主訴にする患者の場合には，通常の診察法のほかに痛みを中心にした診察法が必要である．

a 問　診

　痛みがいつ始まったか，痛みを起こした契機があるか，その後痛みはどう変化したか，今までにどのような治療を受け，その効果はどうであったかなどを聴く．また痛みの部位，性質，強さ，持続時間，日内変動および痛みの周期，痛みの増悪および軽快要因，随伴徴候などの痛みの特徴を聴く．さらに痛みによる日常生活の障害の程度や同様な疾患の家族歴の有無も聴いておく．

b 現　症

　痛みの部位に，発赤，腫脹などの炎症症状，痛覚過敏やアロディニア，圧痛などの痛覚異常，神経障害などがあるか調べる．また痛みの強さを調べておく．

c 検　査

1）器質的原因の検索

　原因のはっきりしない痛みに対しては，器質的原因の検索は欠かせない．痛い部位に原因がある場合と痛い部位を支配している神経に原因がある場合とがある．まず痛い部位，次いで支配神経の走行経路の器質的原因の有無を調べる．これらの検索で原因が見いだせないときには，痛みが関連痛の場合があるので，同じレベルの神経支配領域の深部組織を中心に検索を行う．

2）心理学的検査

　痛みが心理的，精神的要因で起こっている場合や痛みが二次的に心理学的障害を起こす場合があり，患者の心理・精神的状態を知っておく必要がある．この目的には心理テスト

が有用である．総合的に心理状態を調べるMMPI（Minnesota Multiphasic Personality Inventory），神経症を判別するCMI（Cornel Medical Index），不安の程度を調べる顕在性不安検査（MAS），うつ状態の程度を調べるSDS（self-rating depression scale）などが使用されている．

2 治療法

疼痛疾患の中には，原因治療ができない例やはっきりした原因が見いだせない例も多い．このような例では症状（痛み）の治療が主体となる．

一般的に侵害受容性の痛みに対しては非ステロイド系抗炎症薬（nonsteroidal antiinflammatory drugs：NSAIDs），オピオイドの投与および神経ブロックなどの侵害受容性伝導路遮断術が有効である．他方，神経因性の痛みではNSAIDsは効きにくく，オピオイドが無効な例もある．また，抗うつ薬，抗痙攣薬や局所麻酔薬の全身投与が有効な例がある．また慢性痛には，原因にかかわらず，神経因性の痛みと同様な薬物が有効な場合が多く，また刺激鎮痛法や精神・心理療法が奏功する場合もある．多くの慢性痛では，三叉神経痛に対する抗痙攣薬，片頭痛に対する麦角アルカロイドなどのような特異的に有効な治療法が見いだされていない．神経因性の痛みおよび慢性痛は一般に治療が難しく，治療に対する有効性に個人差が大きく，症例ごとに各種の治療を試み有効な方法を探す必要がある．

a 侵害受容性伝導路遮断術

痛みの発生または伝達を遮断し，鎮痛を得る方法である．

1）痛い部位への局所麻酔薬注射

痛い部位に局所麻酔薬を注入し，侵害性入力の発生を抑制する．通常は細い注射針（23～27G，2～4cm）を用い，濃度の低い局所麻酔薬（0.5～1％リドカインまたは0.125～0.25％ブピバカイン）を使用する．副腎皮質ステロイドを混じて使用する場合もある．圧痛およびトリガーポイント（→MEMO 4）を有する各種の痛みに有効である．この方法は特別な技術が不要で，施行が容易である．

2）神経ブロック

神経伝達を遮断して鎮痛を得る方法である．痛みの部位を支配する知覚神経もしくは交

> **MEMO●4　トリガーポイント**
> 一般にトリガーポイントは筋膜で被刺激性が高く，圧迫，針の刺入などで刺激部位および刺激部位から離れた部位に痛み（関連痛）を起こす部位を示し，各種の疼痛疾患に認められる．東洋医学の経穴に一致することが多い．この部位への注射はトリガーポイント注射（trigger point injection：TPI）と呼ばれている．筋膜性痛み症候群（p.381参照）に対するTPIでは，生理食塩水も有効であり，またナロキソンで鎮痛効果が拮抗されると報告されており，この鎮痛効果は局所麻酔薬の麻酔作用ではなく，刺針，薬液注入などによる内因性の痛みの抑制機構の賦活が関与している可能性がある．

感神経のブロック（→MEMO 5）が施行される。

　ブロックには通常，針先の角度が鈍で内筒を有するブロック針が用いられるが，普通の注射針も使用される。多くのブロックは骨を指標にして，針の刺入の部位および方向が決められる。針先が目的の部位にあるかどうかの確認は，①針先が神経に接触して生じる放散痛（三叉神経ブロックなどの各種体神経ブロック），②指標となる骨への接触（星状神経節ブロック），③陰圧（硬膜外ブロック），④神経血管鞘を穿刺した際のclick sign（腕神経叢ブロック）などの解剖学的または生理的な特殊性を利用してなされる。

　近年，X線透視やCT下にブロックが施行され，針先の位置の確認および針からの造影剤の注入などにより薬の拡がりの予測が可能になり，ブロックが確実に安全に行われるようになっている。ブロックの鎮痛持続時間（→MEMO 6）が短く，繰り返しの施行が必要な場合にはカテーテルを留置する持続法や神経破壊薬（アルコール，フェノール）の使用や特殊な針による加熱または冷却による神経破壊が行われる場合もある（→MEMO 7）。

　神経ブロックは，ブロック部位より末梢に痛みの原因がある場合には，非常に優れた鎮

MEMO 5　交感神経ブロック

　交感神経は遠心性の神経であり，侵害性入力の伝達と関係ないが，交感神経ブロックによりしばしば痛みが軽減するので，交感神経活動が痛みの発生，増強に関与していると考えられている。最近の研究で，組織炎症部位の侵害受容性ニューロンや損傷した末梢神経は，カテコラミンに反応するようになり，また末梢神経損傷では，末梢および神経節内での交感神経と侵害受容性ニューロンの結合が起こり交感神経興奮が侵害受容性ニューロンを興奮させ痛みを起こすことが明らかになっている。また，交感神経興奮は痛みの悪循環に関与していると考えられている。交感神経ブロックはまた循環の改善目的で使用される。

MEMO 6　局所麻酔薬による神経ブロックの鎮痛持続時間

　無効な例から1回の施行で数週間から数カ月間の鎮痛が得られたり，時には痛みが治癒する例もある。なぜ局所麻酔薬の神経遮断時間より長期間の鎮痛効果が得られるかは明らかではないが，神経ブロックにより興奮していた神経系が抑制されたり，痛みに伴う悪循環が正常化するなどが考えられる。

MEMO 7　神経の破壊による治療

　過去に各種の良性疾患による痛みに対し，痛みの部位の支配神経の破壊が行われたが，鎮痛が得られなかったり，破壊された神経支配領域に新たな痛みが生じる例が数多く報告された。現在，神経の破壊は三叉神経ブロック，内臓神経ブロック（腹腔神経叢ブロック，下腸間膜動脈神経叢ブロック，上下腹神経叢ブロック）や交感神経節ブロックを除いて良性疾患には一般に施行されない。神経破壊による鎮痛期間はブロックの種類により異なるが，末梢神経ブロックでは数カ月から1～2年で知覚が戻る。神経細胞の破壊（三叉神経節ブロック）では永久的な知覚消失が起こる。

痛効果を発揮する．しかし，針および薬液注入による組織損傷（神経損傷，胸腹穿刺など）や注入薬液による目的の神経以外の神経麻痺などの重篤な合併症の危険性がある．神経ブロックを確実に合併症を起こすことなく施行するには熟練を要する．

ここでは各種の神経ブロックについては省略する．各種の神経ブロックについては専門書を参考にされたい．

3）経皮的コルドトミー

痛みのある部位の反対側の第1-第2頸椎間から，経皮的に電極針を挿入し，脊髄の痛覚伝導路が位置している前側索を電気凝固する方法である．両側施行例では，呼吸抑制，低血圧などの重篤な合併症を起こす危険性があるので，通常片側のみ施行される．凝固巣が後側索に及ぶと同側の上・下肢の筋力低下が起こる．上肢より尾側の，他の方法では治療の難しい一側性の広範囲な癌性疼痛がよい適応になる．

b 刺激鎮痛法

生体の特定の部位に機械的刺激や電気刺激などを加え鎮痛を得る方法である．この方法の利点は機能障害や神経破壊後にみられる異常感覚を起こさないことである．

1）針

古来よりある東洋医学的方法であり，ツボ（経穴）に針を刺入し，ツボを刺激する方法である．ツボの刺激法には，針を一定の時間留置する，針に動きを加え刺激する，低周波電流で刺激するなどの方法がある．各種疼痛，特に筋，筋膜，腱に由来する痛みに有用である．鎮痛機序として，局所の血流改善などの作用の他に，内因性の疼痛抑制系の賦活が考えられている．

2）経皮的電気神経刺激（transcutaneous electroneurostimulation：TENS）

ゲートコントロール説（p.362参照）をもとに作られたものであり，痛い部位の皮膚にパッドをあて，低周波通電刺激を与える．筋，筋膜，腱に由来する痛みや各種の神経障害に伴う痛みに有効である．

3）脊髄・脳通電

硬膜外腔に細い電極を入れ脊髄後索を電気刺激する方法が広く用いられている．また内側毛帯，視床知覚中継核，内包などの深部の脳および大脳皮質（体性感覚領野，運動領野）の電気刺激も行われている．これらの方法は脊髄後索-内側毛様体系を刺激し，異常に活動亢進をしている侵害受容系を抑制することにより鎮痛効果を発揮すると考えられている．一般に神経障害部位より上位のニューロンの刺激が有効であり，末梢神経損傷では脊髄刺激，脊髄損傷では深部の脳，視床の障害では大脳皮質（体性感覚領野，運動領野）の電気刺激が行われている．各種の難治性の慢性痛に用いられている．

4）レーザー，偏光近赤外線

これらの光を患部または交感神経節に照射して鎮痛を得る方法である．機序は不明であるが，筋，筋膜，腱に由来する痛みや種々の痛みの治療に用いられている．この方法の利点は，非侵襲的で，施術に痛みを伴わないことである．

C 薬物治療

1）非ステロイド系抗炎症薬（nonsteroidal antiinflammatory drugs：NSAIDs）

NSAIDsは柳の皮から抽出したアスピリンに始まり，その後副作用が少なく鎮痛効果の強い薬が数多く合成されている。

●作用機序

NSAIDsはシクロオキシゲナーゼの作用を抑制し，PGsの産生を抑えることにより鎮痛効果を発揮する。

●適応および投与法

各種の侵害受容性の痛みに有効である。NSAIDsでは，一定量以上の薬を投与しても鎮痛効果の向上が認められない有効限界（ceiling effect）がある（インドメタシンでは200 mg/日）。

●副作用

上部消化管の潰瘍，出血傾向。

2）オピオイド鎮痛薬

オピオイド鎮痛薬は，NSAIDsとともに最も広く用いられている鎮痛薬である。ケシの実から抽出した麻薬（モルヒネ，コデイン）および合成したオピオイド（メペリジン，フェンタニル，ペンタゾシン，ブプレノルフィン，ブトルファノールなど）がある。

●鎮痛機序

オピオイドは神経系に存在するオピオイド受容体に作用し，シナプス伝達を抑制して鎮痛作用を発揮する。鎮痛効果は主にオピオイドのμ受容体への作用による。

●投与法

オピオイド鎮痛薬では経口，経直腸，皮下，筋肉，静脈，硬膜外およびくも膜下投与が可能である（→MEMO 8）。また経皮的投与法も開発されてきている。オピオイド鎮痛薬の中では鎮痛効果に有効限界がなく（→MEMO 9），各種の投与法の可能なモルヒネが最も広く使用されている。ただし多くの例で，副作用の少ないコデインから始め，モルヒネに移行する方法がとられる（p.385参照）。長期間の投与には，経口投与が原則である。オピオイドで鎮痛効果が得られる量は個人差が大きい。モルヒネの経口投与では，10-

---

MEMO ●8　麻薬の投与ルートの違いによる力価の違い

同じ鎮痛効果を示す麻薬量（mg）は経口投与を1とすると，皮下・静注1/2〜1/3，硬膜外投与1/10〜1/15，経直腸投与は1〜1/2である。

MEMO ●9　オピオイド鎮痛薬の鎮痛効果の有効限界（ceiling effect）

モルヒネ，フェンタニルでは投与量を増加させれば，それにつれて鎮痛効果が増強する。しかし，コデイン，ブプレノルフィン，ペンタゾシン，ブトルファノールなどでは，ある一定量以上を超えて投与しても，鎮痛効果が増強しなくなる。この現象は有効限界（ceiling effect）と呼ばれている。

20 mg/日から鎮痛が得られるまで，徐々に投与量を増やしていく．途中でコントロールできない副作用や重篤な副作用（意識障害，呼吸抑制）が出現した場合には投与量を減量するか投与を中止する．長期投与例では禁断症状を避けるために投与量を漸減する（→MEMO 10）．

●適応

各種の急性痛および癌性疼痛の治療に用いられている．神経因性の痛みには無効な例や，鎮痛を得るには比較的多量の投与を必要とする例が多い．慢性痛への使用に関しては，有効性および精神的依存の問題があり，賛否両論ある．

●副作用

副作用の発現はオピオイドの種類，投与法および個人差がある．モルヒネでは治療域の血中濃度で嘔気・嘔吐，便秘，全身そう痒感が起こる．治療域を超えると過度の鎮静，呼吸抑制が起こる．これらの副作用は便秘を除いて耐性ができるので，少量より投与を開始し，徐々に増やすことにより重篤な副作用を起こすことなく投与量を増加できる．便秘に対しては緩下剤を，嘔気・嘔吐に対しては制吐薬を投与開始時より処方する．過度の呼吸抑制にはナロキソンを投与する（ただしナロキソンを投与するとすべての作用が消失する）．

●使用上の問題点

精神的依存は耽溺と同義に用いられ，精神的な効果（快感など）を経験するために，薬を欲することである（→MEMO 10）．慢性痛の患者にオピオイドを使用する場合には精神的依存に対する細心の注意が必要である．

長期投与では，鎮痛効果に耐性が起こり，いずれ効かなくなることが懸念される．ただ実際には長期投与でも投与量が経時的に増加するとは限らない．耐性ができた場合には投与量を増加することにより対処できる．

3）抗うつ薬

抗うつ薬は慢性痛に付随する反応性うつ状態の改善目的で使用されていたが，その後，抗うつ薬自体に鎮痛作用があることが明らかになり，痛みの治療に用いられている．

●鎮痛機序

抗うつ薬は，シナプスでのモノアミンの再吸収を抑制することにより，シナプス間隙に鎮痛作用を持つノルエピネフリン（NE）およびセロトニン（5-HT）が増加して鎮痛作用を発揮する．

●投与法

抗うつ薬の中で，NEおよび5-HTの両系に作用する抗うつ薬が最も鎮痛効果が優れてお

MEMO●10　オピオイド鎮痛薬に対する身体的依存

身体的依存とはオピオイドを急に中止したときや，拮抗薬を投与されたときに禁断症状が起こる身体的状態であり，精神的依存と区別する必要がある．

身体的依存は，毎日オピオイドを投与された場合には数日から起こり，3～4週間以内にほとんどの患者で起こる．投与量を漸減することにより，禁断症状の発生は予防できる．モルヒネでは1～2日ごとに半分～4分の1ずつ，経口なら10mgになるまで減量し，その後中止する．

り，三環系のアミトリプチリンがよく使用される。アミトリプチリンの半減期は長く，通常は，就寝前の1日1回の投与でよい。20～25 mg/日から開始して漸増する。少量で有効な例もあるが50～100 mg/日の投与が必要な例もある。高齢者では通常の成人量の1/2～1/3を使用する。多量を服用している場合には薬の中止は1週間以上かけて行う。

●副作用

抗うつ薬にはモノアミンの再吸収抑制作用の他に種々の受容体（ムスカリン，H_1，H_2，$α_1$，$α_2$）の遮断作用があり，そのため多様な副作用が起こる。口渇，眠気は高頻度に起こる。老人では起立性低血圧になりやすく，また心臓の伝導障害のある患者では伝導障害を悪化させる場合があるので注意する。

●適応

各種の痛みに対して有効であるが，慢性痛および神経因性の痛みには第一選択の薬である。

4）抗痙攣薬

ジフェニルヒダントイン，カルバマゼピンが三叉神経痛に有効であることが明らかになって以来，各種の抗痙攣薬が慢性痛の治療に試みられている。

●鎮痛機序

カルバマゼピン，ジフェニルヒダントインおよびバルプロ酸は電位依存性のNa^+チャネルの不応期を延長し，ニューロンの異常興奮を抑制する。さらに，バルプロ酸はGABAの合成酵素を促進し，分解酵素を抑制することにより，GABAのシナプス伝達抑制作用を増強する。

●投与法

カルバマゼピンは200 mg/dayの分2投与（2回に分けて投与すること）より開始し，適宜増量する。800 mg/dayの投与まで可能である。ジフェニルヒダントインおよびバルプロ酸は抗痙攣薬として使用する場合に準じる。

●副作用

カルバマゼピンは，中枢神経症状（悪心・嘔吐，運動失調，めまい，眠気），血液異常（肝機能障害，白血球減少症，無顆粒球症，血小板減少症，再生不良性貧血），皮膚症状（紅斑症型，剥離性皮膚炎，湿疹，じん麻疹，表皮壊死型，紅性狼瘡型，紫斑）や水分貯留を起こし，これらの副作用のため約20％で投与を中止せざるを得ない。バルプロ酸では，食思不振，嘔気・嘔吐などの一過性の胃腸症状や肝機能障害が起こる場合がある。

●適応

抗痙攣薬は発作性の痛みに有効と考えられている。三叉神経痛には，カルバマゼピンが第一選択の治療薬である。他の痛みでは，副作用の少ないバルプロ酸が使用される場合が多いが，単独では鎮痛効果が弱い。

5）局所麻酔薬の全身投与

リドカインの同族体で経口投与可能なメキシレチンの開発，導入により長期間の治療が容易になり，鎮痛目的で臨床に使用されている。

●鎮痛機序

局所麻酔薬の全身投与は，末梢神経損傷に伴って起こる神経腫や後根神経節に発生する異常発射の抑制，および脊髄およびさらに上位での侵害受容性伝達の抑制により鎮痛効果

を発揮する。

●投与法

非経口投与ではリドカイン，経口投与ではメキシレチンが使用されている。リドカインの静脈内投与は，主に局所麻酔薬の全身投与の有効性を判定する目的で使用され，リドカイン投与で痛みが軽快する例にメキシレチンの経口投与が行われる。投与法および投与量は原則的には不整脈の治療と同じである。

●副作用

上腹部の不快感などの消化器症状およびフラフラ感などの中枢神経症状がみられることがある。

●適応

各種神経因性の痛みに用いられる。

6）鎮静剤および抗精神病薬

ベンゾジアゼピン系，フェノチアジン系およびブチロフェノン系の薬が慢性痛の鎮痛補助薬として用いられる。

●鎮痛機序

ベンゾジアゼピン系薬物自体には鎮痛作用はないが，痛みに伴う不安，筋緊張，不眠をとる作用がある。アルプラゾラムおよびエチゾラムには抗うつ作用が，クロナゼパムには抗痙攣作用があり，それらの作用が鎮痛に寄与している可能性がある。フェノチアジン系（クロルプロマジン，フルフェナジン，レボメプロマジン）およびブチロフェノン系（ハロペリドール）の抗精神病薬の鎮痛機序の詳細は不明であるが，神経伝達物質（モノアミン）への作用，麻薬様作用，麻薬との相加作用などが考えられる。

●投与法

鎮静剤および抗精神病薬として使用する場合に準ずる。

●副作用

抗精神病薬は抗コリン作用，起立性低血圧，鎮静，錐体外路症状などの副作用を起こす。

●適応

これらの薬物は他の鎮痛薬が無効な場合や，不安，興奮などの精神症状が強い場合に鎮痛薬と併用される。また痛みのために不眠や覚醒が起こる場合，また麻薬からの離脱時に有用である。

7）NMDA受容体拮抗薬

NMDA受容体は，中枢神経系に広く分布している代表的な興奮性の伝達物質であるグルタミン酸の受容体の1つである。NMDA受容体は，侵害受容性ニューロンの感作に関与しており（p.363参照），NMDA受容体拮抗薬には感作の予防および感作したニューロンを正常化する作用がある。現在NMDA受容体拮抗作用を有するケタミンおよび鎮咳薬のデキストロメトルファンが各種疼痛や慢性痛の治療に試みられている。

8）皮膚への貼付

皮膚にアロディニアや痛覚過敏がある場合には，リドカインクリーム，カプサイシン（→MEMO 11）の貼付が有効な場合がある。

9）イオントフォレーシス

　薬を塗ったパッドを皮膚に貼り，直流電流を流し，電流の流れにのってイオン化した薬を皮膚表面から皮下組織，さらに深部組織に浸透させる方法である。局所麻酔薬，NSAIDs，副腎皮質ホルモンなどが帯状疱疹，帯状疱疹後神経痛などに使用されている。

10）局所静脈内グアネシジン注入法

　四肢を駆血し，駆血領域の静脈にグアネシジンやレセルピン，フェノキシベンザミンを注入し，化学的に交感神経ブロックをする方法である。四肢の血行障害や痛みに使用される。

d 理学療法

　痛みは機能障害を起こし，また機能障害は痛みを増強する。早期に理学療法を開始し，機能障害を起こさないようにする。すでに機能障害を有する患者には，機能訓練により機能障害を改善する。

e 精神・心理学的療法

　慢性疼痛患者の中には，心理・精神的要因が痛みの発生に関与している場合（心因性疼痛）や痛みを増強している場合がある。また長期間痛みが続くと，患者は精神・心理学的障害を起こす。また各種治療に抵抗する慢性痛に対しては，心理的なサポートを行い，痛みのある状態で日常生活や仕事ができるようにする必要がある。慢性痛の治療に精神・心理学的アプローチによる治療の役割は大きい（→MEMO 12）。

MEMO ● 11　カプサイシン

　　西洋トウガラシの辛み成分である。皮膚にカプサイシンを塗布すると，最初侵害受容性C線維を選択的に興奮させ，神経伝達物質であるs-Pを放出させ灼熱痛，痛覚過敏を起こす。繰り返し塗布すると，s-Pの枯渇により刺激性が減弱，消失し，長時間の鎮痛効果が出現する。帯状疱疹後神経痛，糖尿病性ニューロパチー，関節炎などの痛みに有効である。

MEMO ● 12　multidisciplinary approach（多角的アプローチ）

　　難治の慢性痛を各分野（麻酔，脳外科，理学療法，心理など）の痛みの専門家がチームを作り，総合的に治療しようとする痛みの治療形態で，北米を中心に行われている。

3 代表的な疼痛疾患

ペインクリニックの対象となる代表的な疼痛疾患について述べる。

a 癌性疼痛

p.383『癌性疼痛の治療』を参照のこと。

b 帯状疱疹性神経痛および帯状疱疹後神経痛 (herpetic neuralgia and postherpetic neuralgia)

帯状疱疹は，知覚神経節に潜伏していた水痘・帯状疱疹ウイルスが，宿主の細胞免疫力の低下により再活性化され，1ないし2つの脊髄神経または脳神経支配領域に疱疹を起こし，強い痛みを伴う疾患である。

●症状

疱疹の出現より数日前に痛みが出現する例が多い。痛みは1～数週間続く。通常痛みは皮疹の治癒とともに消退するが，一部の例では慢性化し，帯状疱疹後神経痛に移行する。高齢者ほど，また神経損傷の程度が強いほど慢性化の率が高い。

●原因および発症機序

急性期の痛みは主に神経および組織の炎症による。慢性期には主に神経の損傷による。

●治療

急性期の痛みは，強い場合が多く，NSAIDsで効果が得られない場合には，神経ブロックを施行する。抗ウイルス薬の投与は神経損傷を減少させるのに有用である。急性期の痛みのコントロールが，帯状疱疹後神経痛への移行を予防する可能性があるので急性期に積極的に鎮痛治療をする。帯状疱疹後神経痛に対しては，抗うつ薬，抗痙攣薬などの投与，TENS，神経ブロック，イオントフォレーシスなどが有効である。

c 顔面痛，頭痛

1）三叉神経痛 (trigeminal neuralgia)

顔面の激痛を起こす代表的な疾患である。

●症状

会話，洗顔，食事，歯磨きなどの通常は痛みを起こさない動作で，鋭い痛みが三叉神経領域に起こるのが特徴である。数秒間持続する痛みが，1～2分以内の不応期をおいて連続して起こる。痛みは強く，痛みのために食事，洗顔，歯磨きなどができないことが多い。多くの例で，軽く触れたり，叩くことにより痛みが誘発されるトリガーポイントがある。通常は顔面に明らかな知覚障害はない。50歳以上の高齢者に発症することが多い（→MEMO 13）。

●原因および発症機序

三叉神経の根が橋に入る部位で血管，時に腫瘍による圧迫が原因になっている例が多い。多発性硬化症で起こる場合もある。若年発症例では腫瘍による場合が多い。

●治療

カルバマゼピンの投与が第1選択の治療である。カルバマゼピンが禁忌の場合にはジフ

ェニルヒダントインやバクロフェンの投与をする。薬物治療で痛みのコントロールができない例では，痛みを誘発する部位を支配している三叉神経のブロックまたは脳外科的手術（神経血管減荷術）が適応となる。

2) 片頭痛（migraine）

●症状

片側性（まれに両側性）の拍動性の頭痛を特徴とする。中程度から強い頭痛が数時間から3日間続き，痛みの発作時に，嘔気・嘔吐，羞明，音声恐怖症などの中枢神経症状を伴う。視覚異常，異常知覚，不全麻痺，しゃべりにくいなどの前兆を伴うタイプ（典型型片頭痛）と前兆がないタイプ（普通型片頭痛）とがある。痛みの発作は1週間に数回から年に1回までさまざまである。

●原因および発生機序

詳細は不明であるが，血管および神経系の異常により，脳血管収縮がまず起こり，その際に虚血による前兆が発症し，続いて反応性の血管拡張が起こり，過敏になった三叉神経系を刺激して頭痛が起こると推察されている。片頭痛には5-HT受容体作動薬が有効なことから，5-HT（セロトニン）系の異常が推察されている。

●治療

発作時の痛みを止めるのには，NSAIDs，酒石酸エルゴタミン，スマトリプタン（5-HT受容体作動薬）が有用である。痛みの予防にはβ遮断薬，バルプロ酸，メチセルギド（セロトニン拮抗薬）の投与が行われる。

3) 群発頭痛（cluster headache）

●症状

一側の目を中心に焼けるような，刺すような，えぐられるような非常に強い痛みの発作が群発して起こる疾患である。痛みの発作は，1日に数回，1～2時間の持続で数週間から数カ月間続く。痛みは夜間に起こることが多い。この群発する痛みの発作の後に，1年前後（半年から1.5年間）の寛解期がある。また間欠期の短い例もある。発作時には患側の眼瞼下垂，縮瞳，眼球結膜充血，鼻閉，流涙，鼻汁，羞明などの随伴症状を伴う。三叉神経痛のように，食事，洗顔などでの痛み発作の誘発はないが，痛みのある時期には飲酒により痛み発作が誘発される。若い男性に発症することが多い。

●原因および発症機序

明らかでないが片頭痛の1つのタイプとの考えもある。

MEMO ● 13　非定型顔面痛（atypical facial pain）

三叉神経痛と症状が明らかに異なり，原因，発症機序の明らかでない顔面痛に対して用いられる用語である。三叉神経痛の治療法は無効であり，治療が難しい例が多い。特徴として，①痛みが三叉神経領域に限らず，他の脳神経領域や頸神経領域に及ぶ，②両側性に及ぶことがある，③持続性の深部痛であることが多い，④痛みを誘発する要因がない，⑤薬物依存や神経症的な人や病的性格の人が多いことが挙げられる。

●治療

薬物治療として，発作時の痛みを止めるのには純酸素吸入，酒石酸エルゴタミン，スマトリプタン（5-HT受容体作動薬）の投与が有用である。痛みの発作の予防にはステロイド，リチウム，メチセルギド，Ca拮抗薬の投与が有用である。各種神経ブロック（翼口蓋神経節ブロック，各種三叉神経ブロック）が，発作時および痛みの発作予防に行われている。また通常眼窩下孔，眼窩上孔，上位後頭部などの圧痛部位への局所麻酔注射が痛みの発作時に有効なこともある。

4）緊張性頭痛

最も発生頻度の高い頭痛であり，片頭痛と対比するとその病状がはっきりとする。

●症状

緊張性頭痛では痛みは両側性に起こることが多く，非拍動性であり，痛みの程度は軽度から中等度であり，嘔気・嘔吐などの中枢神経症状はない。

●原因および発生機序

詳細は不明であるが，筋膜の痛覚感受性，頭蓋周囲の筋肉活動の異常，脳幹の抑制系の異常などが推察されている。

●治療

ストレス対策，運動療法，バイオフィードバック療法などの非薬物療法とNSAIDs，抗うつ薬などの薬物治療，痛い部位への局所注射，針治療などが有効である。

d CRPS（complex regional pain syndrome）

組織損傷に伴い痛みと皮膚の末梢循環障害や組織の萎縮を起こす疾患は，以前は交感神経活動が関与している痛みと考えられ，神経損傷に伴わない場合は交感神経性異栄養症（reflex sympathetic dystrophy：RSD），神経損傷に伴う場合にはカウザルギーと呼ばれていた。しかし，交感神経活動の関与しない例も多いことから，現在ではそれぞれCRPSタイプ1，タイプ2と呼ばれている。

●症状

骨折，捻挫，神経損傷などの組織損傷後にその部位を中心に，必ずしも1つの神経支配領域に限定しない痛みが起こり，その部位には，痛覚過敏，アロディニアなどの知覚異常を伴い，皮膚の蒼白，チアノーゼや赤色色調などの末梢循環障害や皮膚や骨の萎縮が起こる。これらの症候群は四肢の損傷で起こることが多く，損傷部位を越えて症状が拡がり，反対側および他の部位の四肢に拡がる場合もある。

●原因および発症機序

不明であるが，組織損傷により侵害受容系が異常興奮し，その結果，痛みの悪循環（p.365参照）を起こすとする説が臨床症状を説明するうえで分かりやすい。

●治療

積極的に神経ブロックや薬物治療により鎮痛し，早い時期からリハビリテーションを行い，機能障害を防ぐことが大切である。

e 幻痛（phantom pain）

四肢および他の部位で，切除した部位に感じる痛み。

●症状

切断直後に起こる場合から数カ月，数年後に起こる場合がある．痛みの程度は症例による差が大きい．四肢の切断，乳房の切断などでの報告があり，切断前に痛みがあった例で発生頻度が高い．痛みは持続的であったり，間欠的であったりする．初めの切断の周術期に積極的な鎮痛により痛みのない状態にすることにより，この痛みの発生を予防できる可能性がある．痛みは長期間続く場合が多いが，数年の寛解期がある場合もある．

●原因および発症機序

切断された神経およびさらに上位の神経系の異常興奮によると推察される．

●治療

刺激鎮痛法や抗痙攣薬，抗うつ薬などの投与が有効である．

f 中心痛（central pain）

中枢神経系の傷害によって起こる痛みである．脊髄，視床などの侵害受容性の伝導路が傷害された場合に起こる．

●症状

温覚，痛覚の障害領域に痛みが起こる．中枢神経障害の直後から起こる場合もあるが，多くは数週，数カ月および数年後に起こる．いろいろの痛みの性質があり，不快さを伴うことが多い．自発痛または誘発痛であり，軽い程度から非常に強い程度まである．

●原因および発症機序

障害された神経およびさらに上位の神経系の異常興奮によると推察される．

●治療

刺激鎮痛法や抗うつ薬，抗痙攣薬などの投与が有用である．

g 筋膜性痛み症候群（myofascial pain syndrome）

筋肉の凝りと表現される痛みである．

●症状

1つないしいくつかの筋肉に，主に肩，後頭部や腰部の筋肉に鈍い痛み（凝り）が起こる疾患である．痛みの部位には圧痛およびしこりがあり，トリガーポイント（p 370参照）を有することが多い．

●原因および発症機序

局所の損傷，使いすぎによる筋肉疲労，無理な姿勢，精神的ストレスなどにより，筋肉が過敏になって起こると考えられ，しこりは局所的な筋肉の収縮と考えられている．多くの人に見られる状態であり，慢性的に続く場合が多い．

●治療

針，局所注射，マッサージ，超音波などの刺激治療や筋肉を延ばすストレッチ体操も有用である．また姿勢が悪い例では，姿勢の矯正をする．また心理的要因が強い場合には，その治療を行う．

h ペインクリニックで取り扱う非疼痛疾患

1）末梢血管障害（閉塞性動脈硬化症，Buerger病）

これらの疾患では組織の虚血状態が起こり，痛みを伴うことが多い。交感神経ブロックまたは硬膜外ブロックにより末梢血流の改善および鎮痛が得られる。

最近，脊髄通電療法（p.372参照）による血流改善および鎮痛作用が注目されている。

2）顔面神経麻痺（Bell麻痺，Ramsay-Hunt症候群）

星状神経ブロックにより，顔面神経の栄養血管の血流改善により，麻痺の治癒効果が期待される。副腎皮質ホルモン，抗ウイルス薬などの薬物治療に併用する。

参考文献

1) Anatomic and physiologic basis of nociception and pain. The Management of Pain, Vol 1, Edited by Bonica JJ, Lea & Febiger, Philadelphia, 1990, p28
2) Textbook of Pain, Edited by Wall PD et al, Churchill Livingstone, Edinburgh, 1994
3) 横田敏勝: 臨床医のための痛みのメカニズム, 誠信書房, 東京, 1986
4) ペインクリニック―痛みの理解と治療―. 宮崎東洋編, 克誠堂出版, 東京, 1997
5) ペインクリニック―神経ブロック法―. 中崎和子ほか編, 医学書院, 東京, 1988

（長櫓　巧）

第30講 癌性疼痛の治療とターミナルケア

A. 癌性疼痛の治療

1 癌性疼痛の特徴

癌性疼痛は次のような特徴をもつ。
①いつ終わるか予測できない。
②次第に増悪することが多い。
③痛みを我慢しても何の利点もない。
④痛みに全精神力が奪われるようになり，生きることを無意味にする。

癌で死ぬ恐怖の1つはこの癌性疼痛であり，癌末期では約70％の患者が痛みを訴える。したがって，癌性疼痛と診断がつき次第，できるだけ早く取り除く必要がある。患者の中には，こんなに痛いのなら死んだ方がましだと訴える患者がいるが，これは早く死なせて欲しいと言っているのではなく，早く痛みを止めて欲しいと訴えているのである。これを間違えて，死期を早める治療を行ったり，時に筋弛緩薬やKClの静注といった安楽殺を試みる事件がマスコミで報道されているが，大きな誤解である。このような患者でも神経ブロックで痛みが劇的に消滅すると，癌の告知を受けていても「いままで家族に迷惑をかけてきたが，何とか身の周りのことは自分でしたい。明日からリハビリに行かせて欲しい」と希望を表明することさえある。

癌性疼痛では，侵害刺激の他に，抑うつ，不安，怒りが痛みを増強する因子として知られており，これらの因子を含めたtotal pain（図30-1）を取り除くように努力しなければならない。このため，侵害刺激による痛みをとるばかりでなく，他の因子に対応するスタッフも必要となる。実際，著者が以前に訪問したイギリスのホスピスでは，医師，看護婦（士），理学療法士，作業療法士，医療ソーシャルワーカー，チャプレンなどの宗教家，心理学者，ボランティアなどが協力して個々の患者に最適のケアができるように取り組んでいた。

2 癌性疼痛の治療法

癌性疼痛の治療は世界中どこでも行える必要があり，そのため薬物治療が主体となる。WHO（世界保健機関）が推奨する鎮痛薬の使用法は，
①経口的に（by mouth）

②時間を決めて規則正しく（by the clock）
③3段階疼痛治療法（図30-2）にそって効力の順に（by the ladder）
④患者ごとの個別的な量で（for the individual）
⑤そのうえで細かい配慮を（attention to detail）

の5点が挙げられている。このWHO方式癌性疼痛治療法で癌性疼痛患者の約90％は痛みがコントロールできる。

まず，癌性疼痛が長期間持続する痛みであると認識することが大切である。期間が限定されている術後痛では疼痛時に鎮痛薬を使用すればよく，痛みの減少に伴って鎮痛薬は中止できるが，癌性疼痛では期間が限定されていなくて痛みが増悪することが多いため，術後痛とは違った対応策が必要となる。

鎮痛薬は重篤な副作用の少ない非麻薬性鎮痛薬（アスピリン）から開始し，痛みが出る（薬が切れる）前に次回の薬を経口的に投与する。この方式では患者は痛みを感じることがなく，痛みの恐怖から逃れられる。また投与量も痛いときに投与する"頓用"よりかえって少なくて済む。投薬量・時間の設定の最初の目標は，痛みに妨げられない睡眠時間の増加で，次いで，安静時の痛みの消失が目標となる。ここまで達成できたら起立時や体動時の痛みの消失を目標とする。そうすることで24時間痛みがない状態を作ることができる。

第Ⅰ段階で使用するアスピリンは，発痛物質の1つであるプロスタグランジンの合成を阻害することで鎮痛作用を発現する。アスピリンには有効限界があり，一定量（1回1g）以上に内服量を増やしても鎮痛効果は増えず，副作用が増える。アスピリンで除痛が不十分な場合は，第Ⅱ段階として弱作用性麻薬のコデインを加える。麻薬は内因性疼痛抑制系

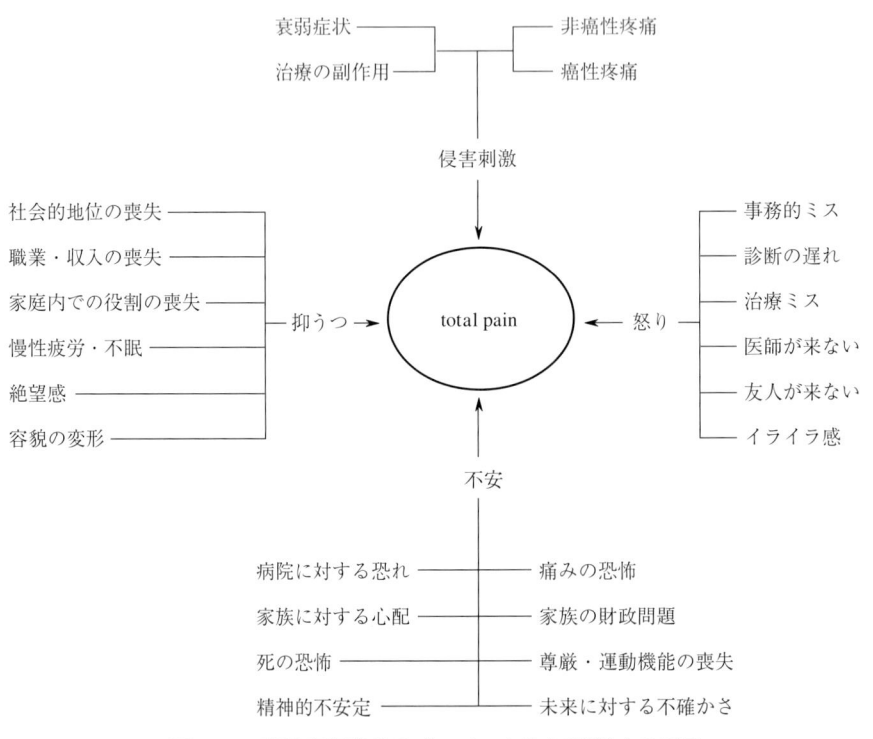

図30-1 癌性疼痛患者の"total pain"に影響する因子

を賦活することで鎮痛作用を発現する。したがって，アスピリンとコデインは作用機序が異なるため併用した方が鎮痛効果が増す（dual block）。しかし，コデインにも有効限界（1回130 mg）（p.373「MEMO 9」参照）がある。コデインを併用しても除痛効果が不十分な場合はコデインを強作用性麻薬のモルヒネに変更する（第Ⅲ段階）。経口投与時のモルヒネの鎮痛効果はコデインの6倍であるので，この値を考慮してモルヒネの投与量を決める。モルヒネは有効限界がないので，使用量を増やすほど鎮痛効果も増える。だたし，呼吸抑制などの副作用があるので，使用量は徐々に増やすようにする。そうすれば，呼吸抑制には耐性ができて心配はない。

　塩酸モルヒネ錠は1錠10 mgで，年齢や体重を考慮して5～10 mgを4時間ごとに投与することから始め，痛みが取れるまで徐々に投与量を上げていく。就眠前は1回量の1.5～2倍量のモルヒネを投与して，夜間には追加しないのが基本である。

　モルヒネの主な副作用として，投与初期に嘔気・嘔吐，眩暈，不安定感，錯乱が見られるが，これらは投与量の減量か対症療法（中枢性制吐薬など）で対処できる。また，これらの症状には徐々に耐性ができる。一方，便秘は耐性ができないので緩下薬の投与はモルヒネ服用中ずっと必要である。

　投与量は患者によって異なるが，1日の至適量が決まれば，長時間作用性のモルヒネ製剤（MSコンチン®，カディアン®）の1日1～4回の投与に変更する。

　まれにモルヒネ使用で，対処が困難な嘔気・嘔吐，過度の鎮静，精神症状やヒスタミン遊離による症状（かゆみ，気管支痙攣）が出現し，モルヒネによる治療ができない場合がある。これはモルヒネ不耐症と呼ばれているが，このような例では，他のオピオイド（ペチジン，ブプレノルフィン，フェンタニル）を試みるか，神経ブロックを主体にした治療を行う。

　長期にわたるモルヒネの使用では精神的依存が心配されたが，内服した場合は通常血液中に約1/3しか吸収されず，鎮痛効果が出るぎりぎりのところに血中濃度がおかれるため，精神的依存は生じない。一方，筋注などでは血中濃度が余分に上昇して多幸感が生じるため，痛みがないのに気持ちが良くなるからと注射を求める患者が出てくる。したがって，モルヒネ製剤はできる限り内服とする。経口投与ができなくなったら，坐剤（アンペック®）

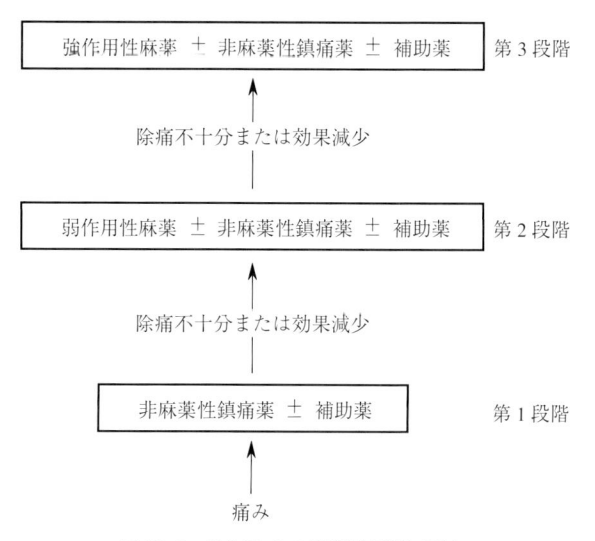

```
┌─────────────────────────────────┐
│  強作用性麻薬 ± 非麻薬性鎮痛薬 ± 補助薬  │  第3段階
└─────────────────────────────────┘
              ↑
        除痛不十分または効果減少
              │
┌─────────────────────────────────┐
│  弱作用性麻薬 ± 非麻薬性鎮痛薬 ± 補助薬  │  第2段階
└─────────────────────────────────┘
              ↑
        除痛不十分または効果減少
              │
    ┌─────────────────────┐
    │  非麻薬性鎮痛薬 ± 補助薬  │          第1段階
    └─────────────────────┘
              ↑
            痛み
```

図30-2　WHOの3段階疼痛治療法

表30-1　WHO癌性疼痛治療暫定指針における基本薬リスト

種類	代表薬	代替薬
非麻薬性鎮痛薬	アスピリン	アセトアミノフェン
弱作用性麻薬	コデイン	
強作用性麻薬	モルヒネ	
補助薬		
抗痙攣薬	カルバマゼピン	フェニトイン
神経弛緩薬	プロクロルペラジン	クロルプロマジン
	ハロペリドール	
抗不安薬	ジアゼパム	
	ハイドロキシジン	
抗うつ薬	アミトリプチリン	
ステロイド	プレドニゾロン	デキサメサゾン

（本邦で使用できる薬剤のみを掲載）

の使用や持続的皮下または静脈内投与を考慮する。

　モルヒネを使用すると死期が早まると言われているが，専門医の指示通り内服する場合まったくその心配はない。癌性疼痛でモルヒネを使用し初めてから5年8カ月生存した患者の報告がある。このことを，モルヒネの使用を始める前に家族によく説明しておかないといけない。

　癌性疼痛の治療では鎮痛補助薬（表30-1）の使用も重要である。不眠時には精神安定薬の投与を考慮する。著者はよくヒルナミン™（10～25 mgから開始し適宜増減）を処方する。中枢神経系の腫瘍による痛みには，ステロイド薬が効果的である。三環系抗うつ薬や抗痙攣薬は神経障害による痛み（ニューロパシックペイン）を合併した場合に有効である。不安が強い場合はジアゼパムなどの抗不安薬も併用する。これらの補助薬の併用で，モルヒネの単独使用時より優れた鎮痛効果が得られ，モルヒネの副作用の軽減が図れる。

　適応があれば，痛覚の伝導を半永久的に遮断する神経破壊術（ガッセル神経節アルコールブロック，腹腔神経叢アルコールブロック，くも膜下フェノールブロック，経皮的コルドトミー）を行う。これで十分な鎮痛効果が得られたら，モルヒネを漸減する。

B. ターミナルケア

はじめに

　癌のターミナルステージとは，あらゆる集学的治療を行っても治癒に導くことができず，むしろ積極的な治療が患者にとって不適切と考えられ，通常，生命予後が6カ月以内と考えられる状態である。この間の症状緩和を図るケアをターミナルケアと呼ぶ。著者の施設では，末期癌患者が入院後死亡するまでの平均期間は約2カ月半だった。この人生最後のわずかな期間をどのように過ごすかは特別な意味を持つ。

1 緩和ケア

　イギリスではターミナルケアよりもpalliative care（緩和ケア）という言葉がよく使われている。WHOが提唱する緩和ケアとは
　①生きることを尊重し，誰にも例外なく訪れることとして死に行くことに敬意を払う。
　②死を早めることにも，死を遅らせることにも手を貸さない。
　③痛みのコントロールと同時に，痛み以外の苦しい症状のコントロールを行う。
　④心理面のケアや霊的な面のケアも行う。
　⑤死が訪れるまで患者が積極的に生きていけるよう支援する。
　⑥患者が病気に苦しんでいる間も，患者と死別した後も，家族の苦難への対処を支援する体制をとる。
の6項目が挙げられている。

　このように，緩和ケアは死を早める安楽死とは概念が異なる。また，最愛の人を亡くした遺族の悲しみは半年から1年続くと言われている。この間をうまく乗りきれないと遺族が悲嘆のあまり病気になってしまうことがある。仏教徒は，親族が49日の法要や1周忌に集まって故人の遺徳を偲ぶが，仏教国でないイギリスではボランティアが訪問して遺族の精神的な癒しを行っている。遺族への対応は現在の日本の医療体制ではほとんどなされておらず，今後の課題といえる。

2 緩和ケアの評価

　緩和ケアの達成度として，患者のQOL（quality of life）の向上度が挙げられている。施設によっていろいろの指標があり，例えば，患者の症状（痛みや嘔吐など），活動状況，気分，不安感，全般状態などを数値に置き換えて経時的に測定し評価する。これは，入院後のケアの良し悪しを知り，さらにその後のケアの方向を決める資料にもなる。QOLの向上が得られれば，患者は満足感から安らかな死を迎えられる。一方，多くの死に直面して燃えつき症候群に陥りやすいスタッフは，この評価が向上することによりやりがいを見出し，元気づけられることになる。
　Sheila Cassidyは，癌による良い死とは，患者，家族と医療従事者間の意志の疎通がはかられ，互いに恐怖や悲しみ，喜びを分かち合い，誤解が消え，愛で結ばれた人間関係が

確認され，家族に「さようなら」ということができる死，としている。一方，悪い死は，家族や医療従事者がうろたえ患者に何も情報を与えないため，患者は恐怖心，怒り，絶望感などの情動面の苦悩を増大させ，置き去りにされた状態で迎える死のことで，"沈黙の陰謀"と呼ばれている。私達は誰にでも必ず来る死をできるだけ良い死として迎えさせてあげたいと考えている。Cassidyのいう良い死には癌の告知が前提となる。

3 癌の告知

a 利点と欠点

癌の告知はターミナルケアにおいては特に重要な意味を持つ。例えば薬物治療で抑えきれないような痛みに対して神経破壊術を適応する際には，合併症（感覚障害，運動麻痺，以前と異なった痛み）を起こすこともあるため，患者に十分な説明をしなければいけない。その際，患者が癌の告知を受けていれば，同意が得られやすいが，告知されていなければ，同意を得ることは困難である。しかし，告知には欠点もある。癌告知の利点と欠点を挙げてみると，利点としては，患者の知る権利が満たされる，治療に積極的に参加できる，身辺整理が可能になる，残りの人生を有意義に過ごすことができる，が挙げられる。欠点としては，死の恐怖，闘病意欲の喪失，絶望による自殺，末期癌の激痛に対する恐怖，が挙げられる。患者に対して癌の告知をするかどうかに関しては，著者個人は原則的にこうすべきというのではなく，各患者において利点，欠点を天秤に掛けて，どちらがより大きいかを十分評価して決めるべきであると考えている。

b 各国の告知率と厚生省の見解

癌の告知率をみると，米国ではほとんど100％で，これは医療訴訟を避けるため理解力のある患者には原則的に告知をするためで，小児でも6歳以上には告知を行っている。イギリスでは告知率は約60％で基本的に希望者にのみ告知をしている。日本では癌の告知率は最近上昇してきて約30％になったと言われている。しかし，毎日新聞社が行った癌の告知に関するアンケート調査では，治る見込みのないときにどうするか，という問いに対し，一般市民の59％が知らせてほしいと答えているが，医師の76％が知らせるべきではないと答えており，両者間に大きな隔たりが見られる。

1991年に著者が愛媛大学医学部の教官と大学院生および附属病院の医師と看護婦（士）に対して実施したアンケート調査では，治る見込みのない場合に自分は病名を知りたいとの答えが79.5％であり，一般市民より高くなっていた。しかし，父親に治る見込みのない癌が発見された場合，告知希望率は23.2％に低下した。その理由は告知後のケアに自信がないからが多かった。ここに告知の難しさが存在するが，告知後のケアについては，告知先進国から学ぶこともできる。また，九州がんセンターの調査では，告知を受けた患者の90.7％は告知されて良かったと感じていると報告されている。医学の進歩で癌の治癒率が向上してきて，5年生存率は60％を超えたと報じられている。告知に対し，もっと前向きに取り組んでよい時期に来ているのではないかと著者は考えている。

厚生省は末期癌患者に告知をする際に考慮すべき点として，①告知の目的がはっきりしている，②患者・家族に受容能力がある，③医療従事者と患者・家族との関係が良い，④告知後の患者の精神的ケア，支援ができる，の4項目を挙げている。

c 告知後の精神状態

約200名の末期癌患者に面接した精神科医のKubler-Rossは，癌患者の告知後の心理状態を分析して，①否認，②怒り，③取り引き，④抑うつ，⑤受容，の5つの段階がほぼ共通に見られることを報告した。患者は自分が死ななければならないという事実を否定し誤診だと思って他の医師に診察を受ける。そして同じ病名を告げられると，信じざるを得なくなる。そこで，怒りが生じてくる。「なぜ自分がこんなやっかいな病気にならないといけないのか？ 何も悪いことはしてないのに」と考える。取り引きというのは，例えば娘の結婚式が2カ月後にあるとすると，それまで何とか今のままで持たせて欲しい。そして，式に出たい。式が終われば急に悪くなってもかまいません」と神様と取り引きをすることである。抑うつは，気分が落ち込み病室を訪ねて質問をしても，背を向けて返事をしてくれないような状態である。これを乗り切ると，自分の人生やるだけのことはやったと思うことができるようになる。これが受容である。この各段階を見極めて医療従事者は対応の仕方を考えるべきである。一方，わが国で積極的に癌の告知を行っている村上は，日本人の癌告知後の心理状態として，1週間以内に精神的ショックから立ち直った患者が46.2％，1週間以上精神的ショックが持続したが死亡までに回復した患者が50％で，3.8％が不安のまま死亡したと報告している。不安のまま死亡する3.8％の患者をどう支援していくかが今後の問題となる。

　村上は癌告知の成否の科学的評価として，
　①告知をした目的（財産分与やライフワークの完成など）が達せられたか？
　②死の受容ができたか？
を挙げ，死亡するまでに84.6％が死の受容ができたと報告している。ここでも死の受容ができなかった患者が問題となる。日本人は元来死について考えるのが苦手な人種と言われているが，自覚を持って自己と他者の死について考える死への準備教育の普及が必要となる。

4 ホスピスと緩和ケア病棟

　イギリスではホスピスで緩和ケアを行っており，イギリス全土で約600のホスピスがあると言われている。国営のホスピスの入院費は無料である。日本ではターミナルケアを行う施設を緩和ケア病棟と称している。これは，主として末期の悪性腫瘍の患者を入院させ，緩和ケアを行う病棟として都道府県知事に届出が行われたもので，年々増加し，2001年9月1日現在89施設で1,693床ある。入院費は一日につき38,000円で，従来のでき高払いと異なって定額方式である。緩和ケア病棟と認められてなくても，後述する"HOSPICE mind"を持って患者に接することはできる。

　ホスピスのモットーとして，1967年に聖クリストファーホスピスを創設したCicely Saundersは"Being there"を唱えている。ここでいうthereとは患者のベッドサイドのことであり，できるだけ患者の側にいることの重要性が強調されている。

　日本のターミナルケアのパイオニアとして知られる柏木は，HOSPICE mindとして，
　<u>H</u>ospitality：温かいもてなし
　<u>O</u>rganized Care：組織だったケア
　<u>S</u>ymptoms Control：症状のコントロール

Psychological Support：精神的支援
Individuality：個性に応じたケア
Communication：相互理解
Education：一般市民の啓蒙

を挙げている。これは覚えやすくするために各単語の頭文字を上から順に並べると，HOSPICEとなるように工夫されている。このように，QOLの向上も大切であるが，個々の患者のニーズを満たす工夫も要求される。

5 精神的ケア

厚生省の癌末期医療に関するケアのマニュアルには，末期癌患者の精神的ケアとして，
①患者のそばに座り，話をよく聞く。
②感情に焦点をあてる。
③安易な励ましを避ける。
④理解的態度で接する。
⑤共に闘うことを患者に知らせる。
⑥症状の変化に対する布石をする。
⑦患者に質問の機会を与える。
⑧希望を与える。
⑨向精神薬の投与も考慮する。
⑩スキンシップも重要である。

が挙げられている。要するに一度自分が患者になってベッドに寝ているところを想像してみるとよい。そうすれば患者の悩みが少しは理解できるだろう。医療従事者は患者とともに困難な病気と闘う良きパートナーとして，患者とともに考え，解決可能な悩みを順次解決していくことが求められている。

また，Buckmanは彼の著書「死にゆく人と何を話すか」の中で，末期癌患者から話を上手に聴くテクニックとして，トレーニングを受けていないボランティアに対して，うなずくこと，「分かりました」，「もっと話して下さい」と言うこと以外には何もしないように依頼した実験の結果を紹介している。後で医師が訪ねていき，今日のボランティアさんはどうでしたか？　と患者の感想を聞いて回ると，患者は「今日はとても気分が良い」とか，「次もまたあの人に来てもらいたい」といった答えが得られたという。これは，私達医療従事者が患者から質問を受けたとき，すぐに医学的知識を口に出して「それはこうですよ」を話してしまうことへの戒めにもなる。患者はいろいろと質問したいし話しもしておきたい。しかし，医療従事者は忙しくて一人の患者に十分な時間をとることができない。ここに，ボランティアの力が必要になり，また生かされる場所がある。しかし，残念ながら日本ではボランティアを導入している病院がまだ少ししかない。

6 DNRとリビング・ウィル

DNR（do not resuscitate order）とは，「呼吸や心臓が止まったときに蘇生術をしない」という申し合わせである。末期癌患者はいろいろな喪失体験を経て死に至る。喪失体験とは，動いたり，食事をしたり，排泄行為をしたりといった健康なときには何気なくできていた

ことが，病気の進行につれてだんだんとできなくなることである。それゆえ，大抵の患者は自分の死期が分かるといわれている。排泄行為は羞恥心を伴うので，排泄行為ができなくなると個室を提供するように配慮する。DNRについては，患者自身の命に関することなので，法的には患者のベッドサイドに行って，「あなたの呼吸や心臓が間もなく止まると思われますが，蘇生術を実施しなくてもよろしいでしょうか？」と本人の了承を求めないといけない。しかし，これは実際には困難である。私達は患者の死期が近づくと家族を呼んで，「今日，明日中の命でしょう。会わせたい人がいたら，連絡をして下さい。心臓や呼吸が止まった際に蘇生術をしても死亡時期を30分から1時間遅らせるだけのことですので，しない方がよいと思うのですが，それでよろしいでしょうか？」と家族の了承を求めている。現時点までこの方法で問題になったことはないが，将来的には見直しが必要になるかも知れない。

リビング・ウィルは"尊厳死の宣言書"と訳され，患者側からの延命措置拒否宣言である。日本尊厳死協会に入会するとリビング・ウィルが送られてきて，これに署名捺印して手続きをする。"事前意思"とも言われている。医師はできるだけその意思を尊重すべきである。日本医師会もリビング・ウィルをできるだけ尊重しましょうとの見解を示している。新聞報道によれば，富山医科薬科大学と平田市立病院がこれを正式に認めている。しかし，これに従わなかった場合にも法的な罰則はない。医師の中には患者の命を1分1秒でも永らえさせるのがその使命だと考えている者も少なくない。これは哲学の問題であり，他人に自分の考えを押しつけるべきものではない。患者が自分と違う考えをもっている場合，「私にはそれはできないので，他の病院に移ってもいいですよ」といえる心の広さは欲しいものである。この場合の問題となるのは，どこまでの治療を延命措置と考えるかということである。経静脈栄養も延命措置の一つであり，厳密な線引きは難しいが，この問題は患者・家族とよく話し合いをしないといけない。

おわりに

医学の進歩などで日本が世界一の長寿国になったことは喜ばしいことだが，死の準備をしないままで暮らしていると，「いつかいく道とはかねて聞きしかどきのうけふとは思わざりしを」ということになって，準備不足を嘆きながら死を迎えなければならなくなる。また，日本人は横並び意識が強く，幼少時よりあまり自己主張をしないで生活する傾向があり，自分の人生の節目になる進学や就職の際にも，家族や先輩の勧めに従うことが多いように見受けられる。このようにして熟年になり，人生の最後を迎えるに当たって，自分で考えて明確な意思表示をすることは大変難しいと考えられる。したがって，若いうちから，物事を決める際には，多くの人に相談はするが，最終的には自分で決めて，たとえその結果が悪くても自分で責任を持つようにし，周囲の大人達もそれを認めてやるような社会へ変わってこないと，リビング・ウィルが日本に根付くことはないだろう。自分の死について考えるのは大変難しいが，死にゆく患者は残される私達に対して，自分の死について考える良い機会を与えてくれているように感じられる。病院死が増えて，他人の死を見ることが少ない一般市民も一年に一度くらいは自分の死について考える日（例えば誕生日の翌日）を設けてみるのもよいだろう。これが，死への準備教育の第一歩となる。

参考文献

1) 木村重雄, 新井達潤: 癌性疼痛の治療 第1編 癌性疼痛. 愛媛医学 6: 584-590, 1987
2) 木村重雄, 新井達潤: 癌性疼痛の治療 第2編 癌性疼痛の治療法. 愛媛医学 7: 83-88, 1988
3) Sheila Cassidy: ホスピスにおける死の管理. 癌患者と対症療法 2: 46-57, 1990
4) E.Kubler-Ross 著, 川口正吉訳: 死ぬ瞬間 死にゆく人々との対話, 読売新聞社, 東京, 1971, pp 65-156
5) 村上國男: 病名告知とQOL. 患者家族と医療職のためのガイドブック, メヂカルフレンド社, 東京, 1990, pp 60-97
6) Robert Buckman 著, 上竹正躬訳: 死にゆく人と何を話すか, メヂカルフレンド社, 東京, 1990, pp19-20

(木村重雄・長櫓　巧)

和文索引

【あ】

悪性高熱症　48
亜酸化窒素　24, 52, 262
アスピリン　16, 384, 385
アセチルコリン　69, 70, 139, 363
アセチルコリンエステラーゼ　137, 140
アセチルコリンの放出　70
アセチルコリン受容体　69, 70
圧外傷　330
圧調整弁　26
アドレナリン　142
アドレナリン作動性　139
アドレナリン作動性効果遮断薬　145
アドレナリン作動性伝達　140
アトロピン　21, 140, 141, 160, 178, 179, 214
アナフィラキシー反応　159
油/ガス分配係数　49
アミオダロン　216
アミトリプチリン　375
アミド型局所麻酔薬　152, 157, 159
アミド結合　151
アミノグリコシド系　92
アミノ酸　360
アムリノン　148, 213
アメリカ心臓協会　187
アルコール　371
アルプラゾラム　376
アレルギー　12
アレルギー反応　152
アロディニア　363, 365, 376, 380
安全な麻酔のためのモニター指針　97
アンモニアの生成　351
安楽死　387

【い】

イオントフォレーシス　377, 378
意識　8
意識下挿管　84
移植片対宿主病　131
イソフルラン　50
イソプレナリン　143
イソプロテレノール　143
Ⅰ型肺細胞　273
一次間隙　69
1次救命処置　188
一次侵害受容性ニューロン　360
1秒率　13
1秒量　13

痛みの悪循環　365
痛みの中枢　362
痛みの調節機構　362
痛みの調節系　364
痛みの定義　359
痛みの評価法　367
痛みの分類　365
痛みの抑制　362
痛みの抑制機構　370
異物除去の手順　194
一方向弁　29
一回換気量　98
一酸化炭素ヘモグロビン　13
一酸化窒素　150, 263
イミダゾール基　349

【う】

ウィーニング　334
ウィリス環　295
ウイルス感染　131
浮子　26
運動負荷心電図　243
運動誘発電位　113

【え】

エーテル　1, 4
エーテル構造　45
腋窩アプローチ　170
液体酸素　24
エステル型局所麻酔薬　152, 157, 159, 161
エステル結合　151
エチゾラム　376
エチルフェニレフリン　178
エバポレータ方式　24
エピネフリン　142, 155, 159, 160, 165, 175, 184, 212
エピネフリン添加　155, 159, 168
エフェドリン　144, 178
塩基　345
エンケファリン　363
塩酸塩　153
エンドトキシン吸着　344
エンフルラン　49

【お】

横隔神経　174
横隔神経ブロック　168
横隔神経麻痺　169
黄靱帯　173

オピエイト　59
オピオイド　59, 363, 370
オピオイドペプチド　363
オピオイド受容体　363, 373
オピオイド受容体作動薬　59
オピオイド鎮痛　373
オピオイド鎮痛薬　59, 374

【か】

開胸式心肺蘇生法　207
回復体位　191
解剖学的死腔量　274
解離恒数　153
解離性麻酔薬　62
解離定数　345
カウザルギー　380
拡散　338
拡散障害　280
拡散性低酸素症　42, 53
覚醒　42
下行性のニューロン　363
ガスアウトレット　25
ガスの粘性　26
ガス流量計　26
下腸間膜動脈神経叢ブロック　371
活性化凝固時間　15, 17
活性化部分トロンボプラスチン時間　15, 16
活性炭　343
ガッセル神経節アルコールブロック　386
カテコラミン　371
カニスタ　28, 31
カフェイン　148
カプサイシン　376, 377
カプラー方式　25
カラードプラー法　109
カルシウム　215, 222
カルシウム拮抗薬　149, 215
カルシトニン　121
カルバマゼピン　375, 378
カルバミノCO_2　276, 278
カルバミノ結合　349
カルボキシヘモグロビン　99
冠灌流圧　234, 256
換気　273
換気血流比不均等　280
肝機能　15
冠血管抵抗　235
間欠的強制換気　330

和文索引

肝血流モニター　115
還元ヘモグロビン　99
感作　359, 363
肝障害患者の麻酔　287
癌性疼痛　372, 374, 383, 384
間接血圧　102
間接作用　144
冠動脈拡張作用　50
冠動脈盗血現象　238
冠動脈バイパス術の麻酔　243
癌の告知　388, 389
感冒　283
ガンマアミノ酪酸　363
関連痛　367
緩和ケア　387
緩和ケア病棟　389

【き】

既往歴　12
気化器　27
気化熱　27
気管支平滑筋拡張作用　143
気管支喘息　284
気管支喘息患者の麻酔　284
気管切開　195
気管挿管　84, 195
気管チューブ　32
気管内投与　156
気胸　169
偽コリンエステラーゼ　140
希釈式自己血輸血　134
基準最高用量　159
気絶心筋　244
喫煙　283
拮抗性鎮痛薬　177
気道異物の除去　192
気道確保　191
機能的残気量　281
気泡型　27
偽薬　362
吸収　156
急性間欠性ポルフィリア　21
急性間欠性ポルフィリン症　57
急性隅角緑内障　141
急性痛　366, 374
吸入麻酔薬　43, 262, 263
救命治療の連携　188
救命治療法　187
救命治療法のクラス分け　188
旧約聖書　2
仰臥位低血圧症候群　309
強酸　345
狭心症　149
強心昇圧薬　212
強心配糖体　146

強制呼吸　29
胸部圧迫法　194
胸ポンプ説　201
虚血性心疾患の麻酔　233
極上単一電気刺激　73
局所注射　381
局所麻酔法　163, 165
局所麻酔薬　151, 153, 154, 155, 156, 159, 160, 163, 370
局所麻酔薬中毒　157, 184
局所麻酔薬濃度　156
局所麻酔薬の全身投与　375
筋萎縮性側索硬化症　292
禁煙　13
緊急冠動脈バイパス術の麻酔　249
緊急コール　190
筋ジストロフィー　291
筋弛緩　9
筋弛緩薬の適応　68
筋収縮力のフェード　76
緊張型頭痛　380
禁断症状　374
筋皮神経　170, 171
筋膜鞘　167
筋膜性痛み症候群　370, 381

【く】

グアネシジン　377
空気塞栓症　301
駆出率　237, 244
口-口 (mouth to mouth) 人工呼吸　196
口-鼻 (mouth to nose) 人工呼吸　196
口マスク法　87
くも膜下フェノールブロック　386
くも膜下ブロック　168
くも膜下腔　172
くも膜下腔ブロック　172
くも膜下微量モルヒネ　94
グラム濃度　117
グリコピロレイト　21
グリセオール　126
グルタミン酸　360
クレアチニンクリアランス　15
クロナゼパム　376
クロニジン　140
クロルプロマジン　376
クロロホルム　6
群発頭痛　379

【け】

経口エアウェイ　195
経口摂取制限　164
経口投与　385
経食道心エコー　240
経食道心エコー法　108

経皮的コルドトミー　372, 386
経皮的電気神経刺激　364, 372
経鼻エアウェイ　195
痙攣　158, 159
ゲートコントロール説　360, 362
ケタミン　62, 262, 263, 376
血液液状保存法　132
血液ガス分析　100
血液/ガス分配係数　37
血液吸着　343
血液透析　338
血液内緩衝系　347
血液保存液　127
血液溶解度　37
血管拡張薬　149, 263
血管拡張療法　259
血管収縮薬　155
血胸　169
血漿吸着　343, 344
血漿交換　342
血漿コリンエステラーゼ　157
血小板減少症　16
血小板無力症　16
血漿溶存酸素量　276
血中フッ素イオン濃度　50
減圧弁　26
眩暈　385
限外濾過　338
限外濾過率　338
減衰現象　76
幻痛　381

【こ】

5-HT　374, 379
5-HT受容体作動薬　379
5％糖液　126
高圧ガス取締法　25
抗ウイルス薬　378, 382
抗うつ薬　370, 374, 378, 380, 381
交感神経系　137
交感神経障害　366
交感神経性異栄養症　380
交感神経節ブロック　371
交感神経ブロック　370, 377, 382
抗凝固薬　337
抗狭心症薬　149
抗痙攣薬　370, 375, 378, 381, 386
交差適合試験　130
広作動域ニューロン　360, 364
甲状腺　293
甲状腺C細胞　121
抗精神病薬　376
拘束性換気障害　13
拘束性障害　282
高比重液　173, 176

抗不安薬　386
後負荷　235
抗不整脈薬　148
興奮性アミノ酸　222
興奮性後シナプス電位　137
硬膜外腔　180
硬膜外血腫　180
硬膜外膿瘍　184
硬膜外ブロック　156, 168, 371, 382
硬膜外麻酔　163, 164, 172, 180
硬膜外モルヒネ　94
硬膜下血腫　179
硬膜穿刺　182
抗ムスカリン薬　141
膠様質　360
抗利尿ホルモン　119
誤嚥　164
誤嚥性肺炎　20
コカイン　151, 160, 165
呼気終末炭酸ガス濃度　100
呼気終末陽圧　331
呼吸系モニター　98
呼吸障害　91
呼吸数　98
呼吸停止　175
呼吸バッグ　28, 30
呼吸抑制　175, 178, 374
コデイン　373, 384, 385
コリン作動性　137
コリン作動性受容体　139
混合静脈血酸素飽和度　106
混合性換気障害　13
コンパウンドA　31
コンビチューブ　90, 195

【さ】

細菌フィルター　182
再梗塞の頻度　237
最小肺胞濃度　4, 41
再進入　149
細胞外液　118
細胞内液　118
催眠術　362
酢酸リンゲル液　126
錯乱　385
鎖骨下アプローチ　170
鎖骨下部アプローチ　171
鎖骨上アプローチ　168
左室拡張終期圧　234
左室駆出率　111
左室内径短縮率　111
殺虫剤　74
サブスタンス-P　360
作用機序　153
サリン　74

サルブタモール　145
酸　345
酸塩基障害の診断　354
酸塩基平衡の測定　353
酸化ヘモグロビン　99
産科麻酔の特殊性　303
三環系抗うつ薬　386
3級アミン　151
三叉神経痛　370, 375, 378
三叉神経ブロック　371, 379, 380
Ⅲ-3方式　17
酸素　211
酸素運搬能　122
酸素解離曲線　277
酸素含量　276
酸素供給（心筋）　233
酸素需給バランス　235
酸素中毒　331
酸素フラッシュ　26
酸素フラッシュシステム　31
3段階疼痛治療法　384

【し】

ジアゼパム　21, 57, 159
視覚的アナログスケール　367
視覚誘発電位　112
自家血　128
自家血パッチ療法　179
子癇　310
ジギタリス　146
子宮収縮薬　308
死腔　29
死腔様効果　280
軸索反射　360
シクロオキシゲナーゼ　373
刺激鎮痛法　370, 372, 381
自己血　128
自己血輸血　132
自己調節機構　295
視床　362
持続気道陽圧　332
持続血液濾過　340
持続血液濾過透析　340
持続脊椎麻酔　180
ジソピラミド　149
シナプス間隙　69
ジフェニルヒダントイン　158, 375, 378
ジブカイン　152, 157, 161, 175
脂肪族炭化水素　44
斜角筋間アプローチ　168
弱酸　345
シャント　264, 280
シャント様効果　280
シャント率　281
宗教　2

重症筋無力症　65, 291
重炭酸緩衝系　348
重炭酸ナトリウム　214
重炭酸の再吸収　350
酒石酸エルゴタミン　379, 380
出血時間　16
術後管理　91
術後鎮痛　163, 185
術後痛　93
術後の高血圧　242
術後の興奮　92
術後の低血圧　91
術前の肝機能評価　287
術前検査　164
術前診察　11, 164
術前肺機能検査　282
術前評価　269
術中覚醒　63
術中心筋虚血　110
術中輸血　127
受容体　137
循環のサイン　189
純酸素吸入　380
上下腹神経叢ブロック　371
笑気　52
蒸気圧　4, 41
脂溶性　153
小児　261
小児薬用量　317
静脈内局所麻酔法　185
静脈内区域麻酔　185
静脈内投与　156
食道閉鎖式エアウェイ　195
除細動法　208
徐脈　160, 174, 178
自律神経系　137
自律神経反射亢進　17
ジルチアゼム　149
侵害刺激　359
侵害受容器　359, 363
侵害受容性の痛み　365, 370
侵害受容性入力の上行性　361
侵害受容性入力の伝達機構　359
腎機能　15
腎機能検査　289
心筋の酸素需給バランス　257
心筋虚血のモニター　239
心筋抑制作用　158
神経因性の痛み　365, 370, 374
神経学的後遺症　180
神経学的評価　226
神経筋遮断薬の拮抗　74
神経筋接合部　65, 69
神経血管減荷術　379
神経刺激装置　166, 170

神経傷害　160
神経節遮断薬　141
神経破壊術　386
神経破壊薬　371
神経ブロック　369, 370, 378, 380
神経ペプチド　360
腎血流モニター　116
人工呼吸　179, 328
人工呼吸器　327
人工心肺　207
心室細動　158, 189
心室充満圧　258
心室中隔欠損症　265
心室頻拍　158
腎障害患者の麻酔　289
心静止　189
新生児・乳児の生理学的・解剖学的特徴　313
新鮮血　128
新鮮凍結血漿　129
身体的依存　374
心停止　158, 174, 178
心停止の診断　189
心電図　100
浸透圧　118
浸透圧輸液　126
心肺蘇生に用いられる薬剤　211
深部痛　366
心ポンプ説　201
シンメルブッシュ　26, 43
心理テスト　369

【す】

スコポラミン　21, 141
スタニング　244
スティール現象　51
ステロイド　380
ステロイドカバー　19
ストイシズム　3
ストレス蛋白　223
ストレッチ体操　381
スパイロメトリー　13
スマトリプタン　379, 380
スワン・ガンツカテーテル　105, 106
水素イオン　346
水滴法　182
水痘・帯状疱疹ウイルス　378
水分出納　122
錐体外路症状　61, 376
随伴症状　379
頭痛　179

【せ】

星状神経節ブロック　371
星状神経ブロック　382

精神・心理学的療法　377
精神・心理療法　370
精神的依存　374, 385
精神的ケア　390
正中法　173, 181
成分輸血　128
生理学的死腔量　274
生理食塩液　125
世界保健機関　383
セカンドガス効果　41, 53
せきCPR　203
脊髄　172
脊髄外傷　292
脊髄くも膜下麻酔　172
脊髄視床路　361
脊髄損傷　168, 184
脊髄通電療法　382
脊髄・脳通電　372
脊髄の後角　363
脊髄網様体路　361
脊髄誘発電位　113, 298
脊椎　172
脊椎の生理的彎曲　172
脊椎麻酔　155, 163, 164, 172, 173
脊椎麻酔後頭痛　179
赤血球MAP　129
セボフルラン　51
セロトニン　359, 363, 374, 379
セロトニン拮抗薬　379
全圧　37
前胸部叩打法　208
全血製剤　128
先行鎮痛　94
前斜角筋　167
洗浄赤血球　129
全静脈麻酔　63
全身麻酔法　165
全脊椎麻酔　184
喘息　21
前側索　372
選択的脆弱性　222
前兆　379
先天性心疾患　261
前投薬　19, 164, 269
前負荷　235, 258

【そ】

増血剤　135
ソーダライム　31
総動脈幹症　268
僧帽弁狭窄症　255
僧帽弁閉鎖不全症　255
促進機構　362
組織毒性　160
蘇生後脳症　222

ソテレノール　145
ソマトスタチン　360
尊厳死　391

【た】

ターミナルケア　383, 387
体温　116
体温管理　324
体外循環　271
耐性　374, 385
体性感覚野　362
体性感覚誘発電位　112
代謝　157
代謝水　122
帯状疱疹　378
帯状疱疹後神経痛　378
帯状疱疹性神経痛　378
胎児ヘモグロビン　276
大動脈縮窄症　267
大動脈弁狭窄症　253
大動脈弁閉鎖不全症　254
大脳動脈輪　295
体部位局在性　361
代用血漿製剤　127
大量オピオイド麻酔　245
大量フェンタニル麻酔　60
大量モルヒネ麻酔　59, 245
大量輸血　131
多角的アプローチ　377
多幸感　385
脱神経　366
脱神経性過敏　17
脱分極性　72
多発性硬化症　378
ダブルバースト刺激　76
ダブルルーメンカテーテル　337
タリウム心筋シンチグラフィ　245
炭酸ガス吸収装置　28, 31
炭酸ガスの処理　349
炭酸水素ナトリウム　214
炭酸脱水酵素　276
耽溺　374
蛋白緩衝系　349
蛋白結合能　154
蛋白結合率　156
断層心エコー　109

【ち】

チアミラール　55
チオペンタール　55, 159
遅発性脳血流量減少期　224
チャネリング　31
中央配管システム　23, 24
中斜角筋　167
中心静脈圧　103

中心静脈カニュレーション　105
中心痛　381
中枢神経系　158
超音波心エコー図　245
聴覚誘発電位　112
調節呼吸　330
直接血圧　102
直接作用　144
貯血式自己血輸血　132
鎮静剤　376
鎮痛　7
鎮痛補助薬　386

【つ】

椎骨動脈穿刺　168
痛覚過敏　363, 365, 376, 380

【て】

帝王切開術の麻酔　308
低血圧　160, 173, 178
低血圧麻酔　289
低侵襲性冠動脈バイパス術　250
低心拍出量　258
低張液　126
低肺機能　283
低比重液　176
抵抗血管　123
抵抗消失法　182
テオフィリン　148
デカメトニウム　140
デキストラン製剤　127
デキストロメトルファン　376
テスト投与　183
テタヌス刺激　76
鉄の肺　328
テトラカイン　152, 161, 175
テトロドトキシン　154
テルブタリン　145
添加エピネフリン　160
電気刺激　167, 170, 171
電気的除細動法　208
典型型片頭痛　379
伝達麻酔　163, 165
電導収縮解離　189

【と】

頭蓋内圧　114
頭蓋内コンプライアンス　296
盗血現象　51
凍結保存法　132
灯心型　27
糖尿病患者の麻酔　292
透析液　338
等比重液　176
動脈管　261

動脈瘤性くも膜下出血　297
同期式心肺蘇生法　203
同調式間欠的強制換気　330
冬眠心筋　244
当量　117
特異的侵害受容性ニューロン　360
特殊な人工呼吸法　199
ドパミン　144, 213
ドブタミン　144, 213
トリガーポイント　364, 370, 378, 381
トリメタファン　142
トレンデレンブルグ体位　178
ドロペリドール　60, 179

【な】

内因性オピオイド　363
内頸動脈内膜剥離術　300
内臓神経支配　173
内臓神経ブロック　371
内臓痛　367
内側上腕皮神経　172
内分泌系　15
生血　128
ナロキソン　364

【に】

II型肺細胞　273
ニカルジピン　149
ニコチン作動性効果　139
ニコチン作動性受容体　139
ニコチン作用受容体　71
ニコチン様効果　139
二酸化炭素吸収装置　28, 31
二次間隙　69
2次救命処置　188
二相性電流による除細動　211
ニフェジピン　149
乳酸リンゲル液　126
ニューロパシックペイン　365, 386
ニューロレプト麻酔　60
妊娠中毒症　310
妊婦　173

【ね】

ネオシネジン　178

【の】

脳圧　296
脳虚血の分類　221
脳血管攣縮　297
脳血流　114, 295
濃厚血小板　129
脳死　229
脳指向型集中治療　229
脳死判定基準　229

脳腫瘍　299
脳脊髄液圧　48
脳蘇生　219
脳蘇生法　225
脳低温療法　231
濃度効果　40, 53
脳波　112
ノルアドレナリン　143
ノルエピネフリン　143, 213, 363, 374

【は】

排気弁　28
肺サーファクタント　273
排泄　156
肺動脈楔入圧　240
ハイドロキシスターチ製剤　127
肺内シャント　280
ハイバネーション　244
背部叩打法　192
背部痛　180
肺胞ガス分圧　38
肺胞気方程式　273
パイロットバルーン　32
嘔気・嘔吐　374, 385
バクロフェン　379
バゾプレッシン　213
バッグバルブマスク　199
白血球除去赤血球　129
発痛物質　359
パナルジン　16
馬尾症候群　160, 180
馬尾神経　172
バラライム　31
バランス麻酔　9
針　364, 372, 381
パルスオキシメータ　99
パルスドプラー法　109
バルビタール　159
バルビツール酸誘導体　55
バルプロ酸　375, 379
ハロゲン化炭化水素　44
ハロタン　46
ハロタン肝炎　48
ハロペリドール　376
反応性充血期　224
半閉鎖回路　28

【ひ】

皮下浸潤　156
皮下浸潤麻酔　163, 165
非カテコラミン類　144
非ステロイド系抗炎症薬　370, 373
ヒスタミン　359
非脱分極性　72
ビタミンD　121

非定型顔面痛　379
ヒドロキシジン　21
皮内テスト　159
皮膚分節　173
非麻薬性鎮痛薬　384
非麻薬性拮抗性鎮痛薬　22
表在痛　366
表面麻酔　163, 165
ピンインデックス方式　25
貧血　15

【ふ】

ファイティング　334
ファイバー挿管　87
ファロー四徴症　267
フェイススケール　367
フェニレフリン　140, 144, 155, 175
フェノール　371
フェノキシベンザミン　140, 377
フェノチアジン系　376
フェノテロール　145
フェンタニル　59, 262, 263, 373, 385
フェントラミン　140, 145
副交感神経系　137
副甲状腺ホルモン　121
副腎髄質　293
副腎皮質ステロイド　370
副腎皮質ホルモン　382
腹腔神経叢アルコールブロック　386
腹腔神経叢ブロック　371
腹部圧迫法　192
腹膜透析　341
ブチロフェノン系　376
ブトルファノール　373
ブピバカイン　151, 152, 154, 155, 156, 158, 161, 168, 175, 183
ブプレノルフィン　373, 385
ブラジキニン　359
プラセボ鎮痛　364, 365
プラゾシン　145
ブラッドアクセス　337
フリーラジカル　224
プリックテスト　159
プリロカイン　152, 161
フルフェナジン　376
フルマゼニル　21
プレッシャーサポート　331
プロカイン　151, 152, 153, 154, 161, 216
プロカインアミド　157, 216
プロスタグランジン　359, 363, 384
プロスタグランジンE_1　261
プロトロンビン時間　15, 16
プロプラノロール　140, 146, 149
プロポフォール　62
分圧　37

分時換気量　98
分節麻酔　181
分配係数　37
分布　156
分離麻酔　154

【へ】

閉胸式心圧迫法　199
閉胸式心圧迫法の血流機序　201
閉鎖神経　166
閉鎖神経ブロック　166, 165
閉塞性換気障害　13
閉塞性障害　282
閉塞性動脈硬化症　382
米国立科学アカデミー　187
ペインクリニック　369
壁運動異常（心筋）　244
壁効果　31
壁厚増加率　111
ヘキサメトニウム　140
ペチジン　385
ベベル　32
ヘモグロビン　275
ヘモグロビン緩衝系　349
ベラパミル　149
偏光近赤外線　372
片頭痛　370, 379
ベンゾジアゼピン　57, 159, 263
ベンゾジアゼピン系　376
ベンゾジアゼピン系薬物　262
ペンタゾシン　373
ペントバルビタール　20
便秘　374, 385

【ほ】

ボーア効果　277
放散痛　167, 169
傍正中法　173, 181
ホールデン効果　278
飽和蒸気圧　27
補助呼吸　29
ホスピス　383, 389
ホスホジエステラーゼ阻害薬　148
ポップオフバルブ　28
ポリミキシンB　344
ホルネル徴候　168, 169
ボンベ　23
ボンベの色分け　24

【ま】

マーフィ孔　32
マギル型気管チューブ　32
魔女狩り　1
麻酔器　23
麻酔器具の点検　82

麻酔深度　114
麻酔と蘇生　9
麻酔とモニター　97
麻酔の3要素　67
麻酔の第Ⅱ期　83
麻酔の導入　82, 83
麻酔の4要素　7
麻酔プラン　79
麻酔方法　270
麻酔薬の胎盤移行　305
麻酔力　37, 41
マスク　31
マッキントッシュブレード　84
マッサージ　381
末梢血管障害　382
末梢循環障害　380
末梢静脈のとり方　80
マニフォールド方式　24
麻薬　177
慢性化　378
慢性痛　364, 366, 370, 374, 375, 376, 377
慢性閉塞性肺疾患　285

【み】

ミダゾラム　21, 57, 177, 179
ミラーブレード　84
ミルリノン　148, 213

【む】

ムスカリン作動性効果　139
ムスカリン作動性受容体　139
ムスカリン作用受容体　71
ムスカリン様効果　139
無痛分娩　311

【め】

メキシレチン　375, 376
メタプロテレノール　145
メチセルギド　379, 380
メチルパラベン　159
メトキサミン　178
メトクロプラミド　179
メトヘモグロビン　99
メトヘモグロビン血症　161
メピバカイン　152, 161, 165
メペリジン　373
面積駆出率　111

【も】

モニター　270
モノアミン　375
モヤモヤ病　300
モルヒネ　59, 373, 385, 386
モルヒネ不耐症　385
モル濃度　117

【や】

薬剤の投与ルート　216
薬物治療　373, 383
矢毒　65

【ゆ】

有害反射　8
有機リン　74
有効限界　373, 384, 385
誘発電位　112
輸液　211
輸血適合検査　130
輸血と宗教　135
輸血の時期　125
輸血の目的　127

【よ】

溶解度　37
用手的人工呼吸　197
陽性変時効果　143
陽性変力効果　143
陽性変力作用薬　259
腰椎麻酔　172
容量血管　122
翼口蓋神経節ブロック　380
抑制性後シナプス電位　137
ヨヒンビン　140
鎧型人工呼吸器　328
四連刺激　76

【ら】

ラリンジアルマスク　87, 195
卵円孔　261

【り】

リエントリー　149
理学療法　377
リキュラリゼーション　91
リチウム　380
リドカイン　148, 151, 152, 153, 156, 158, 160, 161, 165, 166, 168, 175, 183, 185, 215, 375, 376
リドカインクリーム　376
リハビリテーション　380
リビング・ウィル　390, 391
リンゲル液　125
リン酸緩衝系　348

【れ】

レーザー　372
レセルピン　377
レボメプロマジン　376
連続波ドプラー法　109

【ろ】

肋間上腕神経　172
肋間神経ブロック　156
ロピバカイン　152, 161

【わ】

ワーファリン　16, 17
腕神経叢　167
腕神経叢ブロック　155, 156, 165, 167, 171, 371

欧文索引

【A】

α_1　140
α_2 受容体　140
α 刺激薬　263
α 遮断薬　145
A-aDO$_2$　273
A-delta 線維　359
ACD-CPR　203
ACD 法による血流機序　204
acetylcholine　70, 139
acetylcholinesterase　139, 140
ACh　70, 139
acid　345
ACT　15, 17
activated coagulation time　17
activated partial thromboplastin time　16
ADH　119
adrenaline　142
adrenergic　139
advanced life support　188
after-load　235
AHA　187
Allen のテスト　13, 103
ALS　188
amiodarone　216
amrinone　213
aortic valve regurgitation　254
aortic valve stenosis　253
APTT　15, 16
AR　254
AS　253
ASA の physical status　12
atropine　214
autonomic hyperreflexia　17
autotransfusion　122
axillary approach　170

【B】

β_1　140
β_2　140
β 遮断薬　145, 146, 379
back blow　192
BAEP　112
base　345
basic life support　188
Bell 麻痺　382
Bernard　65
Bezold-Jarisch reflex　174
BIS　114

Bispectral Index　114
bleeding time　16
BLS　188
Bonica　366
brachial plexus block　167
brainstem auditory evoked potentials　112
BT　16
bubble type　27
Buerger 病　382
bupivacaine　161

【C】

Ca^{2+}　121
calcitonin gene-related peptide　360
calcium　215
capacitance vessel　123
carbonic anhydrase　276
cardiac pump theory　201
cardiopulmonary arrest　190
Ca 拮抗薬　380
ceiling effect　373
central pain　381
central piping system　23, 24
central venous pressure　103
centralization of blood flow　123
CGRP　360
chain of survival　188
CHDF　340
CHF　340
Child の分類　287
chloride shift　278, 349
cholinergic　137
chronaxy　210
chronic obstructive pulmonary disease　285
click sign　167
closed chest cardiac compression　199
closing capacity　313
CMI　370
CMV　330
CO$_2$ 含量　278
cocaine　160
complex regional pain syndrome　365, 380
COMT　139
concentration effect　40
conduction anesthesia　165
constant pressure type　26
continuous hemodiafiltration　340
continuous hemofiltration　340

COPD　285
Cordus, Valerius　4
Cormack 分類　87
CPA　190
CPAP　332
CPD　127
CPD 加濃厚赤血球　128
CPD 加保存血　128
CPR と感染　217
CPR の開始と断念　218
crash induction　83
CRPS　365, 380
CRPS タイプ 1　380
CRPS タイプ 2　380
Cullen　66
CVP　103
C 線維　359

【D】

D-マンニトール　126
denervation supersensitivity　17
dermatome　173
diastolic pressure time index　236
dibucaine　161
differential block　154
diffusion hypoxia　42, 53
digitalis　146
dissociation constance　345
DNR　390
dobutamine　144, 213
dopamine　144, 213
double burst stimulation　76
2,3-DPG　275
DPTI　236

【E】

ECF　118
ECG　100
EEG　112
EF　237, 244
ejection fraction　111, 237
electrocardiography　100
electroencephalogram　112
endocardial viability ratio　236
endtidal-CO$_2$　100
enflurane　49
EP　112
epidural anesthesia　180
epinephrine　142, 212
EPSP　137

【E】

ERC　188
Et$_{CO_2}$　100
European Resuscitation Council　188
euthyroid　15
evoked potentials　112
EVR　236
excitatory postsynaptic potential　137
extracellular fluid　118

【F】

F$_A$/F$_I$　40
faces scale　367
fail-safe system　25, 27
FFP　129
fighting　330, 334
Frank-Starlingの法則　105

【G】

γ-aminobutyric acid　363
g/dl　117
GABA　363
GABA作動性ニューロン　158
Galen　3
Gibbs-Donnanの膜平衡　119
Glasgow Coma Scale　226
glycopyrrolate　21
graft versus host disease　131
Griffith　66
GVHD　131

【H】

H$_2$ブロッカー　22
halothane　46
Hamburger effect　349
HbF　276
HCO$_3^-$　276
HD　338
Heimlich法　192
hemoadsorption　343
hemodialysis　338
Henderson-Hasselbalchの式　348
hibernation　244
high-pressure cuff　32
Hockaday分類　226, 227
HOSPICE mind　389
Hugh-Jonesの分類　18
Hurler症候群　319
hyperthyroid　15
hypervolemia　124
hypothyroid　15
hypovolemia　123
H$^+$　359
H$^+$とK$^+$　352
H$^+$の処理機構　347

【I】

ICF　118
ICP　114
ID　32
ILCOR　187
IMV　330
infiltration anesthesia　165
infraclavicular approach　170
inhibitory postsynaptic potential　137
International Liaison Committee on Resuscitation　187
interscalene approach　168
intracellular fluid　118
intracranial pressure　114
intravenous regional anesthesia　185
IPSP　137
ischemic preconditioning　250
isoflurane　50
isoproterenol　143
Ivy法　197

【J】

Jackson-Rees回路　29, 321
Jacoby線　176
Japan Coma Scale　226
John Snow　2

【K】

ketamine　62
Koller, Carl　151
Kouwenhoven　199
Kubler-Ross　389
Kulenkampff法　168
K$^+$　121

【L】

Lambert-Beerの法則　99
Laplaceの法則　235
lateral chest thrust　194
lidocaine　148, 161, 215
low flow state　215
low-pressure cuff　32
LVEDP　234

【M】

μ受容体　373
MAC　4, 41
MACawake　41
Mallampati分類　13, 87
MAP　127
MAS　370
median approach　173
Melzack　362
Mendelson症候群　304
MEP　113
mepivacaine　161
mEq/l　117
mg/dl　117
Mg^{2+}　121
MIDCAB　250
milrinone　213
minimally invasive direct coronary artery bypass　250
minimum alveolar concentration　41
mitral valve regurgitation　255
mitral valve stenosis　255
mmol/l　117
MMPI　370
mol/l　117
Morton　1
mOsm/l　118
motor evoked potentials　113
MR　255
MRI　184
MS　255
multidisciplinary approach　377
Murphy eye　32
myofascial pain syndrome　381
Mモード　109

【N】

N-methyl-d-aspartic acid　363
nafamostat mesilate　337
National Academy of Science　187
Na$^+$　119
Na$^+$, K$^+$-ATPase　146
Na$^+$チャネル　153, 359
NE　374
neuroleptanesthesia　60
New York Heart Association　18
New York Heart Associationの分類　237
nitrous oxide　52
NLA　60
NMDA　363
NMDA受容体拮抗薬　376
NO　150
nonsteroidal antiinflammatory drugs　370
noradrenaline　143
norepinephrine　143, 213
nothing per os　80
NPO　80
NSAIDs　94, 370, 373, 378, 379, 380
NYHAの心疾患の機能的分類　18

【O】

O$_2$ capacity　233
O$_2$ content　233
obturator nerve block　166
OD　32

off-pump CABG　250

【P】

Pa$_{CO_2}$　273
PA$_{O_2}$　273
Pa$_{O_2}$　273
paradoxical aciduria　352
paramedian approach　173
PEEP　330, 331
％fractional area change　111
％fractional shortening　111
％systolic wall thickening　111
phantom pain　381
phone fast　190
phone first　190
pH表記　345
Pierre Robin症候群　319, 323
pilot balloon　32
pKa　153
plasmadsorption　344
postherpetic neuralgia　378
potency　37
pre-emptive analgesia　94
pre-load　235
preanesthetic medication　19
premedication　19
prilocaine　161
procainamide　216
procaine　161, 216
propofol　62
propranolol　149
prothrombin time　16
pseudocholinesterase　140, 157
PSV　331
PT　15, 16
PTH　121

【Q】

QOL　387
Qs/Qt　281

【R】

Ramsay-Hunt症候群　382
rapid induction　83
rate pressure product　235

recovery position　191
recurarization　74, 91
reflex sympathetic dystrophy　380
Rendell-Baker-Soucek mask　31
resistance vessel　123
Rexed　360
ropivacaine　161
RPP　235
RSD　380

【S】

s-P　360, 377
SAH　298
Saunders, Cicely　389
Schafer法　197
Schimmelbusch　43
scopolamine reaction　92
SDS　370
second gas effect　41
segmental block　181
selective vulnerability　222
self-refilling bag　199
semi-closed circuit　28
SEP　112, 298
sevoflurane　51
side effect　67
SIMV　331
slow induction　83
sobbing respiration　321
sodium bicarbonate　214
solubility　37
somatosensory evoked potentials　112
SpEP　113
spinal anesthesia　172
spinal evoked potentials　113
stunning　244
substantia gelatinosa　360
supine hypotensive syndrome　309
supraclavicular approach　168
Swan-Ganz flow-directed pulmonary artery
　　catheter　106

【T】

target effect　67
TEE　108, 240

TENS　364, 372, 378
tension time index　236
tetanic stimulation　76
tetracaine　161
Thebesian vein　233
thiamylal　55
thiopental　55
third space　124
thoracic pump theory　201
TIVA　63
TOF　76
topical anesthesia　165
total intravenous anesthesia　63
total pain　383
tracheal tube　32
train-of-four　76
transesophageal echocardiography　108
Treacher Collins症候群　319, 323
Trendelenburg's position　178
triple index　236
TTI　236
Tuohy針　181
type & screen　130

【V】

VAS　367
vasoactive intestinal peptide　360
vasopressin　213
VEP　112
VIP　360
visual analogue scale　367
visual evoked potentials　112
von Willebrand病　16

【W】

Wall　362
water shift　278, 349
weaning　334
WHO　383
WHO方式癌性疼痛治療法　384
wick type　27

麻酔・蘇生学講義　　　〈検印省略〉

2001年10月15日　第1版発行
2008年 2月25日　第1版第2刷発行

定価（本体6,000円＋税）

編集者　新井達潤
発行者　今井　良
発行所　克誠堂出版株式会社
　　　　〒113-0033　東京都文京区本郷3-23-5-202
　　　　電話（03）3811-0995　振替00180-0-196804
　　　　URL　http://www.kokuseido.co.jp

ISBN978-4-7719-0237-4 C3047 ￥6000E　印刷　倉敷印刷株式会社
Printed in Japan　© Tatsuru ARAI, 2001

・本書の複製権・翻訳権・上映権・譲渡権・公衆送信権（送信可能化権を含む）は克誠堂出版株式会社が保有します。
・JCLS ＜㈱日本著作出版権管理システム委託出版物＞
本書の無断複写は著作権法上での例外を除き禁じられています。複写される場合は、そのつど事前に㈱日本著作出版権管理システム（電話03-3817-5670, FAX 03-3815-8199）の許諾を得てください。